IZABELLA
WENTZ

Autorin des
Weltbestsellers
Hashimoto im Griff

DAS HASHIMOTO KOCHBUCH

ERNÄHRUNGSPLÄNE UND ÜBER 125 HEILENDE REZEPTE FÜR EINE GESUNDE SCHILDDRÜSE

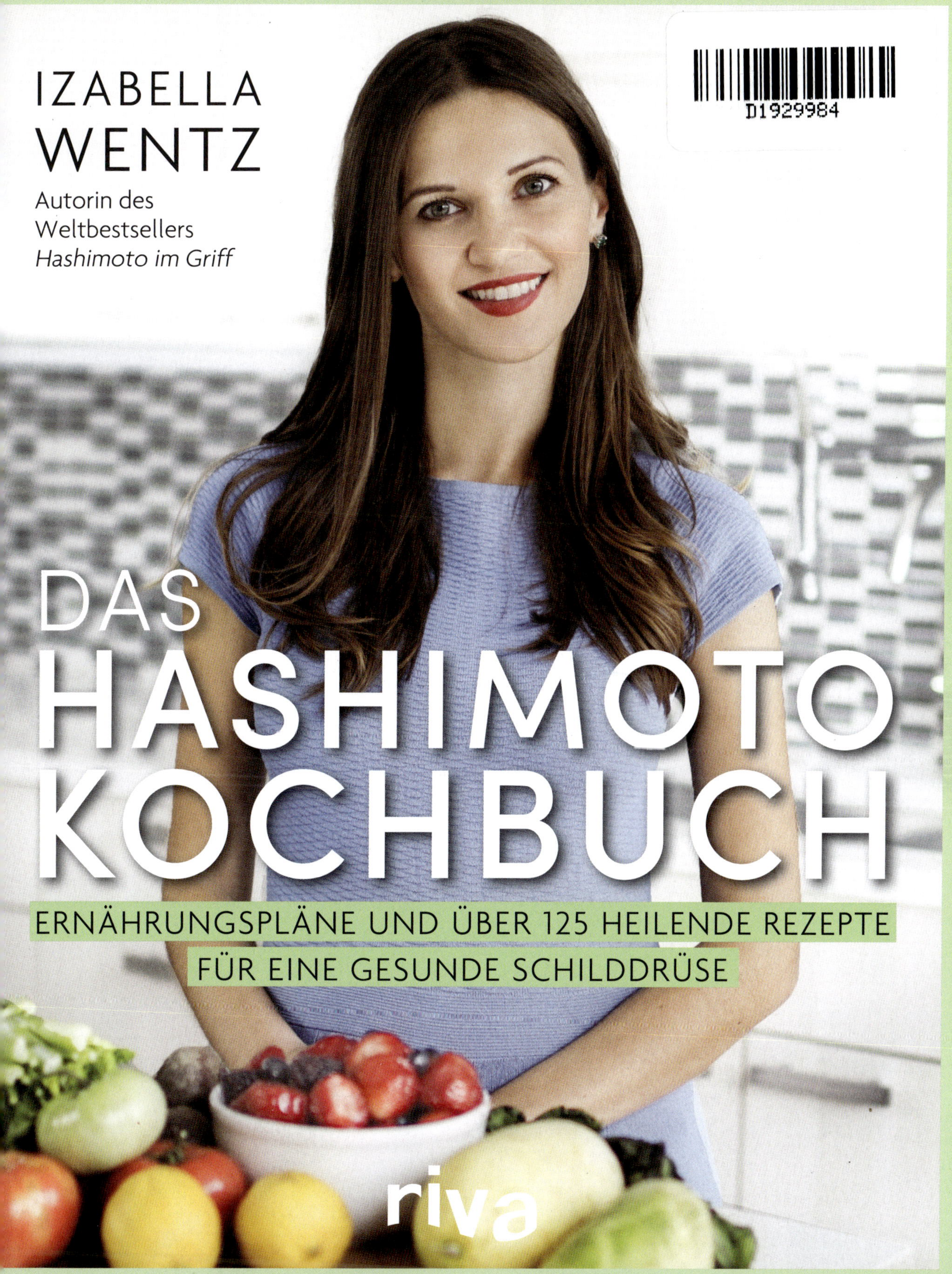

riva

Bibliografische Information der Deutschen Nationalbibliothek
Die Deutsche Nationalbibliothek verzeichnet diese Publikation in der Deutschen Nationalbibliografie.
Detaillierte bibliografische Daten sind im Internet über http://d-nb.de abrufbar.

Für Fragen und Anregungen
info@rivaverlag.de

Wichtiger Hinweis
Dieses Buch ist für Lernzwecke gedacht. Es stellt keinen Ersatz für eine individuelle medizinische Beratung dar und sollte auch nicht als solcher benutzt werden. Wenn Sie medizinischen Rat einholen wollen, konsultieren Sie bitte einen qualifizierten Arzt. Der Verlag und die Autorin haften für keine nachteiligen Auswirkungen, die in einem direkten oder indirekten Zusammenhang mit den Informationen stehen, die in diesem Buch enthalten sind.

1. Auflage 2019

Nymphenburger Straße 86
D-80636 München
Tel.: 089 651285-0
Fax: 089 652096

Die amerikanische Originalausgabe erschien 2019 bei HarperCollins unter dem Titel *HASHIMOTO'S FOOD PHARMACOLOGY: Nutrition Protocols and Healing Recipes to Take Charge of Your Thyroid Health.*
Published by arrangement with HarperOne, an imprint of HarperCollins Publishers, LLC.

Übersetzung: Dr. Birgit Gläser
Redaktion: Bettina Peters
Umschlaggestaltung: Georg Feigl
Layout: Kris Tobiassen, Matchbook Digital
Umschlagabbildungen und Abbildungen im Innenteil: Charlotte DuPont
Foto S. 120: Kyla Berry
Satz: Ortrud Müller, Atelier für Buchgestaltung
Druck: Firmengruppe APPL, aprinta Druck, Wemding
Printed in Germany

ISBN Print 978-3-7423-1063-7
ISBN E-Book (PDF) 978-3-7453-0683-5
ISBN E-Book (EPUB, Mobi) 978-3-7453-0684-2

Weitere Informationen zum Verlag finden Sie unter

www.rivaverlag.de

Beachten Sie auch unsere weiteren Verlage unter www.m-vg.de

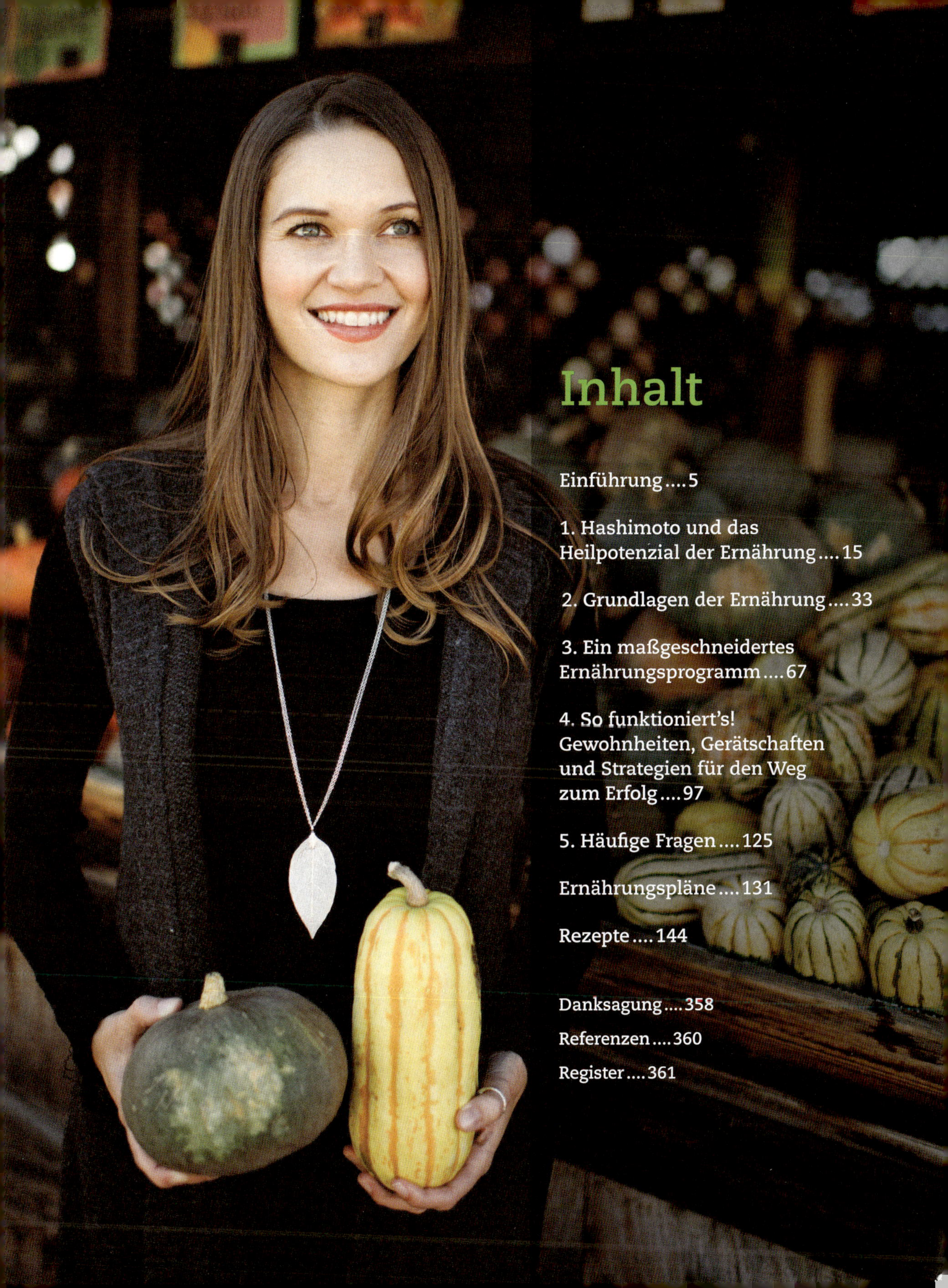

Inhalt

Meinen geschätzten Lesern gewidmet –
auf dass *Das Hashimoto-Kochbuch* Ihre Selbstheilungskräfte
zum Leben erwecken möge!

Einführung

Wenn Sie dieses Buch zur Hand nehmen, stellen Sie sich vielleicht die Frage: Wieso schreibt ausgerechnet eine Pharmakologin ein Kochbuch? Ganz einfach, weil ich weiß, dass alle Substanzen, die wir unserem Körper zuführen, einen tiefgreifenden Einfluss auf unser Wohlbefinden haben können.

Als Apothekerin habe ich unzählige Stunden mit dem Studium der Pharmakologie verbracht, der Lehre darüber, wie verschiedenste Moleküle mit den Zellen und dem Gewebe unseres Körpers interagieren. Bei dem Begriff Pharmakologie denken wir in der Regel nur an synthetische Stoffe wie beispielsweise rezeptpflichtige Medikamente, doch umfasst die Pharmakologie natürlich die Erforschung jeglicher Substanzen, die unsere Physiologie und Biologie beeinflussen – ganz gleich, ob diese synthetisch sind, in der Natur vorkommen oder von unserem Körper produziert werden.

Ich wurde Pharmazeutin, weil ich von der Tatsache fasziniert war, dass winzige Mengen bestimmter Substanzen eine so tiefgreifende Wirkung auf uns Menschen haben können. Mich überraschte, dass die bescheidene Dosis von 20 Milligramm Lisinopril den Blutdruck eines 90 Kilogramm schweren Mannes senken konnte und dass nur wenige Mikrogramm LSD (ein Mikrogramm entspricht einem Hundertstel Milligramm) denselben Mann zum Halluzinieren bringen konnten!

Genau wie die winzigen Mengen an Substanzen, die wir in Medikamenten finden, können auch winzige Mengen an Stoffen, die in unseren alltäglichen Nahrungsmitteln vorhanden sind, tiefgreifende Effekte auf unseren Körper haben. Nahrungsmoleküle senden Tag für Tag Tausende von Nachrichten durch unseren Körper! Die richtigen Nahrungsmittel schicken positive und nährende Botschaften, schenken uns jede Menge Energie, schimmerndes Haar, makellose Haut und lassen unseren Körper funktionieren wie die Hochleistungsmaschine, die er von Natur aus ist. Die falschen Lebensmittel senden dagegen negative Signale aus und können Entzündungsprozesse, Schmerzen und unzählige andere Symptome auslösen.

So, wie wir Medikamente gezielt dazu einsetzen, um unseren Körper zu beeinflussen, können wir auch Nahrung als Medizin einsetzen! Ich nenne diesen Ansatz Ernährungspharmazie. Auf Ihrem Weg zur Gesundheit kann das Essen ein mächtiger Verbündeter sein. Und genau so, wie Sie darauf vertrauen, dass die Medikamente, die Sie einnehmen, die richtigen für Ihren Körper sind, sollten Sie auch Ihre Ernährung maßgenau auf Ihre Bedürfnisse zuschneiden, um optimal zu profitieren.

Unzählige Stunden Forschungsarbeit, meine eigene Hashimoto-Geschichte und meine Arbeit mit Tausenden von Hashimoto-Betroffenen haben mich Folgendes gelehrt: Obwohl jeder Patient einzigartig ist, gibt es kalkulierbare und reproduzierbare Ernährungsstrategien, die bei den meisten Menschen anschlagen, die an Hashimoto-Thyreoiditis leiden. Hierunter versteht man eine Autoimmunerkrankung, bei der die Schilddrüse attackiert wird. In den meisten Industrieländern, etwa in den Vereinigten Staaten, ist sie die häufigste Ursache für die Schilddrüsenunterfunktion (Hypothyreose). Viele dieser Ernährungsstrategien funktionieren vermutlich auch bei Menschen, die an anderen Autoimmunerkrankungen leiden.

Durch meine wissenschaftlichen Recherchen und meine Arbeit mit Hashimoto-Patienten habe ich herausgefunden, dass Nährstoffmangel, Nahrungsmittelunverträglichkeiten, gestörte Stressantworten, ein verzögerter Toxinabbau, eine erhöhte Durchlässigkeit der Darmschleimhaut sowie Infektionen Hashimoto auslösen können. Was haben alle diese Dinge gemeinsam? Meiner »Hashimoto-Sicherungstheorie« zufolge deuten alle diese Faktoren darauf hin, dass unser Körper fortlaufend Signale empfängt, die ihm zeigen, dass unsere Welt kein sicherer Ort ist und er gut daran tut, in einen Energiesparmodus zu schalten.

DIE SICHERUNGSTHEORIE

Die Hashimoto-Sicherungstheorie ist ein Ergebnis meiner Arbeit mit Tausenden von Hashimoto-Betroffenen und dem Studium der Biologie, Medizin, adaptiven Physiologie sowie der wichtigsten Theorien über Autoimmunerkrankungen, einschließlich Zuschauereffekt, molekularer Mimikry, auf die Schilddrüse gerichteter Autoimmunität und dem sogenannten »dreibeinigen Hocker« der Autoimmunität. Letzterer wurde entwickelt, um besser zu verstehen, warum so viele Menschen diese häufige Erkrankung entwickeln.

Im Kern handelt es sich hierbei um die These vom Überleben. Die Wissenschaft hat gezeigt, dass die Schilddrüse mit unserem Immunsystem zusammenarbeitet, um unsere Umgebung wahrzunehmen und uns beim Überleben zu helfen. Einer Studie von 2013 zufolge kann die Schilddrüse Gefahr »wittern«und eine entzündliche Autoimmunantwort initiieren, die gegen sie selbst gerichtet ist. Die hieran beteiligten Moleküle sind als Alarmine (danger-associated molecular patterns = DAMPs) bekannt.

Ein unter der Bezeichnung »adaptive Physiologie« (adaptive physiology) bekanntes Konzept postuliert, dass unser Körper chronische Krankheiten als Anpassung oder Antwort auf unsere Umwelt entwickelt. Anders ausgedrückt kommt der chronischen Erkrankung eine Schutzfunktion zu. Dies erscheint unlogisch, macht jedoch Sinn, wenn man die Reaktion als Ausdruck unseres angeborenen Überlebensinstinktes auffasst.

Unser Körper hat sich entwickelt – oder wurde genial konzipiert –, um zwei vorrangige Ziele zu verwirklichen: Er hilft uns erstens zu überleben und zweitens uns fortzupflanzen und dadurch unseren Fortbestand zu sichern. Um uns die besten Überlebenschancen zu bieten (als Individuum und als Art), nimmt unser Körper konstant die Signale unserer Umwelt auf und passt sich daran an.

Zusätzlich zu Raubtieren, Infektionen und Unfällen stellte die Nahrungsknappheit eine der größten Bedrohungen für das Überleben der frühen Menschheit dar. Eine sehr effektive Strategie, um eine Hungersnot zu überleben, besteht darin, unseren Stoffwechsel so herunterzufahren, dass wir weniger Kalorien benötigen. Der Körper erreicht dies, indem er die Aktivität der Schilddrüse drosselt, der wichtigsten Drüse für den Stoffwechsel.

Meiner Meinung nach entwickelten schon die frühen Menschen die Neigung zu Schilddrüsenstörungen, weil ihnen diese halfen, Hungersnöte zu überleben! Viele der Überlebenden zählen vermutlich zu unseren Vorfahren, die diesen »Vorteil im Überlebenskampf« an diejenigen vererbt haben, die in Zeiten der Gefahr mit Schilddrüsenstörungen reagieren und in der Folge Schilddrüsenerkrankungen entwickeln.

Wir definieren uns gern als moderne Menschen, doch in Wahrheit leben wir immer noch in einem Körper, der auf Gefahr auf dieselbe Weise wie der unserer Urahnen reagiert. Heutzutage treten Hungersnöte in den Industrieländern kaum noch auf – doch senden wir unserem Körper genau dieselben Signale, indem wir verarbeitete Lebensmittel (Dinge, die kaum noch Nährwert haben und die unsere Vorfahren schwerlich als Nahrung klassifiziert hätten) essen, eine kalorienreduzierte Diät einhalten, Nahrung zu uns nehmen, die Entzündungen oder Verdauungsprobleme fördert oder sogar aus Stress essen. All dies meldet dem Körper, dass die Nahrung knapp ist und wir unter einer Hungersnot leiden. Das, was wir essen (oder nicht essen), übermittelt unserem Körper gegebenenfalls, dass unsere Umgebung nicht sicher ist und wir besser in den Überlebensmodus schalten sollten.

Wenn Sie unter einer Schilddrüsenerkrankung leiden, sollten Sie Ihrem Körper also dafür danken, dass er diese geniale Konzeption besitzt: Diese trägt dazu bei, Sie zu beschützen und Ihnen beim Überleben zu helfen. Denken Sie auch darüber nach, was Ihren Körper zu der Annahme bringt, er müsse es mit einer Hungersnot, mit Krieg, einer toxischen Krise oder Krankheit aufnehmen.

WIE SIE IHREM KÖRPER SAGEN, DASS ER SICH SICHER FÜHLEN DARF

Ich halte mich für eine Problemlöserin, ein Versuchskaninchen und für jemanden, der Muster erkennen kann – für eine Person, die mit allen verfügbaren Hilfsmitteln Puzzleteile zusammenfügt. Ich habe weder sportliche noch künstlerische Neigungen, aber ganz sicher eine Begabung, große Mengen an Informationen zu analysieren und Muster zu erkennen. Und aus der Analyse der mit

Hashimoto verbundenen Muster und Probleme lässt sich für mich klar ableiten, dass es grundsätzliche Dinge gibt, die jeder mit Hashimoto tun kann, um sich besser zu fühlen. Ein Weg, um autoimmune Schilddrüsenerkrankungen zuverlässig zu überlisten, besteht darin, Ihrem Körper zu vermitteln, dass keine Gefahr droht!

Wäre es nicht genial, wenn wir unserem Immunsystem einfach die Botschaft schicken könnten, dass es damit aufhören soll, unsere Schilddrüse und unseren Körper zu attackieren, weil wir in dieser unsicheren Welt gerade relativ sicher sind? Ich habe super Neuigkeiten – das können wir! Der Schlüssel dafür besteht darin, *mit unserem Körper in einer Sprache zu kommunizieren, die er auch verstehen kann.* Einfach ausgedrückt: Sie sollten die Dinge weglassen, die Ihr Immunsystem glauben lässt, es müsse die körpereigenen Ressourcen schützen – und die Dinge zuführen, die es dazu bringt, sich sicher zu fühlen.

DER WEG ZU VERÄNDERUNG

Nun bin ich aber nicht nur eine Fachfrau in Sachen Gesundheit, die ihre Erkenntnisse teilt – ich bin gleichzeitig eine Patientin, die vieles aus eigener Anschauung kennt. Meine eigene Reise zur Gesundheit stellt die treibende kreative Kraft hinter diesem Hashimoto-Kochbuch dar, was ebenso für meine anderen beiden Bücher gilt, nämlich *Hashimoto im Griff: Endlich beschwerdefrei mit der richtigen Behandlung* und *Das Hashimoto-Programm: Gesund in 90 Tagen*; sowie für meine Rootcology-Nahrungsergänzungspräparate und eine Fülle anderer Lösungen, die bei Hashimoto hilfreich sind.

Im Alter von 27 Jahren erhielt ich die Diagnose einer »unheilbaren« Autoimmunerkrankung, die man unter dem Namen Hashimoto-Thyreoiditis kennt. Meine Diagnose bekam ich nach vielen Jahren frustrierender, schmerzhafter und auch kräftezehrender Symptome. Einige davon beeinträchtigten mich im Grundstudium, weitere entwickelten sich während meiner Promotion und wieder andere tauchten auf, als ich meine Arbeit als klinische Pharmazeutin aufnahm. Es hatte den Anschein, dass ich von Jahr zu Jahr mehr und mehr Symptome entwickeln würde. Was als Depression und Müdigkeit begann, führte schließlich zum Reizdarmsyndrom (RDS), zu Panikattacken, Säure-Reflux, chronischem Husten, ganzjährigen Allergien, Hirnleistungsstörungen, Gedächtnisausfällen, emotionaler Fehlregulation, Herzrasen, Haarausfall, Kälteunverträglichkeit, trockener und stumpfer Haut, Karpaltunnelsyndrom in beiden Armen – und der plötzlichen, alarmierenden Erkenntnis: »Hilfe, meine Jogginghosen werden zu eng!«

Wie bei vielen anderen Schilddrüsenpatienten auch dauerte es bei mir mindestens zehn Jahre, bis die richtige Diagnose gestellt wurde. Lassen Sie mich ganz klar festhalten, dass es nicht an einem Mangel an Einsatz lag. Ich konsultierte zahllose Ärzte, die mich mit verschiedenen, wenig hilfreichen Schlagworten abspeisten: »Sie sind einfach gestresst«, »Sie sind depressiv«, »Sie haben wahrscheinlich RDS«, ganz zu schweigen von meinem absoluten Lieblings-Statement

»Sie werden einfach älter« – und das im reifen Seniorenalter von 25 Jahren!

Als die Diagnosen Hashimoto und Schilddrüsenunterfunktion auf dem Tisch lagen, war ein Teil von mir erleichtert und voller Hoffnung – endlich hatte ich die Antwort (und vielleicht eine Lösung) für alle meine Symptome! Als Pharmazeutin kannte ich mich mit der Medikation von Schilddrüsenleiden aus und war angetan von der Vorstellung, einfach eine Tablette zu schlucken, um die Hormone zu ersetzen, die mein Körper nicht mehr herstellte.

Gleichzeitig war ein anderer Teil von mir am Boden zerstört: Ich hatte eine unheilbare Autoimmunerkrankung. Die Krankheit würde voranschreiten und sich vermutlich von Jahr zu Jahr verschlimmern, meine Schilddrüse mit jedem neuen Tag immer stärker geschädigt werden! Zusätzlich bestand die Gefahr, im Lauf der Zeit eine zweite oder dritte Autoimmunkrankheit zu entwickeln! Der Schulmedizin zufolge konnte man nichts anderes tun, als zusätzliche Schilddrüsenhormone einzunehmen (die aber das Fortschreiten der Krankheit nicht aufhalten würden). Und es gibt, wie ich aus eigener Erfahrung lernte, viele Betroffene, die trotz der Einnahme von Medikamenten weiterhin unter verschiedensten Symptomen leiden.

Als Pharmazeutin und vernünftig denkender Mensch glaube ich fest an den Zusammenhang von Ursache und Wirkung. Ich wollte wissen, ob ich irgendetwas tun könnte, um meinen Zustand zu verbessern, und ob mein Lebensstil in irgendeiner Weise dazu beitrug, meine Krankheit zu verschlimmern. Durch meine pharmazeutische Ausbildung war ich sowohl mit der Wirkung von Arzneimitteln als auch mit den Auswirkungen des Lebensstils auf die Gesundheit vertraut. Menschen mit chronischen Krankheiten wie Diabetes, Bluthochdruck und hohem Cholesterinspiegel empfahlen wir häufig, es zunächst mit einer Änderung des Lebensstils, etwa der Ernährungsgewohnheiten, zu versuchen – die Medikamente standen erst an zweiter Stelle. Und auch wenn es ohne Medikamente nicht ging, rieten wir dennoch dazu, die Lebensgewohnheiten kritisch unter die Lupe zu nehmen.

Auch wenn man ins Kalkül zieht, dass die schulmedizinischen Empfehlungen zur Änderung des Lebensstils nicht ganz das Gelbe vom Ei sind, haben wir es doch wenigstens versucht. Und immerhin gab es berechtigte Hoffnung, dass sich der Zustand der Patienten dadurch verbessern und der Krankheitsverlauf vielleicht sogar umkehren würde.

Doch zur Zeit meiner Diagnose war die einzige Art der Intervention, die von Endokrinologen bei Hashimoto empfohlen wurde, die Einnahme von Medikamenten. Verstehen Sie mich nicht falsch – als Pharmazeutin liebe ich den Einsatz von Arzneimitteln (natürlich nur, wenn er angemessen ist). De facto war der richtige Einsatz passender Medikamente eine Passion von mir und auch die Grundlage meiner Ausbildung. Ich erwarb nach meinem Hochschulabschluss sogar Zusatzqualifikationen im Medikationsmanagement und war als beratende klinische Pharmazeutin tätig, um den Medikamenteneinsatz zu optimieren.

Ich glaube immer noch fest daran, dass die richtigen Medikamente, für die richtige Person, zur richtigen Zeit definitiv lebensverändernd (und manchmal lebensrettend) sein können. Aber ganz ehrlich: Es ist einfach nicht realistisch, dass eine winzige Menge einer Substanz unseren Körper im positiven Sinne auf Heilung einstimmt, wenn gleichzeitig Tausende anderer Substanzen negative Krankheitssignale aussenden. Dies ist der Grund, warum viele Patienten, die Schilddrüsenmedikamente (ganz gleich ob synthetische, natürliche oder Kombipräparate) einnehmen, dennoch mit Symptomen zu kämpfen haben, genau wie es bei mir der Fall war.

Als ich begann, Schilddrüsenhormone einzunehmen, war ich voller Hoffnung. Und sie halfen wirklich! Statt zwölf Stunden schlief ich fortan nur noch elf (und ich war glücklich, diese Extrastunde zu haben), und ich brauchte in Südkalifornien auch nicht länger zwei Pullover übereinander und dazu noch einen Schal zu tragen. Aber ich litt weiterhin unter dem Karpaltunnelsyndrom, was die Arbeit am Computer sowie Yoga fast unmöglich machte, weiterhin unter Erschöpfung, die meine Ziele und mein soziales Leben behinderte, und zusätzlich unter Durchfall, Magenschmerzen und saurem Reflux, was zu peinlichen Situationen bei Meetings und Präsentationen führte. Hinzu kam Haarausfall, der meine Löwenmähne auf ein Drittel der früheren Pracht reduzierte, und Heerscharen anderer Symptome.

Meine Symptome und die gewaltige Menge an Schilddrüsenantikörpern (zum Zeitpunkt meiner Diagnose lagen meine Thyreoperoxidase-Antikörper über 2000 Internationale Einheiten pro Milliliter, meine Thyreoglobulin-Antikörper bei 600 Internationale Einheiten pro Milliliter) sowie der Wunsch, der Ursache meiner Erkrankung auf die Spur zu kommen, brachten mich dazu, immer tiefer in die Thematik einzusteigen und herauszufinden, ob es etwas gäbe, was mir helfen könnte.

Und so begann meine Suche nach Veränderungen im Lebensstil, die sich positiv auf Hashimoto auswirken können. Hierzu gehörte die Analyse der jüngsten und wichtigsten wissenschaftlichen Literatur (ja, ich bin ein professioneller Nerd), die Sichtung verschiedener Online-Patientenforen (ist es nicht super, wie einfach wir dank Internet Zugriff auf die Erfahrungen anderer haben) und das Eintauchen in zahllose Gesundheitsratgeber. Dazu kam die Teilnahme an Gesundheitskonferenzen, Gespräche mit Gesundheitsfachpersonal, eine professionelle Ausbildung in integrativer und ganzheitlicher Medizin. Und – ganz wichtig – ich machte mich selbst zum menschlichen Versuchskaninchen für verschiedenste Maßnahmen mit dem Ziel, mich endlich wieder wie ein Mensch zu fühlen und meine Krankheit zum Rückzug zu zwingen.

Ich war regelrecht schockiert, als ich herausfand, dass meine drei Jahre währenden Kämpfe mit saurem Reflux und chronischem Husten und mein zehnjähriges Ringen mit dem Reizdarmsyndrom innerhalb von drei Tagen beendet waren – einfach indem ich zwei Nahrungsmittel wegließ, auf die ich empfindlich reagierte! Auch andere Symptome verschwanden rasch und schließlich lernte ich, meinen Körper richtig zu ernähren und auf seine mehr oder weniger subtilen Signale zu hören, die mir verrieten, dass etwas nicht stimmte!

Gerade noch rechtzeitig schaffte ich es, meine Schilddrüsenantikörper in Remission zu bringen, das Karpaltunnelsyndrom loszuwerden und wieder einen flachen Bauch zu bekommen, der sich unter endlosen Blähungen und Magenschmerzen versteckt hatte. Kurzum, ich wurde wieder ein insgesamt gesunder, glücklicher und fitter Mensch (ohne Panikattacken, Gefühlsschwankungen oder Stimmungstiefs).

Das vielleicht Wichtigste an meiner Heilung ist, dass ich wieder in der Lage war, meine Träume zu leben, sie zu Zielen zu machen und in der Realität umzusetzen. Benommenheit, Erschöpfung und Schwäche verschwanden und dahinter tauchte die robuste und leistungsstarke Persönlichkeit auf, die sich die ganze Zeit dahinter verborgen hatte. Endlich hatte ich die Möglichkeit, so zu werden, wie ich es als kleines Mädchen gehofft hatte. Ich mauserte mich von einer erschöpften, launischen und von Selbstzweifeln geplagten Couch-Potato, die kaum für sich selbst sorgen konnte, zu einer Frau, die sich an den meisten Tagen so fühlt, als könne sie alles vollbringen, was sie möchte. Mein Kopf funktioniert wieder und ich kann kaum zum Ausdruck bringen, wie sehr mich dies mit Selbstvertrauen erfüllt. Ich bin zur Autorin geworden, zur Dokumentarfilm-Regisseurin und sogar zur frischgebackenen Mutter – alles Dinge, die ich während meiner Krankheit nie für möglich gehalten hätte. Ich kann es kaum fassen, wie sich mein Leben dadurch verändert hat, dass mein Körper geheilt ist.

Der Schmetterling ist ein Symbol für Wandel und Veränderung und manchmal kommt mir der Gedanke, dass es kein Zufall ist, dass die Schilddrüse die Form eines Schmetterlings hat. Wenn Sie sich nicht länger als Opfer Ihrer Krankheit fühlen und Ihrer Kraft vertrauen, wird Ihre Schilddrüsenerkrankung möglicherweise zum Schlüssel für Ihre Wandlung zu der Person, die tief in Ihnen angelegt ist. Ich liebe die Redensart: Genau dann, wenn die Raupe denkt, dass ihre Welt untergeht, wird sie zum Schmetterling!

Schlussendlich fand ich durch meinen eigenen Körper und die Arbeit mit Tausenden von Hashimoto-Betroffenen heraus, dass Hashimoto in den meisten Fällen eine *vielfältige Herangehensweise* erfordert. Die für Hashimoto typischen Symptome resultieren oftmals aus einer Kombination von Schilddrüsenhormonen, die nicht im Gleichgewicht sind, Nährstoffdefiziten, Nahrungsmittelunverträglichkeiten, einer reduzierten Fähigkeit, mit Stress beziehungsweise Giftstoffen umzugehen, Durchlässigkeit des Darms und mitunter einer oder mehreren chronischen Infektionen.

All dies mag kompliziert erscheinen und sich nach einem langen, schwierigen Weg anhören, doch gibt es eine gute Nachricht: Das, was Sie essen, ist der Meilenstein auf dem Weg zurück zur Gesundheit, und eine Umstellung der Ernährung kann Ihre Symptome gravierend verbessern und Ihre Krankheit in einigen Fällen komplett in die Remission bringen. Veränderungen in

Sachen *Gesundheit und Wohlbefinden* beginnen oft mit dem, was Sie Ihrem Körper zuführen – also nehmen Sie den Brennstoff ins Visier, der Sie am Laufen hält! Und ja, Sie werden sich wieder schön, fit, entspannt und rundum gesund fühlen!

IM FOKUS: DIE ERNÄHRUNG

Als ich entdeckte, wie sehr mir Veränderungen in Lebensstil und Ernährung sowie die funktionelle Medizin halfen, wollte ich die Welt daran teilhaben lassen. Als Heilerin und empathischer Mensch tat es mir leid, dass Millionen Menschen unnötig litten, da sie keinen Zugriff auf diese lebensverändernden Informationen hatten. Obwohl ich immer eher zurückhaltend (dabei aber sehr zuvorkommend) gewesen bin, war mir klar, dass diese Informationen wichtiger als meine Privatsphäre waren und ich sie mit anderen teilen musste. Und ich wusste, dass meine Ausbildung als Pharmazeutin (mit berufsmäßig skeptischem Blick auf alles, was nicht der Schulmedizin entspricht) und meine Geschichte als Patientin, die sich mit dem Krankheitsgeschehen genau auskannte, mich dafür prädestinierten, meine Erkenntnisse in die Welt zu tragen!

Sobald ich herausgefunden hatte, dass ich meinen Gesundheitszustand beeinflussen konnte, erschienen mir meine Energie und meine Möglichkeiten nahezu unbegrenzt. So beschloss ich, einen lebenslang gehegten Traum umzusetzen: ein Buch über meine Erfahrungen und mein neu gewonnenes Wissen zu schreiben. Obwohl mein Englischlehrer in der Oberschule meine Aufsätze für melodramatisch und unzusammenhängend und meinen Humor für abgedroschen hielt, beschloss ich, meine Komfortzone zu verlassen und mein erstes Buch zu veröffentlichen, *Hashimoto im Griff: Endlich beschwerdefrei mit der richtigen Behandlung*. Das »Hashimoto-Ursachenbuch«, wie die Leser es nannten, erschien 2013 und wurde überraschend zum *New-York-Times*-Bestseller. Doch wirklich erschüttert war ich über die riesige Anzahl von Menschen, die das Buch lasen und mir berichteten, dass sie sich selbst darin wiederfanden, dass ich dieselben Gefühle beschrieb, die auch sie hatten. Mich erstaunte, wie viele Menschen mit Hashimoto nach Wegen suchten, etwas für ihre Gesundheit zu tun. Ich freute mich auch über die Rückmeldungen, die besagten, das Buch wäre so einfach geschrieben, dass man es in einem Rutsch durchlesen könnte (und meine Kalauer halfen offenbar dabei, die Informationen besser verdaulich zu machen).

In *Hashimoto im Griff* habe ich ein Kapitel den verschiedenen Diäten gewidmet, die im Ruf standen, Hashimoto und andere Autoimmunerkrankungen rückgängig machen zu können. Damals bestand mein Ziel darin, andere zu ermutigen und in die Lage zu versetzen, den Ursprung ihres Leidens zu erkennen – anders ausgedrückt, die Trigger zu identifizieren, die zu Hashimoto führten –, und ihnen das Rüstzeug mitzugeben, das ihnen ermöglichen sollte, sich besser zu fühlen. Das Buch war eine Gebrauchsanweisung für den Heilungsprozess, doch in vielerlei Hinsicht auch eine Do-it-yourself-Anleitung – für die erfolgreiche Umsetzung war eine ganze Menge individueller Ursachenforschung notwendig.

Während viele meiner Leser diesen Ansatz hilfreich fanden, fühlten sich andere davon überfordert, eigene ausführliche Detektivarbeiten in Sachen Gesundheit in Angriff zu nehmen: Was sie wollten, war ein konkretes, optimiertes Programm, ein für sie entwickelter Leitfaden, wie es Tereska, eine meiner Leserinnen, ausdrückte.

Daher vertiefte ich mich wieder in neue Ansätze im aufstrebenden Feld der funktionellen Medizin und versuchte, meine eigenen Experimente und Erfahrungen mit meiner kontinuierlichen Arbeit mit Hashimoto-Patienten zur Deckung zu bringen. Schließlich gelang es mir, sämtliche gesammelten Erkenntnisse in drei umfassende, detaillierte Elementarprogramme zu gießen, die den Kern meines zweiten Buches bildeten: *Das Hashimoto-Programm*.

Jedes dieser drei Elementarprogramme beinhaltet ein konkretes Ernährungskonzept, das auf genau die Schwachstellen und/oder überlasteten Systeme zugeschnitten ist, die man häufig bei Hashimoto-Patienten findet. *Das Hashimoto-Programm* enthält auch erweiterte Programme, die sich auf zusätzliche Maßnahmen konzentrieren, um die Gesundheit wiederherzustellen. Hierzu zählen die Optimierung von Arzneimittelgaben und der Umgang mit Infektionen, Giftstoffen und traumatischem Stress.

Die in *Hashimoto im Griff* und *Im Hashimoto-Programm* empfohlene Ernährungsumstellung ist wesentlich für den Heilungsprozess. Sie stellt jedoch nur einen Teil dieses Prozesses dar und da jedes Buch nur eine bestimmte Anzahl an Seiten hat, fingen meine Leser an, sich detailliertere, weiter in die Tiefe gehende Ratschläge zum Thema Lebensmittel und Ernährung zu wünschen. Viele wollten wissen, wie sie die Ernährungsempfehlungen am besten im täglichen Leben umsetzen konnten. Konnte ich mehr von meinen Lieblingsrezepten verraten? Mit welchen Tricks brachte ich Geschmack ins Essen? Wie ernährt man sich gesund, ohne den ganzen Tag kochen zu müssen? Wie sah meine Ernährung heute aus, so viele Jahre, nachdem meine Erkrankung in Remission gegangen war?

Obwohl ich keine professionelle Chefköchin bin, koche ich doch gern und tausche entsprechende Tipps mit Familie, Freunden, Patienten und Lesern aus. Daher entschied ich mich, eine Mischung aus Kochbuch und Ernährungsratgeber zu schreiben. Und hier ist das Buch endlich, Sie halten es in den Händen! Es war mir eine Ehre und Freude, mein (von Berufs wegen) abgehobenes Ernährungswissen für Sie nutzbar zu machen und Ihnen auf den kommenden Seiten die Lieblingsrezepte meiner Familie zu verraten!

Sie werden hier auch die besten Strategien finden, um Ihre veränderten Ernährungsgewohnheiten ganz problemlos in Ihr Leben integrieren zu können. Dass Ihr Weg zur Gesundheit leicht umsetzbar und mit Spaß verbunden ist, war mir beim Schreiben dieses Hashimoto-Ernährungsratgebers ein ganz besonderes Anliegen. Die meisten Rezepte sind absichtlich so gehalten, dass sie ganz einfach nachzukochen sind. Ich habe sie extra für Sie ausgewählt – denn ich weiß, wie es sich anfühlt, wenn man erschöpft ist, viel arbeitet und alles zu viel ist.

Indem ich dieses Kochbuch für Sie geschrieben habe, schenke ich Ihnen ein Stück meines Herzens. Die meisten darin enthaltenen Rezepte sind die Lieblingsgerichte meiner Familie, die mein Mann und ich immer wieder auf den Tisch bringen. Sie werden feststellen, dass zahlreiche Gerichte in diesem Buch der traditionellen polnischen Küche entliehen sind – viele davon stammen von meiner Mutter, Großmutter und meinen Tanten. Ich habe diese traditionellen Rezepte modifiziert und problematische Zutaten weggelassen, doch der köstliche Geschmack hat nicht gelitten. Ich freue mich, Ihnen und Ihrer Familie diese Rezepte nahezubringen. Und ich hoffe, dass Sie beim Lesen und natürlich Essen genauso viel Freude haben werden wie ich beim Schreiben dieses Buches.

Wenn Sie damit beginnen, diesen Ratgeber im Alltag umzusetzen, hoffe ich sehr, dass dadurch Ihre Selbstheilkräfte geweckt werden und Sie besser auf die Bedürfnisse Ihres Körpers eingehen können. Das Ziel dieses Buches besteht darin, Ihnen die Werkzeuge an die Hand zu geben, die Sie brauchen, um sich richtig zu ernähren – denn es ist die Nahrung, die Ihrem Körper signalisiert, dass alles in Ordnung ist, und ihm die Chance gibt zu heilen. Wenn Sie unter Hashimoto leiden, brauchen Sie eine spezielle Ernährung, und sowohl die von mir entwickelten heilsamen Ernährungsprogramme als auch meine Rezepte dienen dazu, diesen Bedürfnissen gerecht zu werden.

Ich möchte Ihnen in Bezug auf die für Sie notwendige Ernährung auch so viel an Information mitgeben, dass Sie zum unangefochtenen Experten in Sachen Ihrer eigenen Gesundheit werden. Hierzu gehört das Wissen, wie viel von jedem Makronährstoff Sie zu sich nehmen müssen, um einen optimalen Gesundheitseffekt zu erzielen, welche Mikronährstoffe und Vitamine die größte Rolle für Ihre Genesung spielen und welche Nahrungsergänzungsmittel Sie nehmen können, um Ihre Verdauung zu unterstützen.

In dem vorliegenden Ratgeber, *Das Hashimoto-Kochbuch*, stehen Lebensmittel und Ernährung im Mittelpunkt und werden detailliert diskutiert. Als Leser erwerben Sie ein tiefgreifendes Wissen darüber, wie Sie mithilfe Ihrer Ernährung gesünder werden können. Das soll nicht heißen, dass eine entsprechende Diät alles heilen kann (nicht ohne Grund sind in den von mir entwickelten Programmen auch andere wesentliche Bausteine enthalten), doch strategisch richtige Veränderungen Ihres täglichen Speiseplans können Ihr Befinden drastisch verbessern.

Dieses Buch richtet sich an Laien in Sachen Ernährung und Kochen. Es ist für Männer und Frauen geschrieben, die bereit sind, Verantwortung für ihre Gesundheit zu übernehmen und einen aufmunternden Ratgeber brauchen, der ihnen das Rüstzeug und das Zutrauen vermittelt, ihre Ernährung zu optimieren – und ihnen leckere Rezepte verrät, die es nicht verlangen, dass man den ganzen Tag in der Küche steht!

Sind Sie bereit, den Sprung zu wagen?

1.

Hashimoto und das Heilpotenzial der Ernährung

2009, nach meiner eigenen Hashimoto-Diagnose, wollte ich herausfinden, wie ich trotz Hashimoto so gesund wie irgend möglich sein konnte. Ich wollte wissen, ob ich irgendetwas tun könnte, um meine Symptome zu beeinflussen und die Krankheit in Remission zu bringen oder zumindest ihr Fortschreiten zu verhindern. So machte ich mich daran, der Ursache meiner Krankheit nachzuspüren – daraus wurde eine spannende Reise, die mich aus meiner Komfortzone holte (als schulmedizinisch ausgebildete Pharmazeutin war ich misstrauisch gegenüber allem Natürlichen) und mir den Weg zu robuster Gesundheit wies!

Während dieser Reise ist es mir gelungen, alle meine Symptome loszuwerden und die Krankheit in Remission zu bringen. Hierbei half mir eine Vielzahl von Maßnahmen; die meisten davon habe ich in meinen Büchern *Hashimoto im Griff* und *Das Hashimoto-Programm* beschrieben und diskutiert. Die wichtigsten dieser Maßnahmen waren diejenigen, die sich um Nahrungsmittel und Ernährung drehten, und obwohl es bei der Diagnose Hashimoto viele einzelne Komponenten zu berücksichtigen gilt, können wir doch immer damit anfangen, durch unser Essen gesünder zu werden!

Durch meine fortgesetzte Arbeit mit Tausenden von Hashimoto-Patienten, entweder im persönlichen Kontakt oder mithilfe meiner Programme (und auch durch das Feedback zu den in meinen ersten beiden Büchern beschriebenen Maßnahmen und zu meinem Blog), habe ich herausgefunden, dass die Ernährung immer eine unerlässliche Voraussetzung für ein verbessertes Wohlbefinden ist. In diesem Ratgeber verrate ich Ihnen, wie Sie das Essen als grundlegenden Baustein für den Heilungsprozess einsetzen. Doch bevor wir in die Ernährungsdetails einsteigen (und Spaß beim Kochen haben), möchte ich Ihnen einen Überblick über das Krankheitsbild Hashimoto-Thyreoiditis geben und erklären, warum die Ernährung einen so tiefgreifenden Einfluss auf diese Erkrankung hat.

WAS HAT ES MIT DER SCHILDDRÜSE AUF SICH?

Wenn Sie dieses Buch zur Hand nehmen, wissen Sie wahrscheinlich schon, was die Schilddrüse ist. Damit es aber keine Zweifel gibt, worüber wir reden: Die Schilddrüse ist ein schmetterlingsförmiges Organ, das sich im Hals unterhalb des Adamsapfels befindet. Sie produziert die Schilddrüsenhormone, die die Funktion nahezu aller Organsysteme in unserem Körper beeinflussen. Diese Hormone helfen auch bei der Verstoffwechselung der Nahrung, die wir zu uns nehmen, bei der Verwertung der Vitamine und beim Umwandeln unseres Essens in Energie. Des Weiteren sind die Schilddrüsenhormone entscheidend für die Produktion anderer Hormone sowie für Wachstum und Entwicklung unseres Nervensystems. Mitunter wird die Schilddrüse als »Thermostat« des Körpers bezeichnet, da sie unsere Körpertemperatur regelt. Indirekt beeinflusst die Schilddrüsenfunktion jede körpereigene Reaktion, da die Temperatur, unter der diese Reaktionen korrekt ablaufen, genau stimmen muss.

HASHIMOTO VERSTEHEN

Hashimoto-Thyreoiditis ist eine Autoimmunerkrankung, was bedeutet, dass das Immunsystem körpereigene Zellen angreift. Bei Hashimoto sind die attackierten Zellen in der Schilddrüse lokalisiert, bei anderen Autoimmunerkrankungen befinden sich diese Zellen in unterschiedlichen Teilen des Körpers. Wenn das Immunsystem die Schilddrüse so angreift, als würde es sich um ein Bakterium, ein Virus, einen Krankheitserreger oder einen anderen schädlichen Eindringling handeln, fügt es der Schilddrüse Schaden zu. Daraus resultiert höchstwahrscheinlich eine reduzierte Produktion an Schilddrüsenhormonen – die Menge reicht nicht mehr aus, um den gesamten Körper zu versorgen. Dieses Krankheitsbild bezeichnet man als Schilddrüsenunterfunktion (Hypothyreose).

In den Industrieländern gehen die meisten Fälle einer Schilddrüsenunterfunktion auf Hashimoto zurück. Hierzu zählen unter anderem die USA, Kanada, Europa und andere Länder, die ihr Salz mit Jod anreichern (in Entwicklungsländern, die auf diese Anreicherung verzichten, gilt Jodmangel als primäre Ursache der Schilddrüsenunterfunktion). Leider werden bislang nur sehr wenige von denjenigen, bei denen man eine Schilddrüsenunterfunktion diagnostiziert hat, überhaupt auf Hashimoto getestet oder zumindest darüber informiert, dass sie an einer Autoimmunerkrankung leiden könnten. Stattdessen rät man ihnen in der Regel zur Einnahme synthetischer Schilddrüsenhormone, um sie aus der Unterfunktion herauszuholen. Diese Maßnahme, obgleich notwendig und hilfreich, hat jedoch keine positiven Auswirkungen auf die zugrunde liegende Zerstörung der Schilddrüse. Da die Ursache unglücklicherweise nicht beseitigt wird, kann das Immunsystem ungehindert damit fortfahren, die Schilddrüse zu attackieren.

In vielen Fällen resultiert dieses Versäumnis aus dem Modell der Schulmedizin, das Ärzte dazu anhält, den Großteil der

Schilddrüsenerkrankungen – ganz gleich, was die Ursache ist – mit synthetischen Schilddrüsenpräparaten zu behandeln. Ist dieser Weg einmal eingeschlagen, besteht der charakteristische Behandlungsablauf darin, den Spiegel der Schilddrüsenhormone regelmäßig zu überprüfen, die Medikation bei Bedarf anzupassen und auf weitere Autoimmunkrankheiten zu testen.

Problematisch bei diesem Behandlungsansatz ist jedoch, dass die pharmakologische Wiederherstellung normaler Thyreotropin-Spiegel (Thyreotropin wird auch als Thyreoidea-stimulierendes Hormon, TSH, bezeichnet) nicht in allen Fällen dazu führt, dass die Symptome verschwinden. Anders ausgedrückt: Die Verbesserung der gemessenen Werte führt nicht automatisch dazu, dass sich die Betroffenen auch besser fühlen. Einige Patienten haben mir anvertraut, dass dies für sie das Schlimmste war: Ihr Arzt zog am Ende die Schlussfolgerung, dass sich ihre Symptome lediglich im Kopf abspielten, da die Ergebnisse der Blutuntersuchung im Normbereich lagen. Bei diesem Szenario gibt es keine Gewinner. Der Patient wird zunehmend frustrierter und der Arzt, sogar ein wohlmeinender, erscheint immer herablassender. Und immer noch kommt höchstwahrscheinlich keine Diskussion über Hashimoto auf.

Wenn Sie unter einer autoimmunen Schilddrüsenerkrankung leiden, gibt es noch einen anderen Faktor, der zur Verwirrung beitragen kann: der Wechsel oder sogar das gleichzeitige Auftreten von Symptomen der Schilddrüsenunter- und Schilddrüsenüberfunktion. Da das Immunsystem die Zellen der Schilddrüse schädigt und zerstört, werden Schilddrüsenhormone, die normalerweise in diesen Zellen gespeichert sind, freigesetzt, was zu einem *zu hohen Spiegel an Schilddrüsenhormonen* führen kann. Hieraus resultiert eine vorübergehende oder zeitweilige *Schilddrüsenüberfunktion*, die Symptome wie Gewichtsverlust, Angst und Reizbarkeit hervorrufen kann. Im Anschluss daran (wenn die überschüssigen Schilddrüsenhormone den Körper verlassen haben) tut sich die geschädigte Schilddrüse schwer damit, eine ausreichende Menge an Schilddrüsenhormonen herzustellen – und die Symptome der Unterfunktion stellen sich ein. Hierzu gehören Erschöpfung, Kälteunverträglichkeit und Gelenkbeschwerden (weitere Symptome finden Sie im farbigen Kasten auf Seite 18).

Ergänzend zur klinischen Diskussion der Symptome gibt es noch einen weiteren Aspekt von Hashimoto, der zu wenig Aufmerksamkeit erfährt: wie es sich wirklich anfühlt, mit dieser Krankheit zu leben – welche Gedanken und Gefühle das Leben dominieren können und wie stark sich die Erkrankung auf den persönlichen Alltag auswirken kann. Ich weiß genau, wovon ich rede und möchte Ihnen durch meine Erfahrungen und die Erfahrungen anderer, die von Hashimoto betroffen sind, das Gefühl geben, dass Sie nicht allein sind und sich Ihr Wohlbefinden verbessern kann!

WIE ES SICH ANFÜHLT, HASHIMOTO ZU HABEN

Ich gestehe: Während meines Pharmaziestudiums hielt ich Schilddrüsenerkrankungen für alles andere als spannend. Entweder war der Hormonspiegel zu hoch oder zu niedrig, und in beiden Fällen konnten Medikamente die Störung wieder ins Lot bringen! Mein persönlicher Weg zu Gesundheit und Wohlbefinden hat mich jedoch eines Besseren belehrt: Hashimoto ist ganz und gar nicht langweilig und es geht dabei um viel mehr als nur um die Regulierung des Schilddrüsenhormonspiegels. Meine Arbeit mit Tausenden von Hashimoto-Patienten hat dies natürlich immer wieder bestätigt. Ich fand heraus, dass Hashimoto die Betroffenen nicht nur mit einer breiten Palette an Symptomen konfrontiert, sondern auch mit einer großen Bandbreite von Emotionen.

Im realen Leben sind Medikamente nicht immer das Allheilmittel für Schilddrüsenerkrankungen und führen auch nicht immer zum Verschwinden der Symptome. Die Betroffenen erleben dies mitunter als Kontrollverlust, der sowohl Körper wie auch Psyche in Mitleidenschaft zieht. Als ich meine Facebook-Community fragte, wie es sich anfühlt, an einer Schilddrüsenerkrankung zu leiden, drehten sich viele Antworten um ein diffuses Verlustgefühl. Eine Frau beschrieb dies als Gefühl, »sich in vielerlei Hinsicht nicht mehr wiederzuerkennen«.

Sie schrieb: »Du versuchst, dein altes Ich wiederzufinden, aber es ist schon lange verschwunden. Ich vermisse das Mädchen, das ich vor Hashimoto war.« Jemand anderes äußerte: »Ich fühle mich wie ein völlig anderer Mensch und schaffe es nicht, mein altes Ich zurückzubekommen. Ich hasse das. Und noch schlimmer ist, dass keiner versteht, was los ist, weder deine Freunde noch deine Familie noch die Ärzte. Zerstört irgendwie den Lebensgeist.«

Nach der Diagnose meiner Schilddrüsenerkrankung fühlte ich mich wie abgeschnitten von mir selbst. Ich war dem Leben gegenüber apathisch und wie betäubt, nicht in der Lage, Gefühle wahrzunehmen, ganz gleich ob gute oder schlechte. Ich hatte keine Freude mehr an Dingen, die mich als Mensch ausmachten: anderen nahe zu sein, Freundschaften zu schließen, meinen Neigungen zu folgen und die Menschen zu lieben, die zu meinem Leben gehörten.

Obwohl ich mich hier primär auf Strategien und Schritte in Richtung Gesundung konzentrieren möchte, sind diese Gefühle doch ein sehr greifbarer Teil der Hashimoto-Problematik und Sie sollten wissen, dass dies zum Krankheitsbild gehört. Es ist wichtig, sich die Zeit zu nehmen, um damit zurechtzukommen und sich einzugestehen, dass Sie eine harte Zeit durchmachen. Ich möchte, dass Sie wissen, dass Sie nicht verrückt sind, dass vermutlich viele Ihrer Symptome auf Hashimoto zurückgehen und dass es Möglichkeiten gibt, sich besser zu fühlen!

TEST AUF HASHIMOTO

Da sich die Symptome verändern und manchmal unspezifisch sein können, ist es mitunter schwierig, eine eindeutige Hashimoto-Diagnose zu bekommen. Wie bereits erwähnt, litt ich selbst schon seit fast zehn Jahren unter entsprechenden Symptomen, bevor die Diagnose gestellt wurde. Bei den Patienten, mit denen ich gesprochen habe, waren zehn Jahre zwischen dem Auftreten der Symptome und der richtigen Diagnose leider die Norm. Und auch, wenn die korrekte Diagnose endlich auf dem Tisch lag, bekamen sie in der Regel nicht die richtige Behandlung. Mein Anliegen ist es natürlich, Ihren Weg zurück zur Gesundheit zu verkürzen, indem ich Informationen liefere, die es Ihnen ermöglichen, ein proaktiver, mündiger Patient zu werden, der nicht jahrelang auf Antworten warten muss und stattdessen die richtigen Maßnahmen ergreift. Hierfür ist es unerlässlich, die wichtigsten Schilddrüsenuntersuchungen zu kennen und zu verstehen. Werfen wir einen Blick auf sie!

Die Diagnose Hashimoto wird in der Regel durch Blutuntersuchungen, einen Ultraschall der Schilddrüse oder durch eine Schilddrüsenbiopsie gestellt. Blutuntersuchungen sind hier natürlich die einfachste Methode und wenn die richtigen gewählt werden, wird bereits hierdurch eine Autoimmunerkrankung der Schilddrüse erkennbar.

Die meisten dieser Tests werden von der Krankenkasse bezahlt, wenn sie durch einen approbierten Arzt veranlasst werden. Verweigert Ihr Arzt diese Untersuchungen, können Sie diese immer noch privat veranlassen und bezahlen und die Rechnung gegebenenfalls bei Ihrer Kasse einreichen beziehungsweise in Ihrer Steuererklärung geltend machen.

Blutuntersuchungen

TSH (Thyreotropin = Thyreoidea-stimulierendes Hormon)

TSH ist ein in der Hypophyse gebildetes Hormon, das sich der Menge der im Körper zirkulierenden Schilddrüsenhormone anpasst. Der TSH-Test dient der Überprüfung der Schilddrüsenfunktion und ist wahrscheinlich das Erste, was Ihr Arzt vorschlägt, wenn Sie über Schilddrüsenprobleme klagen.

Im Fall einer fortgeschrittenen Hashimoto-Erkrankung und einer primären Hypothyreose sind die TSH-Werte erhöht, bei fortgeschrittenem Morbus Basedow beziehungsweise einer Hyperthyreose zu niedrig. Leider ist der TSH-Test nicht immer in der Lage, Hashimoto in früheren Stadien zuverlässig zu identifizieren. Während dieser Stadien können Sie entweder hohe oder niedrige TSH-Werte haben oder auch völlig normale Laborbefunde, gleichzeitig aber unter störenden Schilddrüsensymptomen leiden. Mir bescheinigte man eine vollkommen unauffällige Schilddrüse – zu einer Zeit, als ich erschöpft und vergesslich war, mir die Haare gleich büschelweise ausfielen und ich jede Nacht zwölf Stunden unter zwei Decken schlief – und dies in Südkalifornien.

Damals lag mein TSH-Wert bei 4,5 Milli Internationale Einheiten pro Liter angesichts des Normalbereichs von 0,2–8,0 Milli Internationale Einheiten pro Liter, der noch heute von den meisten Labors herangezogen wird, ein völlig unauffälliger Wert. Hier gibt es jedoch ein Problem: Als man den TSH-Normalbereich definierte, bezog man auch ältere Patienten und solche mit beeinträchtigter Schilddrüsenfunktion in die Untersuchung mit ein, was zu einem übermäßig breiten Referenzbereich führte. Aufgrund dieses verzerrten Normalbereichs übersehen viele Ärzte Patienten mit erhöhten TSH-Werten

DIE ZAHLREICHEN HASHIMOTO-SYMPTOME

Im Vergleich zu den nicht-autoimmunen Schilddrüsenerkrankungen zeichnet sich die Hashimoto-Thyreoiditis durch eine spezifische Palette an Symptomen aus. Wenn Sie Hashimoto haben, wechseln Ihre Symptome möglicherweise zwischen denen einer Schilddrüsenunterfunktion und denen einer –überfunktion hin und her, eventuell leiden Sie auch gleichzeitig unter Symptomen beider Erkrankungen. Hinzu kommen gegebenenfalls auch Anzeichen für autoimmune Entzündungsreaktionen.
Hier finden Sie einige der typischen Symptome:

HYPOTHYREOSE (UNTERFUNKTION)

- Verstopfung
- Depression
- Trockene Haut
- Erschöpfung
- Vergesslichkeit
- Haarausfall
- Gelenkschmerzen
- Antriebsverlust
- Menstruationsstörungen
- Muskelkrämpfe
- Steifheit

HYPERTHYREOSE (ÜBERFUNKTION)

- Angst
- hervorquellende Augen
- Erschöpfung
- Haarausfall
- Herzrasen
- Wärmeintoleranz
- gesteigerter Appetit
- Reizbarkeit
- Menstruationsstörungen
- Tremor
- Gewichtsverlust

Zusätzliche Symptome, wie man sie bei anderen Autoimmunerkrankungen findet, sind:
saurer Reflux, Nebennierenschwäche, Allergien, Gleichgewichtsstörungen, Blähungen, Verstopfung, Durchfall, Entfremdung, Zahnfleischerkrankungen, Reizbarkeit, Reizdarmsyndrom, Antriebsverlust, Stimmungsschwankungen, Panikattacken, Hautausschläge, Schwindel, Schwäche und zahllose andere Entzündungssymptome.

Um alle Ihre Symptome zu beseitigen und zur Wurzel des Übels vorzudringen, ist ein ganzheitlicher, umfassender Ansatz das A und O!

(aus diesem Grund sollten Sie immer um eine Kopie der Laborergebnisse bitten).

Glücklicherweise wurde der bislang akzeptierte TSH-Normalbereich jüngst einer kritischen Analyse unterzogen. In den letzten Jahren wies die National Academy of Clinical Biochemists darauf hin, dass 95 Prozent der Menschen mit gesunder Schilddrüse TSH-Werte unter 2,5 Milli Internationale Einheiten pro Liter haben. Das American College of Clinical Endocrinologists legte den TSH-Normalbereich inzwischen auf Werte zwischen 0,3 und 3,0 Milli Internationale Einheiten pro Liter fest. Noch weiter gingen Vertreter der funktionellen Medizin: Sie begrenzten den Normalbereich für gesunde Menschen, die keine Schilddrüsenmedikamente einnehmen, auf Werte zwischen 1 und 2 Milli Internationale Einheiten pro Liter.

Thyreoid-Antikörper (Schilddrüsenantikörper)

Die besten Hashimoto-Bluttests sind die auf thyreoidale Antikörper, denn diese weisen auf eine Autoimmunantwort gegenüber der Schilddrüse hin. Die beiden in der Regel bei Hashimoto-Patienten erhöhten Antikörper sind:

- Thyreoperoxidase-Antikörper (TPO-Antikörper),
- Thyreoglobulin-Antikörper (TG-Antikörper).

Wenn Sie an Hashimoto leiden, haben Sie gegebenenfalls eine erhöhte Konzentration von einem oder auch beiden dieser Antikörper. Generell kann man sagen: je höher die Zahl der Antikörper, desto aggressiver der Angriff auf die Schilddrüse.

Aktuellen medizinischen Berichten zufolge wurden bei 80–90 Prozent der von Hashimoto Betroffenen TPO-Antikörper festgestellt. Im Gegensatz dazu fanden Wissenschaftler der University of Wisconsin Thyroid Multidisciplinary Clinic heraus, dass nur die Hälfte der Patienten, die anhand zytologischer Untersuchungen positiv auf Hashimoto getestet wurden, TPO-Antikörper aufwiesen. (Hierbei werden mithilfe einer dünnen Nadel Zellen aus der Schilddrüse entnommen, die dann unter dem Mikroskop analysiert werden – mehr zu dieser Art von Test weiter unten.) Demzufolge können Sie auch dann, wenn der Test auf Schilddrüsenantikörper negativ ausfällt, an einer weniger aggressiven Spielart von Hashimoto leiden, an der sogenannten seronegativen Hashimoto-Thyreoiditis, bei der keiner der oben erwähnten Antikörper erhöht ist. Diese Hashimoto-Variante lässt sich gegebenenfalls durch Ultraschall diagnostizieren oder durch invasivere Untersuchungsmethoden wie etwa der Feinnadelaspiration.

Freies T3 und Freies T4

Blutuntersuchungen können auch den Spiegel der beiden aktivsten Schilddrüsenhormone, nämlich Triiodthyronin (T3) und Thyroxin (T4), messen. Wenn die Hashimoto-Erkrankung auf dem Weg zu einer Schilddrüsenunterfunktion ist, werden diese beiden Werte niedrig sein. Für die Diagnose sind die beiden Hormontests mitunter nutzbringend und können dabei helfen, die richtige Dosierung der Schilddrüsenmedikamente zu finden. Ich empfehle die Messung des freien T3 (fT3) beziehungsweise des freien T4 (fT4) anstelle des gesamten T3/T4, da hierdurch die Menge der ungebundenen, »freien« Schilddrüsenhormone ersichtlich wird, die mit den Schilddrüsenhormonrezeptoren interagieren.

Ultraschall der Schilddrüse

Einige Menschen haben vielleicht Hashimoto, obwohl sich im Blutbild keinerlei Hinweise darauf finden. In diesen Fällen kann ein Ultraschall der Schilddrüse dabei helfen, zu einer sicheren Diagnose zu kommen. Klinikärzte haben entdeckt, dass die mit Hashimoto einhergehenden Veränderungen durch einen Ultraschall sichtbar gemacht werden können, selbst dann, wenn ein Patient negativ auf Antikörper getestet wurde.

TESTEN, TESTEN, LOS GEHTS

Die meisten Schulmediziner sind der Meinung, dass ein positiver Test auf Schilddrüsenantikörper nicht wiederholt werden muss. »Ihr Testergebnis wird immer positiv sein, also kann man darauf verzichten«, sagen sie. Ich bin anderer Meinung! Der Test auf Schilddrüsenantikörper liefert über den Ausgangswert einen Hinweis darauf, wie aggressiv Ihre Krankheit ist (je höher der Wert, desto aggressiver). Wiederholte Tests geben Auskunft über die Wirksamkeit der Maßnahmen, die Sie ergreifen. Ich empfehle generell, im Abstand von einem bis drei Monaten auf Antikörper zu testen, begleitend zu den Maßnahmen, mit denen Sie die Gesundheit Ihrer Schilddrüse stärken. Die ganze Wirksamkeit dieser Maßnahmen sehen Sie nach einer Zeitspanne von drei Monaten bis zu zwei Jahren, einen Trend können Sie aber vielleicht bereits innerhalb eines Monats erkennen. Der Rückgang der Konzentration von Schilddrüsenantikörpern um wenigstens 10 Prozent sollte als positive Veränderung betrachtet werden.

Im Allgemeinen gelten Antikörperspiegel von über 500 Internationale Einheiten pro Milliliter als aggressiv, ein Niveau von unter 100 Internationale Einheiten pro Milliliter zeigt eine Hashimoto-Remission an. Es gibt allerdings bisher keine standardisierte Definition von Remission, doch betrachte ich jegliche Reduktion der Antikörper (wenn sie mit einer Verringerung der Symptome einhergeht) als positiven Schritt auf der Reise zur Genesung!

Bei Antikörperspiegeln von unter 35 Internationale Einheiten pro Milliliter schließen einige Tests Hashimoto aus, andere setzen für ein negatives Testergebnis einen Wert von unter 9 Internationale Einheiten pro Milliliter an. Doch wie auch immer – ein negativer Antikörpertest schließt Hashimoto nicht aus, deshalb möchte ich Sie ermutigen, sich nicht zu sehr auf perfekte Werte zu kaprizieren, sondern sich darauf zu konzentrieren, dass es Ihnen besser geht!

Feinnadelaspirationszytologie

Bei dieser Art von Biopsie werden aus der Schilddrüse mithilfe einer sehr dünnen Nadel Zellen entnommen und unter dem Mikroskop auf Hashimoto-Anzeichen untersucht. Aufgrund seiner invasiven Natur kommt dieser Test in der Regel nur dann zum Einsatz, wenn man herausfinden will, ob Schilddrüsenknoten gutartig oder bösartig sind. In einigen Fällen erfuhren Patienten, bei denen verdächtige Schilddrüsenknoten auf diese Weise untersucht wurden, dass sie an Hashimoto litten.

Obwohl ich diesen Test nicht als ersten Schritt auf dem Weg zu einer Hashimoto-Diagnose empfehle, erwähne ich ihn hier, da er vermutlich auch dann zusätzliche Hashimoto-Fälle aufdeckt, wenn andere fortgeschrittene Tests versagen. Mein Freund, Dr. Alan Christianson, ein international anerkannter Schilddrüsenspezialist, sagt immer: »Testergebnisse können negativ ausfallen und es ist wirklich wichtig, dem Patienten zuzuhören. Sie können Hashimoto erst komplett ausschließen, wenn Sie wirklich jede einzelne Zelle in der Schilddrüse unter dem Mikroskop angeschaut haben.« Ich teile diese Ansicht, denn einigen Menschen, die unter Schilddrüsensymptomen leiden und vermutlich von entsprechenden Veränderungen ihres Lebensstils profitieren könnten, wird immer wieder gesagt, dass sie kein Hashimoto haben – die Grundlage hierfür sind Bluttests und sogar Ultraschalluntersuchungen. Unglücklicherweise hält dies die Betroffenen davon ab, zügig Strategien umzusetzen, die ihnen helfen könnten.

Obwohl die erwähnten Tests Klarheit bezüglich der Hashimoto-Diagnose bringen können, bleibt die grundlegende Ursache der Krankheit völlig im Dunkeln. Für das Verständnis der Lösungsansätze ist die Ursachenforschung jedoch unerlässlich. Deshalb betrachten wir im Folgenden die Ursprünge der Autoimmunität, da bei allen Autoimmunerkrankungen dieselben Parameter am Werk sind.

URSPRÜNGE DER AUTOIMMUNITÄT

Wir wissen, dass Hashimoto eine Autoimmunerkrankung ist. Das Wissen darüber, wie Autoimmunität funktioniert, kann uns daher wichtige Hinweise auf die Entstehung von Hashimoto geben – und uns verraten, wie wir von dieser Krankheit genesen können.

Es gibt mindestens 80 bekannte Autoimmunkrankheiten. Dazu gehören Hashimoto, Diabetes Typ 1, rheumatoide Arthritis, Lupus und Zöliakie (eine Autoimmunreaktion auf Gluten). Obwohl es sich hierbei um verschiedene Erkrankungen handelt, hat die Forschung gezeigt, dass jegliche Autoimmunität auf die Anwesenheit derselben Faktoren zurückgeht. Dr. Alessio Fasano, Direktor des Center for Celiac Research and Treatment at Massachusetts General Hospital, fand heraus, dass drei Dinge zusammenkommen müssen, damit sich eine Autoimmunität entwickelt:

- genetische Disposition,
- Trigger, die bestimmte Gene anschalten,
- Durchlässigkeit der Darmschleimhaut (Lücken in der Darmbarriere, durch die entzündungsfördernde Krankheitserreger in den Blutkreislauf gelangen; auch als Leaky-Gut-Syndrom bekannt).

Früher glaubte man, dass es kein Zurück gab, wenn diese drei Faktoren zusammengekommen und das Immunsystem hochgefahren hatten; man hielt Autoimmunität damals für unumkehrbar. Glücklicherweise leben wir nicht mehr in dieser Zeit.

Wissenschaftler haben gezeigt, dass die Autoimmunität einem dreibeinigen Hocker gleicht. Damit es überhaupt zu Autoimmunreaktionen kommt, müssen alle drei Faktoren gegeben sein. Obwohl wir unsere Gene nicht auswählen oder verändern können, haben wir doch die Möglichkeit, Einfluss zu nehmen, sowohl auf unsere Gene als auch auf die Autoimmunität. Potenziell haben wir zwei Ansatzpunkte, um mit Autoimmunerkrankungen umzugehen: zum einen die Trigger (wir müssen die Autoimmuntrigger, etwa Infektionen oder Toxine, ausfindig machen und eliminieren) und zum anderen die Durchlässigkeit der Darmbarriere (hier müssen wir den Ursachen des durchlässigen Darms auf die Spur kommen).

Wenn wir uns ernsthaft mit den Triggern und/oder unserer Darmgesundheit beschäftigen, passiert etwas ganz Erstaunliches: Wir erleben eine signifikante Verbesserung unserer Autoimmunerkrankung, die in einigen Fällen sogar in Remission geht! Ich habe mich in den letzten paar Jahren mit dem Studium der Hashimoto-Trigger befasst und Strategien entwickelt, um diese in den

Griff zu bekommen und zu eliminieren. Ich würde Ihnen gern erklären, was bei Hashimoto passiert, damit Sie meinen Ansatz besser verstehen können.

WAS PASSIERT BEI HASHIMOTO?

Bei Hashimoto unterscheidet man zusätzlich zum Problem eines durchlässigen Darms sechs potenzielle Trigger-Typen: Nahrungsmittelunverträglichkeiten, Nährstoffmangel, beeinträchtigte Stresstoleranz, beeinträchtigter Umgang mit Toxinen, Verdauungsprobleme und chronische Infektionen. Jeder Hashimoto-Patient hat seine eigene, individuelle Kombination von Triggern, daher ist es eine echte Herausforderung, allgemeingültige Strategien für den Weg zurück zur Gesundheit zu entwickeln. Ich habe jedoch herausgefunden, dass nahezu jeder, der an einer autoimmunen Schilddrüsenerkrankung leidet, eine ähnliche Grundproblematik aufweist: Es sind immer dieselben Parameter und Dysbalancen, die einen krank machen – und viele dieser Schieflagen lassen sich mit der richtigen Ernährung *verlässlich* angehen.

Obwohl die krankheitsauslösenden Trigger und Stressfaktoren bei jedem unterschiedlich sein können, reagiert der Körper darauf in der Regel auf vorhersehbare Weise, indem er von einem Zustand, in dem es uns prächtig geht, in einen Überlebensmodus umschaltet. Ich finde bei fast jedem Hashimoto-Patienten dieselben wiederkehrenden Muster.

Ich habe diese Muster als »Hashimoto-Teufelskreis« bezeichnet. Dieser Teufelskreis hält sich selbst am Leben und die meisten Schilddrüsenpatienten werden nicht wieder richtig gesund, wenn man die Therapie auf die Zufuhr von ergänzenden Schilddrüsenmedikamenten beschränkt. Doch obwohl die Hashimoto-Trigger den Körper in die Knie zwingen können, schafft es die richtige Ernährung, ihn wieder aufzubauen.

HASHIMOTO-MUSTER DURCH ERNÄHRUNG HEILEN

Zu den erkennbaren Hashimoto-Mustern, die sich durch die Ernährung positiv beeinflussen lassen, zählen die Folgenden:

1. Mangel an Mikronährstoffen Die meisten Menschen mit Hashimoto weisen zahlreiche Mikronährstoffdefizite auf. Diese Mangelerscheinungen gehen meist auf die in Industrieländern vorherrschende Ernährungsweise, auf nährstoffarme Lebensmittel, kalorienreduzierte Diäten, einen Mangel an Verdauungsenzymen, Entzündungsreaktionen durch Infektionen oder Nahrungsmittelunverträglichkeiten, Medikamente oder ein gestörtes Gleichgewicht der Darmbakterien zurück. Ein Mangel an Schilddrüsenhormonen kann auch zu Nährstoffdefiziten führen, da hierdurch die Verwertung der Nahrung erschwert wird und weniger effizient abläuft.

Diese Nährstoffmangelerscheinungen tragen sowohl zur Entwicklung von Hashimoto als auch zu vielen Hashimoto-Symptomen bei. Eine der schnellsten Strategien, um sich bei Hashimoto besser zu fühlen und den

DIE FÜNF STADIEN VON HASHIMOTO

Hashimoto ist eine fortschreitende Autoimmunerkrankung, die zur Entwicklung weiterer Autoimmunkrankheiten führen kann, wenn sie nicht entsprechend behandelt wird. Die fünf Stadien sind die Folgenden:

In **Stadium 1** stellt jemand fest, dass er eine genetische Veranlagung für die Entwicklung von Hashimoto hat. Die Schilddrüsenfunktion ist normal und es gibt keine Angriffe auf die Schilddrüse. In diesem Stadium hat die Person definitiv weder eine Schilddrüsen- noch eine Autoimmunerkrankung.

In **Stadium 2** beginnt der Angriff auf die Schilddrüse, doch ist es noch möglich, eine ausreichende Menge von Schilddrüsenhormonen zu produzieren. Obwohl die meisten Schilddrüsenuntersuchungen in diesem Stadium vermutlich unauffällig sind, werden viele Betroffene nun positiv auf Schilddrüsenantikörper getestet und zeigen im Schilddrüsen-Ultraschall auf Hashimoto hinweisende Veränderungen. Ihr TSH-Spiegel liegt jedoch noch im Normalbereich der TSH-Screening-Tests. In diesem Stadium stellen sich bereits Symptome ein, doch viele Patienten bekommen falsche Diagnosen und werden etwa auf Depressionen, Angstzustände oder Hypochondrie hin behandelt – weil die meisten Ärzte es versäumen, die richtigen Tests zu veranlassen. In dieser Phase sollten im Idealfall Änderungen im Lebensstil und die Ursachenforschung beginnen, denn es ist viel einfacher, Schäden zu verhindern als diese im Nachhinein zu kurieren.

In **Stadium 3** verliert die Schilddrüse allmählich die Fähigkeit, ausreichend Schilddrüsenhormone herzustellen. Betroffene zeigen nun leicht erhöhte TSH-Werte, haben aber unauffällige T_3/T_4-Werte. In diesem Stadium tauchen zunehmend Symptome auf und die Chance auf die korrekte Diagnose wächst, obwohl viele Ärzte die leichte Erhöhung der TSH-Werte übersehen oder nicht beachten. Viele empfehlen auch, zunächst abzuwarten und weiter zu beobachten. In dieser Phase könnte, zusätzlich zu den Veränderungen im Lebensstil, die medikamentöse Gabe von Schilddrüsenhormonen extrem hilfreich sein. In meinen Augen erscheint dies auch gerechtfertigt, obwohl viele Schulmediziner Schilddrüsenhormone erst ab dem Stadium 4 verschreiben.

In **Stadium 4** hat die Schilddrüse die Fähigkeit zur Kompensation vollständig verloren, und der Patient gerät in die Unterfunktion. Während dieser Phase ist Hashimoto relativ leicht zu diagnostizieren – mithilfe der gängigen Standardtests, die dann aufzeigen, dass der Patient erhöhte TSH- und verringerte T_3/T_4-Werte hat. Die Betroffenen entwickeln nun immer mehr Symptome und bekommen von den meisten Schulmedizinern jetzt ein Rezept zur Einnahme von Schilddrüsenhormonen.

In **Stadium 5** entwickeln sich weitere Autoimmunerkrankungen. Wir wissen, dass sich Autoimmunkrankheiten verschlimmern können, und die Einnahme von Schilddrüsenhormonen oder die operative Entfernung der Schilddrüse können das Fortschreiten der Autoimmunität nicht verhindern. Wer an einer Autoimmunkrankheit leidet, bei dem werden eventuell plötzlich weitere Erkrankungen dieser Art diagnostiziert, etwa Lupus, Schuppenflechte oder das Sjögren-Syndrom. Die gute Nachricht besteht jedoch darin, dass sich nicht nur autoimmune Schilddrüsenerkrankungen, sondern auch die Symptome und das Fortschreiten anderer Autoimmunstörungen aufhalten lassen – durch Änderungen im Lebensstil und der Ernährung und die Beschäftigung mit den eigentlichen Ursachen der Autoimmunerkrankung.

Körper wieder aufzubauen, besteht daher darin, diesem Mangel durch nährstoffreiche Lebensmittel, Nahrungsergänzungsmittel und eine optimierte Verdauung abzuhelfen!

2. Mangel an Makronährstoffen Häufig zeichnet sich der Speiseplan von Hashimoto-Patienten durch einen Mangel an Eiweiß und Fett aus, zwei essenzielle Makronährstoffe, die sowohl für unser Wachstum als auch für körpereigene Reparaturprozesse unabdingbar sind. Dieser Mangel kann auf die kohlenhydratreiche Ernährung in den Industrieländern, eine Fett-Phobie oder einen vegetarischen beziehungsweise veganen Lebensstil zurückgehen, außerdem auf eine beeinträchtigte Eiweiß- oder Fettverdauung.

Eine beeinträchtigte Eiweißverdauung führt möglicherweise auch zu einem Mangel an den Aminosäuren L-Tyrosin und L-Glutamin, die beide eine wichtige Rolle bei der Heilung von Hashimoto spielen können. L-Tyrosin wird für die Produktion von Schilddrüsenhormonen benötigt, L-Glutamin ist dagegen für eine intakte Darmschleimhaut und die Immunabwehr wichtig. Beide Aminosäuren sind bei Hashimoto-Patienten häufig reduziert. Eine verbesserte Eiweißverdauung kann dazu beitragen, den Spiegel dieser wichtigen Aminosäuren wieder anzuheben und den Körper von einem katabolen (abbauende Prozesse) in einen anabolen Zustand (aufbauende Prozesse) zu versetzen.

3. Mangel an Verdauungsenzymen Wissenschaftlichen Studien zufolge haben Menschen mit Hashimoto beziehungsweise einer Schilddrüsenunterfunktion häufig einen Mangel an dem Verdauungsenzym Salzsäure, was zu niedrigen Magensäurespiegeln (Hypochlorhydrie) beziehungsweise zum völligen Verschwinden der Magensäure (Achlorhydrie) führt. Der Mangel an Magensäure macht es schwieriger, das Eiweiß in der Nahrung zu verdauen, was wiederum zu Defiziten bei den oben erwähnten Aminosäuren führen kann.

Dazu kommt, dass etwa ein Drittel der Hashimoto-Patienten zu wenig Gallensaft und/oder Pankreasenzyme aufweisen, was zu Problemen in Sachen Fettaufnahme führen kann. Und schlussendlich haben bis zu 80 Prozent der Hashimoto-Betroffenen Probleme mit der Verdauung von Pflanzenfasern. Für den Verdauungsprozess wird eine Menge Energie benötigt, und wenn der Stoffwechsel hochtouriger als normal läuft, fühlen Sie sich wahrscheinlich häufiger erschöpft. Eine Ernährung mit leicht verdaulichen Lebensmitteln und einer auf Sie zugeschnittenen Einnahme ergänzender Verdauungsenzyme kann die gesunde Verdauungsfunktion wieder herstellen und Symptome wie Erschöpfung gegebenenfalls über Nacht beseitigen.

4. Blutzuckerschwankungen Viele Hashimoto-Patienten haben eine beeinträchtigte Toleranz gegenüber Kohlenhydraten. Wenn Sie zu dieser Gruppe gehören, leiden Sie vermutlich unter Blutzuckerschwankungen: Nach dem Verzehr von Kohlenhydraten steigt der Blutzuckerspiegel rasant an und in der Folge wird ein Übermaß an Insulin freigesetzt. Durch den Insulinanstieg sinkt der Blutzucker dramatisch ab, eine Reaktion, die als reaktive Hypoglykämie (Unterzuckerung) bekannt ist. Die reaktive Hypoglykämie kann zu unerfreulichen Symptomen wie Nervosität, Benommenheit, Angst und Erschöpfung führen und zusätzlich die Nebennieren unter Stress setzen.

Werden die Nebennieren belastet, setzen sie mit hoher Wahrscheinlichkeit ein Übermaß an Cortisol frei, was zu einer verstärkten Produktion entzündungsfördernder Proteine führen kann – und diese werden mit einer intensivierten Immunantwort in Verbindung gebracht. Dieses Muster kann schlussendlich zu einer veränderten Ausschüttung von Cortisol führen, woraus wiederum zahlreiche Symptome resultieren, darunter chronische Erschöpfung, Stimmungsschwankungen und Muskelschwund. Daher schützt eine Ernährung, bei der der Blutzuckerspiegel stabil bleibt, Ihre Nebennieren vor zu großem Stress und hilft dabei, aus der Unterfunktion herauszukommen. Die positiven Nebeneffekte eines ausgeglichenen Blutzuckerspiegels sind Verbesserungen in Sachen Stimmung, Energie, Hirnfunktion und Gewicht!

5. Ein Zuviel an Toxinen Wir werden Tag für Tag mit Toxinen bombardiert – sie sind auf oder in unserer Nahrung, im Trinkwasser, in Körperpflegeprodukten, in den Putzmitteln, die wir zu Hause benutzen, et cetera. Viele dieser Toxine haben einen Einfluss auf die Hormonproduktion, beeinflussen die Aktivität der Schilddrüse und halten die Autoimmunität aufrecht. So können beispielsweise die Fluoride, die wir im Trinkwasser, in abgefüllten Getränken, in bestimmten Tees sowie in einigen Nahrungs- und Arzneimitteln finden, das Absterben von Schilddrüsenzellen und Entzündungen triggern und so zur Entwicklung von Schilddrüsenentzündungen und autoimmunen Schilddrüsenerkrankungen beitragen. Der Überschuss an Toxinen kann auch zu zahlreichen anderen Symptomen führen! Wir können jedoch Vorkehrungen treffen, um unsere Aufnahme an Toxinen zu minimieren: Allein durch das Kochen können wir uns von entsprechenden Symptomen befreien, indem wir zu wenig belasteten Küchengeräten und Lebensmitteln greifen (siehe Kapitel 4) und auf Nahrungsmittel und Nährstoffe setzen, die uns beim Detoxen helfen.

6. Nahrungsmittelunverträglichkeiten Sie gehören zu den häufigsten Mustern, die ich bei Hashimoto-Patienten sehe. Nahrungsmittelunverträglichkeiten sind nicht dasselbe wie *Nahrungsmittelallergien.* Letztere sind Reaktionen auf Lebensmittel, die sehr schnell auftreten und oftmals lebensbedrohlich sind (stellen Sie sich ein Kind vor, das nach dem Verzehr von Nüssen einen Atemstillstand erleidet). Nahrungsmittelallergien werden von der Schulmedizin bereitwillig anerkannt und durch entsprechende Tests verifiziert, insbesondere von Allergologen. Diese Reaktionen kennt man als Typ-1-Überempfindlichkeitsreaktionen/Allergien (Sofortreaktion), die von IgE-Antikörpern des Immunsystems bestimmt werden.

Nahrungsmittelunverträglichkeiten werden als Typ-4-Überempfindlichkeitsreaktionen (Spättyp) bezeichnet und gehen auf IgG-Antikörper des Immunsystems zurück. Wie schon der Name verrät, treten diese Reaktionen verzögert auf. Es kann tatsächlich bis zu vier Tagen dauern, bis sie sich manifestieren. Dies ist einer der Gründe, warum es für die meisten Menschen so problematisch ist, Nahrungsmittelunverträglichkeiten mit ihren Symptomen in Verbindung zu bringen. So können Sie beispielsweise am Montag Mais essen und dadurch am Mittwoch eine Panikattacke erleiden!

Und hier ist die Verknüpfung, die ich gefunden haben: Auch Hashimoto wird den verzögert auftretenden Typ-4-Überempfindlichkeitsreaktionen zugerechnet und geht oft mit IgG-Antikörpern einher. Meiner Erfahrung nach kommt es immer dann, wenn wir etwas essen, das unsere IgG-Antikörper hochjagt, auch zu einem Anstieg der Schilddrüsenantikörper und dementsprechend zu Schilddrüsensymptomen. Um diesen Zusammenhang noch besser zu verstehen, sind weitere Forschungsarbeiten notwendig. Es könnte sein, dass sich hierdurch die Schleusen öffnen oder vielleicht findet eine Kreuzreaktion entzündungsfördernder Nahrungsproteine mit der Schilddrüse statt. Auf jeden Fall birgt die beschriebene Verknüpfung ein unglaubliches Potenzial für Heilungsprozesse – die meisten Hashimoto-Betroffenen (88 Prozent meiner Patienten und Leser) zeigen eine Reduktion der Schilddrüsensymptome und Antikörper, wenn sie die verbreitetsten reaktiven Lebensmittel vom Speiseplan streichen.

7. Durchlässiger Darm Den Wissenschaftlern zufolge leidet jeder, der von einer Autoimmunkrankheit betroffen ist, unter einer mehr oder weniger ausgeprägten intestinalen Permeabilität (Darmdurchlässigkeit), auch als Leaky-Gut-Syndrom bezeichnet. Ein durchlässiger Darm weist Lücken in der Darmschleimhaut auf, die es reizauslösenden Molekülen und Substanzen erlauben, vom Verdauungssystem in den Blutkreislauf zu gelangen. Diese Störung kann die Fähigkeit des Immunsystems zur Selbstregulation beeinträchtigen und den Körper in einen fortgesetzten Angriffsmodus versetzen, der jedem Heilungsprozess entgegensteht.

Ein durchlässiger Darm kann Symptome wie Blähungen, Magenschmerzen, Reizdarmsyndrom und sauren Reflux auslösen. Genau dieses Bild findet man häufig bei Hashimoto-Patienten – aber nicht jeder mit einem durchlässigen Darm und/oder Hashimoto leidet unter den genannten Symptomen. Doch unabhängig davon, ob Symptome auftreten oder nicht, kann eine intestinale Permeabilität zu einer reduzierten Aufnahme der Nährstoffe führen, die für die Entgiftung und andere wichtige Funktionen benötigt werden. Hiermit einhergehen kann auch ein verzögerter Abtransport von Toxinen, der die Heilung behindern kann, wenn er nicht therapeutisch adressiert wird.

Es gibt eine Vielzahl von Faktoren, die Schädigungen der Darmschleimhaut auslösen und diesen Zustand aufrechterhalten können: etwa Stress, körperliche Anstrengungen, Operationen/Traumata, ein Ungleichgewicht der Nebennierenhormone, Darminfektionen, Toxine, Enzymmangel, der Einsatz von nichtsteroidalen entzündungshemmenden Medikamenten (nichtsteroidalen Antirheumatika, NSAR), Alkohol, Nährstoffmangelerscheinungen, Infektionen (von Darm, Neben-/Stirnhöhlen oder Mund) und negative Reaktionen auf Lebensmittel.

Wir können die Darmgesundheit unterstützen, indem wir Einfluss auf die Ernährung nehmen, etwa reaktive Lebensmittel weglassen, Nährstoffdefizite aufs Korn nehmen und Enzyme sowie Nutzbakterien zuführen. Diese drei wichtigen Schritte sind in der Lage, das Leben der meisten Hashimoto-Patienten einschneidend zu verbessern.

Die Veränderungen im Lebensstil, die ich bei Hashimoto und Schilddrüsenunterfunktion analysiert und ausprobiert habe, zielen darauf ab, den Teufelskreis Stück für Stück zu durchbrechen. Wir reparieren das zusammengebrochene System, stellen das Gleichgewicht wieder her und ermöglichen es dem Körper, sich wieder aufzubauen. Wenn Sie Ihren Körper richtig füttern, hilft Ihnen dies dabei, die typischen Muster zu verändern – und Sie werden sich so viel besser fühlen! Obwohl der Körper bei Hashimoto in gewisser Weise schlapp macht, gelingt es uns durch die Ernährung, ihn wieder auf die Beine zu bringen.

WIE DIE ERNÄHRUNG DAZU BEITRÄGT, UNSERE GESUNDHEITSZIELE ZU ERREICHEN

Durch die Arbeit mit meinen Patienten habe ich festgestellt, dass Hunderte von Betroffenen ihre Gesundheit dank des von mir entwickelten *Root-Cause-Approach* wiedererlangten. Mittlerweile kenne ich Hunderte Erfolgsgeschichten von Menschen, die meine Bücher *Hashimoto im Griff* und *Das Hashimoto-Programm* gelesen und die dort gegebenen Ratschläge umgesetzt haben.

Wissenschaftlern zufolge gibt es bei Hashimoto keine Heilung, doch ich bin der Meinung, dass sich die Krankheit bei den meisten Patienten aufgrund des vorhandenen Wissens und der daraus resultierenden Möglichkeiten in Remission bringen lässt. Bei jeder Autoimmunerkrankung definiert sich die Bedeutung von »Remission« anders. Ich verstehe darunter eher eine Reise und nicht zwingend ein Ziel. Für mich bedeutet Remission Fortschritt, nicht Perfektion. Wo Sie heute stehen, ist auf jeden Fall eine Verbesserung gegenüber Ihrer Ausgangssituation.

Und hier kommen die malerischen Aussichtspunkte auf Ihrer Reise zur Remission: Sie fühlen sich besser, die meisten (oder alle) Ihrer Symptome sind verschwunden, die Zahl der Schilddrüsenantikörper ist zurückgegangen, das Schilddrüsengewebe hat sich erholt und eine funktionelle Heilung ist eingetreten (was hier bedeutet: keine Symptome, keine Antikörper und kein Hinweis auf eine autoimmune Schilddrüsenerkrankung in Körper oder Schilddrüse).

Bei vielen Betroffenen lässt sich eine Reduktion der Schilddrüsenantikörper nachweisen, und einige werden nicht mehr positiv auf Hashimoto getestet. Bei einer kleinen Gruppe regeneriert sich sogar das Schilddrüsengewebe und die Einnahme von Schilddrüsenmedikamenten wird (unter ärztlicher Aufsicht) überflüssig.

Ich stelle Ihnen in diesem Buch sämtliche Ernährungsprogramme und einige Erfolgsgeschichten von Lesern wie Ihnen vor, die es dank der Ernährungsrichtlinien in Kapitel 3 geschafft haben, den Weg zurück zur Gesundheit zu finden!

WAS EINE DIÄT BEWIRKEN KANN – UND WAS NICHT

Wenn Sie Ihre Ernährung optimieren, kann dies Wunder in Sachen Gesundheit bewirken. Daher empfehle ich eine nährstoffreiche Diät, die keine reaktiven Lebensmittel enthält, als einen der ersten Schritte auf dem Weg zurück zur Gesundheit. Viele Betroffenen hatten allein durch diese Maßnahme riesigen Erfolg, mitunter ging die Hashimoto-Erkrankung sogar komplett in Remission. Doch dies ist nicht immer der Fall. Obwohl Anpassungen in der Ernährung ein mächtiges Instrument sind, gibt es doch Grenzen ihrer Wirksamkeit. Und obgleich es den meisten Betroffenen dadurch besser geht, müssen doch viele noch tiefer in die Ursachen ihrer Krankheit und die entsprechenden Maßnahmen dagegen eintauchen, um weitere Erfolge zu erzielen.

Ich habe bereits erwähnt, dass Hashimoto durch Nahrungsmittelunverträglichkeiten, Nährstoffmangel, eine beeinträchtigte Stresstoleranz, eine verringerte Fähigkeit zum Toxinabbau sowie durch Probleme mit der Darmgesundheit und chronische Infektionen entstehen kann. Und ein Patient kann an einer oder auch an allen diesen der Krankheit zugrunde liegenden Ursachen leiden! Durch meine Arbeit mit Tausenden von Hashimoto-Patienten habe ich herausgefunden, dass Veränderungen in der Ernährung in der Regel dazu beitragen, Nahrungsmittelunverträglichkeiten, Nährstoffmangelerscheinungen, Nebennieren- und Darmprobleme und ein bestimmtes toxisches Ungleichgewicht anzugehen und/oder zu heilen. Eine Diät kann mitunter auch bei tiefgreifenden Nährstoffdefiziten helfen, obwohl es hier durchaus notwendig sein kann, unterstützend Nahrungsergänzungsmittel und/oder Verdauungsenzyme einzunehmen, um den bestmöglichen Erfolg zu erzielen. In komplizierteren Fällen können Nährstoffmangelerscheinungen auch auf Infektionen oder Toxine zurückgehen, was einen zusätzlichen Behandlungsansatz erfordert.

In manchen Fällen lassen sich Nahrungsmittelunverträglichkeiten durch die richtige Ernährung und das Weglassen bestimmter Lebensmittel verbessern, in anderen werden die Unverträglichkeiten jedoch durch Infektionen verursacht, was dazu führen kann, dass zunehmend mehr Nahrungsmittel nicht mehr vertragen werden und die Ernährung immer eingeschränkter wird. Beherzigen Sie bitte, dass eine Diät mitunter die Symptome einer Darminfektion lindern kann, doch die meisten Darminfektionen heilen nicht allein durch wie auch immer geartete Einschränkungen in der Ernährung. Viele Darminfektionen führen zu immer neuen Nahrungsmittelunverträglichkeiten und zu Reaktionen auf jegliche Lebensmittel, die wir zu uns nehmen. Die meisten Infektionen erfordern eine antimikrobielle, antiparasitäre, antimykotische und/oder antivirale Behandlung mithilfe entsprechender Medikamente oder Kräuter.

Eine ernstzunehmende Toxizität erfordert mitunter Nahrungsergänzungsmittel, Medikamente und andere tiefgreifende Maßnahmen. Aktueller oder posttraumatischer Stress kann dazu führen, dass unser Körper

AKZEPTIERTER BEHANDLUNGSSTANDARD VS. ROOT-CAUSE-APPROACH

Wenn Sie hier zum ersten Mal etwas über proaktive Strategien bei Hashimoto hören (oder über jeglichen Ansatz, der über die Gabe von Medikamenten hinausgeht), sind Sie vielleicht überfordert, frustriert oder sogar wütend. Doch ich möchte Sie dazu ermuntern, stattdessen Mut zu schöpfen. Mein Root-Cause-Approach unterscheidet sich vom gängigen Behandlungsstandard der Schulmedizin, die generell über die Möglichkeiten einer Heilung hinwegsieht. Lassen Sie uns die wichtigsten Unterschiede betrachten.

In meinen Augen besteht der Behandlungsstandard bei Hashimoto aus einer Labornummer, einer Fokussierung auf T_4 und einem reaktiven Modell, das bei der Hashimoto-Diagnose und der Ermittlung der notwendigen Dosis an Schilddrüsenhormonen in erster Linie auf den TSH-Test setzt.

Levothyroxin ist das Schilddrüsenhormon der Wahl, das den meisten Hashimoto-Patienten verschrieben wird, obwohl es nicht das einzige Schilddrüsenhormon ist, das bei dieser Erkrankung fehlt.

Oftmals verschreibt man den Patienten nicht die angemessene Arzneimitteldosis, da in vielen Laboren überholte und standardisierte Referenzbereiche zugrunde gelegt werden, mit deren Hilfe man den Spiegel eines Schilddrüsenhormons in der Hypophyse ermittelt – aber nicht im restlichen Körper.

Patienten, die weiterhin Symptome zeigen, werden an andere Spezialisten überwiesen, die zusätzliche Medikamente verschreiben sollen: bei Haarausfall an Dermatologen, bei Depressionen an Psychiater und so weiter.

Es gibt keinerlei Empfehlungen für Veränderungen im Lebensstil und keine Versuche, den Triggern der gegen die Schilddrüse gerichteten Angriffe des Immunsystems auf die Spur zu kommen. Schilddrüsenantikörper werden nur selten gemessen, man bietet den Patienten jedoch Tests auf andere Autoimmunerkrankungen an.

Im Gegensatz dazu fokussiert sich mein *Root-Cause-Approach* auf den Patienten und bezieht die der Krankheit zugrunde liegenden Ursachen und die individuelle Situation mit ein. Zum *Root-Cause-Approach* bei Hashimoto gehört Folgendes:

Einsatz umfassender Schilddrüsenuntersuchungen, um die Diagnose und die Notwendigkeit der Gabe zusätzlicher Schilddrüsenhormone zu untermauern,

Nutzung optimaler und funktioneller Schilddrüsenhormon-Referenzbereiche anstelle veralteter Normbereiche,

bei Bedarf optimale Unterstützung der Schilddrüse mit den Hormonen T_1, T_2, T_3 und T_4 (alle diese Hormone werden in der Schilddrüse produziert, das am häufigsten verschriebene Schilddrüsenmedikament Levothyroxin enthält davon jedoch nur T_4),

Optimierung der Ernährung, indem man reaktive Lebensmittel weglässt und sowohl Mangelerscheinungen als auch die Verdauung aufs Korn nimmt,

Einbeziehung der Stressreaktion,

Einbeziehung der Gesundheit des Entgiftungssystems,

Einbeziehung der Darmgesundheit,

Aufspüren individueller Krankheitsauslöser (Trigger), etwa chronische Infektionen, Toxine oder Traumata,

alle drei Monate Messung der Schilddrüsenantikörper, um festzustellen, ob die Krankheit durch die eingeleiteten Maßnahmen weniger aggressiv geworden ist,

Berücksichtigung der Erfahrungen eines Patienten und seiner Symptome, um die Behandlung gegebenenfalls anzupassen.

Einen detaillierten Überblick über meinen Gesamtbetrag finden Sie in *Das Hashimoto-Programm* und *Hashimoto im Griff*.

trotz bester Ernährung in einem gesundheitlich schwachen, »schlappen« Zustand verharrt.

Wenn die Schilddrüse bereits geschädigt und der Patient nicht mehr in der Lage ist, die notwendige Menge an Schilddrüsenhormonen herzustellen, ist die Gabe ergänzender Schilddrüsenhormone unumgänglich. Durch eine entsprechende Ernährung kann man Schaden von der Schilddrüse abwenden und in einigen Fällen sogar erreichen, dass sich das Schilddrüsengewebe regeneriert. Es ist auf jeden Fall sehr viel einfacher, das Schilddrüsengewebe proaktiv vor Schaden zu bewahren, als eine Schilddrüse wieder erstarken zu lassen. Keine wie auch immer geartete Ernährung oder spezielle Diät ist in der Lage, eine geschädigte Schilddrüse mit Schilddrüsenhormonen zu versorgen.

Ich zeige Ihnen hier in aller Deutlichkeit die Grenzen des Ernährungsansatzes auf, denn ich habe viele Hashimoto-Patienten angetroffen, die sich in die Idee verstiegen haben, dass die richtige Ernährung alles heilen kann. Mit dieser Idee im Hinterkopf streichen sie immer mehr Lebensmittel von ihrem Speiseplan, in der Erwartung, dadurch gesund zu werden. Meine Meinung ist folgende: Wenn Sie drei Monate lang eine entsprechende Diät durchgeführt haben und keinerlei Erfolge sehen, haben Sie vermutlich eine versteckte Infektion oder ein anderes Problem, das zu Entzündungsprozessen in Ihrem Körper führt. Ich empfehle hier den *Root-Cause-Approach* (in meinen Büchern *Das Hashimoto-Protokoll* und *Hashimoto im Griff* beschrieben) und die Arbeit mit einem Experten der funktionellen Medizin, um auf den richtigen Weg zu kommen.

NAHRHAFTE NÄCHSTE SCHRITTE

Beim Schreiben dieses Buches bestand mein Ziel darin, Ihnen einen Ernährungsratgeber aus einem Guss mitzugeben, der Ihnen zeigt, wie Sie sich durch richtiges Kochen und Essen von Ihrer Hashimoto-Erkrankung erholen. Wenn wir anfangen, Lebensmittel in Bezug auf ihr heilendes oder schädliches Potenzial zu betrachten, akzeptieren wir gleichzeitig, dass die Ernährung die Macht hat, unser Leben zu verändern. Wir betrachten die Nahrung als Medizin. Um dieses Potenzial richtig nutzen zu können, müssen wir noch ein wenig tiefer in die Materie eintauchen und die Dinge, die wir essen, hinsichtlich ihrer chemischen Eigenschaften betrachten. Denn es ist nicht das Ganze, sondern es sind vielmehr die Teile des Ganzen, die Einfluss auf unser körpereigenes System nehmen. Dieses Detailverständnis unserer Lebensmittel nenne ich *Ernährungspharmazie*.

Der einzige Weg, um herauszufinden, wie Sie auf eine optimierte Ernährung reagieren, besteht darin, es auszuprobieren! Im nächsten Kapitel erfahren Sie mehr über die strategische Anpassung Ihrer Ernährung. Und wenn Sie die Rezepte im Kochbuchteil nachkochen, werden Sie feststellen, dass die Umsetzung ganz einfach ist.

Im nächsten Kapitel lernen Sie die Faktoren kennen, die eine so wichtige Rolle für die optimale Ernährungsstrategie bei der autoimmunen Schilddrüsenerkrankung spielen!

2.

Grundlagen der Ernährung

Eine Menge Leute stellen die Frage: Durch welche Ernährung kann man Hashimoto heilen? Diese Frage ist äußerst kompliziert, denn die Ernährung ist die einzige Wissenschaft, in der bestimmte Antworten sowohl richtig als auch falsch sein können. Anders ausgedrückt: Es führen viele Wege nach Rom und was für den einen richtig ist, kann für den andern grundfalsch sein. Wir sind alle unterschiedlich und obwohl wir vielleicht an derselben Krankheit leiden, brauchen wir eventuell alle unterschiedliche Heilungsstrategien.

Sie sind vielleicht schon auf Erfolgsgeschichten gestoßen und in den Medien oder online auf das geprallt, was ich als Ernährungsdogma bezeichne: nämlich auf die absolut beste Diät, die *für alle* richtig ist. Einige Leute behaupten, dass sie alle Leiden mit ihrem Diätprogramm »kuriert« hätten, andere behaupten dasselbe von einem völlig gegensätzlichen Diätplan.

Ich liebe Erfolgsgeschichten von Menschen, die zurück zur Gesundheit gefunden haben und andere ermutigen, doch sollte man dabei unbedingt im Auge behalten, dass das, was bei dem einem funktioniert hat, nicht unbedingt auch bei anderen klappt. Und was bei den meisten Leuten hinhaut, muss nicht zwangsläufig auch bei Ihnen funktionieren.

Als Gesundheitsexpertin und Wissenschaftlerin halte ich mich für eine Agnostikerin in Sachen Diät und versuche, Dogmen nicht allzu großes Gewicht beizumessen, ob es sich nun um Diäten, Kräuter, Medikamente oder andere Behandlungsmodalitäten handelt. Mein Ziel besteht ganz einfach darin, die effektivsten Lösungen zu finden und meinen Patienten und Lesern zu zeigen, was funktioniert!

Ich persönlich habe keine Präferenzen für eine spezifische Diät. Wenn ich *meine* persönliche Lieblingsdiät entwickeln müsste, bestünde diese zum großen Teil aus Mojitos, Margaritas, Croissants, Tiramisu und Mentholzigaretten (so habe ich mich in Collegezeiten während der Frühjahrsferien ernährt). Obwohl Sie im Rezeptteil vielleicht einige Elemente *meiner Lieblingsdiät* finden, etwa das modifizierte Mojito-Rezept, möchte ich Ihnen hier nicht meine eigenen Vorlieben unterjubeln oder die jüngsten Ernährungstrends zum Dogma erheben. Die in meinen Büchern gegebenen Hashimoto-Empfehlungen basieren auf klinischen Daten über die Ernährungsweise, die sich für die meisten Hashimoto-Patienten als besonders hilfreich erwiesen hat.

In diesem Kapitel möchte ich Sie mit diesen wissenschaftlichen Grundlagen (ein Leckerbissen für die Wissenschafts- und Gesundheitsjunkies unter Ihnen) vertraut machen und Ihnen einige wichtige Diätkonzepte vorstellen. Hierzu gehört auch die Kunst, sowohl Mikro- als auch Makronährstoffe für Hashimoto-Patienten zu optimieren und die Frage, welche heilenden Nahrungsmittel für Ihre Genesung besonders wichtig sind.

MEINE FRÜHEN ERNÄHRUNGSEXPERIMENTE

2011 fand ich heraus, dass sich meine eigene Gesundheit durch die richtige Ernährung signifikant verbessert hatte. Und mir dämmerte, dass ich nicht der einzige Mensch war, bei dem sich die Hashimoto-Symptome durch eine entsprechende Ernährung zurückbildeten, obwohl ich nicht wirklich daran glaubte, dass eine spezielle Diät die Lösung für jede einzelne an Hashimoto erkrankte Person wäre. Als ich begann, mit Hashimoto-Patienten zu arbeiten, bemerkte ich jedoch, dass es den meisten von ihnen besser ging, wenn sie einen Ernährungsansatz wählten, der dem meinen sehr ähnlich war.

Um einen Fehlstart auszuschließen, beschloss ich 2015, bevor ich meine »offiziellen« Empfehlungen formulierte, eine Umfrage unter Hashimoto-Patienten durchzuführen. Ich wollte wissen, wie vielen Leuten es mit welchem Ernährungsprogramm besser ging, wie viele sich schlechter fühlten und bei wie vielen die Schilddrüsenantikörper durch ein Diätprogramm zurückgegangen waren. Obwohl ich mit vollster Überzeugung an die Erfahrungen der Patienten glaube und immer betone, wie wichtig es ist, dem eigenen Körper als Ratgeber zu vertrauen (er weiß genau, was am besten funktioniert), entschloss ich mich doch, den Rückgang der Antikörper als objektives Kriterium aufzunehmen.

Objektive Messungen wie eine Verringerung der Schilddrüsenantikörper sind genau die Beweismittel, die Wissenschaftler und Ärzte bevorzugt heranziehen, wenn sie die Schwere einer Erkrankung beurteilen möchten und auch, ob die Verbesserungen, von denen ihre Patienten berichten, »real« und messbar sind. Im Allgemeinen funktioniert das so: je höher die Zahl der Schilddrüsenantikörper, desto aggressiver fällt der Angriff auf die Schilddrüse aus. Ist nun ein Rückgang der Schilddrüsenantikörper zu verzeichnen, ist dies ein potenzieller Hinweis darauf, dass die Krankheit weniger aggressiv geworden ist.

An der Umfrage nahmen mehr als 2000 Menschen teil und die Ergebnisse waren verblüffend: Über 70 Prozent der Betroffenen berichteten von Verbesserungen, die auf 6 Änderungen in der Ernährung zurückgingen. (Näheres über die Ergebnisse können Sie der Tabelle unten entnehmen.) Der

STUDIE VON 2015 AN 2232 HASHIMOTO-PATIENTEN

DIÄTVARIANTE	VERBESSERUNG	VERSCHLECHTERUNG	RÜCKGANG DER SCHILDDRÜSEN-ANTIKÖRPER
Diät auf Basis von Nahrungsmittelunverträglichkeiten	62 %	4,2 %	43 %
Autoimmunprotokoll (Paläo-AIP)	75 %	4 %	38 %
Sojafrei	63 %	1,2 %	34 %
Glutenfrei	88 %	0,73 %	33 %
Getreidefrei	81 %	0,74 %	28 %
Paläo	81 %	3,2 %	27 %
Low-FODMAP-Diät	39 %	0 %	27 %
Vegan	30 %	28 %	23 %
Niedriger glykämischer Index	76 %	2,3 %	22 %
Milchfrei	79 %	1,5 %	20 %
Eifrei	47 %	3 %	19 %
Ohne Nachtschattengewächse	48 %	2 %	14 %
Ohne rotes Fleisch	40 %	14 %	8 %

große Gewinner war bei den meisten Hashimoto-Patienten die glutenfreie Ernährung! 88 Prozent der Teilnehmer fühlten sich hierdurch besser und bis zu 33 Prozent konnten sich durch den Verzicht auf Gluten über einen Rückgang ihrer Schilddrüsenantikörper freuen.

Des Weiteren berichteten 81 Prozent der Teilnehmer, dass sie sich durch eine getreidefreie Ernährung sowie die Paläo-Diät besser fühlten. 79 Prozent der Befragten profitierten durch den Verzicht auf Milchprodukte und wiederum 63 Prozent ging es ohne Soja deutlich besser. Eine Ernährungsweise, die auf einen ausgeglichenen Blutzuckerspiegel setzte, half 76 Prozent der Betroffenen. Weniger als 5 Prozent der Erkrankten ging es mit den genannten Ernährungsmodifikationen schlechter. Darüber hinaus berichteten über 25 Prozent der Erkrankten, dass ihre Schilddrüsenantikörper dank verschiedener Ernährungsumstellungen zurückgegangen waren. Zu diesen Diätansätzen gehörten die Berücksichtigung von Nahrungsmittelunverträglichkeiten, das Autoimmunprotokoll (Paläo-AIP), eine sojafreie, glutenfreie und getreidefreie Ernährung, die Paläo- und Low-FODMAP-Diät (FODMAP = fermentierbare Oligo-, Di- und Monosaccharide sowie Polyole).

Obwohl ich diese Umfrage an einer vermutlich voreingenommenen Gruppe durchgeführt hatte (die meisten Teilnehmer gehörten zu meinen gut informierten Lesern), wurde ich 2016 bestätigt: In diesem Jahr erschien eine neue Studie, die zu sehr ähnlichen Ergebnissen kam – und die Erfolge stellten sich innerhalb von nur drei Wochen ein!

WACHSENDE WISSENSCHAFTLICHE ANERKENNUNG

In der Studie aus dem Jahr 2016 wurden 180 Hashimoto-Patienten willkürlich zwei Gruppen zugeordnet: Die eine bekam die für die Studie entwickelte Diät, die andere eine standardmäßige, kalorienreduzierte Ernährung. Schlussendlich folgten 108 Patienten der für die Studie entwickelten Diät, die restlichen 72 Patienten bildeten die Kontrollgruppe. In der Kontrollgruppe gab es eine kalorienreduzierte Ernährung ohne Einschränkung der Lebensmittelauswahl und ohne besondere Richtlinien. Bei Studienbeginn wurden bei allen Teilnehmern die Schilddrüsenantikörper (TPO-Antikörper, TG-Antikörper und antimikrosomale Antikörper), TSH, freies T3, freies T4 sowie Körpergewicht, Körpermasse und -zusammensetzung gemessen. Diese Messungen wurden nach Ende der dreiwöchigen Studie erneut vorgenommen.

Nach nur 21 Tagen zeigten alle Probanden in der Studiengruppe mit speziell entwickelter Diät eine signifikante Reduktion der Schilddrüsenantikörper, die anerkanntermaßen darüber Auskunft geben, wie aggressiv sich der Angriff auf die Schilddrüse darstellt. Dies bedeutete, dass es ihnen besser ging! Die Antikörper gingen zurück wie folgt:

- TG-Antikörper: Reduktion um 40 Prozent (– 40 Prozent, P < – 0,013),
- TPO-Antikörper: Reduktion um 44 Prozent (– 44 Prozent, P < 0,029),
- Antimikrosomale Antikörper: Reduktion um 57 Prozent (– 57 Prozent, P < 0,000).

In meinen Augen ist schon ein Rückgang der Antikörper um 10 Prozent (oder mehr) eine Verbesserung und die oben genannten Zahlen lagen bei 40, 44 und 57 Prozent – das waren überaus erstaunliche Ergebnisse!

Im Gegensatz dazu stellte sich bei der Kontrollgruppe mit »normaler Ernährung« ein Anstieg der Schilddrüsenantikörper ein. Dies heißt, dass sich ihr Zustand verschlechterte:

- TG-Antikörper: Anstieg um 9 Prozent (+ 9 Prozent, P < 0,017),
- TPO-Antikörper: Anstieg um 16 Prozent (+ 16 Prozent, P < 0,004),
- Antimikrosomale Antikörper: Anstieg um 30 Prozent (+ 30 Prozent, P < 0,028).

Nach 21 Tagen verzeichneten die Teilnehmer der Studiengruppe mit speziell entwickelter Diät auch einen leichten Rückgang des Körpergewichtes, des BMI (Body Mass Index) und sie verloren Fettmasse: In Bezug auf die Körperparameter der Probanden, die unsere

Diät einhielten, war ein Gewichtsrückgang (– 5 Prozent, $P < 0,000$) und eine Verringerung des BMI (– 4 Prozent, $P < 0,000$) zu verzeichnen.

Ich nehme an, dass Sie jetzt mehr über die Diät erfahren wollen, nicht wahr? Sie bestand zu 12–15 Prozent aus Kohlenhydraten, zu 50–60 Prozent aus Eiweiß und zu 25–30 Prozent aus Fett (vergleichen Sie das einmal mit der Ernährung der Industrieländer, die zu 50 Prozent aus Kohlenhydraten, zu 15 Prozent aus Eiweiß und zu 35 Prozent aus Fett besteht). Weitere Details folgen:

Reich an Gemüse: Den Patienten wurde empfohlen, Gemüse zu essen, darunter auch Blattgemüse (sie sollten jedoch Goitrogene weglassen, Nahrungsmittel mit Inhaltsstoffen, die die Schilddrüsenfunktion beeinträchtigen können).

Mit Fleisch: Man riet den Probanden, nur die mageren Teile von rotem oder weißem Fleisch zu essen, auch Fisch war erlaubt.

Ohne Goitrogene: Zu den goitrogenhaltigen Lebensmitteln, die es zu vermeiden galt, gehörten Kreuzblütler aus der Kohlfamilie (Brassicaceae, also Raps, Kohl, Rüben, Brunnenkresse, Rucola, Rettich, Meerrettich), ferner Milch, Soja, Spinat, Hirse, Tapioka und Salat sowie bestimmte Lebensmittelzusatzstoffe (zum Beispiel Nitrate, die beim Konservieren von Fisch und Fleisch zum Einsatz kommen).

Weitere Verbote: Des Weiteren wurden Eier, Hülsenfrüchte, Milchprodukte, Brot, Pasta, Obst und Reis ausgeschlossen.

Ich war wirklich hocherfreut, dass eine Diät, die meinen seit 2012 gegebenen Empfehlungen sehr nahe kam, jetzt durch wissenschaftliche Ergebnisse bestätigt wurde! Dennoch gab es zwischen dieser Diät und meinem *Hashimoto-Root-Cause-Approach* einige nennenswerte Unterschiede.

Im *Root-Cause-Approach* werden *nicht alle Goitrogene* gleich behandelt. Unter einem Goitrogen versteht man jede Substanz, die das Potenzial hat, die Schilddrüsenfunktion zu beeinflussen. Kompliziert daran ist, dass nicht alle Goitrogene auf dieselbe Art und Weise funktionieren. Bevor ich ein Nahrungsmittel auf die Hashimoto-Verbotsliste setze, schaue ich mir die wissenschaftlichen und klinischen Studien genau an. Es gibt hierbei Mechanismen, die mich von vornherein misstrauisch machen, etwa eine Hemmung des Enzyms Thyreoperoxidase oder der Freisetzung von Schilddrüsenhormonen. Ich empfehle daher nachdrücklich, auf bestimmte goitrogenhaltige Lebensmittel wie Milch, Soja und ein Zuviel an Jod zu verzichten.

Ich werte auch die wissenschaftlichen und klinischen Ergebnisse aus, die aufzeigen, dass eine Substanz für die Schilddrüse schädlich sein könnte. Forschungsergebnissen zufolge üben Rapsöl (aus Rapssamen hergestellt) und in verarbeiteten Lebensmitteln vorhandene Nitrate einen unmittelbar toxischen Einfluss auf die Schilddrüse aus. Dagegen fehlt der Nachweis, dass andere goitrogenhaltige Lebensmittel Schaden verursachen können – hierzu zählt Kreuzblütler-Gemüse (Brokkoli, Kohl, Rüben et cetera).

Die Einstufung der Kreuzblütler als goitrogenhaltige Lebensmittel geht darauf zurück, dass sie Glucosinolate enthalten. Diese Stoffe können, werden sie in großer Menge verzehrt, die Aufnahme von Jod in die Schilddrüse unterbinden. Falls jemand unter einer auf Jodmangel zurückgehenden Schilddrüsenunterfunktion leidet, kann dies ein wichtiger Ansatzpunkt sein (in den 1950er-Jahren galt Jodmangel als Hauptursache für die Schilddrüsenunterfunktion). Die meisten Menschen, die heutzutage an Hashimoto leiden, zeigen jedoch keinen Jodmangel, und die meisten Kreuzblütler-Gemüse enthalten zu wenig Glucosinolate, um einen Jodmangel hervorrufen zu können.

Meiner Meinung nach werden die meisten Kreuzblütler-Gemüse von Hashimoto-Patienten gut vertragen und bieten zusätzlich gesundheitliche Vorteile. Sie helfen dabei, den Körper zu entgiften, insbesondere wenn sie gekocht, fermentiert oder gedämpft wer-

ZU VIEL JOD?

Die Wissenschaftler wissen seit Langem, dass Jod ein für die Gesundheit der Schilddrüse überaus wichtiger Nährstoff ist. Tatsächlich ist Jodmangel, weltweit betrachtet, die primäre Ursache für die Schilddrüsenunterfunktion. Um die Häufigkeit dieser Erkrankung einzudämmen, begannen Gesundheitsexperten in vielen Industrieländern damit, unser Salz mit Jod anzureichern. Dies war jedoch ein Fehlschlag, da sich Jod als Nährstoff mit schmaler therapeutischer Bandbreite entpuppte, sozusagen als »Goldilocks-Nährstoff«. Ein Mangel an Jod führt zu einer Schilddrüsenunterfunktion, da nun der Baustoff für die Schilddrüsenhormone fehlt. Jedoch kann ein Jodüberschuss ebenfalls die Ursache für die Schilddrüsenunterfunktion sein, hier liegt jedoch ein anderer Wirkungsmechanismus zugrunde. Heutzutage gilt ein Überschuss an Jod als Risikofaktor für die Entstehung von Hashimoto!

Das hat mit der Art und Weise zu tun, wie Jod im Körper verarbeitet wird. Aus der Nahrung und aus Nahrungsergänzungsmitteln stammendes Jod wird von der Schilddrüse verarbeitet, sodass es der Körper entsprechend nutzen kann. Während dieses Prozesses wird das zu den freien Radikalen gehörende Wasserstoffperoxid freigesetzt. Ist der Körper ausreichend mit Selen versorgt und wird dieses ordnungsgemäß genutzt, neutralisiert das Selen das Wasserstoffperoxid. Ist jedoch Jod im Überschuss vorhanden, kann das ebenfalls im Überschuss gebildete Wasserstoffperoxid eine oxidative Schädigung der Schilddrüse hervorrufen.

Die Supplementierung (ergänzende Zufuhr) von Jod wird bei der autoimmunen Schilddrüsenerkrankung kontrovers diskutiert. Meiner Erfahrung nach muss das Jod unbedingt entsprechend dosiert werden, damit es die Gesundheit fördert und keinen Schaden anrichtet. Einige Forschungsarbeiten haben gezeigt, dass niedrig dosiertes, täglich supplementiertes Jod in Kombination mit einer Schilddrüsenhormontherapie die Resultate verbessert und das Niveau der Schilddrüsenantikörper senken kann. Meinen eigenen Untersuchungen zufolge ist bei den meisten Hashimoto-Patienten die Supplementierung von niedrig dosiertem Jod (in Mengen von 150–220 Mikrogramm, wie sie in Multivitaminpräparaten und pränatalen Vitaminen vorkommen) unproblematisch und potenziell hilfreich.

den. Sogar roh haben die meisten Betroffenen keine Probleme damit. Ausnahmen bilden Patienten mit Dünndarmfehlbesiedlung (Kreuzblütler weisen einen hohen FODMAP-Gehalt auf, der die DDFB verstärkt) und jene mit genetischer CBS-Mutation (aufgrund des hohen Schwefelgehaltes von Kreuzblütler-Gemüse). Wenn ich einen Patienten habe, der Bedenken in Sachen Jodmangel und Kreuzblütlern hat, empfehle ich, das Gemüse zu dämpfen, zu kochen oder zu fermentieren. Dies reicht aus, um die kleine Menge der darin enthaltenen Glucosinolate zu zersetzen.

Im *Root-Cause-Approach* gibt es *kein starres Verhältnis zwischen Kohlenhydraten/Eiweiß/Fett*. Ich empfehle keine allgemeingültige prozentuale Verteilung der Makronährstoffe. Stattdessen beobachte ich oft, wie meine Patienten mit den Anteilen an Kohlenhydraten, Eiweiß und Fett in der Nahrung herumexperimentieren, um herauszufinden, was

Ich habe auch zahlreiche Rückmeldungen von Hashimoto-Patienten bekommen, die Jod in *hohen Dosen* zugeführt haben (mehr als 500 Mikrogramm pro Tag aus Nahrungsergänzungsmitteln, Seetang, Kelp oder Spirulina-Algen). Verschiedene Wissenschaftler und meine Leser haben berichtet, dass diese hohe Dosierung zu unerwünschten Reaktionen führen kann. Hierzu zählen eine Reduktion der Schilddrüsenhormone, ein Anstieg von Schilddrüsenantikörpern, eine Verschlimmerung der Schilddrüsensymptome und sogar eine forcierte Zerstörung von Schilddrüsengewebe!

Ganz sicher möchte ich nicht in Abrede stellen, dass einige Hashimoto-Patienten von hochdosiertem Jod profitiert haben. Es herrscht jedoch die Meinung vor, dass beim Einsatz von hochdosiertem Jod die Risiken höher zu bewerten sind als der potenzielle Nutzen, und ich warne von Hashimoto Betroffene davor, diesen Weg zu gehen. Von meinen Root-Cause-Lesern, die ich befragt habe, hatten 356 Erfahrungen mit der Einnahme von hochdosiertem Jod. 25 Prozent aus dieser Gruppe berichteten, dass es ihnen damit besser ging, 28 Prozent fühlten sich schlechter und 46 Prozent konnten keinen Unterschied in ihrem Befinden feststellen (das bedeutet jedoch nicht, dass ihre Schilddrüsenmarker hiervon nicht tangiert waren). Das Fazit aus dieser Untersuchung: Bei der Zufuhr von hochdosiertem Jod war die Gruppe der Patienten, die sich hierdurch schlechter fühlte, größer als diejenige, in der man eine Besserung feststellte.

Bei denen, die einer hohen Jodzufuhr ausgesetzt waren, empfahl ich mitunter sogar einen kurzzeitigen Verzicht auf Jod. Bei Patienten mit jodinduziertem Hashimoto konnte die Forschung zeigen, dass eine jodarme Ernährung dazu beiträgt, den Autoimmunangriff auf die Schilddrüse zu reduzieren und die Schilddrüsenfunktion zu normalisieren. In meiner Untersuchung fühlten sich 31,7 Prozent der Betroffenen durch die Begrenzung der Jodaufnahme besser und nur 7 Prozent fühlten sich schlechter. Hier bietet es sich an, die Jodzufuhr auf eine Menge unter 100 Mikrogramm pro Tag zu reduzieren, für eine Zeitspanne von einem bis zu drei Monaten (die Schilddrüse benötigt etwa 52 Mikrogramm Jod pro Tag, eine Menge, die Sie vermutlich schon durch Ihre Schilddrüsenhormontabletten aufnehmen). Für diejenigen, die ihre Jodaufnahme kontrollieren möchten, schließe ich Jod in die Nährstoffangaben ein, die Sie in diesem Buch bei jedem Rezept finden.

für sie am besten passt. Einige (insbesondere die körperlich Aktiveren) profitieren von mehr Eiweiß, andere von mehr Fett, etwa diejenigen mit Benommenheit, Schmerzen und Depressionen. Manchen tut sogar die Ketose gut (das Verbrennen von Fett anstelle von Kohlenhydraten). Im Kern geht es darum, die Ernährung Ihren Bedürfnissen anzupassen und diese können sich im Lauf der Zeit verändern!

Bezüglich der Interpretation der Ergebnisse hatte die wissenschaftliche Studie von 2016 auch Nachteile. So, wie die Studie durchgeführt wurde, ist es schwierig zu beurteilen, was genau dazu führte, dass die Teilnehmer gesünder wurden: Lag es an der begrenzten Aufnahme an Kohlenhydraten oder Goitrogenen oder am konsequenten Vermeiden reaktiver Lebensmittel (Gluten, Milch, Soja, Eier) – oder spielte alles zusammen die entscheidende Rolle?

Ich hätte mir auch gewünscht, dass die Kontrollgruppe eine echte gewesen wäre (die Probanden hätten einfach weiter so essen sollen, wie sie es vorher taten). Auch wäre es gut gewesen, den Begriff »kalorienreduziert« zu definieren. Wovon reden wir hier? Einige kalorienreduzierte Diäten erlauben pro Tag nur 800 Kilokalorien, andere 1500. Und offensichtlich macht das einen großen Unterschied!

Und schlussendlich hätte ich liebend gern eine kohlenhydratreduzierte Diät einer Ernährung gegenübergestellt, die auf Allergene und Goitrogene verzichtet. Dies hätte eine noch größere Klarheit bezüglich der Frage erbracht, welche speziellen Modifikationen die beste Wirkung erzielen. Darüber hinaus würde ich mich sehr gern vom Mythos der schädlichen Goitrogene verabschieden, denn gerade in Hashimoto-Kreisen ist es ein häufiges Missverständnis, dass Goitrogene grundsätzlich schlecht sind – und dies ist einfach nicht wahr.

Es gibt noch weitere verbreitete Mythen und Fragen zu Nahrungsmitteln, Schilddrüse und Hashimoto, die ich in diesem Buch ansprechen werde. In vielen Fällen führen diese Missverständnisse dazu, dass ein vorhandenes Heilungspotenzial nicht ausgeschöpft wird.

SOLLTE MAN MIT HASHIMOTO VEGANER ODER VEGETARIER SEIN?

Eine andere Frage, die mir häufig gestellt wird, ist die, ob ich bei Hashimoto eine vegane oder vegetarische Ernährung empfehlen kann. Obwohl Studien an Siebenten-Tags-Adventisten darauf hindeuten, dass ein veganer Lebensstil vor Schilddrüsenerkrankungen schützen könnte, erwies sich bei den meisten meiner Hashimoto-Patienten eine vegane Ernährung als nicht besonders hilfreich. Die erwähnte Untersuchung basiert auf einem Fragebogen, der an 97 000 Mitglieder der Freikirche der Siebenten-Tags-Adventisten geschickt wurde und diese in Bezug auf ihre Ernährungsgewohnheiten und ihren Gesundheitszustand befragte. Als Ergebnis kam heraus, dass Personen, die sich vegan ernährten, ein geringeres Risiko für eine Schilddrüsenunterfunktion hatten – im Vergleich zu jenen, die es mit der amerikanischen Standarddiät hielten (ein Ernährungsstil, der reich an Fleisch, Fett, Milchprodukten, verarbeiteten/raffinierten Kohlenhydraten und Salz ist). Ovo-Lacto-Vegetarier hatten im Vergleich zu Letzteren dagegen ein größeres Risiko, an einer Schilddrüsenunterfunktion zu erkranken. Es ist denkbar, dass die bei Veganern geringe Anfälligkeit für eine Schilddrüsenunterfunktion auf den Verzicht von Milchprodukten und Eiern zurückgeht, zwei Nahrungsmittel(gruppen), auf die Hashimoto-Patienten häufig überempfindlich reagieren.

Ich habe auch bewusst zahlreiche Quellen nach Hashimoto-Erfolgsgeschichten durch-forstet. Immer wieder stieß ich auf Fallbeispiele, denen zufolge die Krankheit durch vegane Ernährung in Remission ging – doch bei näherem Hinsehen fand ich heraus, dass die Betroffenen weiterhin mit Symptomen wie einer niedrigen Körpertemperatur, Depressionen, brüchigem Haar, Reizdarmsyndrom, trockener und fahler Haut und zahlreichen anderen Hashimoto-Symptomen zu kämpfen hatten.

Eine andere Studie, die von Vertretern der veganen Ernährung angeführt wird, weist auf die Verbindung zwischen Antikörpern hin, die sich als Reaktion auf die Schilddrüse bilden, und Antikörpern, die als Reaktion auf Neu5Gc entstehen – ein Eiweiß, das sich im Fleisch von Säugetieren wie Schaf, Schwein und Rind findet. Diese 2014 veröffentlichte Studie berichtet, dass der Großteil der Hashimoto-Patienten Neu5Gc-Antikörper aufweist. Leider untersuchte die Studie nicht, ob der Verzicht auf das Fleisch von Säugetieren für die Betroffenen einen Unterschied machte. In der Praxis weisen die meisten meiner klinischen Experimente darauf hin, dass sich an Hashimoto Erkrankte durch den Verzehr von Säugetier-Fleisch tatsächlich besser fühlen.

Eine Umfrage bei meinen Lesern erbrachte folgendes Ergebnis: Von 595 Patienten, die sich bemühten, auf rotes Fleisch zu verzichten, berichteten 40 Prozent von einer Verbesserung, während es 14 Prozent dadurch schlechter ging. Bei lediglich 8 Prozent gingen die Schilddrüsenantikörper durch den Verzicht auf rotes Fleisch zurück.

Was die klinischen Daten angeht, habe ich weder bei veganer noch bei vegetarischer Ernährung nennenswerte Erfolge feststellen können und auch nicht bei eingeschränktem Verzehr von rotem Fleisch. Dazu kommt, dass es einigen Ex-Veganern gelungen ist, ihre Hashimoto-Erkrankung in Remission zu bringen, indem sie auf eine paläoähnliche Ernährung umstiegen. Eine Umfrage unter meinen Lesern erbrachte ähnliche Resultate. Obwohl 30 Prozent der Betroffenen berichteten, dass es ihnen mit der veganen Ernährung besser ging, fühlten sich 28 Prozent dadurch schlechter! Im Gegensatz dazu steht die glutenfreie Ernährung, die bei Hashimoto zu meinem Goldstandard geworden ist: Durch den Verzicht auf Gluten fühlen sich 88 Prozent der Hashimoto-Patienten besser und weniger als 1 Prozent berichten von einer Verschlechterung!

Es ist jedoch bemerkenswert, dass die vegane Ernährung tatsächlich zu einer Verringerung der Schilddrüsenantikörper geführt hat. Wie schon erwähnt, vertrete ich die Hypothese, dass dieser Rückgang auf den Verzicht von Milchprodukten und Eiern zurückzuführen ist, zwei reaktive Nahrungsmittel(gruppen), auf die Hashimoto-Patienten häufig überempfindlich reagieren.

Für Menschen, die an Hashimoto erkrankt sind, ist sowohl die vegane als auch die vegetarische Lebensweise problematisch. Hierfür gibt es eine Reihe von Gründen, denn diese Ernährung kann:

- **Probleme mit dem Blutzucker verschlimmern:** Hashimoto-Patienten kämpfen oft mit ihrem Blutzucker, ein Problem, das durch eine kohlenhydratreiche vegane oder vegetarische Diät noch verschärft wird.

- **Die Gesundung des Darms verhindern:** Vegetarische Eiweißquellen wie etwa Hülsenfrüchte (Bohnen), Milchprodukte, Getreide, Soja und einige Samen sind vermutlich nicht unbedingt geeignet, wenn man einen durchlässigen Darm kurieren möchte. Erbsenprotein ist dagegen eine vegane Alternative, die besser verdaulich ist und weniger Risiken birgt, Nahrungsmittelunverträglichkeiten hervorzurufen (für diejenigen, die nach pflanzenbasierten Proteinen suchen, habe ich das Rootcology-Bio-Erbsenprotein entwickelt). Bei den Vegetariern gehören Eier, einige Samen und Nüsse zu den bevorzugten Eiweißquellen, doch werden diese Lebensmittel von einigen Hashimoto-Patienten nicht vertragen, insbesondere in den frühen Stadien des Heilungsprozesses.

- **Zu Nährstoffmangel beitragen und so die Hashimoto-Erkrankung verschlimmern:** Vegane Diäten bergen das Risiko für Nährstoffmangelerscheinungen Hierzu gehört ein Mangel an Vitamin A, Vitamin B3, Vitamin B9, Vitamin B12, Vitamin D, Kalzium, Chrom, Kupfer, Jod, Eisen, Magnesium, Mangan, Zink und Omega-3-Säuren. Defizite an Vitamin B12 und Eisen sind bei Hashimoto-Patienten extrem häufig und tragen zu vielen Symptomen bei.

Dennoch muss betont werden, dass die vegane Ernährung vermutlich gesünder ist als die amerikanische Standarddiät. Bei den meisten Hashimoto-Patienten scheint jedoch eine Diät, die sich stärker an der Ernährung der Jäger und Sammler orientiert, am besten zu funktionieren.

Wie Sie feststellen, ob Ihre Diät funktioniert

Ich möchte Ihnen nicht verschweigen, dass der Ansatz, durch die richtige Ernährung gesund zu werden, auch eine Schattenseite hat. Mitunter sind wir so überzeugt von einer speziellen Diät, dass wir unsere natürliche Urteilsfähigkeit verlieren und nicht mehr wissen, ob diese Ernährung unserer Gesundheit zuträglich ist oder ihr sogar schadet. *Orthorexia nervosa* ist die relativ neue Bezeichnung für einen Zustand, in dem die Betroffenen von gesunder oder natürlicher Ernährung völlig besessen sind. Sie verlieren komplett den Überblick und verkennen, dass sie ihre Diät tatsächlich kränker macht – die Fähigkeit zum intuitiven Essen ist nicht mehr vorhanden. All dies lässt diesen Zustand zur Krankheit werden.

Ein weiteres Merkmal der Orthorexie ist der unerschütterliche Glaube daran, dass der Verzehr oder Verzicht auf bestimmte Lebensmittel eine Krankheit verhindern oder heilen kann und das tägliche Wohlbefinden davon abhängt. Trotz gegenteiliger Beweise sind die Betroffenen davon überzeugt, das Richtige für ihre Gesundheit zu tun. Obwohl ihre Schilddrüsenantikörper ansteigen, sie mehr Symptome entwickeln, sich schlechter fühlen und vielleicht sogar mangelernährt sind, glauben sie dennoch, das Richtige zu tun. Natürlich ist eine ausgewogene Ernährung von entscheidender Bedeutung und für unsere Rückkehr zur Gesundheit sehr wichtig, doch ist die Nahrung nicht die allein selig machende Lösung.

Obwohl ich selbst in der Vergangenheit nie unter Essstörungen litt, habe ich doch auf meinem Weg zur Gesundheit Erfahrungen mit Orthorexie gesammelt. Nachdem ich durch eine gluten- und milchfreie Ernährung anfänglich signifikante Verbesserungen erzielen konnte, dann aber nicht so recht weiterkam, beschloss ich, die GAPS-Diät (Gut and Psychology Syndrome, Bauch-Kopf-Körper-Syndrom) auszuprobieren (die Specific Carbohydrate Diet, Spezielle-Kohlenhydrat-Diät, ist ähnlich), die bei Autoimmunerkrankungen als hilfreich angepriesen wurde. Derartige Diäten können bei vielen Menschen durchaus hilfreich sein, doch bei mir funktionierten sie nicht – und doch befolgte ich sie weiter, allen warnenden Anzeichen zum Trotz.

Ich hatte mein leichtes Übergewicht verloren und war so stark untergewichtig geworden, dass ich gefragt wurde, ob ich an Anorexie erkrankt wäre. Mein Haar wurde dünner und dünner und ich litt fürchterlich unter immer neuen Zysten. Meine Haut war fahl und grau und ich fühlte mich ständig erschöpft. Ich strich immer mehr Nahrungsmittel von meinem Speiseplan und dachte: Wenn ich dies alles eliminiere, wird es mir besser gehen. Irgendwann war ich so weit, dass ich nur noch ein paar Lebensmittel und weich gekochtes Fleisch und Gemüse aß.

Ich hatte die Fähigkeit eingebüßt, auf natürliche, intuitive Art zu essen, und wurde immer kränker. Der eigentliche Heilungsprozess setzte ein, als ich lernte, auf die subti-

FÖRDERT FLEISCH ENTZÜNDUNGEN?

Einige Menschen sind überrascht, dass ich eine Ernährung empfehle, die Fleisch enthält, da sie gehört haben, dass der Verzehr von Fleisch Entzündungsreaktionen fördert. Das stimmt, wenn Sie Fleisch aus der Massentierhaltung konsumieren, das in der Tendenz mehr entzündungsfördernde Omega-6-Fettsäuren als antientzündliche Omega-3-Fettsäuren liefert. Bei Tieren aus natürlicher ökologischer Haltung ist das Gegenteil der Fall: Ihr Fleisch enthält mehr gesunde Omega-3- und weniger problematische Omega-6-Fettsäuren. Halten Sie daher Ausschau nach Fleisch von Tieren aus Grasfütterung, Weidehaltung, Freilandhaltung oder Wildfängen. So stellen Sie sicher, dass Sie das hochwertige Eiweiß bekommen, das Ihnen beim Weg zurück zur Gesundheit am meisten hilft.

SELBSTTEST IN SACHEN DIÄT

Kreuzen Sie die Aussagen an, die auf Sie zutreffen:

- ☐ *Ich folge einer veganen, vegetarischen oder für die Industrieländer typischen Ernährung.*
- ☐ *Ich esse verarbeitete oder abgepackte Lebensmittel.*
- ☐ *Ich bin noch nie auf Nahrungsmittelunverträglichkeiten getestet worden.*
- ☐ *Ich habe noch nie eine Auslassdiät ausprobiert.*
- ☐ *Ich habe häufig Hautprobleme oder Ausschläge und meine Wundheilung ist verzögert.*
- ☐ *Ich leide unter Stimmungsschwankungen und tendiere dazu, ängstlich, depressiv oder besorgt zu sein.*
- ☐ *Mein Haar ist trocken und brüchig.*
- ☐ *Ich war noch nie bei einer Ernährungsberatung.*
- ☐ *Bei mir wurde ein Eisen-, Ferritin- oder B_{12}-Mangel festgestellt.*
- ☐ *Ich ernähre mich fettarm.*
- ☐ *Ich bin meistens müde.*
- ☐ *Ich leide häufig unter Blähungen, Magenschmerzen, Verstopfung oder Durchfall.*
- ☐ *Meine Haut ist fahl und trocken.*
- ☐ *Ich streiche mehr Lebensmittel von meinem Speisezettel, als ich neu aufnehme.*
- ☐ *Ich bin nach dem Essen müde.*
- ☐ *Ich hatte bereits mit Essstörungen wie Anorexie, Bulimie, Fressattacken oder Orthorexie zu tun.*

Geben Sie sich für jede angekreuzte Aussage einen Punkt. Wenn mehr als drei Punkte zusammenkommen, ist es denkbar, dass Ihre derzeitige Ernährung nicht funktioniert. Eventuell führen eine Veränderung im Ernährungsplan oder zusätzliche Maßnahmen dazu, dass Sie sich wieder gesünder fühlen.

len Hilferufe meines Körpers zu hören – auf Signale, die sich häufig in Form von Symptomen äußern (in Kapitel 3 erfahren Sie mehr darüber, was Ihnen Ihre Symptome mitteilen wollen).

Ein Symptom kann zum Ausdruck bringen, dass Sie auf ein oder mehrere Nahrungsmittel reagieren. Es kann auch signalisieren, dass Sie einen Mangel an Nährstoffen oder Verdauungsenzymen haben oder eine andere Ursache vorliegt, etwa eine Darminfektion, eine Toxizität oder eine beeinträchtigte Stresstoleranz. Behalten Sie immer im Kopf, dass auch diese anderen Faktoren eine Rolle spielen können – das ist wichtig. Einige Patienten verrennen sich in die Idee, dass eine Diät alles zu heilen vermag und dass sie einfach noch mehr Lebensmittel vom Speiseplan streichen müssen, um gesund zu werden, doch dies trifft nicht immer zu. (Wenn Sie nach drei Monaten einer konsequenten Diät keine Ergebnisse sehen und feststecken, sollten Sie sich schnellstmöglich auf eine Darminfektion hin testen lassen, so gehen Sie kein Risiko ein, auf noch mehr Lebensmittel verzichten zu müssen. Ich empfehle hier zwei Tests: den GI-MAP-Stuhltest auf parasitäre, bakterielle und Hefepilzinfektionen im Darm und den Atemtest auf eine Dünndarmfehlbesiedlung = DDFB, engl. SIBO.)

Bei mir kam die Wende zum Positiven, als ich begann, Nährstoffe, Verdauungsenzyme und mehr heilende Nahrungsmittel wie Knochenbrühe, grüne Säfte und grüne Smoothies auf meinen Speiseplan zu setzen. Ich fing an, mich besser zu fühlen, besser auszusehen und vertrug zunehmend mehr Nahrungsmittel. Dadurch, dass ich meinen Körper weiterhin gut ernährte und gleichzeitig Darminfektionen und Giftstoffe bekämpfte, konnte ich immer mehr zuvor problematische Lebensmittel in meine Ernährung aufnehmen. Mittlerweile kann ich die meisten Dinge, auf die ich früher mit Unverträglichkeiten reagierte, wieder essen. Heute ist das, was ich esse, in erster Linie davon abhängig, wie ich mich fühle, von den Botschaften meines Körpers und meiner Intuition.

Obwohl ich mich weiterhin gluten- und milchfrei ernähre, habe ich alle anderen Lebensmittel wieder auf meinen Speisezettel gesetzt, da mein Körper so weit gesundet ist, dass ich sie wieder vertrage. Irgendwann werde ich versuchen, mich auch wieder an gluten- und milchhaltige Produkte zu wagen, doch im Moment bin ich dazu zu beschäftigt und genieße das Leben zu sehr, um dieses Risiko einzugehen! Mehr über meine alltägliche Ernährung erfahren Sie in Kapitel 1.

WAS ALLE HEILENDEN DIÄTEN GEMEINSAM HABEN

Man berichtet bei vielen Diäten, dass sie sich positiv auf Hashimoto auswirken. Am häufigsten finde ich Erfolgs- und Remissionsbeispiele bei Patienten, die der glutenfreien Ernährung, der Paläodiät, dem AIP-Protokoll, der sojafreien Diät, der milchfreien Diät und der jodfreien Diät folgen – oder einer individuellen Ernährung, die auf dem Austesten von Nahrungsmittelunverträglichkeiten basiert. Der rote Faden, den alle diese verschiedenen Ansätze gemeinsam haben, besteht darin, verschiedene *reaktive Bestandteile* wegzulassen. Auch sind sie häufig *nährstoffreicher* als die amerikanische Standarddiät. Zudem schließen die meisten dieser Diäten tierisches Eiweiß ein.

Heilende Lebensmittel

Lassen Sie uns nicht nur darüber sprechen, potenziell reaktive Lebensmittel zu eliminieren, sondern ganz bewusst auch darüber, leckere, nährstoffreiche, heilende Nahrungsmittel auf den Speisezettel zu setzen! Hier kommen einige Lebensmittel, von denen meiner Meinung nach Hashimoto-Patienten ganz besonders profitieren.

Grüne Smoothies: 68 Prozent der Teilnehmer an meiner Umfrage fanden grüne Smoothies hilfreich, 82 Prozent fühlten sich dadurch tatkräftiger, 60 Prozent waren besserer Stimmung und 40 Prozent halfen die Smoothies dabei, ihr Gewicht zu normalisieren. Smoothies sind ein wirklich hervorragender Weg, um unsere Nährstoffaufnahme zu steigern, ohne das Verdauungssystem zu belasten. Da die Zutaten fein zerkleinert sind, lässt sich der Smoothie leichter verdauen und die Nährstoffe können besser absorbiert werden.

Fermentierte Lebensmittel: Für die Förderung der Darmgesundheit gibt es kaum etwas Besseres als fermentierte Lebensmittel. Die Fermentierung dient der Nahrungsmittelkonservierung und produziert Probiotika (nützliche Bakterien), was dazu beiträgt, Ihre Darmflora wieder ins Gleichgewicht zu bringen und Symptome wie Verstopfung, Verdauungsprobleme und Unruhe

FODMAPS, DÜNNDARMFEHLBESIEDLUNG (DDFB) UND UNTERFUNKTION

Laut einer kleinen Studie leiden etwa 50 Prozent der von einer Schilddrüsenunterfunktion betroffenen Patienten auch an einer Dünndarmfehlbesiedlung. DDFB kann eine der Ursachen sein, die Hashimoto zugrunde liegen, und zu Darmdurchlässigkeit sowie dem Reizdarmsyndrom führen. Symptome wie Blähungen, Darmwinde, Durchfall und Verstopfung sind bei DDFB häufig und können sich noch verschärfen, wenn wir FODMAP-haltige Lebensmittel zu uns nehmen (fermentierbare Oligo-, Di- und Monosaccharide sowie Polyole, vergärbare Mehrfach-, Zweifach- und Einfachzucker sowie mehrwertige Alkohole). FODMAPs findet man etwa in Weizen, Soja und anderen Hülsenfrüchten, bestimmten Obst- und Gemüsearten, Milchprodukten und Süßungsmitteln wie Fruktose (Fruchtzucker) oder Maissirup mit hohem Fruchtzuckergehalt. Die FODMAP-reduzierte Diät ist eine Strategie, die sich bei der Behandlung von Reizdarmsymptomen, die auf DDFB zurückgehen, als potenziell wirksam gezeigt hat, sie beseitigt aber nicht die Ursachen der Dünndarmfehlbesiedlung. Etwa 39 Prozent der Hashimoto-Patienten konnten durch eine FODMAP-reduzierte Diät eine Besserung feststellen – was mich zu der Annahme bringt, dass diese Gruppe vermutlich zusätzlich unter einer Dünndarmfehlbesiedlung litt.

Die Rezepte im Kochbuchteil sind nicht speziell auf eine FODMAP-reduzierte Diät zugeschnitten. Sie enthalten viele FODMAP-reiche Zutaten, etwa Artischocken, Lauch, Knoblauch, Schalotten, Zwiebeln, Erbsen, Blumenkohl, Pilze, Äpfel, Kirschen, Feigen, Mango, Bananen, Honig, Cashewnüsse und schwarze Bohnen. Aber viele Rezepte lassen sich auf FODMAP-arm trimmen, indem man diese Lebensmittel einfach weglässt (in der Regel betrifft dies pro Rezept nur ein oder zwei Zutaten).

Zu den FODMAP-armen Rezepten, die keiner Modifikation bedürfen, zählen:

Chicken-Burger mit Grünkohl-Chips (Seite 277)
Zitrus-Lachs (Seite 281)
Ente mit Dattelsoße (Seite 233)
Hashi-Mojito-Smoothie (Seite 186)
Wachteln mit Trauben (Seite 286)
Kürbiskuchen (aus pürierten Datteln, Seite 347)

Zusätzlich zu einer FODMAP-reduzierten Diät tun Ihnen vielleicht auch Pfefferminzöl und Pfefferminztee gut – beide haben sich bei DDFB als hilfreich erwiesen (probieren Sie mein Rezept für Pfefferminztee auf Seite 173 aus). Eventuell reagieren Sie auch negativ auf fermentierte Lebensmittel und bestimmte Probiotika, die Lactobacillus und potenziell nützliche Streptococcus-Bakterien enthalten, und benötigen eine zusätzliche Zufuhr von B_{12} und/oder Eisen durch Nahrungsergänzungsmittel. Behalten Sie jedoch im Kopf, dass eine Dünndarmfehlbesiedlung nicht allein durch eine FODMAP-reduzierte Diät kuriert werden kann, sondern zusätzlich mit Medikamenten oder Kräutern oder einer zwei- bis dreiwöchigen Basisdiät behandelt werden muss (umfassende DDFB-Behandlungsprogramme finden Sie in *Das Hashimoto-Programm*).

Wenn Sie Interesse an FODMAP-armen Ernährungsplänen haben, informieren Sie sich bitte auf thyroidpharmacist.com/food.

zu lindern. Zu den fermentierten (oder vergorenen) Lebensmitteln, die ich am liebsten mag, gehören fermentierter Kokosjoghurt, fermentiertes Kokoswasser und fermentierter Kohl. Möchten Sie die fermentierten Lebensmittel lieber kaufen, achten Sie darauf, dass diese gekühlt sind: Probiotische Bakterien überleben bei Zimmertemperatur nur wenige Wochen. In meiner Hashimoto-Studie fanden 57 Prozent der Teilnehmer diese Art von Lebensmitteln hilfreich. Die positiven Effekte zeigten sich wiederum in mehr Energie (64 Prozent), besserer Stimmung (49 Prozent) und Schmerzreduktion (27 Prozent).

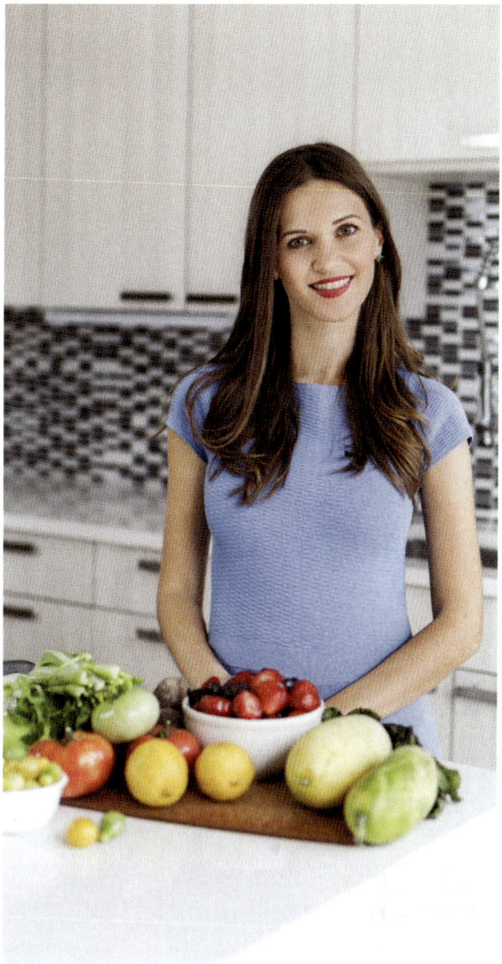

Knochenbrühe: Knochenbrühe wurde von 70 Prozent meiner Hashimoto-Patienten als hilfreich eingestuft. Im Einzelnen stellte sich bei 62 Prozent eine gesteigerte Tatkraft ein, bei 57 Prozent hellte sich die Stimmung auf und bei 32 Prozent verbesserte sich die Haut. Knochenbrühe liefert heilendes Kollagen sowie Nährstoffe – beides gut für unsere Darmschleimhaut und die Haut. Sie können mithilfe des Rezeptes auf Seite 151 Ihre

WIE EIN GRÜNER SMOOTHE IHRER SCHILDDRÜSE HELFEN KANN

Ich habe den Original-Root-Cause-Smoothie (Seite 183) speziell für die Genesung von Hashimoto entwickelt. Gesunde Fette aus Kokosmilch, Ballaststoffe aus Gemüse sowie Eiweiß aus einem hypoallergenen Pulver ergeben hier eine schlagkräftige Dreifachkombination für die Heilung der Schilddrüse: Der Smoothie trägt dazu bei, den Blutzuckerspiegel zu stabilisieren, bekämpft Entzündungen und unterstützt Entgiftungsprozesse.

Eine Unverträglichkeit gegenüber Gluten, Milchprodukten, Soja und mitunter auch Eiern beraubt Hashimoto-Patienten vieler beliebter Frühstücksoptionen. Ein grüner Smoothie ist eine köstliche und sichere Alternative, von der Betroffene berichten, dass sie sich dadurch ruhiger und tatkräftiger fühlen und nicht hungrig beziehungsweise frustriert in den Tag starten!

eigene Knochenbrühe herstellen oder diese bestellen (Seite 107).

Gelatine: Gelatine tat 47 Prozent der Teilnehmer meiner Umfrage gut. Fast die Hälfte stellte Verbesserungen der Haut fest, 38 Prozent positive Auswirkungen auf ihre Haare und 33 Prozent verzeichneten eine Schmerzreduktion und erhöhte Tatkraft. Ich setze Gelatine gern in Smoothies und darmgesunden Desserts ein. Im Kochbuchteil finden Sie auch eine ganz besondere Köstlichkeit aus Polen, das Galaretka-Rezept meiner Tante (Seite 205) – eine Gelatine-Sülze, die wie Hühnersuppe schmeckt und besonders gut für die Heilung des Darms ist! Auch die Kirsch-Beeren-Gelatine-Snacks (Seite 342) tun Ihrem Darm und Ihren Gelenken Gutes!

Heißes Zitronenwasser: Zitronensaft unterstützt die Entgiftung von Magen und Leber und ist dank der enthaltenen Säure in der Lage, die Aufnahme bestimmter Medikamente zu fördern – hierzu gehören auch supplementierte Schilddrüsenhormone. Ich empfehle, heißes Zitronenwasser morgens auf nüchternen Magen zu trinken, und habe festgestellt, dass die meisten, die ihre koffeinhaltigen Getränke morgens durch Zitronensaft ersetzen, überrascht sind, wie viel Energie sie plötzlich entwickeln und sich auch insgesamt sehr viel besser fühlen. Sie können Ihr eigenes heißes Zitronenwasser herstellen, indem Sie den Saft einer halben oder ganzen Bio-Zitrone in eine Tasse heißes Wasser geben (vor dem Trinken leicht abkühlen lassen).

Beten: Beten sind eine gute Quelle für Phytonährstoffe, die im Körper antientzündliche und antioxidative Aufgaben erfüllen. Wenn Sie an der MTHFR-Mutation leiden, profitieren Sie besonders stark von Beten, da diese reich an Betain sind, einer Substanz, die dabei hilft, Homocystein abzubauen (Menschen mit der MTHFR-Mutation haben Probleme mit der Verarbeitung der Aminosäure Homocystein und erhöhte Homocystein-Spiegel werden mit Herzerkrankungen,

DIE VORTEILE VON KNOCHENBRÜHE

Knochenbrühe ist ein wesentlicher Bestandteil einer nährstoffreichen Hashimoto-Heildiät. Viele Zutaten kommen Ihnen und Ihrer Schilddrüse unmittelbar zugute:

*Die in der Knochenbrühe enthaltene **Gelatine** hilft dabei, Lücken in der Darmschleimhaut zu schließen. Sie ist zudem leicht verdaulich.*

***Chondroitinsulfat** und **Glucosamine** sind ebenfalls enthalten und tragen dazu bei, die Tatkraft zu stärken sowie Schmerzen und Entzündungen zu reduzieren.*

*In der Knochenbrühe vorliegende **Aminosäuren** haben immunfördernde Eigenschaften.*

***Kollagen** unterstützt die Gesundheit von Haut, Haaren und Nägeln, reduziert Falten, gibt dem Haar Glanz und Kraft zurück und lässt die Nägel stärker und länger werden.*

problematischen Schwangerschaften, Geburtsfehlern und eventuell einer beeinträchtigten Fähigkeit zur Entgiftung in Verbindung gebracht). Ich rate dazu, pro Woche ein oder zwei Portionen Beten zu essen. Da diese jedoch viel natürlichen Zucker enthalten, würde ich sie mit einer gesunden Fett- oder Eiweißquelle kombinieren.

Kreuzblütler-Gemüse: Glucosinolate, die man in Kohl, Brokkoli, Blumenkohl, Grünkohl und Rüben findet, unterstützen die in der Leber ablaufenden Entgiftungsprozesse, was bei der autoimmunen Schilddrüsenerkrankung besonders hilfreich ist. Ich rate zu Kreuzblütler-Gemüse aus Bio-Anbau, insbesondere beim Grünkohl, da seine herzhaften grünen Blätter dazu tendieren, viele Giftstoffe aus der Umgebung aufzunehmen. Ich habe schon mit dem Mythos aufgeräumt, dass Hashimoto-Patienten auf Kreuzblütler-Gemüse verzichten sollten; wenn Sie aber dennoch Bedenken hinsichtlich der Goitrogene in diesem Gemüse haben, können Sie es dämpfen oder fermentieren – die Jodaufnahme der Schilddrüse wird im Großen und Ganzen nur durch Kreuzblütler-Gemüse im Rohzustand beeinträchtigt.

Koriander: Frischer Koriander ist ein natürliches Chelat – das bedeutet, dass Koriander bestimmte Toxine bindet und dabei hilft, diese aus dem Körper auszuschleusen. Es gibt auch noch andere natürliche Chelate, etwa Chlorella- und Spirulina-Algen. Bei Hashimoto empfehle ich Letztere jedoch im Allgemeinen nicht, da sie einen hohen Jodgehalt aufweisen und das Immunsystem potenziell modulieren können. Koriander macht sich gut in Salaten, zu Avocados, in grünen Säften, Smoothies und Salsas und auch Suppen sowie Chili- und Eintopfgerichte lassen sich damit bestreuen.

Ballaststoffe: Auf ihrem Weg durch das Verdauungssystem verhalten sich Ballaststoffe wie ein Schwamm und helfen dabei, Giftstoffe und überschüssige Hormone aufzunehmen. So tragen sie letztendlich dazu bei, diese auszuscheiden. Am besten bezieht man die Ballaststoffe aus Obst und Gemüse und nicht durch Ergänzungsmittel, da Letztere nachweislich die Durchlässigkeit des Darms und auch eine Dünndarmfehlbesiedlung (DDFB) verstärken können. Ich rate dazu, ballaststoffreiche Lebensmittel langsam und schrittweise in Ihre Ernährung einzubinden, wenn Sie bislang nur wenig davon zu sich genommen haben.

Grüne Säfte und Chlorophyll: Ich empfehle das Trinken von grünen Säften aus mehreren Gründen. Erstens stecken sie voller heilkräftiger Nährstoffe, zweitens sind sie flüssig und daher leicht verdaulich und drittens stellen sie eine wunderbare Chlorophyllquelle dar. Wir wissen, dass Chlorophyll, ein grüner Pflanzenfarbstoff, zahlreiche positive Auswirkungen auf die Gesundheit hat: Es unterstützt nachweislich die Entgiftungsprozesse in der Leber, reduziert Entzündungen und oxidativen Stress, hebt den Eisenspiegel an und wirkt zudem als natürliches Deodorant, indem es Gerüchte neutralisiert.

Auf Seite 169 finden Sie ein Rezept für einen grünen Saft, doch wenn Sie andere Kombinationen ausprobieren möchten, achten Sie darauf, in erster Linie Gemüse zu verwenden. Der Obstanteil, etwa grüner Apfel, sollte klein sein und lediglich zum Geschmack beitragen. Das beste Gerät hierfür ist ein mastizierender Entsafter, der das Gemüse nicht klein schneidet, sondern mastiziert (zerkaut). In Kapitel 4 finden Sie weitere Informationen über empfehlenswerte Küchengerätschaften.

Kurkuma: Das wegen seiner antioxidativen und antientzündlichen Wirkungen geschätzte Gewürz hat zudem antibakterielle und antivirale Eigenschaften. Es hilft dabei, verschiedene Metalle und Toxine unschädlich zu machen und wird mit einer verbesserten Stimmung und Gedächtnisleistung in Verbindung gebracht. Diese Segnungen gehen auf eine strahlend gelbe Chemikalie namens Curcumin zurück, einen natürlichen Wirkstoff, durch den sich dieses Gewürz auszeichnet. Normalerweise hält die positive Wirkung von Curcumin im Körper nur etwa eine Stunde lang an, doch habe ich herausgefunden, dass sich diese Zeitdauer verlängert, wenn man Curcumin mit Piperin, einem im Pfeffer vorkommenden Alkaloid, kombiniert.

Ich empfehle Kurkuma bei Hashimoto, da hierdurch Darm und Leber unterstützt und entzündliche Prozesse eingedämmt werden. Dank seiner antientzündlichen Wirkung kann Kurkuma gerade bei Schmerzen sehr hilfreich sein. Sie finden diese Zutat im Chicken Tandoori (Seite 250) und im Eintopf mit Schweinefleisch und Curry (Seite 210).

Beeren: Beeren sind eine unglaublich gute Quelle für Phytonährstoffe, die im Körper als Antioxidantien wirken. Da sie reich an Ballaststoffen sind, lassen sie, im Gegensatz zu einigen anderen Obstsorten, den Zuckerspiegel nicht in die Höhe schnellen. Ich rate dazu, verschiedene Beeren zu essen, darunter Brombeeren, Blaubeeren, Himbeeren, Erdbeeren und auch exotischere Vertreter wie Boysenbeeren, Johannisbeeren und Stachelbeeren. Blaubeeren enthalten viel Myo-Inositol, ein Nährstoff, der nachweislich die Schilddrüsenfunktion verbessert und den Blutzucker stabilisiert. Greifen Sie, wann immer möglich, zu Bio-Ware.

Im Idealfall sollten Sie ein bis zwei Portionen Beeren pro Tag zu sich nehmen. Am besten essen Sie die Beeren über den Tag verteilt, da zu viel Obst auf einmal den Blutzucker hochjagen und nachfolgend zu Müdigkeit führen kann. Demzufolge ist auch beim Konsum von Obst Mäßigung geboten: Zu viel Fruktose – der vorrangig in Obst vorkommende Zucker – birgt die Gefahr einer Insulinresistenz und der Entwicklung einer Fettleber.

Im Kochbuchteil finden Sie Rezepte, in denen alle diese heilkräftigen Lebensmittel vorkommen (hausgemachte Brühe, Kollagen/Gelatine, Beeren, Kreuzblütler-Gemüse, fermentierte Nahrungsmittel), außerdem viele Rezepte für Smoothies, gesunde Proteine und gute Fette!

Sie sollten sich jedoch nicht ausschließlich darauf konzentrieren, zahlreiche heilkräftige Lebensmittel auf Ihren Speisezettel zu setzen, sondern Ihr Augenmerk ebenfalls auf die Makro- und Mikronährstoffe richten. Meine Mentorin JJ Virgin, Expertin in Sachen Ernährung und Fitness, pflegt immer zu sagen: »Ihr Körper ist ein Chemielabor, kein

Bankkonto!« Die meisten Diäten zielen darauf ab, Kalorien zu zählen oder zu begrenzen – ich jedoch möchte sicherstellen, dass Sie adäquate Mengen an heilenden Proteinen, Fetten und Nährstoffen aufnehmen.

MAKRO- UND MIKRONÄHRSTOFFE

Hier kommt ein kleines Quiz für Sie: Welcher der folgenden Begriffe bezeichnet *keinen* für den Menschen essenziellen (lebensnotwendigen) Nährstoff?

a. Protein
b. Fett
c. Mikronährstoff
d. Kohlenhydrat

Wenn Sie sich jetzt am Kopf kratzen und nach dem Druckfehler in dieser Frage suchen, sind Sie in bester Gesellschaft. Dies war tatsächlich eine Testfrage (die ich falsch beantwortet habe!) in Biochemie, im ersten Jahr meines Pharmaziestudiums. Die korrekte Antwort ist d. Kohlenhydrate zählen nicht zu den essenziellen Nährstoffen, Proteine, Fette und Mikronährstoffe dagegen sehr wohl. Von der Erkenntnis, dass Kohlenhydrate nicht lebenswichtig, Fette jedoch für eine normale Zellfunktion unabdingbar sind, fühlte ich mich wie vor den Kopf gestoßen! Ich hatte immer gedacht, dass Kohlenhydrate die wichtigste Gruppe von Nahrungsmitteln darstellten – beflügelt durch Sandwich-Werbungen und das Angebot der Lebensmitteltheken!

Kohlenhydrate sind nicht nur verzichtbar, sie sind auch die Hauptursache für Blutzuckerschwankungen. Bei Hashimoto sind sowohl Blutzuckerschwankungen als auch ein unausgeglichener Blutzuckerspiegel häufig, was zu Angst, Gewichtszunahme, Haarausfall, Reizbarkeit, Schwächung der Nebennieren, Erschöpfung und einer Erhöhung der Antikörper führen kann. Der Schlüssel zur Stabilisierung des Blutzuckerspiegels ist die Begrenzung der Kohlenhydrataufnahme – und gleichzeitig müssen Sie sicherstellen, viele gesunde Fette und Proteine aufzunehmen.

Makronährstoffe sind wichtiger als Kalorien

Eine Menge Leute beurteilen Nahrungsmittel vorrangig danach, ob sie viele oder wenige Kalorien enthalten. Ich möchte Sie jedoch von diesen häufig gebrauchten quantitativen Angaben weglotsen. Meiner Erfahrung nach führt die Fokussierung auf den Kaloriengehalt zu einer restriktiven Diät, die einer gesunden, auf Heilung ausgerichteten Ernährung entgegensteht. Obwohl viele Menschen durch eine kalorienreduzierte Diät an Gewicht verlieren, kehren die Pfunde in der Regel zurück, sobald die Kalorienaufnahme wieder gesteigert wird. Diejenigen, die allein auf eine Reduktion der Kalorien setzen, leiden häufig weiterhin an Erschöpfung, Angst, Hautproblemen, Schmerzen, Haarausfall und Problemen mit der Fruchtbarkeit – insbesondere, wenn sie von Hashimoto betroffen sind. Einige Menschen entwickeln diese Symptome tatsächlich erst aufgrund der eingeschränkten Ernährung.

Betrachten wir diese kalorienreduzierten Diäten einmal im Hinblick auf unsere anpassungsfähige Physiologie: Wenn wir zu wenig Kalorien aufnehmen, wird unserem Körper Gefahr signalisiert (bei exzessiver körperlicher Anstrengung kann dasselbe passieren). Wir haben immer noch die Gene unserer Urahnen und unser »frühzeitlicher« Körper deutet eine nicht ausreichende Kalorienaufnahme als Anzeichen einer Hungersnot. Um sein Überleben sicherzustellen, sendet der Körper angesichts dieser Bedrohung Signale aus, die unseren Stoffwechsel herunterfahren. Läuft unser Stoffwechsel auf Sparflamme, verbrennen wir weniger Kalorien und brauchen demzufolge auch nicht so viele davon aufzunehmen – so hilft uns der gedrosselte Stoffwechsel beim Überleben. Wie wir wissen, ist die Schilddrüse die wichtigste Drüse für unseren Stoffwechsel. Wenn sich unser Körper mit einer Hungersnot konfrontiert sieht, wird er voraussichtlich versuchen, die Schilddrüsenfunktion herunterzufahren.

Ich rate meinen Patienten und Lesern, den Kalorien nicht zu viel Aufmerksamkeit zu schenken. Klüger ist es, die Nahrung dazu einzusetzen, den Blutzuckerspiegel unter Kontrolle zu bringen, den Körper mit nährstoffreichen Lebensmitteln optimal zu versorgen und Entzündungen zu reduzieren, indem man Nahrungsmittel weglässt, die individuell entzündungsfördernd wirken. Auf Grundlage dieser Richtlinien ermutige ich jeden, so zu essen, dass er satt und zufrieden ist – hierdurch steigt die Wahrscheinlichkeit, dass die Ernährungserfordernisse erfüllt werden. Das Signal »satt und zufrieden« schickt unserem Körper die Botschaft, dass er sich sicher fühlen kann.

Im Hinblick auf die Nährstoffdichte sollte die Ernährung ganz ähnlich aussehen: Eine nährstoffreiche Diät verzichtet auf verarbeitete Lebensmittel (oft Kohlenhydrate) und setzt auf mit Nährstoffen vollgepackte Lebensmittel. Hierzu zählen verschiedene Fleischsorten, jegliches Gemüse und Obst, Nüsse, Samen und Eier (eventuell müssen Sie hiervon einige Lebensmittel weglassen, dies richtet sich nach der Diät, die Sie befolgen oder Ihren ganz persönlichen Nahrungsmittelunverträglichkeiten). Wenn Sie Ihre Ernährung auf diese Grundlebensmittel zuschneiden, kann Ihr Körper von innen heraus heilen. Zu den positiven Nebeneffekten dieser nährstoffreichen, blutzuckerausgleichenden und antientzündlichen Ernährung zählen: glänzendes, volles Haar, reine und schimmernde Haut, mehr Energie, eine ruhigere und glücklichere Stimmung, reduzierte Schmerzen, ausgeglichene Hormone und sogar müheloser Gewichtsverlust (und dazu noch verbesserte Schilddrüsenwerte).

Es ist nicht notwendig, streng zu kontrollieren, wie viel von jedem Makronährstoff Sie pro Tag zu sich nehmen. Allerdings ist es hilfreich, die Zielvorgaben im Blick zu haben und vielleicht sogar in Makronährstoffen zu denken. Hier sind meine Empfehlungen für jeden Einzelnen.

Proteine/Eiweiß: Proteine sind Ketten von Aminosäuren, die unser Körper braucht, um Zellen und Gewebestrukturen aufzubauen beziehungsweise zu reparieren und um genügend Brennstoff für die archaische »Flucht oder Kampf«-Reaktion bereitzustellen. Menschen mit chronischen Gesund-

EMPFOHLENE TÄGLICHE PROTEINAUFNAHME

GEWICHT (IN PFUND)	PROTEINMENGE (IN GRAMM)
90	45–100
135	68–150
180	91–200

Warnhinweis: Wenn Sie an einer schweren Nierenerkrankung leiden, jedoch nicht dialysepflichtig sind, vertragen Sie möglicherweise keine hohen Proteinmengen.

heitsproblemen benötigen eine Ernährung mit mehr Eiweiß, um ihrem größeren Reparaturbedarf gerecht zu werden. Beim Begriff Protein sollten Sie daran denken, dass Ihr Körper dadurch zusätzlichen Kraftstoff bekommt, um Schilddrüsenhormone zu produzieren, die Lücken in Ihrer Darmschleimhaut zu schließen und vernachlässigte Strukturen zu reparieren, etwa Gelenke, Haut, Haare und Nägel.

Der durchschnittliche Mensch benötigt pro Kilo Körpergewicht etwa 1 Gramm Eiweiß pro Tag (etwa 0,5 Gramm pro Pfund Körpergewicht). Menschen, die über 65 Jahre und/oder chronisch krank und/oder körperlich sehr aktiv sind, benötigen gegebenenfalls pro Tag bis zu 1 Gramm Eiweiß pro Pfund Körpergewicht. Hier kommt eine Tabelle, die Ihnen zeigt, wie viel Eiweiß Sie brauchen.

Zusätzlich zur Proteinaufnahme über die Nahrung kann es hilfreich sein, ein Proteinpulver einzunehmen. Da Hashimoto-Patienten oft Defizite hinsichtlich der Verdauungsenzyme aufweisen, ist es für sie gegebenenfalls problematisch, Proteine und verschiedene Nährstoffe aus ihrer Nahrung aufzunehmen. Da Proteinpulver bereits fein aufgeschlossen und von anderen Bestandteilen getrennt vorliegt, ist es im Allgemeinen leichter verdaulich als aus der Nahrung stammendes Eiweiß. Überdies bieten Smoothies eine ganz einfache Möglichkeit, Eiweißpulver in die tägliche Ernährung einzubinden!

Auch wenn Ihre Verdauung perfekt funktioniert und Sie ein 115-Gramm-Steak (31 Gramm Eiweiß) plus ein ebenso schweres Lachsfilet (25 Gramm Eiweiß) essen, haben Sie insgesamt nur 56 Gramm Eiweiß aufgenommen – für die meisten Menschen reicht dies nicht aus. Zusätzlich zum Einsatz von Verdauungsenzymen (nähere Informationen auf Seite 85) empfehle ich den meisten meiner Hashimoto-Patienten die Nahrungsergänzung durch hypoallergenes Eiweißpulver. So versorgt Sie beispielsweise ein Dosierlöffel meines *Root Cause* AI Paleo-Proteinpulvers mit 26 Gramm Eiweiß.

Fett: Obwohl wir unsere über Jahrzehnte gepflegte Fettphobie allmählich hinter uns lassen, gibt es immer noch eine Schere im Kopf, die uns davon abhält, genug von diesem energiereichen Makronährstoff zu uns zu nehmen. Meine Botschaft an Sie: Haben Sie keine Angst vor Fett – es ist wichtig für die Hirnfunktion, gesunde Haut, glänzendes Haar und die Bildung von Zellmembranen. Das Wichtigste ist dabei, gute Fette zu essen, wie sie in Lachs, Fischöl, Olivenöl, Kokosöl

WELCHES PROTEINPULVER EIGNET SICH BEI HASHIMOTO?

Bei den meisten marktgängigen Proteinpulvern besteht das Problem darin, dass sie gewöhnlich auf Milch und/oder Soja basieren – für Hashimoto-Patienten in der Regel stark reaktive Lebensmittel. Eine bessere Option sind Eiklarproteine, doch leider habe ich schon beobachtet, dass Hashimoto-Patienten nach der Verwendung von Eiklarprotein eine Unverträglichkeit auf Eier entwickelten – obwohl sie diese zuvor nicht hatten. Da die Hashimoto-Patienten in den frühen Stadien ihres Weges zurück zur Gesundheit noch mit einem durchlässigen Darm kämpfen (eine Störung, die ich beseitigen möchte), entwickeln sie mit hoher Wahrscheinlichkeit Unverträglichkeiten gegenüber schwerverdaulichen Eiweißen.

Hier kommen die drei Arten von Proteinpulver, die meinen Untersuchungen zufolge am besten bei Hashimoto vertragen werden: hydrolysiertes Rinderprotein, Erbsenprotein und Hanfprotein. Erbsen- und Hanfprotein zählen zu den Pflanzenproteinen. Obwohl sie generell gut vertragen werden, handelt es sich hierbei nicht um komplette Nahrungsproteine (sie enthalten nicht alle wesentlichen Aminosäuren). Für einige Menschen mit Östrogen-Dominanz und daraus resultierenden Symptomen kann Hanfprotein zudem problematisch sein.

Von den drei Optionen am besten verträglich ist das hydrolysierte Rinderprotein. Durch die Hydrolyse wird das Eiweiß in winzige, dadurch leichter verdauliche Partikel aufgespalten. Daher ist kaum zu erwarten, dass hierdurch Reaktionen oder neue Unverträglichkeiten hervorgerufen werden, dies gilt auch für Patienten mit intestinaler Permeabilität. Mir ist klar, dass hydrolysiertes Rinderprotein nicht gerade appetitlich klingt, aber es ist überraschend schmackhaft (leichter Milchgeschmack).

Auf vielfachen Wunsch hin (und weil ich für meine täglichen Smoothies ein hydrolysiertes Rinderprotein brauchte) entwickelte ich AI Paleo Protein, ein eigenes Produkt meiner Rootcology-Marke: Hierbei handelt es sich um ein geschmackloses hydrolysiertes Rinderprotein, das selbst mit der strengsten Autoimmun-Ernährung (Autoimmun-Protokoll, AIP) konform geht. Unter der Marke Rootcology finden Sie auch ein nach Vanille schmeckendes hydrolysiertes Rinderprotein namens *Paleo Protein* (geeignet für die Einführungs- und Paläodiät, siehe Kapitel 4) sowie ein Bio-Erbsenprotein (geeignet für die Einführungsdiät und in einigen Kreisen auch für die Paläodiät akzeptiert). Zu beziehen sind diese Produkte über Rootcology.com. Sie können natürlich auch ein anderes hydrolysiertes Rinderprotein oder Erbsenprotein nehmen, achten Sie nur darauf, dass keine Füllstoffe auf der Basis von Soja oder Gluten enthalten sind. Kostenlose Smoothie-Rezepte finden Sie auf thyroidpharmacist.com/food.

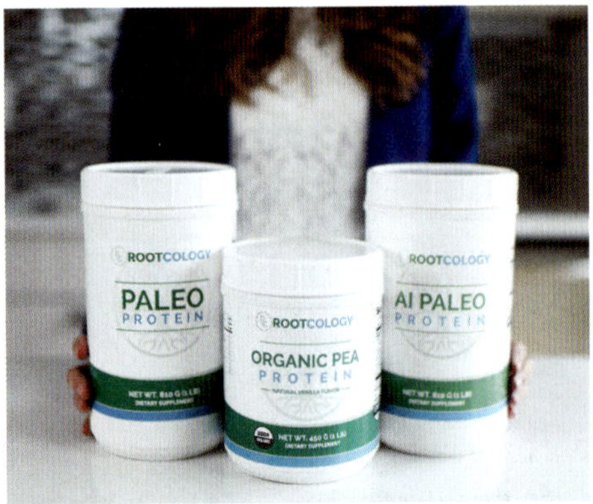

und Avocados vorhanden sind. Lassen Sie die Finger von schlechten Fetten, primär Transfetten, die in den meisten Backwaren, frittierten Lebensmitteln, Margarine, abgepackten Keksen, bestimmten Cerealien und einigen Gefriergerichten vorkommen. Wenn Sie auf der Zutatenliste auf irgendeine Variante von »hydriertem Öl« prallen, sollten Sie auf den Kauf verzichten. Generell gilt: Je aktiver Sie sind, desto mehr Fett benötigen Sie. Wenn Sie verarbeitete Lebensmittel vom Speiseplan streichen, haben Sie damit fast alle Transfette eliminiert.

Weiterhin ist bei Fett zu berücksichtigen, dass Sie mehr Omega-3- als Omega-6-Fettsäuren aufnehmen sollten (wiederum gilt hier, dass Sie diesem Punkt nicht zu viel Aufmerksamkeit schenken müssen, wenn Sie auf verarbeitete Lebensmittel verzichten). Sie bekommen ganz von allein das richtige Verhältnis dieser verschiedenen Arten von Fettsäuren, wenn Sie viele gesunde Fette essen und auf aufbereitete Pflanzenöle (etwa Sonnenblumenöl, Sojaöl, Maiskeimöl und Rapsöl) sowie auf Fleisch aus der Massenproduktion verzichten.

Kohlenhydrate: Als ich während meiner Pharmazie-Ausbildung lernte, dass Kohlenhydrate kein unentbehrlicher Bestandteil unserer Ernährung sind, war ich schockiert. Bis zu 50 Prozent der Hashimoto-Patienten haben Probleme bei der Verstoffwechselung von Kohlenhydraten und eine kohlenhydratarme Ernährung gilt bei Hashimoto als förderlich.

Während Ihr Körper sich von Hashimoto erholt, sollten Sie die Aufnahme von Kohlenhydraten zurückfahren. Hierdurch werden Blutzuckerschwankungen reduziert und Sie fühlen sich vermutlich deutlich klarer im Kopf, tatkräftiger und weniger ängstlich. Auch sollten Ihre Schilddrüsenantikörper bei dieser Art von Ernährung zurückgehen. Einige Hashimoto-Patienten (aber nicht alle) können sogar von einer Diät profitieren, die extrem wenig Kohlenhydrate enthält, etwa einer ketogenen Ernährung.

Ich rate dazu, die Finger von verarbeiteten Kohlenhydraten zu lassen, wenn Sie sich auf die Reise zurück zur Gesundheit machen. Kohlenhydrate aus natürlichen Quellen wie etwa Süßkartoffeln und Beeren sind in Ordnung, doch essen Sie zunächst auch hiervon nicht zu viel! Wenn Sie noch in den frühen Stadien des Heilungsprozesses sind und unter Blutzuckerschwankungen leiden, erzielen Sie die besten Resultate, wenn Sie die Kohlenhydrataufnahme auf ein bis zwei Portionen am Tag beschränken. Einige meiner Patienten werden sogar durch zu viel Obst aus der Bahn geworfen! Grundsätzlich scheint es besser zu sein, die Kohlenhydrate später am Tag zu sich zu nehmen. Im Verlauf des Heilungsprozesses wird sich die Toleranz gegenüber Kohlenhydraten wieder verbessern.

Mikronährstoffe sind für die Heilung von Hashimoto wichtig

Nährstoffdefizite spielen bei der Hashimoto-Thyreoiditis immer eine Rolle. Ich bin wirklich der Meinung, dass unsere Anbaumethoden und die in den Industrieländern praktizierte Ernährung zu einem Nährstoffmangel führen, von dem die meisten

Menschen betroffen sind! Allein der Verzehr konventionell produzierter Nahrungsmittel, die Einnahme von Medikamenten sowie gesundheitliche Beeinträchtigungen durch Nahrungsmittelunverträglichkeiten, Darmentzündungen, Verdauungsprobleme, Resorptionsstörungen, Darminfektionen, eine gestörte Darmflora und Schilddrüsenunterfunktion können zu Nährstoffdefiziten führen.

Sogar diejenigen, die auf nährstoffreiche Bio-Produkte setzen, haben ein Risiko für Nährstoffdefizite, da Faktoren wie ein Mangel an Magensäure, Fettverwertungsstörungen, Darminfektionen und ein Mangel an Verdauungsenzymen dazu führen, dass die in der Nahrung enthaltenen Nährstoffe nur ungenügend aufgeschlossen werden. Bei Hashimoto reicht es oft nicht aus, diese Verdauungsprobleme therapeutisch anzugehen, mitunter ist es auch notwendig, wichtige Nährstoffe in Form von Ergänzungsmitteln einzunehmen. Lassen Sie uns einen Blick auf einige der Nährstoffe werfen, die Sie gegebenenfalls auf Ihrem Weg zurück zur Gesundheit zusätzlich einnehmen müssen. Beginnen wir mit denjenigen, die für die Schilddrüsenfunktion notwendig sind.

FÜR DIE SCHILDDRÜSENFUNKTION ERFORDERLICHE NÄHRSTOFFE

Um optimal zu funktionieren, benötigt die Schilddrüse eine Palette sehr spezieller Nährstoffe und jeder einzelne davon erfüllt eine wichtige Aufgabe! Verschiedene Nährstoffe sorgen für eine reibungslose Schilddrüsenfunktion, andere werden für ein vernünftig arbeitendes Immunsystem sowie für Darm und Nebennieren benötigt.

Wenn Sie unter einem Nährstoffmangel leiden, signalisiert der Körper dies in Form von Symptomen. Viele dieser Symptome werden oftmals als alters- oder umweltbedingt abgetan, doch bei der Einnahme von Ergänzungsmitteln verschwinden sie oft spurlos! Auf Seite 57 finden Sie eine Liste gängiger Nährstoffe, die bei Hashimoto defizitär sein können, und auch einige der damit in Verbindung stehenden Symptome.

Bei Nährstoffmangel ist grundsätzlich jede Kombination möglich. Bei Hashimoto habe ich jedoch sieben Nährstoffe identifiziert, bei denen mit großer Wahrscheinlichkeit ein Mangel vorliegt. Gleichzeitig empfehle ich Nahrungsergänzungsmittel, die einer signifikanten Zahl von Hashimoto-Patienten geholfen haben. Einige dieser Ergänzungspräparate können bedenkenlos auch ohne spezielle vorausgehende Tests eingenommen werden, andere erfordern genau diese Tests, um optimal wirken zu können. Ich kenne mehr Strategien, um Ihren Nährstoffbedarf zu decken, als ich in diesem Buch vorstellen kann; bitte besuchen Sie thyroidpharmacist.com/food, um diesbezüglich einen kostenlosen, auf Sie zugeschnittenen Ratgeber zu finden!

Vier Ergänzungspräparate, die Sie bedenkenlos einnehmen können

Zu den vier Schilddrüsen-Supplementen, die Sie bedenkenlos ohne vorangehende Laboruntersuchungen einnehmen können (und

ANZEICHEN UND SYMPTOME EINES NÄHRSTOFFMANGELS

NÄHRSTOFFE	GÄNGIGE ANZEICHEN UND SYMPTOME
B Vitamine	Erschöpfung, Stress, Furchen in der Zunge
Vitamin B_{12}	Erschöpfung, Depression, neurologische Probleme, Benommenheit, Kribbeln in den Extremitäten, Nervenschäden, Verdauungsprobleme, Krämpfe, Anämie
Vitamin C	Schlechte Immunfunktion, schlechte Entgiftung
Chrom	Hypoglykämie (Unterzucker), Erschöpfung, erhöhtes Cholesterin, Blutzucker-Anomalien
Ferritin/Eisen	Geringe Spiegel beim Eisentest, Haarausfall, Atemnot, Erschöpfung, Anämie, Stimmungsschwankungen
Folat	Erhöhte Homocysteinwerte, Geburtsschäden, Furchen in der Zunge, Anämie
Magnesium	Kopfschmerzen, Verstopfung, Schmerzen, Muskelkrämpfe, Angst, Reflux
Omega-3	Trockene Haut, Ekzeme, Stimmungsschwankungen, Schuppen, Steifheit
Selen	Angst, Haarausfall, erhöhte Schilddrüsenantikörper
Thiamin	Erschöpfung, niedriger Blutdruck, Nebennierenprobleme, Blutzuckerschwankungen
Vitamin D	Geringer Spiegel beim Test, Autoimmunität, jahreszeitlich bedingte affektive Störungen/Depressionen
Zink	Schlechte Wundheilung, beeinträchtigte Umwandlung von T_4 zu T_3, beeinträchtigte Riechfunktion, Akne, geringe Werte an alkalischer Phosphatase, schlechter Appetit, Hautausschläge, Haarausfall

die sich meist positiv auswirken), zählen Thiamin, Selen, Magnesium und Zink.

Thiamin (B1):

Thiamin ist dafür zuständig, Kohlenhydrate in Energie umzuwandeln und hilft auch bei der Verdauung von Eiweiß und Fett. Im Magen ist Thiamin für die Freisetzung von Salzsäure notwendig, die für eine vernünftige Eiweißverdauung benötigt wird – was für die Genesung von Hashimoto unabdingbar ist. Patienten mit Hashimoto und Morbus Crohn leiden nachweislich unter einem Mangel an Thiamin. Zu den Symptomen, die auf diesen Mangel zurückgehen, gehören Erschöpfung, niedriger Blutdruck und Probleme mit den Nebennieren. Auf einen niedrigen Thiamin-Spiegel können Reizbarkeit, Depressionen, Bauchbeschwerden und Probleme mit der Kohlenhydratverdauung hinweisen.

2013 verfasste ich einen Artikel über Thiamin und bis zum heutigen Tag bekomme ich dankbare Kommentare meiner Leser, die mir schreiben, dass sich ihr Leben durch Thiamin verändert hat. Eine Frau schilderte, dass ihre durch die Schilddrüse bedingte Erschöpfung so groß war, dass sie berufsunfähig wurde. Als sie begann, Thiamin zu ergänzen, kehrte ihre Energie allmählich zurück und sie konnte ihre Arbeit wieder aufnehmen. Auch mir half Thiamin dabei, meine Erschöpfung in den Griff zu bekommen und auch den niedrigen Blutdruck, mit dem ich lebenslang zu kämpfen hatte! Seitdem ich vor ein paar Jahren begann, Thiamin zu supplementieren, hat sich mein Blutdruck normalisiert.

Da die meisten thiaminhaltigen Lebensmittel in den zwei oder drei Heildiäten, die ich hier empfehle, nur sehr eingeschränkt vorkommen, ist die zusätzliche Einnahme von Thiamin gegebenenfalls notwendig, um optimale Ergebnisse zu erzielen. Wissenschaftliche Untersuchungen haben gezeigt, dass eine Tagesdosis von 600 Milligramm Thiamin, die über nur 3–5 Tage verabreicht wurde, zu folgenden Verbesserungen führen kann: mehr Tatkraft, bessere Gehirnfunktion, stabilerer Blutdruck, verbesserte Blutzucker-Toleranz. Für die Supplementierung von Thiamin empfehle ich Benfomax von Pure Encapsulations.

Selen:

Selen ist ein Spurenelement, das eine entscheidende Rolle für die Schilddrüsenfunktion spielt. Ein Mangel an Selen gilt weithin als Umwelt-Trigger von Hashimoto. Selen wirkt bei der Umwandlung von inaktivem T4 zu biologisch aktivem T3 als Katalysator und trägt dazu bei, die Schilddrüsenzellen vor der schädigenden Wirkung von Wasserstoffperoxid zu schützen, das bei der Synthese der Schilddrüsenhormone entsteht.

Die meisten Hashimoto-Patienten haben ein Risiko für diesen Mangel. Ebenfalls gefährdet sind von Reizdarm oder Zöliakie Betroffene sowie diejenigen, die sich getreidefrei ernähren!

Ergänzend eingenommenes Selen reduziert bei Hashimoto nachweislich die Antikörper und Symptome, begünstigt den Krankheitsverlauf bei Morbus Basedow und verringert, in der Schwangerschaft supplementiert, das Auftreten von Schilddrüsenerkrankungen nach der Geburt. Meiner Meinung nach hat die zusätzliche Einnahme von Selen in Kombination mit einem ausgeglichenen Blutzuckerspiegel bei mir dazu geführt, dass meine Schilddrüsenantikörper zurückgingen, und mich von Panikattacken befreit. Meine Patienten berichten mir immer wieder von denselben Effekten und leiden dadurch zudem weniger unter Herzklopfen, Energiemangel und Haarausfall.

Ein häufiger Fehlglaube in Sachen Selen besteht in der Annahme, dass Paranüsse die beste Option für die Zufuhr von Selen sind. Das Problem hierbei ist der um den Faktor 10 schwankende Selengehalt in Paranüssen – das bedeutet, dass die Menge an enthaltenem Selen irgendwo zwischen 55 Mikrogramm und 550 Mikrogramm liegt, abhängig davon, wo die Nüsse herkommen (ein Beweis dafür, dass die Nährstoffaufnahme aus verschiedenen Böden sowie unterschiedliche Anbaumethoden einen gewaltigen Unterschied machen können). Wurden die Paranüsse, die Sie kaufen, also nicht auf ihren

Selengehalt hin getestet, können Sie unwissentlich entweder zu viel oder zu wenig Selen aufnehmen. Zudem reagieren Sie eventuell empfindlich auf Nüsse! Wenn Sie Selen ergänzend einnehmen, können Sie die Dosis genau festlegen und potenzielle Unverträglichkeiten vermeiden.

Selen ist ein Nährstoff mit geringer therapeutischer Breite, daher muss die Dosis genau so bemessen sein, dass sie wirksam, aber nicht toxisch ist. Dosierungen zwischen 200 und 400 Mikrogramm gelten für die meisten Hashimoto-Patienten als sicher und förderlich, Mengen von über 800 Mikrogramm werden als toxisch angesehen. Die meisten Menschen können Selen-Präparate bedenkenlos einnehmen; die Selenmangel-Tests sind ohnehin zum größten Teil nicht verlässlich. Wenn Sie auf Selen mit Nebenwirkungen reagieren (was selten ist), leiden Sie eventuell an einem Jodmangel und könnten durch niedrig dosierte Jodpräparate (150 250 Mikrogramm) profitieren. Detailliertere Informationen über die Supplementierung von Jod finden Sie in den erweiterten Programmen in meinem Buch *Das Hashimoto-Programm*.

Magnesium:

Magnesium hat sich bei der Verbesserung von Form und Funktion geschädigter Schilddrüsen als nützlich erwiesen. Es unterstützt zudem die Entgiftungssysteme in der Leber und wird für die Produktion Hunderter für den Körper wichtiger Enzyme benötigt. Hashimoto-Patienten, die sich getreidefrei ernähren (und auf mit Magnesium angereicherte Cerealien verzichten) sowie Menschen, die andere magnesiumreiche Lebensmittel (etwa Nüsse, Samen und Hülsenfrüchte) vom Speisezettel gestrichen haben, laufen Gefahr, ungewollt einen Magnesiummangel herbeizuführen. Ein Defizit an diesem Spurenelement kann Migräne, Kopfschmerzen, Schlafstörungen, Menstruationsbeschwerden, Angst, Gelenkschmerzen und Heerscharen anderer Symptome (wie Geräuschempfindlichkeit) verursachen.

Mir persönlich half Magnesium, meine fürchterlichen Menstruationsbeschwerden loszuwerden. Meine Patienten berichten auch, dass ihnen Magnesiumpräparate bei Migräne, Herzklopfen, Verstopfung, Schlafstörungen, Angst und Muskelkrämpfen gute Dienste leisteten. Forschungsergebnisse zeigen, dass der langfristige Einsatz dazu beitragen kann, das Erscheinungsbild der Schilddrüse im Ultraschall zu normalisieren. Zudem könnte sich Magnesium bei Knoten in der Schilddrüse und der Brust als hilfreich erweisen.

In der Regel liegt die Anfangsdosis bei 400 Milligramm Magnesiumcitrat oder 100 Milligramm Magnesiumglycinat, Sie können in Übereinstimmung mit den jeweiligen Herstellerangaben auch höher dosieren.

Ich empfehle zwei spezielle Darreichungsformen: Magnesiumcitrat oder Magnesiumglycinat. Bei einem Hang zu Verstopfung rate ich zu Magnesiumcitrat, bei eher weichem Stuhl zu Magnesiumglycinat. Letzteres kann bei einigen Menschen Ängste intensivieren, Magnesiumcitrat reduziert dagegen eher Ängste und fördert den Schlaf.

Achten Sie darauf, dass zwischen der Einnahme Ihrer Schilddrüsenmedikamente und der von Magnesium ein Zeitraum von vier Stunden liegt. Den meisten Patienten empfehle ich die Einnahme von Magnesium kurz vor dem Schlafengehen, insbesondere, wenn sie schlecht schlafen. Wenn Sie Durchfall bekommen, ist dies möglicherweise ein Hinweis darauf, dass Sie zu viel Magnesium einnehmen und die Dosis reduzieren oder auf die Glycinat-Variante umsteigen sollten. Bei der Schmerzbehandlung sollte Magnesium präventiv täglich eingenommen werden – in Zeiten stärkerer Schmerzen oder bei Stress kann man die Dosis erhöhen.

Zink:

Zink ist ein für Entgiftungsprozesse und Schilddrüsenfunktion wichtiges Element. Auch zur Bildung von TSH wird Zink benötigt, daher entwickeln Menschen mit einer

EINSATZ VON NAHRUNGSERGÄNZUNGSMITTELN

Wenn Sie an Hashimoto leiden, gelingt es nicht immer, alle benötigten Nährstoffe allein aus der Nahrung zu beziehen, da die Nährstoffaufnahme durch multiple Nahrungsunverträglichkeiten, zu Nährstoffmangel führende Infektionen und Verdauungsprobleme eingeschränkt sein kann. Die Problematik wird noch durch unsere heutige Ernährung verschärft, die nicht mehr so reich an Nährstoffen ist wie in den vergangenen Dekaden; die Ursachen hierfür liegen in der Erschöpfung der Böden und den Anbaumethoden.

In einigen Fällen kann eine Megadosis an Nährstoffen dazu beitragen, bestimmte Symptome und Erkrankungen zu therapieren und Ergänzungspräparate stellen mitunter den einzigen Weg dar, um die benötigten Mengen aufzunehmen. Deshalb empfehle ich häufig, außergewöhnliche Symptome mit Nahrungsergänzungsmitteln anzugehen.

Meine Reise in die Welt der Ergänzungspräparate begann 2009, als man bei mir Hashimoto-Thyreoiditis diagnostizierte. Trotz lähmender Symptome, die nicht auf die verabreichten Medikamente ansprachen, bekam ich zu hören, dass ich nichts tun könnte, um mich besser zu fühlen.

Als Pharmazeutin war ich mit Physiologie, Biochemie, Pharmakologie und den Ursachen und Auswirkungen von Krankheiten vertraut. Doch was das Potenzial von Veränderungen im Lebensstil und Nahrungsergänzungsmitteln angeht, fehlte mir jegliches Wissen. Im Studium brachte man uns bei, dass Ergänzungspräparate im besten Fall unwirksam und im schlechtesten gefährlich wären, als effizient und sicher galten lediglich geprüfte Medikamente. Doch durch eigene Experimente und Untersuchungen fand ich heraus, dass eine entsprechende Ernährung und der Einsatz qualitativ hochwertiger Ergänzungspräparate mit mehr Energie, Vitalität und klares Denkvermögen zurückgaben, als es Medikamente jemals vermocht hatten.

Ich habe hierbei gelernt, dass nicht alle Ergänzungsmittel auf dieselbe Art und Weise hergestellt werden. Als Pharmazeutin kann ich Ihnen versichern, dass viele Präparate unwirksam sind, einige davon auch definitiv gefährlich. Die Realität sieht so aus: Die meisten Ergänzungsmittel durchlaufen nicht dieselben Test- und Prüfverfahren wie pharmazeutische Produkte (Arzneimittel), da viele der Tests, die für Pharma-

Unterfunktion – die laufend TSH produzieren – mit größerer Wahrscheinlichkeit einen Zinkmangel als andere. Zinkdefizite können zu schlechter Wundheilung, einer beeinträchtigten Umwandlung von T4 zu T3, gesteigerter Darmdurchlässigkeit und Infektanfälligkeit führen, außerdem zu verringertem Abtransport von Bakterien, beeinträchtigtem Geruchssinn, Akne und niedrigen Werten alkalischer Phosphatase.

Wenn Sie unter Zöliakie oder einer anderen, den Darm schädigenden Resorptionsstörung (Malabsorption) leiden, haben Sie eventuell eine eingeschränkte Fähigkeit, Zink aufzunehmen.

Sie können diesem Mangel abhelfen, indem Sie Zink einnehmen, doch ohne ärztliche Überwachung sollte die Dosis nicht mehr als 30 Milligramm pro Tag betragen. Eine über diese 30 Milligramm hinausgehende

firmen verpflichtend sind, bei den Herstellern von Nahrungsergänzungsmitteln auf freiwilliger Basis erfolgen. Aus diesem Grund machen sich Letztere zumeist nicht die Mühe, ihre Produkte so zu testen, dass Sicherheit und Reinheit gewährleistet sind.

Ein großer Teil meines Pharmaziestudiums drehte sich um die Sicherheit, die Wirksamkeit und die Kosten verschiedener Therapien. Dieses Wissen half mir dabei, Hashimoto zu überwinden, die besten Ergänzungsmittelmarken zu finden und schlussendlich meine eigenen Ergänzungspräparate zu entwickeln: die Rootcology-Linie. Im Namen Rootcology sind meine beiden Spezialgebiete miteinander verschmolzen, nämlich die Suche nach Krankheitsursachen (root causes) und meine Liebe zur Pharmakologie (-cology) – die Lehre davon, wie winzige Mengen einer Substanz den menschlichen Körper beeinflussen können! Rootcology hat sich zum Ziel gesetzt, innovative, bioverfügbare Produkte herzustellen, mit größtmöglicher Sorgfalt und den besten Inhaltsstoffen, die verfügbar sind. Sämtliche Inhaltsstoffe wurden sorgsam so ausgewählt, dass Menschen mit einer autoimmunen Schilddrüsenerkrankung davon bestmöglich profitieren – unter Berücksichtigung ihrer spezifischen Bedürfnisse und Unverträglichkeiten.

Alle Rootcology-Präparate (Nahrungsergänzungsmittel) sind:

- glutenfrei
- milchfrei
- sojafrei
- pestizidfrei
- toxinfrei
- von pharmazeutischer Qualität
- frei von potenziell schädlichen Füllstoffen

Darüber hinaus werden alle Rootcology-Präparate von unabhängiger Seite nochmals überprüft, um sicherzustellen, dass die auf dem Etikett aufgelisteten Inhaltsstoffe sicher und wirksam sind und mit dem übereinstimmen, was wirklich in der Verpackung ist. Ich habe Rootcology ins Leben gerufen, um Ihnen eine zuverlässige Quelle für den Bezug von Ergänzungspräparaten zu liefern, die insbesondere auch für Menschen mit multiplen Unverträglichkeiten und chronischen Erkrankungen unbedenklich und hilfreich sind.

Über das ganze Buch verteilt finden Sie Tabellen mit den Ergänzungspräparaten, die ich empfehle, ergänzt durch die Auflistung der Marken – meine eigene und andere. Ich hoffe, dass sich diese Information auf Ihrem Weg als nützlich erweist!

Dosierung kann zu Kupfermangel führen. Ich rate zur Einnahme von Zink-Picolinat, da es im Vergleich zu anderen Darreichungsformen leichter aufgenommen werden kann. Um eine optimale Resorption zu gewährleisten, sollten Zink-Präparate zusammen mit dem Essen eingenommen werden.

Ergänzungspräparate, die eine Laboruntersuchung voraussetzen

Andere Nährstoffdefizite erfordern eine Laboruntersuchung, bevor man mit der ergänzenden Zufuhr beginnt. Dies betrifft bestimmte Mineralstoffe und fettlösliche Vitamine, die sich im Körper anreichern und so einen Überschuss herbeiführen können. Durch die Laboruntersuchungen wird geklärt, in welcher Dosierung und wie lange Sie (im Hinblick auf Ihre individuelle Situation) die betreffenden Substanzen einnehmen sollten. Die drei wichtigsten Tests, die ich immer bei Hashimoto empfehle, beziehen sich auf Vitamin D, Vitamin B12 und Ferritin. Vor Beginn der Supplementierung sollten die persönlichen Ausgangswerte ermittelt und während der Supplementierung die Fortschritte überprüft werden.

Die meisten Ärzte ordnen diese Tests an, wenn Sie danach fragen, und die Kosten sollten von Ihrer Krankenversicherung getragen werden. Wenn Ihr Arzt dies verweigert oder Sie einen Tarif mit hohem Selbstbehalt haben, informieren Sie sich auf www.thyroidpharmacist.com/resources über die Möglichkeiten, diese Tests privat zu veranlassen.

Beachten Sie bitte, dass sich der unten stehende Leitfaden zur Interpretation der Laborergebnisse an optimal arbeitenden Labors orientiert. In einigen Fällen werden Sie erleben, dass die Ärzte Ihre Werte als »normal«einstufen, obwohl Sie in Wirklichkeit schon unter einem Mangel leiden. Vielleicht ist Ihr Arzt nicht mit den Forschungsergebnissen vertraut, die darauf hinweisen, dass bereits suboptimale Werte zu zahlreichen Symptomen führen können! Präsentieren Sie sich als informierter und mündiger Patient und bitten Sie immer um eine Kopie Ihrer Laborergebnisse. Nur so gehen Sie ganz sicher, dass Sie die lebensverändernden Effekte dieser wichtigen Nährstoffe auf keinen Fall verpassen!

Vitamin D3:

Vitamin D ist ein wichtiger Immunmodulator – das erklärt, warum ein Mangel an diesem Vitamin mit verschiedenen Autoimmunerkrankungen, darunter auch Hashimoto, in Verbindung steht. Ein Mangel an Vitamin D3 zeigt vielleicht keine offensichtlichen Symptome und muss durch einen Labortest nachgewiesen werden. Wer jedoch in einer nördlichen Region lebt, an einer Fettverwertungsstörung leidet, wenig fetten Fisch isst, sich dem Sonnenlicht nur wenig aussetzt, mit Hashimoto zu tun hat oder anfällig gegenüber Depressionen ist, braucht wahrscheinlich Vitamin D.

Vitamin-D-Präparate können die Stimmung verbessern und zu einem Rückgang der Schilddrüsenantikörper beitragen. In Polen konnte eine Studie an 18 Frauen zeigen, dass sowohl die TPO- als auch die TG-Antikörper zurückgingen, nachdem man den Vitamin-D-Spiegel durch entsprechende Supplementierung auf 60 Nanogramm pro Milliliter angehoben hatte. Die meisten meiner Patienten, bei denen die Hashimoto-Erkrankung in Remission ist, haben ihren Vitamin-D-Spiegel zwischen 60 und 80 Nanogramm pro Milliliter gehalten.

In der Bevölkerung ist ein Defizit an Vitamin D3 weit verbreitet. Noch häufiger sind davon Hashimoto-Patienten betroffen – 68 Prozent meiner unter Hashimoto leidenden Leser berichteten von einem diagnostizierten Vitamin-D-Mangel –, und dieses Defizit korreliert mit dem Auftreten von Schilddrüsenantikörpern. In der Türkei durchgeführte Studien ergaben, dass 92 Prozent der Hashimoto-Patienten einen Vitamin-D-Mangel aufwiesen, und zwei zusätzliche Studien aus dem Jahr 2017 deuteten darauf hin, dass ein niedriger Vitamin-D-Spiegel mit einer erhöhten Zahl von Schilddrüsenantikörpern und einer schlechteren Krankheitsprognose in Verbindung steht.

Ich empfehle, einen potenziellen Vitamin-D-Mangel durch die Messung des 25-OH-Vitamin-D-Spiegels zu überprüfen. Dieser Test sollte innerhalb von drei Monaten nach Beginn der Einnahme von Vitamin-D-Präparaten erneut durchgeführt werden, um sicherzustellen, dass Sie eine ausreichende Menge – aber auf keinen Fall zu viel – aufnehmen. Im Gegensatz zu den meisten Vitaminen, die wasserlöslich sind und im Fall eines Übermaßes einfach aus dem Körper ausgeschwemmt werden, ist Vitamin D fettlöslich und kann sich im Körper anreichern.

Bei Hashimoto rate ich dazu, Zeit in der Sonne zu verbringen, um mehr Vitamin D zu bilden. Wenn Sie nicht in einer warmen Klimazone leben, fahren Sie dorthin. Für Sie ist das sozusagen ein Urlaub mit ärztlicher Ansage! Sonnenbänke können ebenfalls hilfreich sein (Ja, ich habe Sonnenbänke gesagt.)

Vitamin B12:

Vitamin B12 hilft uns dabei, Energie zu gewinnen, und ein niedriger Vitamin-B12-Spiegel wird häufig mit Hashimoto in Verbindung gebracht. Er kann zu Erschöpfung, Depressionen, neurologischen Problemen, Benommenheit, Kribbeln in den Extremitäten, Nervenschäden, Verdauungsproblemen, Krämpfen und Anämie führen. Unter dem Einfluss einer entsprechenden Supplementierung berichten Hashimoto-Patienten von mehr Tatkraft, verbesserter Gedächtnisleistung und Stimmung sowie sehr viel weniger Kribbeln in den Extremitäten.

Veganer und Vegetarier zeigen das größte Risiko für einen Mangel an diesem Vitamin, da B12 ausschließlich in tierischen Lebensmitteln vorkommt und nicht durch unseren Körper produziert werden kann. Doch wer an perniziöser Anämie (einer Autoimmunerkrankung) leidet, wenig Magensäure hat und (wie bei Hashimoto häufig) von verschiedenen Darminfektionen betroffen ist (einschließlich Helicobacter pylori und Dünndarmfehlbesiedlung), kann hierfür ebenfalls empfänglich sein.

Obwohl Vitamin B12 wasserlöslich ist und technisch eigentlich nicht überdosiert werden kann, rate ich doch dazu, auf einen

B12-Mangel hin zu testen und den B12-Spiegel zu überwachen – so stellen Sie sicher, dass die ergänzende Zufuhr auch funktioniert. B12 ist in tierischem Eiweiß enthalten und daher leicht verfügbar, doch sind viele Hashimoto-Patienten nicht in der Lage, es richtig aufzunehmen (insbesondere diejenigen mit perniziöser Anämie). Mitunter ist selbst die orale Einnahme von Ergänzungsprodukten nicht ausreichend, um einen entsprechenden Vitamin-B12-Spiegel wiederherzustellen. Ich empfehle, B12 entweder in Form von Methylcobalamin sublingual (unter der Zunge) oder in Form von Injektionen zu verabreichen, damit es optimal aufgenommen wird.

Wenn Sie an perniziöser Anämie leiden, beherzigen Sie bitte, dass dies häufig auf die Infektion des Magen-Darm-Trakts mit H. pylori zurückzuführen ist, was sowohl Hashimoto als auch perniziöse Anämie auslösen kann. Durch die entsprechende Behandlung können beide Erkrankungen zurückgehen!

Ferritin:

Ferritin ist unser Speichereiweiß für Eisen. Es ist für vielerlei Prozesse wichtig, unter anderem hilft es dabei, T3 leichter verfügbar zu machen und fördert den Transport von T3 zum Zellkern. Niedrige Ferritin-Spiegel sind ein versteckter Indikator für eine Eisenmangelanämie und können zu Erschöpfung, blasser Haut, Kälteunverträglichkeit, Atembeschwerden, Auffälligkeiten der Zunge, heftigem Haarausfall und einem Verlangen nach Eis oder Möhren führen (merkwürdig, nicht wahr?).

Menstruierende Frauen oder Frauen, die gerade entbunden haben, haben ein erhöhtes Risiko für einen Ferritinmangel, was auf den Blutverlust zurückzuführen ist. Niedrige Ferritin-Spiegel können jedoch auch auf eine Dünndarmfehlbesiedlung, H. pylori, wenig Magensäure, eine vegane/vegetarische Ernährung, ein Mangan-Defizit oder auf eine Kupfer- beziehungsweise Schwermetallvergiftung zurückgehen.

Der Ferritin-Spiegel kann auch dann niedrig sein, wenn die Ergebnisse aller anderen Screening-Tests in Bezug auf Eisen und Anämie im Normalbereich liegen. Sie müssen darauf drängen, dass speziell im Hinblick auf Ferritin getestet wird. Diesen Test können Sie separat oder im Rahmen eines Blutbildes durchführen lassen.

Unsere Nahrung bietet uns ausgezeichnete Quellen für Eisen und Ferritin. Wenn Sie also feststellen, dass Sie einen niedrigen Ferritin-Spiegel haben, können Sie auch ein paarmal pro Woche gekochte Leber oder gekochtes Rindfleisch essen und Ihre Werte auf diese Weise erhöhen. Um die Aufnahme zu optimieren, nehmen Sie das eisenreiche Nahrungsmittel zusammen mit einem Lebensmittel zu sich, das viel Vitamin C enthält. Eine Option hierfür wäre die Kombination eines Steaks (Bio-Fleisch) mit herzhaftem Brokkoli, einem Kreuzblütler-Gemüse, das überraschend viel Vitamin C birgt. Sie können auch gleich nach dem Verzehr eisenhaltiger Lebensmittel eine Vitamin-C-Tablette und/oder Betain mit Pepsin (mehr darüber in Kapitel 3) einnehmen, um die Eisenaufnahme zu verbessern. Bitte beachten Sie, dass viele Menschen

LEITLINIEN FÜR VITAMIN B_{12}, VITAMIN D UND FERRITIN

NÄHR-STOFFTEST	REFERENZ-BEREICH	OPTIMAL-BEREICH	DOSIS	MARKE
Vitamin B_{12}	200–900 pg/ml	700–800 pg/ml	Täglich 5000 µg unter die Zunge, 10 Tage lang. Dann 1-mal pro Woche 5000 µg unter die Zunge, 4 Wochen lang. Im Anschluss als Erhaltungsdosis 1-mal pro Monat 5000 µg unter die Zunge.	B_{12} Methylcobalamin von Pure Encapsulations. Wenn Sie die COMT V158M- Genmutation haben oder an mitochondrialen Erkrankungen leiden, funktioniert das flüssige Adenosyl/Hydroxy B_{12} von Pure Encapsulations vielleicht besser.
Vitamin D (25, OH)	30–100 ng/ml	60–80 ng/ml	5000–10 000 IE pro Tag	Vitamin D von Rootcology; Vitamin D von Pure Encapsulations
Ferritin (Eisenspeicher)	12–150 ng/ml	90–110 ng/ml	Folgen Sie den Anweisungen des Beipackzettels beziehungsweise Ihres Arztes. Eisenpräparate gehören zu den Ergänzungsmitteln, die am häufigsten überdosiert werden.	Iron Bisglycinate von Thorne; Ferrochel Iron Chelate von Designs for Health; Opti-Ferin C von Pure Encapsulations

trotz einer Ernährung, die reich an Eisen ist, Ergänzungspräparate benötigen, und einige profitieren sogar von Eisen-Injektionen.

Ein Mangel an Ferritin kann auf zahlreiche verschiedene Ursachen zurückgehen. Wenn sich Ihre Werte auch durch die ergänzende Einnahme nicht verbessern, müssen sie tiefer graben. Mehr Informationen hierzu finden Sie in den erweiterten Programmen in meinem Buch *Das Hashimoto-Programm*.

Ist Ihr Ferritin-Spiegel erhöht, liegt eventuell eine Eisenüberladung vor – hier können sich Blutspenden positiv auswirken. Achten Sie darauf, Ihren Ferritin-Spiegel regelmäßig kontrollieren zu lassen, da sich Ferritin im Körper anreichern und somit toxisch werden kann. Und sorgen Sie dafür, Ihre Ferritin-Präparate außerhalb der Reichweite von Kindern und Haustieren aufzubewahren!

BEVOR SIE ANFANGEN

Wenn ich mich zum ersten Mal mit Kunden beziehungsweise Patienten treffe, liefere ich ihnen im Großen und Ganzen dieselben Informationen, die ich Ihnen in diesem Kapitel mit auf den Weg gegeben habe. Einige Menschen reagieren hierauf mit Enthusiasmus, da sie endlich einen Startpunkt für ihren Weg zurück zur Gesundheit gefunden haben. Andere fühlen sich davon erdrückt, insbesondere diejenigen, die an lähmender Erschöpfung leiden – woher sollen sie die Energie nehmen, um eine neue Diät in ihren Alltag zu integrieren? Bei wieder anderen liegt die Reaktion irgendwo dazwischen – sie sind vorsichtig optimistisch.

Was ich meinen Kunden und auch Ihnen vermitteln möchte, ist Folgendes: Ganz gleich was passiert – behalten Sie im Kopf, dass diese Diätpläne nicht bis in alle Ewigkeit gelten. Sie stellen Hilfsmittel dar, um Ihren Körper von Hashimoto genesen zu lassen, doch sollten sie nicht als starr, sondern als wandelbar betrachtet werden. Folgen Sie ihnen am Anfang buchstabengetreu und passen Sie sie im Lauf der Zeit so an, dass sie optimal auf Ihre ganz eigenen körperlichen Bedürfnissen zugeschnitten sind.

Gleichermaßen wichtig ist es, daran zu denken, dass der Gesundungsprozess eventuell länger dauert, als wir gehofft haben. doch hierfür gibt es einen Grund: Auch Hashimoto hat sich nicht über Nacht entwickelt und die Genesung braucht Zeit. Studien haben gezeigt, dass auf Hashimoto hinweisende Schilddrüsenantikörper bereits nachweisbar sind, bevor sich die beeinträchtigte Schilddrüsenfunktion manifestiert – diese Anzeichen können schon 10 Jahre vorher auftreten. Glücklicherweise dauert die Rückbildung von Symptomen (mitunter bis hin zur vollständigen Remission) sehr viel weniger lange.

Die Erkenntnis, dass die richtige Ernährung Heilungsprozesse in Ihrem Körper anstoßen und bewirken kann, ist für Sie sicherlich so inspirierend wie für mich. Ich hoffe, dass die hier formulierten Ernährungsrichtlinien und die Lieblingsrezepte meiner Familie Sie auf den Weg zurück zur Gesundheit führen. Orientieren Sie sich einfach an den Symbolen, mit denen jedes Rezept gekennzeichnet ist – daraus können Sie ersehen, welches Rezept zu den Erfordernissen welcher spezifischen Diät passt.

Ich habe bei der Entwicklung der Rezepte in diesem Kochbuch die ganze Zeit an Sie gedacht! Sie werden feststellen, dass die meisten Gerichte – obwohl reich an Nährstoffen und schmackhaft – unglaublich einfach zuzubereiten sind. Alle diese Rezepte sind von einem Chefkoch und einem Ernährungswissenschaftler geprüft worden, aber Sie selbst brauchen keins von beidem zu sein, um diese Rezepte zu Hause zuzubereiten und von ihrer heilkräftigen Wirkung zu profitieren!

3.

Ein maßgeschneidertes Ernährungsprogramm

Alles, was Sie unverwechselbar macht – Gene, ethnische Zugehörigkeit, Blutgruppe, Geschlecht, Leistungsfähigkeit des Verdauungssystems, Darmmilieu, Nahrungsmittelunverträglichkeiten, Stressbelastung und noch sehr viel mehr –, macht auch *Ihren* optimalen Ernährungsplan einzigartig. Ausgedehnte Diätexperimente, Forschung, Datenauswertung, persönliche Erfahrung mit Hashimoto und zahllose Patientenkontakte haben mich Folgendes gelehrt: Unabhängig von Ihrer persönlichen Krankheitsgeschichte und Ihrem gegenwärtigen Befinden gibt es verlässliche Diätfahrpläne, die dazu beitragen, Ihren Körper gut zu ernähren und zu stärken – und ihn so wieder in einen gesunden Zustand versetzen. Bei meiner eigenen Genesung und bei meiner Arbeit mit Patienten waren drei Heildiäten besonders wirksam: die *Root-Cause*-Einführungsdiät, die *Root-Cause*-Palaodiät und die *Root-Cause*-Autoimmundiät. Jedes dieser Programme ist unterschiedlich, doch gibt es auch zahlreiche Gemeinsamkeiten.

Alle drei Diätprogramme:

1. schließen reaktive und verarbeitete Stoffe/Lebensmittel wie Gluten, Milchprodukte, Soja, Koffein und Zucker aus,

2. enthalten viel Gemüse und empfehlen pro Mahlzeit 25 Prozent Fleisch und 75 Prozent Gemüse. Die Menge von Gemüse/Obst sollte bei etwa 6 Handvoll (großzügig bemessen) pro Tag liegen,

3. schließen fermentierte Lebensmittel ein, die zur Gesundung des Darms und zu verbesserter Stimmung beitragen können,

4. setzen auf grüne Smoothies, die pro Woche fünf- bis siebenmal auf den Tisch kommen sollten und eine ausgezeichnete Quelle für leicht verdauliche Nährstoffe bilden,

5. zielen auf einen niedrigen glykämischen Index (GI) ab. Dies ist wichtig, da bei Hashimoto häufig Probleme mit Blutzuckerschwankungen und den Nebennieren auftreten. Eine Ernährung, die auf einen niedrigen

glykämischen Index setzt, kann bei Energie- und Stimmungseinbrüchen hilfreich sein und den autoimmunen Angriff auf die Schilddrüse reduzieren,

6. ermuntern dazu, viele verschiedene Lebensmittel zu konsumieren und diese häufig zu wechseln. Wenn Sie an einem durchlässigen Darm leiden und immer nur dasselbe Lebensmittel essen (ganz gleich, wie gesund es ist), kann dies zu einer Unverträglichkeit gegenüber diesem Nahrungsmittel führen. Wer in Sachen Lebensmittel für Abwechslung sorgt, hat einen hervorragenden Weg gefunden, um neue Überreaktionen zu verhindern, und sorgt für eine angemessene Versorgung mit Nährstoffen,

7. legen einen Schwerpunkt auf die Nährstoffdichte. Jede der Diäten rät zu viel Bio-Fleisch und Bio-Gemüse, grünen Smoothies, grünen Säften, Knochenbrühe, Leber, fermentierten Lebensmitteln und Gelatine – alles Produkte, die mit heilkräftigen und nützlichen Nährstoffen vollgepackt sind,

8. schließen Lebensmittel mit hohem Jodgehalt wie jodiertes Salz und Algen aus,

9. enthalten viele gute Fette – nützlich für Haare, Haut und einen ausgeglichenen Blutzuckerspiegel

SIE ENTSCHEIDEN, OB SIE STEIGERN ODER REDUZIEREN

Ich empfehle Ihnen, nach Ihren jeweiligen Bedürfnissen zwischen den drei Diäten hin- und herzuwechseln – am wenigsten streng ist die Einführungsdiät, gefolgt von der Paläodiät und schließlich von der Autoimmundiät. Wenn Sie beispielsweise mit der Einführungsdiät beginnen, aber nach einem bis drei Monaten immer noch Symptome haben, möchten Sie vielleicht mit der Paläodiät weitermachen (also steigern). Wenn Sie dagegen gleich mit der Autoimmundiät starten und nach einem bis drei Monaten alle Ihre Gesundheitsziele erreicht haben, möchten Sie vielleicht auf die Paläodiät umstiegen (also reduzieren) und mehr Lebensmittel einführen. Jede Strategie hat Stärken und Schwächen und Sie müssen für sich selbst entscheiden, was in Ihrem derzeitigen Gesundheitszustand das Beste für Sie ist.

Wenn Sie langsam steigern möchten, beginnen Sie mit der am wenigsten strengen Diät und wechseln bei Bedarf zu einer stärker eingeschränkten Ernährung. Sie werden feststellen, dass dieser Weg …

- leichter zu handhaben und umzusetzen ist,
- Sie gegebenenfalls davor bewahrt, Ihre Ernährung unnötig einzuschränken,
- die Zeit der Gesundung verlängern kann.

Möchten Sie dagegen allmählich reduzieren, steigen Sie mit der strengsten Diät ein und lockern diese dann nach und nach. Sie werden feststellen, dass dieser Weg …

- schwieriger in der Umsetzung ist,
- des Guten zu viel sein kann,
- die Zeit der Gesundung beschleunigen kann.

Beherzigen Sie bitte, dass die *Root-Cause*-Einführungsdiät und die *Root-Cause*-Paläodiät lebenslang eingehalten werden können, die *Root-Cause*-Autoimmundiät aber maximal 30–90 Tage lang zur Anwendung kommen sollte. Im Verlauf des Genesungsprozesses sollten Sie in die Lage versetzt werden, immer mehr Lebensmittel auf den Speisezettel zu setzen. Wenn Sie dagegen Nahrungsmittel »verlieren«, weil Sie Überempfindlichkeiten entwickeln, die vorher nicht vorhanden waren, ist dies ein Warnsignal: Forschen Sie dann nach weiteren Ursachen Ihrer Erkrankung, etwa Darminfektionen.

Doch unabhängig davon, wo (und wie) Sie beginnen: Diese Diäten sind lediglich ein Ausgangspunkt und sollten in Bezug auf die Rückmeldungen Ihres Körpers individuell an Ihre Bedürfnisse angepasst werden. Diese Bedürfnisse können sich entweder im Lauf der Zeit oder durch das Auskurieren von Infektionen beziehungsweise die Wiederherstellung einer gesunden Darmflora verändern. Und vergessen Sie nicht: Nur weil eine Diät bei jemandem anderen funktioniert hat, heißt das noch lange nicht, dass dies bei Ihnen ebenso gut klappt.

Lassen Sie uns jede dieser Diäten im Detail erkunden. (Falls Sie bereits damit vertraut sind, können Sie gleich mit Kapitel 4 weitermachen oder sich sofort den Rezepten im Kochbuchteil widmen).

DIE *ROOT-CAUSE*-EINFÜHRUNGSDIÄT

Wenn Sie die *Root-Cause*-Einführungsdiät befolgen, schaffen Sie in Ihrem Körper Bedingungen, die sich ganz auf Ihre Genesung fokussieren und das Immunsystem beruhigen. Wesentlich hierfür ist der Verzicht auf sechs im Allgemeinen reaktive Stoffe: Gluten, Milchprodukte, Soja, Zucker, Koffein und Alkohol. Diese Reizstoffe können – in Kombination mit den Giftstoffen, denen wir täglich durch Körperpflegeprodukte, Reinigungsmittel, Bau-Chemikalien et cetera ausgesetzt sind – unseren Körper mit Toxinen überlasten. Bei Hashimoto-Patienten, die eventuell bereits durch ihren durchlässigen Darm eine beeinträchtigte Fähigkeit zur Entgiftung haben und auch nur wenig schwitzen, kann diese Anreicherung die Leber überfordern und zu einem chemischen Überhang führen. Diese Überlastung durch Chemikalien und Toxine verhindert möglicherweise die Heilungsprozesse, die für eine Erholung von Hashimoto unabdingbar sind.

DIE ROOT-CAUSE-EINFÜHRUNGS DIÄT

VERBOTENE LEBENSMITTEL

Gluten	Zucker
Milchprodukte	Alkohol
Soja	Koffein

In *Das Hashimoto-Programm* ist diese Diät Teil des Unterstützungsprogramms für die Leber, allerdings sind darin auch zusätzliche Strategien zum Regenerieren der Leber und für eine verbesserte Entgiftungsfunktion enthalten. Der wichtigste Schritt besteht jedoch darin, die Ernährung umzustellen – hierdurch werden die tiefgreifendsten Veränderungen erzielt. Wenn Sie verarbeitete Lebensmittel eliminieren und auf eine Ernährung mit natürlichen Lebensmitteln setzen, verschwindet ein großer Teil der Nahrungsbestandteile, die unerwünschte Reaktionen auslösen, ganz von allein.

Wenn Sie diese reaktiven Lebensmittel bereits vom Speisezettel gestrichen haben und immer noch unter Symptomen leiden, sollten Sie einen Wechsel zu der strengeren *Root-Cause*-Paläodiät in Erwägung ziehen (Seite 74).

Gluten: Gluten ist ein in Gerste, Roggen und Weizen und weiteren Getreidearten vorkommendes Protein, dem Sie ausgesetzt sind, wenn Sie die gängigen Sorten von Pasta, Cerealien und Brot essen. Mitunter ist es auch in bestimmten Suppen, Soßen und sogar einigen Alkoholika vorhanden. Wenn Sie an Hashimoto oder einer anderen Autoimmunerkrankung leiden, reagieren Sie höchstwahrscheinlich überempfindlich auf Gluten und zeigen eventuell Symptome wie Bauchschmerzen, Blähungen, Durchfall, Verstopfung, Kopfschmerzen, Hautausschläge und Gelenkschmerzen. Möglicherweise haben Sie auch Zöliakie – in diesem Fall sind die Symptome vermutlich stärker ausgeprägt und treten sofort nach dem Verzehr eines glutenhaltigen Produktes auf.

Bei meiner Umfrage an 2232 Hashimoto-Patienten kam heraus, dass sich etwa

WENN DER LABORTEST SAGT, DASS SIE NICHT GLUTENSENSITIV SIND

Bei der Frage, ob Sie glutensensitiv sind oder nicht, können Labortests durchaus hilfreich sein, insbesondere wenn die richtigen Testverfahren zur Anwendung kommen. Leider ist die Prüftechnik nicht optimal. Sehr häufig sind die negativen Ergebnisse im Hinblick auf reaktive Lebensmittel wie Gluten, Milchprodukte und Soja falsch. Der beste Test, um festzustellen, ob Sie überempfindlich auf Gluten reagieren, besteht immer noch in einer Auslassdiät: Streichen Sie Gluten für zwei bis drei Wochen von Ihrem Speisezettel und führen Sie es danach wieder ein – dann sehen Sie, ob Sie darauf reagieren.

Einigen Patienten, bei denen sowohl Zöliakie als auch Hashimoto diagnostiziert wurde, half der Verzicht auf Gluten dabei, ihre Hashimoto-Diagnose zu relativieren/loszuwerden (die Antikörper gingen in Remission und die Schilddrüsenfunktion normalisierte sich).

Doch nicht nur Zöliakie wird durch eine Unverträglichkeit gegenüber Gluten hervorgerufen. Sowohl meine eigenen als auch klinische Erfahrungen haben ergeben, dass die (nicht auf Zöliakie zurückgehende) Glutensensitivität zu den wichtigsten Auslösern von Hashimoto zählt. Eine glutenfreie Diät kann dazu beitragen, viele mit Hashimoto assoziierte Symptome zu lindern (etwa Erschöpfung, Haarausfall, Blähungen, Verstopfung, Durchfall, Schmerzen, sauren Reflux, Gewichtszunahme et cetera) und den Autoimmunangriff auf die Schilddrüse zu reduzieren. Und daher empfehle ich diese Ernährungsumstellung als einen der ersten Schritte, wenn Sie unter Schilddrüsenerkrankungen leiden – ganz gleich ob Hashimoto, Unterfunktion oder Morbus Basedow.

ENTZUG VON LEBENSMITTELN

Ernährungsumstellungen können einen großen Einfluss auf Ihren Körper haben. So leiden einige Menschen beim Entzug von Koffein – anerkanntermaßen ein Suchtmittel – unter Kopfschmerzen, Übelkeit, Reizbarkeit, Durchfall und sogar Erbrechen, insbesondere, wenn sie »kalt entziehen« anstatt den Konsum langsam herunterzufahren.
#thingsilearnedthehardway

Eventuell haben Sie auch Entzugssymptome, wenn Sie Ihren Zuckerkonsum reduzieren. Bei mir führte dies zwei Wochen lang zu Kopfschmerzen, Reizbarkeit, ungewohntem Ausfluss und Lethargie – nachdem ich meinen Zuckerkonsum von einem Tag auf den anderen drastisch eingeschränkt hatte.

Zudem machen sich die meisten Menschen nicht klar, dass Gluten und Milchprodukte süchtig machen können. Einer Hypothese zufolge werden bei der Verdauung von Gluten Opioidpeptide namens Gluteomorphin (Gliadorphin) im Magen-Darm-Trakt freigesetzt und in die Blutbahn aufgenommen. Diese Peptide zählen zu den sogenannten Exorphinen, da sie eine morphinähnliche Wirkung auf das Gehirn ausüben. Anders ausgedrückt haben sie »süchtig machende« Eigenschaften, daher kann der plötzliche Verzicht auf Gluten starke Entzugssymptome auslösen.

Man nimmt an, dass Casomorphine, die beim Verzehr von Milchprodukten aufgenommen werden, ähnliche Entzugssymptome hervorrufen, wenn man sie vom Speisezettel streicht.

88 Prozent von ihnen besser fühlten, nachdem sie Gluten eliminiert hatten. Meine Leser haben mir einige dieser positiven Auswirkungen einer glutenfreien Ernährung geschildert:

> *»Durch die glutenfreie Ernährung fingen meine Haare wieder an zu wachsen – zuvor waren mir alle Haare ausgefallen, sogar Augenbrauenhärchen und Wimpern.«*

> *»Die glutenfreie Ernährung hat mir enorm gutgetan. Es hat acht Monate gedauert, bis ich eine Veränderung feststellen konnte, und heute, nach zwei Jahren, haben sich die meisten meiner Symptome verflüchtigt. Mit einer glutenfreien Diät kann man nichts falsch machen.«*

> *»Ich ernähre mich glutenfrei und habe dadurch meine Antikörper zurück in den Normalbereich gebracht. Ich bin so dankbar!«*

> *»Nach drei Monaten einer gluten- und sojafreien Ernährung konnte ich die Dosis meiner Medikamente verringern. Magenschmerzen, der Wechsel zwischen Durchfall und Verstopfung, Angst, Körperschmerzen – alles war weg!!«*

Leiden Sie unter Zöliakie, kann der Verzicht auf Gluten innerhalb von ein paar Tagen zu einer spürbaren Verbesserung Ihres Befindens führen. Bis zur vollständigen Genesung von den Symptomen kann jedoch ein Zeitraum von drei Monaten bis zu zwei Jahren vergehen. Wenn Sie glutensensitiv sind, verzeichnen Sie eventuell ebenfalls schon nach ein paar Tagen eine Veränderung Ihrer Symptome, signifikante Verbesserungen nach zwei bis drei Wochen und komplette Symptomfreiheit nach sechs bis acht Wochen. (Zur Erinnerung: Wenn andere, noch unbehandelte Auslöser vorliegen, müssen diese therapiert werden, bevor Sie sich durch und durch besser fühlen.)

Milchprodukte: Menschen mit Hashimoto reagieren oft überempfindlich auf Kasein und Molkeneiweiß – das sind die beiden Proteine, die in Milchprodukten wie Milch, Käse, Joghurt, Eiscreme, Butter und verschiedenen Proteinpulvern vorkommen. Einige Menschen haben eine primäre Unverträglichkeit gegenüber Milchprodukten, bei anderen hat sich diese erst im Lauf der Zeit entwickelt (sekundäre Unverträglichkeit), und zwar aufgrund einer glutenbedingten Schädigung des Darms. Es ist durchaus möglich, dass einige Patienten der zweiten Gruppe Milchprodukte wieder vertragen, nachdem sich ihr durchlässiger Darm regeneriert hat oder sie etwa sechs Monate lang auf Gluten und Milchprodukte verzichtet haben.

Eine andere Reaktion auf Milchprodukte zeigen Menschen mit einer Laktoseunverträglichkeit. Wenn Sie an dieser Verwertungsstörung leiden, fehlen Ihnen die für den Abbau von Milchzucker notwendigen Enzyme. Obwohl die Symptome einer Laktoseunverträglichkeit denen einer Milchproteinunverträglichkeit gleichen, gibt es doch einen wichtigen Unterschied: Für Letztere ist das Immunsystem verantwortlich.

Es ist wichtig, darauf hinzuweisen, dass jegliche Milchprodukte, auch Rohmilchprodukte, vom Speiseplan gestrichen werden sollten. Einige Leute machen geltend, dass Milchprodukte erst durch die Pasteurisierung richtig problematisch werden, da dadurch die Struktur des Milcheiweißes verändert wird. Wenn Sie aber bereits durch das Trinken von normaler Milch gegenüber Milcheiweiß sensibilisiert worden sind, haben Sie vermutlich auch Probleme beim Genuss roher oder Bio-Milchprodukte, laktosefreier Milch und sogar Ziegenmilch. Ziegen- und Schafmilch sind für Menschen mit einer Überempfindlichkeit gegenüber Kuhmilch mit einem hohen Risiko für Kreuzreaktionen behaftet. Wenn Sie also empfindlich auf Kuhmilch reagieren, gehören Ziegen- und Schafmilch für Sie höchstwahrscheinlich zu den reaktiven Lebensmitteln. Kamelmilch wird dagegen bei Hashimoto mitunter gut vertragen, da die darin enthaltenen Milchproteine sich ausreichend stark von Kuhmilcheiweiß unterscheiden und es daher nicht zu Kreuzreaktionen kommt.

Soja: Soja steht für Sojabohne, eine Hülsenfrucht, die für die Zubereitung vieler fleisch- und milchfreier Lebensmittel zum Einsatz kommt. Soja wird auch häufig in verarbeiteten Nahrungsmitteln verwendet und dient als Bindemittel oder sorgt für bessere Konsistenz. Eine Menge glutenfreier Produkte, darunter Brot und Kekse, enthält Soja, was für Schilddrüsenpatienten problematisch sein und den Autoimmunangriff auf die Schilddrüse intensivieren kann. Deshalb empfehle ich beim Umstieg auf eine glutenfreie Ernährung nicht einfach eine GFJF-Diät **g**luten**f**reie **J**unk**f**ood-Diät), da Sie hier Gefahr laufen, unabsichtlich den einen Trigger durch einen anderen zu ersetzen. Meiner Meinung nach hat sich der Zustand meiner Schilddrüse durch den Konsum glutenfreier, sojahaltiger Produkte verschlechtert. Nachdem ich auch diese Produkte gestrichen hatte, gingen meine Schilddrüsenantikörper innerhalb von nur einem Monat von 800 Internationale Einheiten pro Milliliter auf 380 Internationale Einheiten pro Milliliter zurück.

Indem Sie auf Edamame-Bohnen, Sojamilch, Tofu, Tempeh, Miso und Sojasoße verzichten, eliminieren Sie Soja aus Ihrer Ernährung. Gleichfalls ausschließen sollten Sie verarbeitete Lebensmittel und Nahrungsergänzungsmittel, die oftmals Zutaten auf Sojabasis enthalten. Hierzu zählen auch vegetarische und vegane Produkte, in denen mitunter Sojalecithin, Tofu, hydrolysiertes Sojaprotein und/oder hydrolysiertes Pflanzenprotein vorkommen.

Zucker: 87 Prozent meiner Patienten und Leser fühlten sich durch eine zuckerfreie Ernährung besser. Zucker kann das bei Hashimoto-Patienten weit verbreitete Ungleichgewicht in der Darmflora verschärfen und zu Blutzuckerschwankungen beitragen. Wenn Sie auf Zucker verzichten möchten, sollten Sie Haushaltszucker (Saccharose) und Maissirup mit hohem Fruchtzuckergehalt ausschließen, zwei Zutaten, die in verarbeiteten Lebensmitteln gängig sind. Stevia, Xylit und Trehalose sind potenzielle Alternativen zum Süßen, doch lassen Sie die Finger von Sucralose (Splenda) und Sacharin – beide können am Ausbruch von Hashimoto beteiligt sein.

Koffein: Koffein kann Funktionsstörungen der Nebennieren und Blutzuckerschwankungen verstärken – beides tritt bei Hashimoto häufig auf. Eine zugrunde liegende Nebennieren-Insuffizienz kann dazu führen, dass bestimmte Symptome fortbestehen – auch nachdem Sie begonnen haben, Schilddrüsenmedikamente einzunehmen und sich glutenfrei zu ernähren. Der Verzicht auf Koffein unterstützt die Erholung der überlasteten Nebennieren, reicht aber vielleicht nicht aus, um sie wieder auf Höchstleistung zu bringen (hierfür sind gegebenenfalls weitere Programme erforderlich, über die Sie sich in meinem Buch Das Hashimoto-Programm informieren können).

Koffein sorgt nicht nur für Ärger in Sachen Nebennieren und Blutzuckerspiegel, es kann uns auch um den gesunden Schlaf bringen und die Darmdurchlässigkeit erhöhen. Daher ist der Verzicht auf koffeinhaltige Getränke wie Kaffee und Tee ein wichtiger Baustein der Einführungsdiät. Diese Getränke sollten außerdem wegen ihres Fluoridgehaltes (Tee) und ihrer potenziellen Verunreinigung durch Schimmel oder Gluten (Kaffee) gemieden werden.

Wenn Sie regelmäßig Koffein zu sich nehmen, kann der abrupte Entzug zu unangenehmen Nebenwirkungen wie Kopfschmerzen führen. Sie können dies vermeiden, indem Sie das Koffein schrittweise zurückfahren – reduzieren Sie einfach Ihren Konsum von Tag zu Tag um 50 Prozent. Wenn Sie normalerweise zwei Tassen Kaffee pro Tag trinken, reduzieren Sie zunächst auf eine Tasse, dann auf eine halbe Tasse, dann auf eine Viertel Tasse – und dann auf null.

Im nächsten Teil stelle ich Ihnen eine meiner besten Alternativen für koffeinhaltige Getränke vor: heißes Zitronenwasser. Ich empfehle Ihnen auch Pfefferminztee (Seite 173) oder Spa-Wasser (Seite 184) – gereinigtes Wasser mit ein wenig von Ihrem Lieblingsobst oder -gemüse. Vielleicht haben Sie auch Lust, Maca Latte (Seite 174) oder grünen Saft (Seite 169) auszuprobieren.

Alkohol: Der Konsum von Alkohol kann zu einem durchlässigen Darm, Blutzuckerentgleisungen, Dünndarmfehlbesiedlung (DDFB) und beim Abbau von Ethanol zu einem Rückstau in der Leber führen. Schon ein »gesundes« Glas Rotwein kann diese Auswirkungen haben; daher ist es bei der *Root-Cause*-Einführungsdiät ratsam, auf jegliche Arten von Alkohol zu verzichten. Wenn Sie den Geschmack von Alkohol vermissen, probieren Sie ein paar meiner Lieblingsalternativen aus, etwa den Hashi-Mojito (Seite 170), der Leber und Darm mit Probiotika unterstützt.

DIE *ROOT-CAUSE*-PALÄODIÄT

Meine *Root-Cause*-Paläodiät basiert auf der traditionellen Paläodiät. Diese beliebte Ernährungsstrategie orientiert sich an dem, was unsere Vorfahren gegessen haben; ich habe sie jedoch so modifiziert, dass Hashimoto-Patienten davon optimal profitieren. Herausgekommen ist eine Diät, die darauf abzielt, weniger entzündungsfördernde Lebensmittel und mehr antientzündlich wirkende zu essen – hierzu gehört auch qualitativ hochwertiges tierisches Eiweiß, das Ihrem Körper dabei hilft, sich selbst zu heilen.

Das Ziel dieses Ernährungsprogramms besteht darin, stressauslösende Faktoren auszuschalten, die sich negativ auf die Erholung unserer Nebennieren auswirken (die Mehrheit meiner Hashimoto-Patienten zeigt mehr oder weniger stark ausgeprägte Störungen der Nebennierenfunktion). Dies erreichen wir durch die Auswahl geeigneter Lebensmittel, wodurch wir Entzündungen reduzieren und für einen ausgeglichenen Blutzuckerspiegel sorgen. Sowohl Entzündungen als auch dramatische Blutzuckerschwankungen können die Zellen und Gewebe in unserem Körper unter Stress setzen.

Wenn Sie in die *Root-Cause*-Paläodiät einsteigen, haben Sie vermutlich schon vorher auf Alkohol, Koffein, Milchprodukte, Soja, Zucker und glutenhaltiges Getreide verzichtet. Zu dieser Ausschlussliste kommen noch einige Lebensmittel hinzu, die den Körper stressen und gegebenenfalls Heilungsprozesse behindern.

Getreide: Laut meiner Umfrage fühlten sich 81 Prozent der Teilnehmer besser, wenn sie auf Getreide verzichteten! Wenn Sie unter Schmerzen und Reizdarmsymptomen wie Verstopfung, Durchfall, Übelkeit oder Verdauungsschwäche leiden und anfällig für Depressionen sind, kann eine komplett getreidefreie Ernährung die Symptome deutlich lindern.

Um wirklich alle Stoffe zu eliminieren, die die Darmschleimhaut reizen könnten, und um den Blutzuckerspiegel zu stabilisieren, verzichtet die *Root-Cause*-Paläodiät komplett auf Getreide – sogar aus Getreiden wie Reis und Mais hergestellte gluten-

EMPFEHLUNGEN FÜR ZUCKERERSATZSTOFFE

Laut meiner Studie an über 2000 Hashimoto-Patienten fühlten sich 87 Prozent durch den Verzicht auf Zucker besser. Doch der Übergang zu einer zuckerfreien Ernährung ist zunächst nicht einfach, daher suchen die meisten Menschen nach alternativen Süßungsmitteln (zumindest war das bei mir so, als ich begann, Zucker zu streichen). Bei meiner Suche nach Ersatzprodukten schieden künstliche Süßungsmittel von vornherein aus, da NutraSweet beziehungsweise Equal (Aspartam) und Splenda (Sucralose) als mögliche Auslöser von Hashimoto gelten. Natürliche Zuckerersatzstoffe sind eine bessere Wahl, doch auch hier gibt es Pro und Kontra.

Stevia ist eine beliebte Alternative zu Zucker und zudem gesünder. Es wird aus der Pflanze Stevia rebaudiana Bertoni (Süßkraut, Honigblatt) gewonnen, die Steviol-Glykoside, süß schmeckende Substanzen, enthält. Stevia kann dazu beitragen, dünner zu werden, die Werte bei Diabetes zu verbessern, den Blutzuckerspiegel sowie den Blutdruck zu senken. Zudem hat es antientzündliche und immunstärkende Eigenschaften und kann sich sogar bei Lyme-Borreliose positiv auswirken.

Stevia zeichnet sich jedoch durch einen intensiven Geschmack aus und ist nur eingeschränkt empfehlenswert, wenn Sie unter Nebennierenschwäche, niedrigen Cortisolwerten, niedrigen Blutzuckerwerten oder einem niedrigen Blutdruck leiden – Stevia beeinflusst sowohl den Blutzuckerspiegel als auch den Blutdruck. Eine meiner Leserinnen berichtete, dass Stevia bei ihr zu Schlaflosigkeit und Blasenreizungen geführt hätte.

Honig und **Ahornsirup** sind ebenfalls natürliche Substanzen und gehen mit der Paläo- und Autoimmundiät konform, können jedoch zu Problemen mit Candida und dem Blutzucker führen – daher ist es besser, darauf zu verzichten, wenn Sie Zucker vom Speiseplan streichen.

Xylit und **Trehalose** sind weitere Süßungsmittel, die es zu berücksichtigen gilt. Xylit kann Karies reduzieren, gleichzeitig jedoch den glykämischen Index durcheinanderbringen und die bei Hashimoto weit verbreitete Dünndarmfehlbesiedlung (DDFB) verschlimmern. Trehalose vermag die Reparatur von Zellgeweben zu beschleunigen, kann jedoch – genau wie Xylit – DDFB verschlimmern und das Wachstum der toxischen Clostridium difficile (C. diff.) Bakterien fördern. Wenn Sie mit einem Übermaß an C. diff. kämpfen, tut Ihnen Xylit möglicherweise nicht gut.

Myo-Inositol, ein natürlich vorkommender Zuckeralkohol mit der halben Süßkraft von Zucker, ist eventuell die bessere Alternative. In Kombination mit Selen soll Myo-Inositol die Schilddrüsenfunktion verbessern, den Blutzuckerspiegel stabilisieren und bei Angst hilfreich sein. Bei Nierenleiden oder einem niedrigen Blutzuckerspiegel ist in Bezug auf Myo-Inositol jedoch Vorsicht geboten.

freie Produkte können unseren Blutzucker durcheinanderbringen. Viele Gesundheitsexperten, die sich mit der Genesung von Hashimoto beschäftigen, halten einen unausgeglichenen Blutzuckerspiegel bei der autoimmunen Schilddrüsenerkrankung für einen Übeltäter, der zusätzlich Öl ins Feuer gießt.

Scharfer Paprika: Da er zu einem durchlässigen Darm führen kann, wird capsaicinhaltiger Gewürzpaprika (etwa Cayennepfeffer, Chilischoten, rote Paprikaflocken et cetera) von der *Root-Cause*-Paläodiät ausgeschlossen. Gemüsepaprika, der kein Capsaicin produziert, ist dagegen erlaubt, dasselbe gilt für schwarzen Pfeffer, der aus Pfefferkörnern hergestellt wird und seine Schärfe dem Piperin, einer ganz anderen Substanz, verdankt.

Hülsenfrüchte (außer grünen Bohnen und Erbsenprotein): Die bekanntesten Hülsen-

NAHRUNGSMITTELUNVERTRÄGLICHKEITEN AUSTESTEN

Während ich als Pharmazeutin arbeitete, hielten wir stets Ausschau nach »echten IgE-vermittelten Allergien« gegenüber Nahrungsmitteln und Medikamenten (unter IgE versteht man eine Klasse von Antikörpern). Echte Allergien sind potenziell lebensbedrohliche Reaktionen, die zu anaphylaktischem Schock, Atemnot und Hautausschlägen führen können! Im ersten Jahr des Pharmaziestudiums lernte ich im Fach Immunologie auch Reaktionen kennen, die auf andere Mediatoren zurückgingen. Da man die IgE-vermittelten Allergien jedoch als »echt« bezeichnete, kam ich zu der Auffassung, dass die anderen Reaktionen nicht so wichtig wären. Unglücklicherweise sitzen die meisten Schulmediziner und Krankenversicherer demselben Irrtum auf – daher werden Tests auf Nahrungsmittelunverträglichkeiten als »experimentell« eingestuft. Für mich klingt experimentell gut: Als ich das Experiment in Angriff nahm, Lebensmittel auszuschließen, auf die ich positiv getestet war, ging es mir dramatisch besser!

Die andere Herausforderung bei Nahrungsmittelunverträglichkeiten besteht in folgender Situation: Wenn wir unwissentlich Tag für Tag Lebensmittel essen, auf die wir überempfindlich reagieren, ist es kaum möglich, unsere Symptome mit einem bestimmten Lebensmittel in Verbindung zu bringen. Wenn jemand beispielsweise sensitiv auf Milchprodukte reagiert, diese aber jeden Tag mehrmals konsumiert, leidet er möglicherweise ständig unter Müdigkeit, Gelenkschmerzen, Verstopfung, Blähungen und saurem Reflux, ist aber kaum in der Lage, die für diese Symptome verantwortlichen Lebensmittel zu identifizieren. Ich selbst war süchtig nach Brot und Milchprodukten und hatte keine Ahnung, dass mir dies gesundheitliche Probleme bereitete.

Jedes Mal, wenn wir etwas essen, auf das wir sensitiv reagieren, verliert der Körper ein Stück seiner Fähigkeit, sich vor diesem Stoff zu schützen – in der Folge fallen die Reaktionen weniger spezifisch aus und werden chronisch. Wird das betreffende Lebensmittel weiterhin konsumiert, sensibilisiert sich unser Körper in immer stärkerem Maß. Lassen wir den Übeltäter jedoch ein paar Tage oder Wochen lang weg, sollten wir uns generell besser fühlen, weniger unter Blähungen und saurem Reflux leiden, einen normalen Stuhlgang, mehr Energie et cetera haben.

Setzen wir uns dann dem unverträglichen Lebensmittel erneut aus, wird der Körper heftiger und spezifischer reagieren, was uns in die Lage

früchte sind Bohnen, darunter schwarze Bohnen, Sojabohnen, Favabohnen (Dicke Bohnen), Garbanzobohnen (Kichererbsen), Kidneybohnen und Limabohnen. Zu den Hülsenfrüchten gehören auch Linsen und Erbsen (etwa Augenbohnen, grüne Erbsen, Zuckerschoten und Knackerbsen) sowie Erdnüsse.

Hülsenfrüchte enthalten Phytate, die verschiedene Nährstoffe binden und zu einer schlechten Zinkaufnahme führen können, was der Genesung in die Quere kommen kann. Ein Mangel an Zink steht mit einer erhöhten Darmdurchlässigkeit und einer größeren Infektionsanfälligkeit in Verbindung,

versetzt, das problematische Nahrungsmittel zu identifizieren. Dieses Vorgehen bezeichnet man als Ausschluss- oder Auslassdiät, bezüglich des Austestens von Nahrungsmittelunverträglichkeiten gilt es als Goldstandard.

Die *Root-Cause-Ernährungsprogramme* fußen auf der Ausschlussdiät. Eliminiert werden alle Lebensmittel, auf die Hashimoto-Patienten in aller Regel sensitiv reagieren. Einige Betroffene können jedoch von zusätzlichen Untersuchungen und Tests profitieren. Einige testen fälschlicherweise negativ, andere fälschlicherweise positiv, es gibt auch Kombinationen aus beidem.

Ein Test, der bei mir und meinen Patienten sehr zuverlässig funktioniert hat, ist der Alletess-Test auf Nahrungsmittelunverträglichkeiten (eine in Deutschland erhältliche Entsprechung ist der cerascreen® Lebensmittel Reaktionstest). Wird hierdurch ein Nahrungsmittel positiv getestet, weiß ich sicher, dass dies für die betreffende Person ein reaktives Lebensmittel ist. Hat der Betroffene allerdings schon seit einiger Zeit auf dieses Lebensmittel verzichtet, liefert der Test unter Umständen ein verfälschtes (negatives) Ergebnis. Daher empfehle ich auch dann, wenn der Test im Hinblick auf ein gängiges reaktives Lebensmittel negativ ausfällt, dieses zunächst wegzulassen und dann wieder einzuführen. Falls Sie noch nicht bereit für eine Auslassdiät sind oder ein klares Schwarz-Weiß-Denken bevorzugen, möchten Sie sich vielleicht detaillierter mit Nahrungsmittelunverträglichkeitstests befassen.
Alletess Lab arbeitet in erster Linie mit Spezialisten der integrativen und funktionellen Medizin zusammen. Sind Sie bei einem solchen Arzt in Behandlung, bitten Sie ihn, den Test zu veranlassen. Aber auch ohne ärztliche Anordnung können Sie in Eigenregie Nahrungsmittelunverträglichkeitstests durchführen lassen, ich habe gute Erfahrungen mit MyMedLab gemacht. Das Test-Kit beinhaltet einen kleinen Teststreifen, auf den Sie ein paar Tröpfchen Blut geben. Diesen Streifen können Sie von jedem Ort der Welt an das Labor zurückschicken!

MyMedLab bietet im Hinblick auf die am häufigsten konsumierten Lebensmittel zwei Optionen an, nämlich Test-Panel 96 und Test-Panel 184. Ich stieg mit Test-Panel 96 ein, und dies reichte aus, um die meisten meiner Lebensmittel-Trigger zu demaskieren. Heute lasse ich mich alljährlich mithilfe von Panel 184 testen, so bleibe ich in Sachen potenzieller Trigger bestens informiert – das ist wichtig, da sich unsere Reaktionen auf bestimmte Lebensmittel im Lauf der Zeit ändern können. Falls Sie bereits den Alletess-Test auf Nahrungsmittelunverträglichkeiten (oder einen anderen verlässlichen Test) hinter sich haben, ist dabei vielleicht herausgekommen, dass Sie auf ein Lebensmittel reagieren, das in der Einführungs-, Paläo- oder Autoimmundiät erlaubt ist. Sollte dies der Fall sein, essen Sie es auf keinen Fall!

DIE *ROOT-CAUSE*-PALÄODIÄT

VERBOTENE STOFFE /LEBENSMITTEL	ERLAUBTE LEBENSMITTEL
Gluten	Fleisch (jegliche Sorten)
Milchprodukte (wir schließen auch Butter und Ghee aus, die in der traditionellen Paläodiät erlaubt sind)	Fisch und Schalentiere
Soja	Gemüse (außer scharfem Paprika)
Zucker	Obst (alle Arten)
Alkohol	Nüsse
Koffein	Samen
Getreide	Eier
Hülsenfrüchte (außer grünen Bohnen und Erbsenprotein)	Öle: Avocado-, Kokos- und Olivenöl
scharfer Paprika	hydrolysiertes Rinderprotein
jodreiche Lebensmittel	Erbsenprotein

daher eliminieren wir alle Lebensmittel, die zu Störungen der Zinkaufnahme beitragen können.

Was die Hülsenfrüchte angeht, mache ich jedoch zwei Ausnahmen: Grüne Bohnen und Erbsenprotein sind erlaubt. Beides wird bei Hashimoto in den meisten Fällen relativ gut vertragen.

Jodreiche Lebensmittel: Wir wissen, dass eine übermäßig hohe Jodaufnahme bei entsprechender genetischer Disposition als Hashimoto-Auslöser infrage kommt. Daher empfehle ich, jodreiche Lebensmittel wie jodiertes Salz und alle Arten von Algen (einschließlich Nori, Kombu, Kelp und Wakame) während der *Root-Cause*-Paläodiät vom Speiseplan zu streichen. Auf andere jodreiche Lebensmittel wie Spirulina und Chlorella (hier gibt es Spielarten, die weniger Jod enthalten) sollte man ebenfalls verzichten. Spirulina und Chlorella haben immunstimulierende Eigenschaften, was die Autoimmunität intensivieren und sogar zu neuen Ausbrüchen führen kann.

DIE *ROOT-CAUSE*-AUTOIMMUNDIÄT

Wenn Sie die Einführungsdiät und die Paläodiät befolgt haben, sind Gluten, Milchprodukte, Soja und Getreide – bei Hashimoto die gängigsten reaktiven Lebensmittel – bereits von Ihrem Einkaufszettel verschwunden. Falls Sie im Anschluss an diese beiden Heildiäten immer noch Symptome haben, insbesondere im Magen-Darm-Trakt, empfehle ich Ihnen, mit der *Root-Cause*-Autoimmundiät weiterzumachen. In *Das Hashimoto*-Programm ist diese Diät ein Teil des Programms für einen ausbalancierten Darm – eingeschlossen ist hier auch der Einsatz von Enzymen (Näheres über die besten Verdauungsenzyme erfahren Sie weiter unten in diesem Kapitel) und anderen Nahrungsergänzungsmitteln, die zur Gesundung des Darms beitragen. Die Autoimmundiät schließt zusätzlich zu den bereits eliminierten Lebensmitteln Eier, Nachtschattengewächse, Nüsse und Samen aus, die sich bei einigen Hashimoto-Patienten als reaktiv erwiesen haben. Gleichzeitig wird empfohlen, täglich eine oder zwei Tassen hausgemachte Knochenbrühe (Seite 151) zu konsumieren, da dies zur Heilung Ihres Darms beiträgt.

MEINE BESTEN BLUTZUCKER-AUSGLEICHENDEN FETT- UND EIWEIßQUELLEN

Avocados	Erbsenprotein
Oliven	hydrolysiertes Rinderprotein
Chiasamen	Hähnchenfleisch
Nüsse (außer Erdnüsse)	Lammfleisch
Samen	Pute
Kokosmilch	Rindfleisch aus Grasfütterung
Entenfett	Schweinefleisch
Kokos-, Avocado- und Olivenöl	Lachs
Talg	Sardinen
Eier und Eiklarprotein (falls verträglich)	Weißfisch

Eier: Eier sind eine ausgezeichnete Eiweißquelle, können jedoch bei einigen Menschen, die an Autoimmunkrankheiten wie Hashimoto leiden, unerwünschte Reaktionen hervorrufen. In meiner Leserumfrage berichteten 48 Prozent der Teilnehmer, dass sie sich mit einer eierfreien Ernährung besser fühlten. Eier enthalten Lysozym, ein Enzym, das die Fähigkeit hat, während des Verdauungsprozesses Bakterien und Proteine an sich zu binden. Dadurch entsteht ein sogenannter Lysozym-Komplex – eine tickende Zeitbombe voller potenzieller Reizstoffe, die bei Menschen mit einem durchlässigen Darm durch die Lücken der Darmschleimhaut in den Blutkreislauf gelangen und das Immunsystem aktivieren können.

Nachtschattengewächse: Hier ist das Ergebnis ganz ähnlich wie im Fall der Eier: 47 Prozent der Teilnehmer meiner Umfrage ging es besser, wenn sie auf Nachtschattengewächse verzichteten. Mit dem Konsum von Nachtschattengewächsen verbunden sind Beschwerden wie Gelenkschmerzen, Schmerzen, Schwellungen, Kribbeln in den Gliedmaßen und Taubheitsgefühle. Die Nachtschattengewächse bilden eine spezielle Klasse der Blütenpflanzen. Zu ihnen gehören Tomaten, Kartoffeln, Auberginen, Gemüsepaprika, Tomatillos, Gewürzpaprika (etwa Thai-Chili und Chilischoten sowie die daraus gewonnenen Gewürze), Gojibeeren und Kapstachelbeeren. Nachtschatten-

DIE *ROOT-CAUSE*-AUTOIMMUNDIÄT

VERBOTENE LEBENSMITTEL	ERLAUBTE LEBENSMITTEL
Gluten	Fleisch (alle Sorten)
Milchprodukte (wir schließen auch Butter und Ghee aus, die in der traditionellen Paläodiät erlaubt sind)	Fisch und Schalentiere
Soja	Gemüse (außer Nachtschattengewächsen)
Zucker	Öl: Avocado-, Kokos- und Olivenöl
Alkohol	Obst (alle Arten insbesondere Kokosnüsse)
Koffein	hydrolysiertes Rinderprotein
Getreide	
Hülsenfrüchte	
scharfer Paprika	
jodreiche Lebensmittel	
Eier	
Nüsse	
Nachtschattengewächse	
Samen	
Stevia	

gewächse enthalten Alkaloide, chemische Verbindungen, die bei einigen Menschen unerwünschte Reaktionen hervorrufen können.

Nüsse: Nüsse sind eine überaus nahrhafte Quelle für Eiweiß und gesunde Fette, daher plädiere ich dafür, sie in der Einführungs- und Paläodiät nicht auszuschließen. Doch trotz ihrer nährenden Eigenschaften können Nüsse schwer verdaulich sein, sie enthalten Oxalate und Phytate, beides »Anti-Nährstoffe«, die die Aufnahme von Mineralstoffen erschweren können. Auch nehmen Nuss-Allergien zu, was darauf schließen lässt, dass die Zahl der Menschen, die überempfindlich auf Nüsse reagieren, wahrscheinlich ebenfalls wächst. Bei Hashimoto gelten insbesondere Mandeln als hochgradig reaktives Lebensmittel (Mandeln stehen nach Gluten, Milchprodukten und Soja an vierter Stelle, was die Häufigkeit der Reaktionen angeht). Eventuell hat das damit zu tun, dass viele Leute heutzutage täglich Mandeln als Snack zu sich nehmen (die Mandel-Lobby hat einen guten Job gemacht!), wodurch das Risiko für Überempfindlichkeitsreaktionen steigt. Daher sind Nüsse und Samen in der

Root-Cause-Autoimmundiät verboten. Auch wenn Sie darauf im Moment nicht reagieren und diese Lebensmittel später wieder einführen, sollten Sie darauf achten, nur alle drei bis vier Tage Nüsse und Samen zu essen und diese mit anderen Lebensmitteln abzuwechseln.

Samen: Obwohl Samen für die überwältigende Mehrheit der Hashimoto-Patienten unproblematisch zu sein scheinen – nur 7 Prozent der Teilnehmer an meiner Umfrage reagierten negativ darauf –, haben Samen die potenzielle Fähigkeit, einen bereits angeschlagenen Darm noch stärker zu irritieren. Samen erweisen sich oft als verdauungsresistent und können bei Menschen, die Probleme mit der Eiweißverdauung haben, die Symptome verstärken.

Die Liste der Lebensmittel, die bei der *Root-Cause*-Autoimmundiät erlaubt sind, erscheint ziemlich kurz, bietet aber in der praktischen Umsetzung zahllose Optionen für eine leckere Ernährung. Zu meinen Lieblingsspeisen im Rahmen der Autoimmundiät zählen das cremige weiße Hähnchenragout (Seite 209), die Mango-Salsa (Seite 312) und die doppelt gebackenen Süßkartoffeln (Seite 316). Sie finden die betreffenden Rezepte und andere für diese Diät geeignete im Kochbuchteil.

HEILUNG IST MÖGLICH: ERFOLGSGESCHICHTEN

Falls Sie zögern, eine radikale Diät auszuprobieren, habe ich hier für Sie ein paar Berichte von Lesern aus der ganzen Welt – Lesern wie Ihnen –, die sich an die Umsetzung der verschiedenen in diesem Kapitel beschriebenen Heildiäten gewagt haben. Wenn sie es geschafft haben, kriegen Sie das auch hin!

SUE: Ich habe beides gemacht, meine Nahrungsmittelunverträglichkeiten austesten lassen und dann die Paläo-Autoimmundiät ein Jahr lang durchgezogen. Meine autoimmune Schuppenflechte ist zu 90 Prozent verschwunden. Ich habe auch abgenommen, wodurch mein Gewicht heute im Normalbereich liegt. Und ich konnte meine Tirosin-Dosis (Schilddrüsenmedikament) von 88 Milligramm auf 75 Milligramm reduzieren.

LANE: Ein riesiger Unterschied! Der komplette Verzicht auf glutenhaltiges Getreide und Milchprodukte sowie die Beschränkung von Zucker, Alkohol und verarbeiteten Lebensmitteln hat mein Leben verändert. Meine Schilddrüsen- und Morbus-Crohn-Symptome sind nicht mehr allgegenwärtig. Nach dem Essen fühle ich mich nicht mehr aufgebläht und von Magenbeschwerden gequält. Ich muss auch nicht mehr ständig pupsen, daher kann ich wieder zum Yoga gehen – und bringe meine Teenager-Tochter nicht mehr in Verlegenheit! Ich hänge nicht mehr den halben Tag auf der Toilette. In meinem Ingenieursjob kann ich wieder klar denken. Ich will mir gar nicht vorstellen, wie schrecklich mein Leben wäre, wenn ich diese relativ einfachen Veränderungen nicht angegangen wäre! Diese Umstellungen verlangen keine großen Opfer – ich gehe immer noch gern auswärts essen – und ich freue mich auf eine wunderbare Zukunft! Danke, Izabella Wentz, für alles, was Sie getan haben, um uns dazu zu bringen, unsere Genesung in eigene Hände zu nehmen!

BONNIE: Nachdem ich *Hashimoto im Griff* gelesen hatte, verzichtete ich sukzessive auf Gluten, dann auf Milchprodukte, Zucker, Alkohol und Kaffee. Ich befolgte die Paläodiät für sechs Monate, bevor ich komplett auf AIP umstellte. Zu diesem Zeitpunkt begann ich, die in Dr. Wentz' »Hashimoto's Self-Management Program« gegebenen Empfehlungen umzusetzen, dann die Ratschläge aus *Das Hashimoto-Programm*. Und die Krankheit ging in Remission! Nach 18 Monaten AIP lagen meine Schilddrüsenantikörper im Normalbereich und ich konnte beginnen, meine Dosis an Schilddrüsenhormonen schrittweise zu reduzieren. Jetzt bin ich dabei, nach und nach wieder bestimmte Nahrungsmittel einzuführen. Mein Ziel ist es, mich zukünftig überwiegend (zu 80 Prozent) nach der Paläodiät zu ernähren. Ich habe mich nie besser gefühlt!

JOANNA: Mit der Auslassdiät – kein Gluten, keine Milchprodukte, kein Zucker, kein Getreide et cetera – ist es mir gelungen, Hashimoto in Remission zu bringen. So gute Werte wie heute hatte ich in den vergangenen zehn Jahren nicht! Mein Haar wächst wieder! Ich schlafe wie der Bär! Keine Blähungen mehr! Das aufgedunsene Gesicht wie weggeblasen! Wunder über Wunder!

CHRISTINA: Ich habe im Oktober mit einer strengen AIP-Diät und der Einnahme von nützlichen Probiotika angefangen. Schon innerhalb der ersten Woche spürte ich Veränderungen – die fürchterlichen morgendlichen Gelenkschmerzen waren fast völlig verschwunden. Als Nächstes begann meine Energie zurückzukehren und die Benommenheit wurde weniger. Innerhalb eines Monats waren die Gelenkschmerzen dann wie weggeblasen, ich hatte Energie ohne Ende, die Benommenheit legte sich immer mehr, die extrem trockene Haut regenerierte sich, die Haare begannen stärker zu wachsen und ich verlor durch das Verschwinden von Wassereinlagerungen fast 4,5 Kilogramm. Ich war wirklich baff, dass eine Ernährungsumstellung und Nahrungsergänzungsmittel solche Veränderungen herbeiführen können. Es ist mir mittlerweile schon gelungen, ein paar Lebensmittel wieder einzuführen, was die Diät besser umsetzbar macht.

SARA: Ich bekam meine Hashimoto-Diagnose im Oktober. Nachdem ich im November Ihre Bücher gelesen hatte, verzichtete ich auf Gluten, Getreide, Milchprodukte, raffinierten Zucker und Fertiggerichte. Meine Schilddrüse ist seitdem deutlich kleiner geworden. Ich litt zuvor durch meine vergrößerte Schilddrüse beim Essen schon an Erstickungsgefühlen – das ist so viel besser geworden. Im März habe ich eine weitere Ultraschalluntersuchung meiner Schilddrüse und bin gespannt auf die objektiven Resultate meiner Ernährungsumstellung. Meine Benommenheit ist weniger geworden, obwohl es immer noch umnebelte Tage gibt. Meine Endokrinologin hat niemals auch nur erwähnt, dass mir eine Diät helfen könnte. Sie hat mir wirklich erzählt, dass ich gegenüber meiner Hashimoto-Diagnose völlig machtlos wäre. Danke, Izabella, für Ihre Bücher und Ihre Begleitung!

NICOLE: Ich habe mich vier Monate lang gluten-, milch-, soja- und zuckerfrei ernährt und zudem auf Rapsöl, jodiertes Salz und Alkohol verzichtet. Zusätzlich habe ich Selen, Vitamin E, Vitamin B12, Betain mit Pepsin und etwas für die Leber eingenommen. Danach hatte ich 8 Kilogramm Gewicht verloren, mehr Energie, weniger Blähungen und weniger Gelenkentzündungen.

WOMIT SOLL ICH ANFANGEN?

WENN ...	DANN ...
... Sie ganz am Anfang stehen und nicht wissen, welche Diät Sie machen sollen.	... machen Sie die Diät, die für Sie am leichtesten umsetzbar ist. Fangen Sie einfach an!
... Sie immer weniger Lebensmittel vertragen.	... lassen Sie so schnell wie möglich Ihren Darm mithilfe der funktionellen Medizin testen und klären Sie, ob Sie an Infektionen leiden.
... Sie sich bereits glutenfrei ernähren, Ihre Genesung aber keine weiteren Fortschritte macht.	... probieren Sie die Einführungsdiät aus (gluten-, milch- und sojafrei).
... Sie bereits die Einführungsdiät umsetzen (gluten-, milch- und sojafrei), Ihre Genesung aber keine weiteren Fortschritte macht.	... wechseln Sie zur *Root-Cause*-Paläodiät.
... Sie bereits die*Root-Cause*-Paläodiät umsetzen, Ihre Genesung aber keine weiteren Fortschritte macht.	... wechseln Sie zur *Root-Cause*-Autoimmundiät.
... Sie bereits die *Root-Cause*-Autoimmundiät umsetzen, Ihre Genesung aber keine weiteren Fortschritte macht.	... ziehen Sie in Erwägung, Ihren Darm oder auf Nahrungsmittelunverträglichkeiten hin testen zu lassen, *Das Hashimoto-Programm* oder dem »Hashimoto's Self-Management-Program« und/oder der *Root-Cause*-Rotationsdiät* zu folgen.
... Sie verwirrende Symptome haben, aber noch nicht auf Nahrungsmittelunverträglichkeiten getestet wurden.	... lassen Sie die entsprechenden Tests durchführen.

*Weitere Informationen und Quellen finden Sie auf thyroidpharmacist.com/food.

CATHARINE: Nach 3 Tagen einer glutenfreien Ernährung war die Benommenheit wie weggeblasen, nachdem ich 14 Jahre damit gekämpft hatte.

CAROLINE: Ich erlebte eine echte Erfolgsgeschichte, die ich Ihnen nicht vorenthalten möchte. Ich war eine Bestsellerautorin im Vereinigten Königreich und erkrankte urplötzlich an Hashimoto. (Wenn ich darüber nachdenke, passierte das gar nicht so plötzlich, die Erkrankung schlich sich über Jahre an.)

Ich konnte mich nicht mehr konzentrieren und nicht mehr schreiben, obwohl meine Schilddrüsenwerte im Normalbereich lagen und ich Armour einnahm. Vor sieben Monaten begann ich dann, Gluten wegzulassen und hier und dort ein paar Optimierungen vorzunehmen, wobei ich den Vorschlägen von Izabella Wentz folgte. Und dann kam mein Aha-Moment. Mein Kopf funktioniert wieder reibungslos und ich kann wieder schreiben. Vor ein paar Monaten hätte mich allein der Gedanke an eine geschäftliche Besprechung in Angst und Schrecken versetzt – letzte Woche verhandelte ich mit einem Verlag und schloss einen Vertrag über eine Trilogie ab. Danke, Izabella.

WELCHE HEILDIÄT SOLLTEN SIE ALS NÄCHSTES IN ANGRIFF NEHMEN?

Sie entscheiden, ob Sie mit einer eher lockeren Diät starten und diese bei Bedarf verschärfen oder ob Sie gleich einer relativ strengen Diät folgen und diese dann lockern. Die Tabelle unten liefert ebenfalls Hinweise, womit Sie beginnen sollten – dies hängt davon ab, wo Sie heute stehen.

ERNÄHRUNGSWISSEN, DAS BEI DER GENESUNG HILFREICH IST

»Eine schlechte Verdauung ist die Wurzel allen Übels«, sagte der griechische Arzt Hippokrates, den man gern als Vater der Medizin bezeichnet. Obwohl er 460 vor Christus geboren wurde, hatte er hier meiner Meinung nach den richtigen Riecher! Anders ausgedrückt könnte man sagen: »Du bist, was du isst.« Hashimoto-Patienten leiden gewöhnlich an einer Kombination von Nährstoffmangelerscheinungen, Nahrungsmittelunverträglichkeiten, einer beeinträchtigten Stressreaktion, Verdauungsproblemen, Infektionen und einer beeinträchtigten Entgiftungsfunktion. Vieles davon hängt mit der eingeschränkten Fähigkeit zusammen, aus der Nahrung diejenigen Nährstoffe aufzunehmen, die für eine optimale Funktion unserer Körpersysteme notwendig sind.

Durch eigene Erfahrungen und meine Arbeit mit Patienten bin ich zu der Überzeugung gekommen, dass zusätzliche Enzyme die Verdauung ankurbeln und infolgedessen auch die Nährstoffaufnahme aus der Nahrung verbessern können. Ein Mangel an Enzymen kann, direkt oder indirekt, zu Schilddrüsensymptomen und Autoimmunität beitragen. Der Einsatz von Enzymen kann bei Hashimoto helfen, die typischen Symptome zu bezwingen (unter anderem Erschöpfung, Haarausfall, Nährstoffdefizite, Infektionen, Nahrungsmittelunverträglichkeiten) und die Schilddrüsenantikörper zu reduzieren.

Es gibt fünf Arten von Enzymen, die sich in den verschiedenen Stadien Ihrer Reise zurück zur Gesundheit positiv auswirken können:

1. Verdauungsenzyme für Eiweiß,
2. Systemische Enzyme,
3. Verdauungsenzyme für Fett,
4. Verdauungsenzyme für Gemüse,
5. Verdauungsenzyme für Gluten/Milchprodukte.

Verdauungsenzyme für Eiweiß

Wissenschaftlichen Studien zufolge haben die meisten Menschen mit Hashimoto und Schilddrüsenunterfunktion entweder wenig oder gar keine Magensäure, was zu Nahrungsmittelunverträglichkeiten und einem erhöhten Risiko für Infektionen des Magen-Darm-Trakts beiträgt – zu nennen sind hier H. pylori, Dünndarmfehlbesiedlung (DDFB) und Parasiten (alles potenzielle Ursachen für Hashimoto), dazu kommen Probleme mit der Eiweißverdauung. Wird Eiweiß schlecht verdaut, kann dies zu Mangelerscheinungen führen: Wir verarmen an Nährstoffen, die im Eiweiß gebunden sind, etwa B12, Eisen und Aminosäuren. Dies führt zu Erschöpfung und auch der Verdauungsprozess kostet eine Menge Energie! Hieraus ergibt sich einer der Gründe, warum uns Nahrungsergänzungsmittel, grüne Smoothies und grüne Säfte so viel Energie schenken: Sie versorgen uns mit schon teilweise oder auch komplett verdauten Nährstoffen, sodass uns die kräftezehrende Verdauungsarbeit erspart bleibt!

Betain-Hydrochlorid (Betain HCL) und Pepsin sind beide natürlich vorkommende Magensaft-Komponenten. Sie können dazu beitragen, den Magensäurespiegel zu erhöhen, außerdem helfen sie dabei, in eiweißreicher Nahrung enthaltene Nährstoffe und Aminosäuren besser bioverfügbar zu machen. Man findet Betain und Pepsin häufig zusammen in Präparaten, die die Verdauung unterstützen. Die meisten Produkte enthalten pro Kapsel 500–750 Milligramm Betain und etwa 20–50 Milligramm aus Schweinen gewonnenes Pepsin.

Als ich die Verbindung zwischen meinem Mangel an Magensäure und Hashimoto entdeckte, war dies ein Aha-Erlebnis für mich. Nachdem ich begonnen hatte, zu meinen eiweißhaltigen Mahlzeiten Betain mit Pepsin einzunehmen, verschwand meine über zehn Jahre anhaltende lähmende Erschöpfung quasi über Nacht! Ich schlief nicht mehr elf oder zwölf Stunden pro Nacht, sondern nur noch acht – nur weil ich jetzt meine Nahrung besser verdaute! Endlich hatte ich wieder Energie und dies gab mir das Zutrauen, Hashimoto und meine lange Liste an Gesundheitsproblemen irgendwann hinter mir lassen zu können. Ich fing an, *Hashimoto im Griff* zu schreiben – an dem Morgen, als ich die richtige Dosis Betain mit Pepsin eingenommen hatte. Die wiedergewonnene Energie ließ mich hoffen, dass ich durch engagierte Forschungsarbeit zur Wurzel meiner Krankheit vorstoßen könnte und eines Tages in der Lage sein würde, mit meinem Wissen auch anderen zu helfen.

Patienten und Leser haben von ähnlichen Erfahrungen berichtet, zudem von

Schmerzreduktion, verbesserter Stimmung und einem gesünderen Gewicht. Meine Umfrage hat ergeben, dass 59 Prozent sich durch die Einnahme von Betain mit Pepsin besser fühlten, 33 Prozent fühlten sich damit schlechter und 7 Prozent konnten keine Verbesserung ihrer Symptome feststellen. Vielen Menschen ist es gelungen, durch die Erhöhung des Magensäure-Spiegels auch ihre Ferritin- und B12-Werte anzuheben. Etwa 50–70 Prozent der Hashimoto-Patienten weisen vermutlich einen Mangel an Magensäure auf, was sich durch einen Selbsttest mit Betain und Pepsin erhärten lässt.

So testen Sie mit Betain und Pepsin:

1. Beginnen Sie damit, unmittelbar nach dem Genuss einer eiweißhaltigen Mahlzeit eine einzige Kapsel einzunehmen.

2. Beobachten Sie, ob irgendeine Reaktion eintritt, etwa ein leichtes Brennen im Hals. Fühlen Sie dort ein Brennen, heißt das, dass Sie zu viel Säure aufgenommen haben. Der Grund dafür ist folgender: Entweder brauchen Sie dieses Ergänzungspräparat nicht oder die Dosis war in Bezug auf die Eiweißaufnahme zu hoch. Letzteres würde bedeuten, dass Sie für die in der Mahlzeit enthaltene Menge an Eiweiß kein Ergänzungspräparat benötigen.

3. Wenn Sie keine Reaktion feststellen können, steigern Sie die Dosis im Anschluss an Ihre nächste eiweißhaltige Mahlzeit auf zwei Kapseln und warten Sie wiederum auf einsetzende Beschwerden.

4. Steigern Sie die Dosis pro Mahlzeit um eine Kapsel, bis Sie ein leichtes Brennen oder Unwohlsein verspüren. Ist dieses Stadium erreicht, wissen Sie, dass Sie eine Kapsel zu viel eingenommen haben – die richtige Menge liegt also bei der letzten Dosis minus eine Kapsel. Sie können einen Becher Wasser mit einem Teelöffel Natron trinken, um das eventuell länger anhaltende Brennen zu lindern.

Hier kommt ein Dosierungsbeispiel:

- Mahlzeit Nummer 1: 1 Kapsel eingenommen, keine Symptome
- Mahlzeit Nummer 2: 2 Kapseln eingenommen, keine Symptome
- Mahlzeit Nummer 3: 3 Kapseln eingenommen, keine Symptome
- Mahlzeit Nummer 4: 4 Kapseln eingenommen, Symptome aufgetreten
- Zieldosis: 3 Kapseln

Die meisten Betroffenen benötigen eine Dosis zwischen 1 und 7 Kapseln (abhängig von der Marke des Präparats und ihrem Bedarf), sind aber häufig in der Lage, das Ergänzungsmittel wieder abzusetzen, wenn sich im Lauf der Zeit das Verdauungssystem erholt hat. Auch wenn Sie Ihre Zieldosis ermittelt haben, ist es mitunter notwendig, die Dosis anzupassen – je nachdem, wie viel oder welche Art von Eiweiß Sie zu sich nehmen. Einige Patienten benötigen für Proteinpulver und vegetarisches Protein eine geringere Dosis, steigern diese jedoch, wenn sie ein schönes saftiges Steak essen.

Bitte beachten Sie, dass dieses Enzym nicht für jeden geeignet ist:

- Wenn Sie in der Vergangenheit oder derzeit unter Geschwüren litten/leiden oder nichtsteroidale Antirheumatika (NSAR), Aspirin oder Steroide schlucken, nehmen Sie Betain mit Pepsin auf keinen Fall ein.
- Säureunterdrückende Medikamente können die Wirkung von Betain mit Pepsin zunichtemachen, ich empfehle daher, beides nicht zusammen einzunehmen.
- Wenn Sie schon mit Geschwüren zu tun hatten oder säureunterdrückende Medikamente einnehmen, sollten Sie sich auf Darminfektionen testen lassen, insbesondere auf H. pylori und Dünndarmfehlbesiedlung (DDFB) – beide kommen als Trigger für Darmprobleme und Hashimoto infrage.

Systemische Enzyme

Menschen mit einer Autoimmunerkrankung zeigen oft eine Konzentration zirkulierender Immunkomplexe (ZIK, engl. CIC). Diese Immunkomplexe entstehen, wenn sich Antikörper mit reaktiven Antigenen verbinden – bei Letzteren kann es sich um Toxine oder Fremdsubstanzen handeln, die der Antikörper angreift. Zirkulierende Immunkomplexe können sowohl durch die Schilddrüse angreifende Antikörper als auch durch Antikörper, die von der Schilddrüse produziert werden, entstehen. Sie können für Ärger sorgen und zu Stauungsleber, Autoimmunerkrankungen und vielen damit verbundenen Symptomen führen, etwa Schmerzen, Entzündungen und sogar Herzinfarkten!

Systemische Enzyme, auch proteolytische Enzyme genannt, können dabei helfen, das Immunsystem wieder ins Gleichgewicht zu bringen, indem sie die zirkulierenden Immunkomplexe zerstören. Diese Enzyme sind auch in der Lage, Pathogene wie Bakterien und Parasiten zu zersetzen, doch spielt die Zerstörung der Immunkomplexe für uns die größere Rolle: Hierdurch wird die Zahl der Antikörper, die als Reaktion auf bestimmte Nahrungsbestandteile und die Schilddrüse gebildet werden, reduziert.

Der Körper stellt selbst systemische Enzyme her, wir können den Abbau der zirkulierenden Immunkomplexe jedoch beschleunigen, indem wir zusätzlich systemische Enzympräparate einnehmen. In Europa sind systemische Enzyme detailliert untersucht worden und stellen heute bei arthritischen und vielen anderen entzündlichen Erkrankungen eine beliebte Alternative zu schmerzstillenden Medikamenten dar.

In einer Studie verabreichte man 40 Hashimoto-Patienten, die auf Levothyroxin eingestellt waren, zusätzlich drei bis sechs Monate lang systemische Enzyme. Die Patienten verzeichneten einen Rückgang der Schilddrüsensymptome und eine Normalisierung des Schilddrüsengewebes im Ultraschall. Zusätzlich ging die Zahl der entzündlichen Zellen in der Schilddrüse zurück und die Schilddrüsenantikörper reduzierten sich signifikant. Viele Teilnehmer der Studie konnten ihre Levothyroxin-Dosis verringern, einige waren sogar in der Lage, das Medikament komplett abzusetzen. Patienten, die vor der Enzym-Einnahme hohe Cholesterinwerte hatten, erzielten im Verlauf der Studie verbesserte Cholesterin-Profile.

In meiner Arbeit mit Hashimoto-Patienten zeigte sich, dass die Gabe von systemischen Enzymen über einen bis drei Monate hinweg sowohl die Schilddrüsenantikörper als auch die Nahrungsmittelunverträglichkeiten signifikant reduzierte. Die Patienten berichten auch von verringerten Schmerzen und verbesserter Wundheilung. Ich empfehle systemische Enzyme auch, weil sie auf das ganze Immunsystem einwirken – eventuell können sie vor zukünftigen Immunerkrankungen schützen.

Systemische Enzyme stammen aus pflanzlichen und tierischen Quellen und stellen häufig eine Mischung aus folgenden Komponenten dar:

- Bromelain (aus Ananas gewonnen),
- Chymotrypsin (aus Schweinen gewonnen),
- Pankreatin (aus Schweinen gewonnen),
- Papain (aus Papaya gewonnen),
- Rutin oder Rutosid-Trihydrat (Bioflavonoid),
- Trypsin (aus Schweinen gewonnen).

Um ihre Wirkung auf das Immunsystem zu entfalten, müssen systemische Enzyme auf leeren Magen eingenommen werden, mindestens 45 Minuten vor einer Mahlzeit oder 90 Minuten danach. Werden sie zum Essen oder zu bald nach einer Mahlzeit geschluckt, werden sie durch den Verdauungsprozess »verheizt «und nicht ins Blut aufgenommen – und nur dort können sie auf die zirkulierenden Immunkomplexe einwirken.

Die tägliche Erhaltungsdosis liegt bei systemischen Enzymen in der Regel bei 6 Kapseln. In der erwähnten Studie war die verabreichte Dosis aber um den Faktor 2,5 erhöht: 5 Kapseln dreimal täglich (auf leeren Magen). Das ist die Dosierung, die ich meinen Patienten empfehle – dies wird auch von anderen erfahrenen Medizinern so gehandhabt. Jede Dosis (5 Kapseln) sollte mit einem großen Glas Wasser (mindestens 235 Milliliter) eingenommen werden. Um das Immunsystem in einer akuten Krankheitsphase wirksam anzusprechen, ist in einigen Fällen sogar eine Dosis von 10 Kapseln dreimal täglich angezeigt.

Verdauungsenzyme für Fett

Fettverwertungsstörungen werden von Patienten und Ärzten häufig übersehen, betreffen aber 40–50 Prozent der an Hashimoto Erkrankten. Zu den Anzeichen und Symptomen einer Fettresorptionsstörung gehören fettiger, stark riechender, schwimmender und heller Stuhl, Aufstoßen und Darmwinde nach dem Essen, Durchfall, trockene Haut, Magenschmerzen, Gallenschmerzen (auf der rechten Seite unterhalb der Rippen), Gallensteine, Entfernung der Gallenblase, Übelkeit, Gewichtsverlust, hormonelle Ungleichgewichte und Nebennierenprobleme. Ein seitens der funktionellen Medizin durchgeführter Stuhltest auf fäkale Elastase kann durch niedrige Werte ebenfalls auf eine Fettmalabsorption hinweisen.

Wenn Sie das in der Nahrung enthaltene Fett nicht richtig verdauen und aufnehmen können, sinkt möglicherweise Ihre Tatkraft und Sie verspüren ein gesteigertes Verlangen nach Kohlenhydraten, da Fett eine Energiequelle darstellt, die unglaublich langsam verbrannt wird. Wenn Sie schon seit einer Weile unter einer Fettverwertungsstörung leiden, entwickeln Sie eventuell Symptome, die auf einen Mangel an Fettsäure und den fettlöslichen Vitaminen A, D, E und K hinweisen. Ein Defizit dieser Nährstoffe führt zu einer Vielzahl von Symptomen, etwa zu Sehstörungen, Ungleichgewichten im Immunsystem, brüchigen Knochen, schlechter Wundheilung, rascher Entwicklung von blauen Flecken, Zahnfleischbluten, Nasenbluten, glanzlosem Haar, Depressionen, Hautkrankheiten, Ekzemen, trockener/schuppiger/juckender Haut/Kopfhaut, Schuppen, fettiger Kopfhaut, Hautausschlägen und vielen anderen Effekten.

Einen weiteren Hinweis auf Fettverwertungsstörungen findet man bei Menschen, die zusätzlich Vitamin D einnehmen, deren Laborwerte aber immer noch einen Vitamin-D-Mangel zeigen. Mögliche Gründe für eine Fettverwertungsstörung sind unter anderem ein Mangel an Gallensaft, ein Defizit an Pankreas-Enzymen, ein Rückstau in der Leber oder eine Dünndarmfehlbesiedlung

Das Rootcology-Ergänzungspräparat zur Stärkung von Leber und Gallenblase (»Liver and Gallbladder Support«) unterstützt die Fettverdauung auf drei verschiedenen Wegen: Die darin enthaltene Mariendistel fördert die Fettverwertung in der Leber; Rindergalle steuert zusätzlichen Gallensaft bei; Löwenzahn, Artischocke und Bete regen den Gallenfluss an. Wenn Sie Probleme mit der Fettverdauung haben, kann dies Ihr Leben verändern.

Chronische Probleme in Sachen Fettverdauung können zu einem Mangel an essenziellen Fettsäuren führen. Wenn Sie diesbezügliche Anzeichen entwickeln (etwa Schmerzen, Entzündungen, trockene Haut, fettiges Haar, Akne oder Ekzeme), profitieren Sie eventuell von ein bis vier Gramm Fischöl pro Tag.

Verdauungsenzyme für Gemüse

Viele Hashimoto-Patienten haben auch eine verminderte Fähigkeit, Gemüse zu verdauen, was auf dessen Gehalt an Ballaststoffen und Stärke zurückgeht. Bei Patienten, die an einer Unterfunktion litten, wurde in einigen Fällen sogar ein Darmverschluss beobachtet, der auf einen Phytobezoar zurückging, eine Art Stein aus unverdauten Pflanzenfasern! Liegt eine solche Störung vor, findet man mitunter unverdaute Pflanzenfasern im Stuhl, und ein ballaststoffreiches Mahl kann zu Blähungen führen.

Wird faserhaltige Nahrung nicht richtig verdaut, entgehen uns die wertvollen Mikronährstoffe, die nicht vollständig extrahiert werden. Wer hier gegensteuern möchte, hat die Möglichkeit, Gemüse und Obst zu entsaften, denn so werden die Nährstoffe besser aufgenommen.

Die Gemüseverdauung fördernden Enzyme können gleichfalls dazu beitragen, Nährstoffmangelsymptome zu beheben und mehr Energie zu liefern. Derartige Präparate enthalten faserstoffabbauende Enzyme wie Cellulase und/oder stärkeabbauende Enzyme wie Amylase.

Verdauungsenzyme für Gluten/ Milchprodukte

Bei Hashimoto gehören Gluten und Milchprodukte zu den reaktiven Lebensmitteln, die am häufigsten Probleme machen. Wenn die großen Eiweißmoleküle, die man sowohl in Gluten als auch in Milchprodukten findet, vom Körper nicht vollständig abgebaut werden, können sie eine Immunantwort auslösen. Vermittelt wird diese durch Antikörper der Klasse G (IgG-Antikörper), die einen Teilbereich der Körperabwehr darstellen. Nun ist es so, dass diesem Teilbereich auch die Schilddrüsenantikörper zuzurechnen sind. Folglich werden, wenn man eins dieser reaktiven Nahrungsmittel isst, von Mal zu Mal größere Mengen an IgG-Antikörpern produziert – einschließlich der Schilddrüsenantikörper. Über den Zusammenhang Hashimoto/Gluten gibt es allerdings Diskussionen.

Leider rufen bei einigen Patienten schon kleine Mengen an Gluten und Milchprodukten heftige Symptome hervor und verzögern den Heilungsfortschritt. Dies führt dazu, dass viele Betroffene nicht mehr gern ins Restaurant gehen oder Verwandte besuchen. Probleme können auch dann auftreten, wenn eine Mahlzeit völlig ohne Gluten und Milchprodukte zubereitet ist – oft reicht es schon, wenn diese Mahlzeit in derselben Küche zubereitet wird, in der auch mit Gluten und Milchprodukten gekocht wird, hier besteht die Gefahr der Kontamination.

Das Enzym Dipeptidylpeptidase IV (DPP-4) kann beim Abbau von Gluten in kleinere Fragmente helfen und es leichter verdaulich machen. DPP-4 findet man in Kombi-Präparaten, die auch Enzyme enthalten, die Kasein, Beta-Lactoglobulin (Molke) und mitunter Laktose (in Milchprodukten vorkommende Milchzuckermoleküle) spalten.

Bei Unverträglichkeitsreaktionen gegenüber Gluten und Milchprodukten können diese Enzyme sehr hilfreich sein – leidet

EXOKRINE PANKREASINSUFFIZIENZ

Einige Menschen mit einer Fettverwertungsstörung leiden auch an exokriner Pankreasinsuffizienz beziehungsweise einem Mangel an Pankreasenzymen (Bauchspeicheldrüsenenzyme). In diesem Fall ist meiner Meinung nach die ergänzende Einnahme von Pankreasenzymen sehr hilfreich. Diese Enzyme nimmt man zu jeder fetthaltigen Mahlzeit ein. Bei etwa 50 Prozent der Patienten konnte ich feststellen, dass die Pankreasinsuffizienz nach der Einnahme von Pankreasenzymen (über ein paar Wochen beziehungsweise Monate hinweg) einfach verschwand. Andere Patienten mussten die Enzyme langfristig einnehmen und tiefer nach den Ursachen ihres Mangels an Pankreasenzymen graben. Eine Pankreasinsuffizienz kann auf geschädigte Mikrovilli, Zöliakie, Dünndarmfehlbesiedlung, Vergiftungen, Stress oder Alkohol zurückgehen.

jemand dagegen unter Zöliakie, ist ein Teller voller Pasta trotz dieser Enzyme nicht empfehlenswert.

Ich greife bei jedem Restaurantbesuch zu Enzymen, die den Abbau von Gluten und Milchprodukten fördern, da ich Bedenken wegen etwaiger Kontaminationen in der Küche habe. Auch nach dem versehentlichen Verzehr von kleinen Mengen an Gluten und Milchprodukten habe ich diese Enzyme eingenommen und festgestellt, dass sie meine Reaktion tatsächlich stark abmildern. Ich reagiere danach immer noch, leide aber nicht mehr zwei oder drei Tage lang, sondern nur noch ein paar Stunden. Viele meiner Patienten und Leser haben ein entsprechendes Enzym-Präparat in der Hand- oder Reisetasche und sind so stets für einen Restaurantbesuch oder unvorhersehbare Situationen gerüstet.

ROHES GEMÜSE UND OBST

Bei einem durchlässigen Darm sind rohes Obst und rohes Gemüse schwer verdaulich, daher empfiehlt es sich in den frühen Stadien der Darmregeneration, den Schwerpunkt auf gut durchgekochte Lebensmittel zu legen. Durch das Kochen und/oder Pürieren werden die Fasern weicher – Obst und Gemüse sind dann leichter verdaulich. Wenn Sie Obst und Gemüse in dieser Form vertragen, können Sie sich wieder an Rohkost wagen: Beginnen Sie zunächst, ein wenig rohes, geschältes und püriertes Gemüse zuzufügen. Dann gehen Sie auf rohes geschältes Obst und Gemüse über und testen abschließend die ungeschälte Variante. Wenn Sie mit der Wiedereinführung von rohem Obst und Gemüse beginnen, können entsprechende Verdauungsenzyme hilfreich sein, da diese den Abbau der faserigen Ballaststoffe unterstützen.

INDIVIDUELLE DIÄTMODIFIKATIONEN IN BESONDEREN FÄLLEN

Obwohl Enzyme unsere Verdauung wie auch die Nährstoffaufnahme ganz entscheidend unterstützen können, leiden Sie vielleicht immer noch an speziellen Symptomen, die einen individuellen Behandlungsansatz verlangen. Schauen wir uns einige dieser Symptome gemeinsam an und finden wir heraus, wie Sie diese ohne Umschweife adressieren können.

Bestimmte individuelle Faktoren wie ethnischer Hintergrund, aktueller Gesundheitszustand, Gewohnheiten, Umwelt, Stressniveau, Infektionen, Kontakt mit Toxinen und spezifische Symptome erfordern eventuell besondere Diätmodifikationen, zusätzlich zu den in den Heildiäten eingeschlossenen Maßnahmen. Hier kommen einige Vorschläge für zielgerichtete Änderungen, die Sie im Hinblick auf Ihre individuellen Symptome und die zugrunde liegenden Trigger ausprobieren können:

- Bei auf Nahrungsmittel zurückgehenden Überempfindlichkeitsreaktionen wie plötzlichen Hautreaktionen, Blähungen, Erschöpfung und/oder Kopfschmerzen nach dem Essen: Veranlassen Sie einen Test auf Nahrungsmittelunverträglichkeiten und streichen Sie die Beschwerden auslösenden Lebensmittel vom Speiseplan.

- Wenn Sie Sportler und der Meinung sind, dass Sie mehr »Brennstoff« brauchen: Steigern Sie versuchsweise Ihre Kohlenhydrataufnahme durch gesunde Kohlenhydrate wie Süßkartoffeln und ganze Früchte.
- Wenn Sie an Fruktose-Malabsorption oder Blutzuckeranomalien leiden: Begrenzen Sie die Aufnahme von Fruktose auf weniger als 50 Gramm pro Tag.
- Wenn Sie Symptome einer Kupferbelastung zeigen, etwa Ausbrüche von Akne oder hormonell bedingte Hautunreinheiten, Erschöpfung, emotionale Labilität oder einen rötlichen Schimmer im Haar: Erwägen Sie eine kupferarme Diät.
- Bei Symptomen einer Überempfindlichkeit gegen Zitrusfrüchte, etwa Erschöpfung, Allergien, Kopfschmerzen, Probleme mit den Nebenhöhlen, Hautausschläge, nervösen Magen: Lassen Sie Zitrusfrüchte weg.
- Bei einer beeinträchtigten Entgiftung: Probieren Sie zwei Wochen lang eine vegane/vegetarische Ernährung aus.
- Bei *Candida*: Probieren Sie es mit einer Ernährung, die Hefe begrenzt, etwa der Body Ecology Diet.
- Bei neurologischen Problemen wie Depression, Angst, Benommenheit, Epilepsie oder Migräne: Versuchen Sie es mit einer ketogenen Ernährung – einer Low-Carb-Diät, die den Körper dazu bringt, statt Kohlenhydraten Fett zu verbrennen.
- Bei einer Schwefelbelastung mit Symptomen wie trockener Haut, Hautreaktionen und Ausschlägen: Befolgen Sie eine schwefelarme Diät, um die Symptome loszuwerden.
- Bei einer Quecksilberbelastung: Essen Sie möglichst wenig Meeresfrüchte.
- Bei heftigen Reaktionen auf Milchprodukte mit anhaltenden Symptomen: Experimentieren Sie versuchsweise damit, Rindfleisch wegzulassen (dies kann gerade bei Schmerzen sehr hilfreich sein).
- Bei entzündlichen Prozessen wie Schmerzen, Vulvodynie, Fibromyalgie, Brennen beim Urinieren, Nierensteinen oder Reizblase, die durch andere Diäten oder Maßnahmen nicht in den Griff zu bekommen sind: Befolgen Sie eine Ernährung, die arm an Oxalaten ist.
- In Fällen einer Malabsorption: Versuchen Sie, rohe Lebensmittel zurückzufahren und das Essen zu pürieren.
- Um die Entgiftungsfunktion zu verbessern: Steigern Sie den Anteil roher Nahrungsmittel.
- Bei Schimmelpilzbelastung: Eventuell hilft es Ihnen, stark mit Schimmelpilzen belastete Lebensmittel und Getränke

ERGÄNZENDE EINNAHME VON VERDAUUNGSENZYMEN

ENZYMTYP	ZWECK	EINNAHME	EMPFOHLENE MARKEN
Betain mit Pepsin	Fördert die Eiweißverdauung, hilft bei wenig Magensäure	Dosis individuell zu ermitteln, in der Regel 1–7 Kapseln pro Tag zu eiweißhaltigen Mahlzeiten	Betaine with Pepsin von Rootcology oder Pure Encapsulations
Fettverdauungssysteme	Fördern die Fettverdauung	Zu den Mahlzeiten, den Anweisungen des Beipackzettels folgend	Rootcology Liver & Gallbladder Support; Digestion GB von Pure Encapsulations
Pankreasenzyme	Fördern die Fettverdauung, Kohlenhydraten und Eiweiß	Zu Mahlzeiten, die Eiweiß, Fett und/oder Kohlenhydrate enthalten, bei einem Mangel an Pankreasenzymen	Rootcology Pancreatic Enzymes Plus; Pure Encapsulations Pancreatic Enzymes
Systemische (oder proteolytische) Enzyme	Bauen ZIKs ab, reduzieren Antikörper gegen Schilddrüse und Nahrungsmittel	5–10 Kapseln/Tabletten auf leeren Magen, 3-mal täglich, nicht mit den Mahlzeiten	Wobenzym; Pure Encapsulations Systemic Enzymes
Verdauungsenzyme für Gemüse	Bauen Faserstoffe und Stärke in Gemüse ab	Mit stärke- und/oder ballaststoffhaltigen Lebensmitteln wie rohem Obst und Gemüse	Rootcology Veggie Enzymes; Digestive Enzymes Ultra von Pure Encapsulations
Verdauungsenzyme für Gluten/ Milchprodukte	Verdauungsenzyme für Gluten/ Milchprodukte	Beim Restaurantbesuch, bei möglicherweise mit Gluten/ Milchprodukten kontaminierten Lebensmitteln, nach unfreiwilligem Kontakt	Gluten/Dairy Digest von Pure Encapsulations

wie Erdnüsse, Rosinen, getrocknete Früchte, Nüsse, Kaffee, Bier und Wein zu meiden. Alternativ können Sie auch einer schimmelpilzarmen Ernährung wie der Bulletproof-Diät folgen.

Wenn Sie, wie gerade empfohlen, bei bestimmten Beschwerden ein (oder mehrere) Lebensmittel zusätzlich ausschließen, können Sie leicht überprüfen, ob Ihnen dieses Nahrungsmittel wirklich Probleme bereitet: Lassen Sie es drei Wochen lang weg und beobachten Sie die Entwicklung Ihrer Symptome. Dann führen Sie das betreffende Lebensmittel wieder ein und essen es an drei aufeinanderfolgenden Tagen. Beurteilen Sie anhand der Symptome, die während dieser drei Tage auftreten, ob Ihnen das Nahrungsmittel tatsächlich schadet.

Wenn Sie in der oben stehenden Liste »Ihr« Symptom vermissen, suchen Sie danach in der Tabelle auf Seite 95 – und wenn Sie fündig geworden sind, probieren Sie die in der Rubrik »Testen Sie auch« gegebenen Ratschläge aus.

Auf meiner Website habe ich sehr detailliert beschrieben, wie sich viele dieser Symptome beseitigen lassen. Wenn Sie also mehr über irgendeins dieser Symptome und die entsprechenden Heilungsansätze erfahren möchten, besuchen Sie *thyroidpharmacist.com/food* und laden Sie sich dort mein kostenloses englischsprachiges E-Book über die Beseitigung von Schilddrüsensymptomen herunter (*Thyroid Symptom Solutions eBook*).

SO KOMMT ALLES ZUSAMMEN: VERBINDEN SIE DAS ERNÄHRUNGSWISSEN MIT DEN REZEPTEN

Wenn Sie sich die Rezepte ansehen, finden Sie unter jedem Rezept eine Nährstoffanalyse, die den Gehalt an B12, Eisen, Jod, Magnesium und Selen aufschlüsselt. Diese wichtigen Nährstoffe wurden in die Analyse aufgenommen, da sie bei Schilddrüsenerkrankungen eine Rolle spielen und häufig ein Mangel an ihnen vorliegt. In Bezug auf Eisen ist hervorzuheben, dass es hier zwei Arten gibt: Hämeisen und Nicht-Hämeisen. Tierische Eiweißquellen enthalten sowohl Hämeisen als auch Nicht-Hämeisen, pflanzliche Lebensmittel dagegen nur Nicht-Hämeisen. Da Letzteres vom Körper nicht so leicht aufgenommen wird, empfiehlt es sich, pflanzliche Lebensmittel mit hohem Eisengehalt zusammen mit Vitamin-C-reichen Lebensmitteln zu essen. Mein getrüffeltes Gemüse (Seite 295) ist ein perfektes Beispiel für ein eisenreiches vegetarisches Gericht!

Das Nährstoffprofil schließt auch detaillierte Angaben über Makronährstoffe ein; dies hilft Ihnen zu entscheiden, ob Sie zu einem Gericht spezifische Verdauungsenzyme einnehmen sollten. So erfordern proteinreichere Mahlzeiten eine höhere Dosis von Betain mit Pepsin als Lebensmittel mit niedrigem Proteingehalt. Enthält ein Rezept gar kein Eiweiß, brauchen Sie auch kein Betain mit Pepsin zu schlucken.

WAS WOLLEN IHNEN IHRE SYMPTOME MITTEILEN?

SYMPTOME	HÄUFIGE ERNÄHRUNGS-BEDINGTE URSACHEN	TESTEN SIE AUCH
Akne	Gluten, Milchprodukte, Eier, Nüsse, Toxine	in der Sonne bräunen, Bio-Hautpflege, schwitzen, Zink, Fischöl, kupferarme Ernährung
Angst	Koffein, Tee, Kaffee, Schokolade, Zucker, Blutzuckerschwankungen, Gluten, Milchprodukte, Nüsse	Selen, Stabilisierung des Blutzuckers, Probiotika, fermentierte Lebensmittel, Magnesium, kupferarme Ernährung
Asthma	Milchprodukte, Gluten, Eier, Nüsse	NAC (= N-Acetyl-cystein), Luftreinigungsgerät, Salztherapie, DDFB behandeln, Schimmelpilze/Hefepilze adressieren
Depression	Gluten, Milchprodukte, Getreide, Soja, Nüsse/ Samen	Lichttherapie (Blaulicht) tagsüber, Probiotika, fermentierte Lebensmittel, Fischöl
Erschöpfung	Schlechte Verdauung, Gluten, Milchprodukte, Nährstoffmangel	Betain mit Pepsin, Zitronenwasser, Thiamin, grüne Smoothies; B_{12}, Ferritin- und Vitamin-D-Spiegel überprüfen
Gallenblasen-probleme	Eier, Schweinefleisch, Zwiebeln, Geflügel, Milch, Kaffee, Orangen, Mais, Nüsse, Tomaten	Liver & Gallbladder Support von Rootcology; Digestion GB von Pure Encapsulations
Gastroösophageale Refluxerkrankung	Gluten, Milchprodukte, Eier, Nüsse	Behandlung von H. pylori, Verdauungsenzyme, Magnesium
Haarausfall	Niedriger Ferritinwert, Blutzuckerschwankungen	T_3-haltige Schilddrüsenmedikamente, TSH, Biotin, Zink, Gelatine, Kollagen, Omega-3 optimieren
Reizdarm	Gluten, Milchprodukte, Getreide, rohes Gemüse	hochdosierte Probiotika, Verdauungsenzyme, Parasiten-Kur, Test auf DDFB
Migräne	Gluten, Milchprodukte, Eier, Hefe, Mais, Zucker, Zitrusfrüchte, Kaffee, Tee, Schokolade, Rindfleisch	Magnesium-Supplementierung, Epsom-Salzbäder, Test auf H. pylori
Schmerzen	Gluten, Milchprodukte, Getreide, Nachtschattengewächse	Low-Level-Lasertherapie, Epsom-Salzbäder, Akupunktur, Chiropraktik, Magnesium
Probleme beim Zunehmen	keine ausreichende Kalorienzufuhr	Nebennieren unterstützen, Darm testen, *Root-Cause*-Aufbau-Smoothie (Seite 187), Kalorienaufnahme kontrollieren (Kalorienzähl-App), Stress reduzieren
Probleme beim Abnehmen	Kohlenhydrate, Gluten, Milchprodukte, verarbeitete Lebensmittel, kalorienarme Diät	öfter ausruhen, Nebennieren testen lassen, Probiotika, weniger Bewegung, mehr Kalorien (natürliche Nahrungsmittel), Multivitamine, Medikamenten-Nebenwirkungen überprüfen, Test auf Nährstoffdefizite, Verdauung und Nährstoffaufnahme überprüfen

Die Nährstoffangaben unter den Rezepten beziehen sich auf eine Portion, doch essen natürlich einige Menschen mehr von dem betreffenden Gericht – verdoppeln oder verdreifachen Sie einfach die Angaben, je nachdem, wie viel tatsächlich gegessen wird. Diejenigen, die ihre Aufnahme an Natrium und Kalium im Blick behalten möchten, finden auch hierfür die entsprechenden Angaben.

Ich habe ganz bewusst darauf verzichtet, den Kaloriengehalt anzugeben, da wir uns meiner Meinung nach im Hinblick auf unsere Genesung mehr auf den Nährstoffgehalt als auf das Kalorienzählen konzentrieren sollten. Wenn Sie meine Ernährungspläne umsetzen, nehmen Sie durch die vollwertige Kost ausreichend Nährstoffe zu sich und die Kalorienzahl ergibt sich von selbst. Sie werden feststellen, dass Sie sich schon bald besser fühlen, gesünder aussehen und anfangen, sich von unerwünschten Symptomen zu befreien.

4.

So funktioniert's! Gewohnheiten, Gerätschaften und Strategien für den Weg zum Erfolg

Wie bei allen Gewohnheiten fällt es auch bei den Essgewohnheiten zunächst schwer, Veränderungen vorzunehmen. Wir müssen genauer als bisher darauf achten, was wir zu uns nehmen. Aber der Aufwand lohnt sich! Ihr Körper kann Ihnen viel zurückgeben und Sie werden bald spüren, wie die Symptome Ihrer Krankheit sich in Luft auflösen. Außerdem werden Sie sich im Lauf der Zeit an nahrhafte Lebensmittel gewöhnen und bald kaum noch über Ihre Ernährung nachdenken.

Es hilft, wenn Sie sich gedanklich auf die Umstellung vorbereiten. Machen Sie sich bewusst, dass die Aufmerksamkeit, die Sie sich und Ihrer Ernährung schenken, eine wichtige Rolle für einen verantwortungsvollen Umgang mit sich selbst spielt. Im besten Fall werden Sie Ihr ganzes Leben lang davon profitieren. Meinen Patienten sage ich immer: Der fürsorgliche Umgang mit sich selbst ist die beste Langzeitstrategie für ein gesundes Leben.

Natürlich gibt es auch konkrete Maßnahmen, die Sie ergreifen können, um sich auf den Stress vorzubereiten, den die Ernährungsumstellung womöglich bei Ihnen auslöst – dadurch können Sie ihn minimieren. Vielleicht kennen Sie den Satz: Wer nicht plant, plant den Misserfolg.

Nachdem Sie sich das notwendige Hintergrundwissen angeeignet haben, kommen wir jetzt zur praktischen Umsetzung Ihres neuen Lebensstils. Wenn es Ihnen wie meinen Patienten und mir geht, haben Sie momentan vermutlich viele Fragen. Meiner Erfahrung nach kann schon eine einzige dieser Fragen verhindern, dass wir uns auf den Weg machen und am Ball bleiben.

In diesem Kapitel möchte ich Ihnen besonders erfolgversprechende Strategien aufzeigen, mit denen Sie Ihren neuen Lebensstil umsetzen können. Dazu gehören Antworten auf die folgenden Fragen:

- Welche Geräte machen Ihnen das Leben leichter?
- Welche Zutaten sind besonders gut für Ihre Gesundheit?
- Wie ersetzen Sie typische Grundnahrungsmittel durch gesunde Alternativen?
- Wie bringen Sie die Zubereitung von naturbelassenen Lebensmitteln im hektischen Alltag unter?
- Wie funktioniert Ihr neuer Lebensstil für die ganze Familie?
- Was gilt es zu beachten, wenn Sie auswärts essen?

Los gehts!

EIN BLICK IN IHRE KÜCHE

Meiner Erfahrung nach fängt ein verlässlicher Plan für eine Ernährungsumstellung mit der Kücheneinrichtung an. Zwei Ansätze halte ich dabei für besonders vielversprechend. Zum einen empfehle ich, die Kücheneinrichtung »gesünder« zu machen und Giftstoffe zu eliminieren, die in vielen Küchen allgegenwärtig sind und so unversehens im Essen landen können. Zum anderen lohnt sich der Kauf bestimmter Geräte, die das Kochen schneller und leichter machen und so Ihr Leben vereinfachen.

Die gesunde Küche

Vielleicht ist Ihnen gar nicht bewusst, dass sich mit hoher Wahrscheinlichkeit Giftstoffe in den Regalen und Schubladen Ihrer Küche verstecken. Sie stecken unter anderem in Töpfen und Pfannen, in Lebensmittelbehältern und Küchengeräten. Mit den folgenden sieben Maßnahmen können Sie schädliche Einflüsse in Ihrem Zuhause ganz leicht minimieren:

1. Verwenden Sie Backformen aus Glas, keramikbeschichtete Töpfe und gusseiserne Pfannen statt teflonbeschichteten Küchenutensilien oder Töpfen aus rostfreiem Stahl.

2. Greifen Sie zu Kochlöffeln und anderen Küchenhelfern aus Holz statt aus Plastik oder Metall.

3. Benutzen Sie zum Aufbewahren Ihrer Lebensmittel Glasgefäße, etwa große Einmachgläser, statt Plastikbehälter.

4. Legen Sie sich Plastikbeutel ohne Bisphenol A (BPA) zu.

5. Erhitzen oder kochen Sie Lebensmittel niemals in Plastikbehältern, da dabei Giftstoffe freigesetzt werden können.

6. Ersetzen Sie Alufolie durch chlorfrei gebleichtes Backpapier, wenn Sie etwas backen, grillen oder dämpfen.

7. Kaufen Sie sich einen Umkehrosmose-Filter, um Fluorid, das der Schilddrüse schadet, aus dem Wasser zu filtern, das Sie zum Kochen und Trinken verwenden.

Vermutlich wird es ein wenig dauern, bis Sie den Großteil der Giftstoffe aus Ihrer Küche verbannt haben. Sie brauchen aber nicht zu warten, bis in Ihrer Küche alles perfekt ist, um neue Rezepte auszuprobieren und sich an eine Ernährung ohne reaktive Lebensmittel heranzutasten. Je schneller Sie auf eine gesunde Ernährung umsteigen, desto größer die Wahrscheinlichkeit, dass Sie sich schon bald besser fühlen. Passen Sie Ihre Kücheneinrichtung nach und nach an, so wie es Ihre Zeit und Ihr Geldbeutel zulassen. Oberste Priorität hat ein Ernährungsstil, der Ihnen guttut.

Küchengeräte, die Ihr Leben leichter machen

Viele der folgenden Küchengeräte scheinen auf den ersten Blick in die Kategorie Luxus zu fallen. Sie sind jedoch eine lohnende Investition, weil sie Ihr Leben während der Ernährungsumstellung sehr viel einfacher machen und so Ihre Erfolgsaussichten verbessern. Die folgenden Geräte sind für mich unverzichtbar:

Slow Cooker: Ein Slow Cooker ist ein elektrischer Kochtopf, der Nahrungsmittel langsam bei relativ niedrigen Temperaturen gart. Einfach die rohen Zutaten hineingeben, anschalten, zur Arbeit gehen oder ein Nickerchen machen – und der Kocher erledigt den Rest. Für mich ist das inzwischen so selbstverständlich, dass ich mich frage, wie ich früher ohne Slow Cooker ausgekommen bin. Ich verwende ihn für die Zubereitung von Knochenbrühe (Seite 151), winterlichem Ochsenschwanz-Eintopf (Seite 207), kubanischem Rindfleisch-Eintopf (Seite 197), Carnitas à la Michael (Seite 244) und vielen anderen Lieblingsessen. Für mich gibt es nichts Schöneres als aufzuwachen oder nach Hause zu kommen und die Wohnung riecht nach leckerem Essen, das auf mich wartet.

Hochgeschwindigkeitsmixer: Ein Hochgeschwindigkeitsmixer ist ein echtes Arbeitstier, das im Handumdrehen grüne Smoothies, Blumenkohl-Kartoffelbrei, Suppen, Nusscremes und sogar selbst gemachte Mayonnaise und Kokosjoghurt zaubern kann. Wenn ich nur ein einziges Gerät in meiner Küche haben könnte, dann wäre es so ein Mixer.

Saftpresse: Saftpressen, auch Slow Juicer (mastizierende Entsafter) genannt, zermalmen Früchte und Gemüse, anstatt sie zu zerschneiden und zu schleudern. Auf diese Weise gelangen mehr Nährstoffe in den Saft – und beim Trinken in Ihren Körper.

Elektrischer Dampfkocher: Ein elektrischer Dampfkocher ist ein großartiges Küchengerät, mit dem Sie in relativ kurzer Zeit leckere, nahrhafte Gerichte zubereiten können. Sie geben die Zutaten einfach zusammen mit Wasser oder Brühe hinein, verschließen sorgfältig den Deckel und schalten das Gerät ein. Im Dampfkocher entsteht ein Überdruck, sodass das Wasser einen höhere Siedepunkt erreicht als unter normalen Bedingungen. Das beschleunigt den Garprozess.

Gläserne Backformen: Gläserne Backformen lassen sich extrem vielseitig einsetzen und gehören unbedingt in Ihre Küche. Ich verwende sie für Quiches (mexikanische Quiche, Seite 261; Brokkoli-Hähnchen-Quiche, Seite 262), gebackene Hähnchenschenkel mit Ingwer und Zitrone (Seite 275), mit Bacon und Schnittlauch überbackene Kartoffeln (Seite 298), Mandel-Dattel-Riegel (Seite 326) und viele weitere Gerichte. Am besten legen Sie sich ein Sortiment aus verschiedenen Größen zu. Für manche gibt es passende Deckel, sodass sich Reste problemlos darin aufbewahren lassen.

Einmachgläser: Ich liebe Einmachgläser! Sie können darin Getränke servieren, Lebensmittel aufbewahren oder für eine ganze Woche Essen vorbereiten, zum Beispiel meinen Salat aus dem Einmachglas (Seite 212) oder Smoothies.

Gärtopf: Wenn Sie sich etwas Besonderes gönnen wollen, dann legen Sie sich einen Gärtopf wie zu Großmutters Zeiten zu. Wenn Sie darin Gemüse fermentieren, entstehen nützliche Bakterien, die die Darmflora unterstützen.

Die folgenden Geräte sind nicht unbedingt nötig, machen aber jede Menge Spaß:

Spiralschneider: Diese großartige Erfindung verwandelt alle möglichen Gemüsesorten in Nudeln und schmale Schnitze, die schnell garen. Hausgemachte Gemüsenudeln sind viel gesünder als glutenfreie Nudeln aus dem Supermarkt, in denen jede Menge verarbeitetes Getreide steckt. Ich mache meine Gemüsenudeln besonders gern aus Zucchini, Beten und Süßkartoffeln.

Waffeleisen: Ab und zu vermissen Sie vielleicht das Gefühl, in leckeres Gebäck zu beißen. Ein Waffeleisen für eine glutenfreie Wohlfühlmahlzeit am Sonntagmorgen ist dann womöglich genau das Richtige für Sie – ich spreche aus eigener Erfahrung!

Ofenbräter: Ich verwende meinen Ofenbräter gern für schnelle Wochenendessen. Sie können damit ein ganzes Hähnchen oder eine Ente direkt über dem Gemüse garen – einfach etwas Kokosöl oder Entenschmalz dazu, Deckel drauf und ab in den Ofen! Da die Feuchtigkeit nicht entweichen kann, bleibt das Fleisch saftig und das Gemüse wird besonders lecker.

Gusseiserne Pfanne: Gusseiserne Pfannen sind genial für Wok-Gerichte, Haschees oder Eintöpfe. Ganz nebenbei können sie auch gut für Ihren Eisen- und Ferritinhaushalt sein.

DIE AUSWAHL DER RICHTIGEN ZUTATEN

Im Lauf der Zeit habe ich herausgefunden, wie ich schnell an qualitativ hochwertige Zutaten komme. Hier sind einige Tipps für Sie.

Wenn es um Proteine geht, sollten Sie so oft wie möglich Lebensmittel mit Bio-Zertifikat den konventionell erzeugten Produkten vorziehen. Bei Bio-Produkten verbringen die Tiere in der Regel eine gewisse Zeit des Jahres im Freien, wo sie auch einen Teil ihres Futters finden (Sie erkennen das an Bezeichnungen wie Freiland-/Weidehaltung oder Grasfütterung). Das Ergebnis dieser naturnahen Haltung sind Proteine mit einem hohen Gehalt an gesunden Omega-3-Fettsäuren und einem niedrigen Omega-6-Anteil. Omega-3-Fettsäuren unterstützen das Immunsystem. In Bio-Fleisch ist ihr Anteil um bis zu 50 Prozent höher als bei konventionell erzeugten Fleischprodukten.

Wenn es in Ihrer Nähe einen Bauern gibt, der Hühner züchtet, dann fragen Sie, ob Sie dort Eier kaufen können. Es ist rela-

QUECKSILBERGEHALT IM FISCH

HÖCHSTER QUECKSILBERGEHALT VERMEIDEN

Granatbarsch
Hai
Makrele (Westatlantik und Golf von Mexiko)
Schwertfisch
Speerfisch
Thunfisch (Großaugenthun)
Torpedobarsch

HOHER QUECKSILBERGEHALT: MAXIMAL DREI PORTIONEN À 170 GRAMM PRO MONAT

Blaufisch
Makrele (Golf von Mexiko)
Thunfisch (aus der Dose, Weißer Thun)
Thunfisch (Gelbflossenthun)
Wolfsbarsch (Chile)
Zackenbarsch

GERINGER QUECKSILBERGEHALT: MAXIMAL SECHS PORTIONEN À 170 GRAMM PRO MONAT

Ährenfisch
Atlantischer Umberfisch
Barsch (Atlantik, Golf von Mexiko)
Flussbarsch
Gemeine Goldmakrele
Heilbutt (Pazifik und Atlantik)
Hummer
Kabeljau (Alaska)
Karpfen
Kohlenfisch
Meerforelle
Rochen
Schnapper
Seeteufel
Thunfisch (aus der Dose, Echter Bonito)
Thunfisch (Echter Bonito)

GERINGSTER QUECKSILBERGEHALT: ZWEI PORTIONEN À 170 GRAMM PRO WOCHE

(Fluss-)Krebse
Amerikanischer
Maifisch
Austern
Butterfisch
Felchen
Flunder
Forelle (Süßwasser)
Garnelen
Hering
Jakobsmuscheln
Krabben (einheimisch)
Lachs
Makrele (Mittelmeer, Nordsee, Atlantik)
Meeräsche
Muscheln
Rotbarsch
Sardellen
Sardine
Schellfisch
Scholle
Seehecht
Seezunge
Tilapia
Tintenfisch
Umberfisch
Wels
Wittling

Angepasst übernommen von American Pregnancy Association, »Mercury Levels in Fish«, http://americanpregnancy.org/app/uploads/2013/03/mercurylevelsinfish.pdf.

tiv wahrscheinlich, dass sie von glücklichen Freilandhühnern stammen. Erkundigen Sie sich auch, wie die Tiere gefüttert werden. Manche Menschen, die Eier nicht vertragen, haben keine Probleme mit Eiern von Hühnern, die soja- und gentechnikfreies Futter bekommen.

Achten Sie beim Fischkauf darauf, dass der Fisch aus Wildfängen stammt und möglichst geringe Quecksilber-Werte aufweist. Hervorragend geeignet sind beispielsweise Lachs und Sardinen. Weißen Thun und Hai sollten Sie aufgrund ihrer hohen Quecksilberbelastung nur selten essen.

Untersuchungen haben außerdem gezeigt, dass Obst und Gemüse aus Bio-Landwirtschaft mehr entzündungshemmende Antioxidantien enthalten. Biobauern arbeiten mit Fruchtwechseln, düngen mit Kompost und verwenden natürliche Pestizid-Alternativen. Diese Methoden führen zu nährstoffreichen Böden (und damit zu nährstoffreichem Obst und Gemüse), sie ermöglichen ein langsameres Wachstum (mehr Zeit für die Entwicklung von Nährstoffen) und widerstandsfähige Pflanzen (deren Abwehrstoffe kommen uns später ebenfalls zugute).

DER EWG-EINKAUFSFÜHRER ZU PESTIZIDBELASTETEN PRODUKTEN 2018

LISTE DER AM STÄRKSTEN PESTIZIDBELASTETEN LEBENSMITTEL

1. Erdbeeren
2. Spinat
3. Nektarinen
4. Äpfel
5. Trauben
6. Pfirsiche
7. Kirschen
8. Birnen
9. Tomaten
10. Stangensellerie
11. Kartoffeln
12. Gemüsepaprika und Peperoni

LISTE DER AM WENIGSTEN PESTIZIDBELASTETEN LEBENSMITTEL

1. Avocados
2. Mais*
3. Ananas
4. Kohl
5. Zwiebeln
6. TK-Erbsen
7. Papayas*
8. Spargel
9. Mangos
10. Aubergine
11. Honigmelone
12. Kiwis
13. Cantaloupe-Melone
14. Blumenkohl
15. Brokkoli

* In den USA stammen Mais, Papaya und Sommerkürbis in seltenen Fällen aus gentechnisch verändertem Saatgut. In Deutschland, Österreich und der Schweiz werden bislang keine genmanipulierten Produkte kommerziell angebaut. Wenn Sie ganz sicher gehen wollen, greifen Sie grundsätzlich zu Bio-Produkten.

Konventionell erzeugte Produkte sind unterschiedlich stark mit Pestiziden belastet – manche mehr, andere weniger. Ich habe bei der Auswahl von möglichst gesundem Obst und Gemüse gute Erfahrungen mit den Empfehlungen der Environmental Workgroup (EWG) gemacht, einer US-amerikanischen gemeinnützigen Verbraucherschutzorganisation. Vergleichbare Organisationen gibt es auch im deutschsprachigen Raum. Jedes Jahr gibt die EWG einen Einkaufsführer mit zwei Listen heraus: Die eine nennt ein gutes Dutzend besonders pestizidbelasteter Produkte, die andere listet die Nahrungsmittel auf, in denen sehr wenig Schadstoffe nachgewiesen werden. Diese beiden Listen sind eine gute Orientierungshilfe, um möglichst wenig Pestizidrückstände zu sich zu nehmen (und im besten Fall auch noch Geld zu sparen).

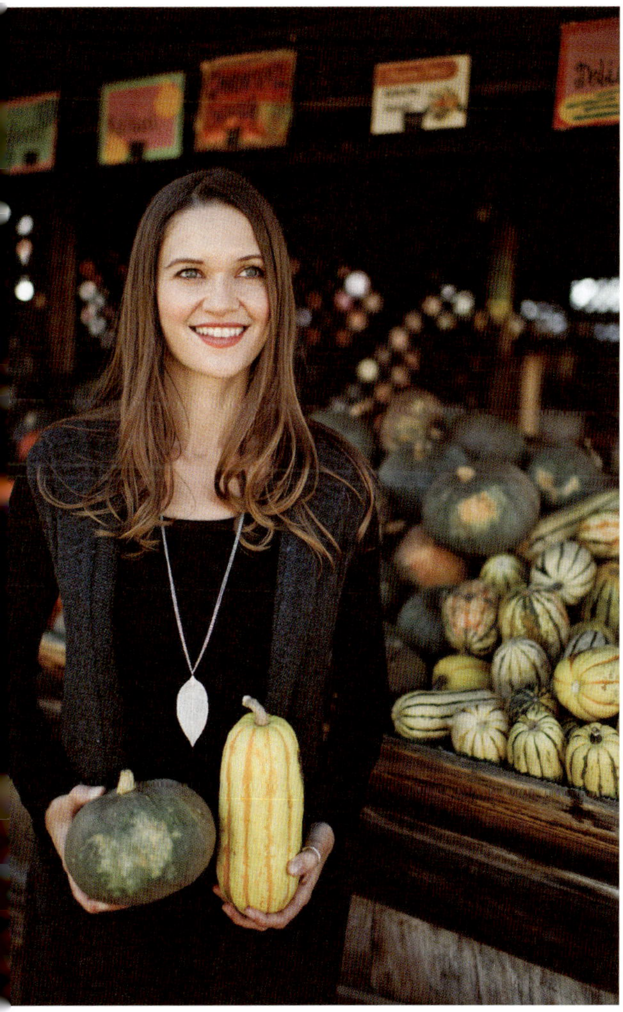

Bio-Produkte und konventionell erzeugte Lebensmittel sind im Supermarkt in der Regel klar als solche gekennzeichnet. Wenn Sie auf den Markt oder direkt zum Erzeuger gehen, bekommen Sie oft besonders frische und hochwertige Lebensmittel. Hier kommen ein paar Tipps, die verraten, wie Sie einen guten Hofladen erkennen.

- Fragen Sie nach, ob der Erzeuger über ein Bio-Zertifikat verfügt oder anderen Richtlinien folgt, die eine nachhaltige Erzeugung der Lebensmittel vorschreiben.
- Erkundigen Sie sich, ob alte Sorten und/ oder biologisches Saatgut zum Einsatz kommen.
- Lassen Sie sich den Hof zeigen. Wenn Netze über die Pflanzen gespannt sind, ist das ein gutes Zeichen – sie kommen gelegentlich anstelle von Pestiziden zum Einsatz, um Schädlinge abzuwehren.

Weitere Hinweise auf hochwertige Lebensmittel

- Lesen Sie die Liste der Inhaltsstoffe. Sie enthält wichtige Informationen über

ALTERNATIVEN FÜR TYPISCHE ZUTATEN

LEBENSMITTEL	ZU VERMEIDENDE LEBENSMITTEL	GEEIGNETE ZUTATEN FÜR DIE AUTOIMMUNDIÄT (AI), PALÄODIÄT UND EINFÜHRUNGSDIÄT
Speiseöl	Pflanzenöl, Rapsöl, Maiskeimöl, Erdnussöl, Keimöle, Nussöle	AI: kaltgepresste Öle, Kokosöl, Avocadoöl, Olivenöl, Schmalz von Tieren aus Weidehaltung Paläodiät: Ghee, die oben genannten AI-geeigneten Öle Einführungsdiät: alle oben genannten Lebensmittel, die für AI und Paläodiät geeignet sind
Glutenhaltige Lebensmittel	Vollkornmehl, Couscous, Pasta, Paniermehl, Haferflocken, die nicht als glutenfrei gekennzeichnet sind	AI: Maniok, Tapioka, Pfeilwurz- und Kokosmehl; Gemüsenudeln aus dem Spiralschneider (Zucchini, Süßkartoffeln, Moschuskürbis); Spaghettikürbis Paläodiät: Mandelmehl, oben genannte Mehle, die für AI geeignet sind Einführungsdiät: Kichererbsenmehl, Quinoa, Reis, glutenfreie Pasta, glutenfreies Paniermehl, glutenfreie Haferflocken, alle oben genannten glutenfreien Lebensmittel, die für AI und Paläodiät geeignet sind
Milchprodukte	Produkte, die aus der Milch von Kühen, Schafen, Ziegen und Kamelen gewonnen werden (obwohl Kamelmilch gelegentlich vertragen wird): Milch, Joghurt, Milcheis, Käse, Butter, Proteinpulver (Molke); scheinbar unverdächtige Inhaltsstoffe wie Kasein, Molke, Laktose, Milchsäure (achten Sie auf verwandte Bezeichnungen in der Liste der Inhaltsstoffe)	AI: Kokosmilch, Kokosjoghurt, Kokoseis, gefrorene Bananen/Fruchteis, Kokosbutter, hydrolysiertes Rinderprotein, Nährhefe*, Kokosöl, ungehärtetes Palmfett zum Backen, Entenschmalz statt Butter zum Braten Paläodiät: Nussmilch, Mandeljoghurt, Mandeleis, Erbsenprotein, Protein aus Eiklar*, Cashew-Streichcreme, oben genannte AI-geeignete Produkte Einführungsdiät: vegane Käsealternativen, Kamelmilch*, alle oben genannten Lebensmittel, die für AI und Paläodiät geeignet sind
Süßungsmittel	Zucker (Rohrzucker, Dextrose, Maissirup, Fruktose, brauner Zucker, Rohzucker, Vollrohrzucker, brauner Naturzucker, Agavendicksaft); künstliche Süßstoffe (Aspartam, Sucralose, Saccharin, Acesulfam)	AI: Honig, Ahornsirup, Melasse, Fruchtsaft (frisch gepresst), Datteln Paläodiät: Kokosblütenzucker, Stevia, Luo Han Huo (Mönchsfrucht), Palmzucker, Xylit, Trehalose, alle oben genannten Süßstoffe, die für AI geeignet sind Einführungsdiät: alle oben genannten Lebensmittel, die für AI und Paläodiät geeignet sind
Verdickungsmittel	Verdickungsmittel: Maisstärke, Kartoffelstärke, Pflanzengummis wie Agar, Guarkernmehl und Johannisbrotkernmehl	AI: Pfeilwurzmehl, Tapiokamehl, Gelatine Paläodiät: Chiasamen, alle oben genannten, für AI geeigneten Verdickungsmittel Einführungsdiät: alle oben genannten Lebensmittel, die für AI und Paläodiät geeignet sind
Ei	ganzes Ei, Eiklarprotein, getrocknetes Vollei	AI: hydrolysiertes Rinderprotein (kein Bindemittel), Gelatine, Apfelessig, Apfelmus (zum Backen) Paläodiät: Leinsamen, Chiasamen, Erbsenprotein, alle oben genannten Ei-Alternativen, die für AI geeignet sind Einführungsdiät: alle oben genannten Lebensmittel, die für AI und Paläodiät geeignet sind

* Die Wahrscheinlichkeit für Unverträglichkeiten ist bei den gekennzeichneten Lebensmitteln höher.

Lebensmittel. Am besten sind Produkte, die keine Listen brauchen: frisches Obst, Gemüse und Fleisch. Bei Konserven mit Bio-Label werden normalerweise nur Wasser und Salz hinzugefügt.

- Lebensmittelzusatzstoffe und Konservierungsmittel können viele Probleme verursachen, zum Beispiel Verhaltensauffälligkeiten, Kopfschmerzen, Verwirrtheit und Verdauungsschwierigkeiten, um nur einige zu nennen. Vermeiden Sie Lebensmittel, in denen die folgenden Zusatzstoffe enthalten sind:

  BHA (E 320)/BHT (E 321)
  Glutamat
  Karrageen (E 407)
  Kasein (und alle Inhaltsstoffe, in denen die Bezeichnung Kasein vorkommt)
  Künstlicher Süßstoff
  Laktose (und alle Inhaltsstoffe, in denen die Bezeichnung Laktose vorkommt)
  Lebensmittelfarbstoffe
  Natriumbenzoat (E 211)
  Soja
  Verdickungsmittel
  Zuckeralkohole

Decken Sie sich mit verträglichen Lebensmitteln ein

Wenn Sie sich darauf vorbereiten, auf eine der geeigneten Ernährungsweisen umzustellen, fragen Sie sich vielleicht, wie Sie jemals alltägliche Lebensmittel wie Käse, Butter, Pflanzenöle, Proteinpulver, Mehl oder andere potenziell entzündungsfördernde Stoffe durch solche ersetzen sollen, die für Hashimoto-Patienten geeignet sind. Glücklicherweise gibt es eine Vielzahl von leckeren Alternativen, die Sie problemlos verwenden können. Die Tabelle auf Seite 104 listet besonders geeignete Produkte auf.

Wo Sie hochwertige Lebensmittel finden

Ich finde es hilfreich, eine zuverlässige Liste der Läden zusammenzustellen, in denen Sie die Zutaten auf jeden Fall bekommen, die Sie am häufigsten benötigen. Wenn Hashimoto bei Ihnen zu Müdigkeit oder anderen energieraubenden Symptomen führt, möchten Sie nicht stundenlang nach den gesunden Zutaten suchen, die Sie brauchen.

Lokale Bioläden, Bauernmärkte und Hofläden: Ein Grund, warum ich nach Boulder in Colorado gezogen bin, sind die vielen Bauernmärkte, Bioläden und Hofläden, wo ich hervorragende Lebensmittel kaufen kann. Ich kann auf einem Hof in der Nähe Bio-Eier von Freiland-Enten bekommen, glutenfreie Snacks im Bioladen um die Ecke einkaufen oder auf dem Bauernmarkt saisonales Bio-Obst finden – alles nicht weiter als eine Viertelstunde mit dem Auto von meiner Wohnung entfernt. Wenn Sie solche Einkaufsmöglichkeiten noch nicht kennen, sollten Sie das unbedingt ändern.

Lieferdienste für Obst und Gemüse: Wenn Sie sich frische, saisonale Produkte von ortsansässigen Erzeugern direkt an die Haustür liefern lassen wollen, können Sie eine Gemüse- oder Bio-Kiste bestellen. Im Internet gibt es zahlreiche Angebote dazu. Normalerweise können Sie angeben, wie groß die Kiste sein soll beziehungsweise für wie viele Personen sie gedacht ist und wie oft Sie beliefert werden möchten.

Onlinehändler: Zum Glück leben wir in einer Zeit, in der wir vieles, was wir brauchen, im Internet bestellen und direkt nach Hause liefern lassen können. Das Stöbern lohnt sich – als Anregung finden Sie im Folgenden einige Onlinehändler, bei denen ich gern einkaufe (leider liefern viele davon nur innerhalb der USA). Auch in Deutschland und Europa gibt es mittlerweile eine Masse von Anbietern und Direktvermarktern für nahezu jedes Produkt (auch Weidefleisch und Frischprodukte). Es lohnt sich, danach im Internet zu suchen:

Rootcology.com: Auf der Rootcology-Webseite finden Sie die am wenigsten reaktiven Proteinpulver, die sich für Menschen mit Hashimoto herstellen lassen, darunter zwei hydrolysierte Rinderproteine (AI Paleo- und Paleo-Protein) und Bio-Erbsenprotein.

Flavor Chef Bone Broth: Eine ausgezeichnete Adresse für leckere Hühner- und Rinderbrühe, die langsam gekocht und vollständig aus Biozutaten hergestellt wird. Die perfekte Grundlage für viele Gerichte (nur in den USA). Eine deutsche Alternative ist die Firma Jarmino.

US Wellness Meats: Hier gibt es Bio-Fleisch aus Weidehaltung in Topqualität. Die Tiere werden garantiert nicht mit Antibiotika oder Wachstumshormonen behandelt, das Fleisch ist nährstoffreich und enthält viele essenzielle Vitamine und Spurenelemente. Im Angebot sind verschiedene Arten von Biofleisch, darunter Rind, Bison, Lamm, Schwein, Kaninchen, Hähnchen und Ente. Auch Fisch und Meeresfrüchte aus Wildfängen finden sich auf der Website (Lieferung nicht nach Europa). Auch hier gibt es einige Anbieter in Deutschland und Europa. Es lohnt sich, danach im Internet zu suchen.

SNACKS

Manchmal braucht jeder einen kleinen Snack zwischen den Mahlzeiten. Hier kommen einige Ideen für Sie:

Einführungsdiät: Hummus, Chili für kalte Tage (Seite 194), alle unten genannten Vorschläge:

Paläodiät: Mandel-Dattel-Riegel (Seite 326), Puten-Dip mit roter Gemüsepaprika (Seite 325), Nüsse, Samen, Paläo-, Nuss- und Rohkost-Riegel aus dem Supermarkt (zum Beispiel Lärabars oder Hemp-Heart-Riegel), hartgekochte Eier, Trockenfleisch (zum Beispiel Epic Bars oder Tanka Bars), alle unten genannten Vorschläge

Autoimmundiät: Guacamole mit Koriander und Limette (Seite 303), Kokosjoghurt (Seite 147), Beef Jerky (Seite 323), cremige Zitronen-Bananen-Eis-Pops (Seite 357), Smoothies, Sardinen, Fruchtschnitten, Obst und Gemüse

Vital Choice Seafood and Organics: Eine zuverlässige Anlaufstelle für die schnelle Lieferung von Fisch und Meeresfrüchten aus Wildfängen sowie Bio-Produkten in Spitzenqualität. Alle Produkte stammen von gut geführten Fischereiunternehmen und Bauernhöfen. Auch diese Firma liefert nicht nach Deutschland. Eine Alternative ist *send-a-fish.de.*

Butcher Box: Hier gibt es meiner Meinung nach die beste tiefgefrorene Bio-Knochenbrühe überhaupt (beliefert nur die USA). Eine deutsche Alternative ist die Firma Jarmino.

Paleovalley Snacks: Ein Anbieter, dessen köstliche Snacks komplett frei von Zusatzstoffen sind.

Dry Farm Wines: Dry Farm Wines bietet natürlichen Biowein von Familienbetrieben an. Der Wein enthält wenig Alkohol, Zucker, Kohlenhydrate und Sulfite, auch Zusatzstoffe sind nicht enthalten.

Thrive Market: Eine Organisation, die ihren Mitgliedern durch Direkteinkauf hervorragende und gesunde Bio-Produkte zu Großhandelspreisen bietet. Gerade wer sich an eine bestimmte Ernährungsweise hält und laktosefreie, vegetarische, biologische, glutenfreie oder paläodiätgeeignete Produkte sucht, wird hier fündig.

Amazon: Bei Amazon gibt es sowohl alltägliche Lebensmittel als auch Spezialitäten wie Entenschmalz, Kokoswraps, Kokoscreme, Maca, Chiasamen und eine vielfältige Auswahl an glutenfreiem Mehl.

Desert Farms Camel Milk: Kamelmilch ist die verträglichste Milch für Menschen, die Kuhmilch nicht vertragen. Außerdem kann sie die Darmflora unterstützen.

Eine ausführliche Liste von Händlern und Rabatten finden Sie unter der Adresse *thyroidpharmacist.com/resources.*

So sparen Sie Geld beim Kauf von naturbelassenen Lebensmitteln

Die Ernährung mit naturbelassenen Lebensmitteln ist eine Investition in Ihre Gesundheit. Allerdings sind sie teurer als verarbeitete Lebensmittel. Denken Sie daran: Sie selbst sind Ihre beste Geldanlage! Hier sind einige Tipps, wie Sie dennoch sparen können.

- Kaufen Sie Kokosmilch in Großrationen. Wenn ich ein Angebot finde, kaufe ich gern gleich ein Dutzend Dosen. Kokosmilch ist extrem vielseitig, lässt sich in unzähligen Rezepten verwenden – und sie hält sich sehr lange.
- Auch bei Bio- und Weidelandfleisch ist nicht jedes Stück gleich teuer. Fleischpartien wie Hähnchenschenkel, Bauchlappen oder Innereien bieten in der Regel mehr Nährstoffe zum kleineren Preis. Da sie nicht so zart sind, müssen sie langsam gekocht werden.
- Kaufen Sie saisonale Produkte oder bestellen Sie eine Bio-Kiste, mit der Sie jede Woche frisches, saisonales Obst und Gemüse an die Haustür geliefert bekommen. Sie können auch einfach auf dem Bauernmarkt einkaufen – dort

sehen Sie direkt, welche Produkte gerade Saison haben. Außerdem können Sie nachfragen, wie es beim jeweiligen Erzeuger mit der Schädlingsbekämpfung aussieht. Wenn Sie warten, bis die Marktstände abgebaut werden, steigen die Chancen auf Schnäppchen.

- Achten Sie auf Angebote bei tiefgefrorenem Bio-Obst und -Gemüse und schlagen Sie dann zu. Tiefkühlprodukte werden geerntet, wenn sie richtig reif sind.

GESTALTEN SIE IHRE ERNÄHRUNG ABWECHSLUNGSREICH

Natürlich ist es toll, wenn Sie gute Einkaufsmöglichkeiten für Ihre Lebensmittel gefunden haben. Aber es ist genauso gut oder sogar noch besser, wenn Sie wissen, was Sie mit den Zutaten zu Hause in Ihrer Küche alles anstellen können. Zu jedem Gericht im Rezeptteil dieses Buches finden Sie genaue Hinweise für seine Zubereitung. Darüber hinaus möchte ich Ihnen auch einige generelle Hinweise rund um das Thema Kochen und zu einer abwechslungsreichen Küche geben, die bei der Ernährungsumstellung hilfreich sein könnten.

Wie Sie wissen, basieren die Rezepte in diesem Buch auf Ernährungsstrategien, die die Heilung von Hashimoto unterstützen sollen. Diese Strategien haben das Ziel, reaktive Lebensmittel zu vermeiden und schließen deshalb die meisten verarbeiteten Nahrungsmittel grundsätzlich aus. Das kann für Sie durchaus herausfordernd sein: Je nachdem, wie Sie sich bisher ernährt haben, kann die Ernährungsumstellung bei Ihnen das Verlangen nach bestimmten Nahrungsmitteln fördern. Ihre Geschmacksknospen können eine regelreche Mini-Revolte anzetteln. Manche der Lebensmittel, die neu auf Ihrem Speiseplan stehen, schmecken am Anfang unter Umständen fade und langweilig. Das ist ganz normal – und ich verspreche Ihnen, es wird nicht so bleiben.

Wenn Sie bisher viele verarbeitete Lebensmittel gegessen haben, vor allem Fastfood, waren Ihre Geschmacksnerven vermutlich einer Menge künstlicher Geschmacksstoffe ausgesetzt. Diese wurden speziell dafür entwickelt, dass Sie mehr davon haben wollen – und dann noch ein bisschen mehr und noch ein bisschen mehr ... Wenn Sie Ihre Ernährung auf unbehandelte Lebensmittel umstellen, dann haben Sie irgendwann genauso viel Lust auf diese Art von Essen. Die Umstellung braucht allerdings womöglich ein wenig Geduld. Entscheidend ist, dass Sie sich immer vor Augen halten, welches Ziel Sie verfolgen: Sie wollen Ihrem Körper helfen zu heilen.

Im Lauf der Zeit haben meine Patienten und ich gute Erfahrungen mit bestimmten Methoden gesammelt, die es leichter machen, bei einer nährstoffreichen, gesunden Ernährungsweise zu bleiben. Der Einsatz von vielfältigen Gewürzen hat sich dabei genauso bewährt wie unterschiedliche Garmethoden, mit denen Sie verschiedene Konsistenzen und Geschmacksrichtungen erzielen. So wird die Umstellung leichter und Langeweile hat in der Küche keine Chance.

Bringen Sie Würze in Ihr Leben!

Gewürze bringen Geschmack in unser Essen und haben außerdem medizinische Eigenschaften. Aus Sicht der Ernährungspharmazie eine echte Win-Win-Situation.

Die folgenden Gewürze mag ich besonders gern:

- Kürbiskuchengewürz, ein amerikanischer Klassiker, kann regulierend auf den Blutzuckerspiegel wirken und die Geweberegeneration unterstützen.
- Meersalz kann sich positiv auf die Nebennieren auswirken und enthält wertvolle Mineralien. (Getrüffeltes Meersalz verbindet diese guten Eigenschaften mit einer Extraportion Geschmack!)
- Basilikum fördert die Verdauung und unterstützt den Blutzuckerhaushalt.
- Oregano hat antimykotische und antivirale Eigenschaften.
- Kurkuma wirkt entgiftend und entzündungshemmend.
- Knoblauchpulver wirkt antimikrobiell.
- Kardamom wirkt ebenfalls mikrobenhemmend, insbesondere im Mundraum.
- Ingwer ist ein Antioxidationsmittel, wirkt entzündungshemmend und hilft bei Übelkeit.
- Koriander unterstützt die Entgiftung der Leber und kann Schwermetalle in eine Chelatverbindung bringen.

Diese Gewürze sollten Autoimmunpatienten meiden

Achten Sie bitte darauf, bei einer Diät für Autoimmunpatienten bestimmte Gewürze unbedingt zu vermeiden. Auf Muskatnuss, Kreuzkümmel und Paprikagewürz sollten Sie komplett verzichten. Allerdings können Sie selbst ganz leicht autoimmunfreundliche Alternativen herstellen. Geben Sie die Gewürze einfach in eine Schüssel und vermengen Sie sie sorgfältig. Wenn Sie im Rezeptteil den Hinweis »falls verträglich« bei einer Zutat sehen, dann stellen Sie gegebenenfalls einfach Ihre eigene Mischung her.

Obwohl schwarzer Pfeffer, Piment und Kardamom in der Regel von Autoimmunpatienten gut vertragen werden, können auch sie bei manchen Menschen eine reaktive Wirkung entfalten – mit Bedacht einsetzen!

Unterschiedliche Zubereitungsarten

Unterschiedliche Zubereitungsarten spielen eine zentrale Rolle beim genussvollen Essen, auch wenn Sie bei der Auswahl der Zutaten eingeschränkt sind. Häufig vermissen wir bestimmte Konsistenzen mehr als die zugehörigen Nahrungsmittel. Indem wir mit unterschiedlichen Kochverfahren arbeiten, können wir verschiedenste Texturen auf den Teller bringen.

Lassen Sie mich am Beispiel eines scheinbar unspektakulären Lebensmittels zeigen, welche Vielfalt wir mit einer einzigen Zutat erreichen können. Hier sind neun Arten, Möhren zuzubereiten (und einige Rezepte zum Ausprobieren):

1. Ofen-Möhren: Beträufeln Sie die Möhren mit Olivenöl und schieben Sie sie 30 Minuten lang bei 180 °C in den Backofen (oder machen Sie Möhren-Fritten, Seite 328).

2. Gedünstete Möhren: Schneiden Sie die Möhren in circa 0,5 Zentimeter große Stücke und dünsten Sie sie etwa 10 Minuten, bis sie weich sind.

3. Geriebene rohe Möhren mit Apfel: Apfel-Möhren-Salat (Seite 309)

4. Möhrensaft: grüner Saft (Seite 169)

5. Pürierte Möhrensuppe: Möhren-Ingwer-Birnen-Suppe (Seite 202)

6. Möhrenpüree: Pastinaken-Möhren-Püree (Seite 320)

7. Möhrennudeln: Stellen Sie mit dem Spiralschneider Möhrennudeln her, die gut als Beilage zu Hackfleischbällchen passen (Zitrus-Bison-Hackfleischbällchen, Seite 238; Kürbis-Spaghetti mit Fleischbällchen, Seite 269).

8. Rohe Möhren: Schneiden Sie die Möhren in ca. 0,5 cm breite Sticks und essen Sie sie mit einem Dip.

9. Gekochte Möhren: Schneiden Sie die Möhren in ca. 1 Zentimeter große Stücke und kochen Sie sie 6–8 Stunden lang im Slow Cooker (wie beim Rindfleisch-Eintopf, Seite 190).

Jede dieser Zubereitungsarten bietet Ihnen eine andere Textur oder sogar ein neues

ÜBERDENKEN SIE IHRE SALZAUSWAHL

Einiges deutet darauf hin, dass ein Zusammenhang zwischen dem Verzehr von verarbeitetem Salz und Autoimmunkrankheiten besteht und dass mit Jod versetztes Salz einer der Auslöser der Hashimoto-Epidemie ist. Tatsächlich belegen Studien, dass Jodsalz zu einem Anstieg der Hashimoto-Fälle geführt hat! Sollten Sie also auf Salz verzichten? Nein, aber Sie sollten sicherstellen, dass Sie das richtige Salz verwenden.

Vermeiden Sie verarbeitetes Salz und Jodsalz. Verwenden Sie lieber Meersalz mit einem natürlichen Mineralienanteil. Um dem Heißhunger entgegenzuwirken, der Sie möglicherweise überfällt, können Sie Ihre Speisen mit reichlich Meersalz würzen. (Auslöser für den Heißhunger auf Salz kann eine Nebennierendisfunktion sein, die zu einer leichten Störung des Elektrolythaushalts führt.) Wenn Sie noch verarbeitetes Jodsalz im Haus haben, werfen Sie es einfach weg und steigen Sie auf graues oder rosa Meersalz um.

Wenn Sie sich regelmäßig etwas benommen fühlen und Ihnen beim Aufstehen schwindlig wird, hilft es Ihnen unter Umständen, einmal am Tag einen Teelöffel Meersalz in einem Glas warmem Wasser aufzulösen und dieses zu trinken.

Denken Sie daran: Salz ist nicht schädlich für uns – tatsächlich unterstützt es unseren Elektrolythaushalt. Wichtig ist, dass Sie die richtige Art von Salz verwenden.

Geschmackserlebnis. Gebackene Möhren können karamellisieren und eine reiche Süße entfalten; rohe Möhren sind wunderbar fest und knackig; pürierte Möhren in einer Suppe sind wohltuend und gehaltvoll; geriebene Möhren mit etwas Apfel erinnern an die Freuden eines Sommerpicknicks. Ich kann Ihnen nur empfehlen, so viele der genannten Zubereitungsarten wie möglich selbst auszuprobieren. Wie Sie sehen werden, wende ich im Rezeptteil alle oben genannten Kochmethoden an; darüber hinaus liebe ich es, Zutaten kurz anzubraten, in den Mixer zu werfen oder meinen Slow Cooker zu benutzen.

ZEIT SPAREN

Eine der größten Herausforderungen bei der Ernährung mit naturbelassenen Lebensmitteln besteht darin, dass Sie viele Gerichte von Grund auf selbst zubereiten müssen. Das kann zur Mammutaufgabe werden, wenn Ihr Alltag ohnehin schon gut gefüllt ist und Sie müde sind, sich schwer konzentrieren können und mit der Ernährungsumstellung kämpfen. All das habe ich berücksichtigt, als ich die Rezepte für dieses Buch zusammengestellt habe. Bei den meisten handelt es sich um einfache Mahlzeiten für Werktage, dazwischen werden Sie einige raffinierte Gerichte finden, die Sie am Wochenende ausprobieren können. Ich habe mich bemüht, zeitaufwendige Zubereitungsmethoden, bei denen Sie Zutaten in kleine Stücke schneiden oder schälen müssen, nur sehr begrenzt einzusetzen. Stattdessen können Sie häufig einfach ganzes, ungeschältes

REZEPTE FÜR GEWÜRZMISCHUNGEN

AI-Currypulver

1 EL gemahlene Kurkuma
1 TL gemahlener Ingwer
1 TL Zwiebelpulver
½ TL Knoblauchpulver
¼ TL getrocknete Dillspitzen (keine Samen)
⅛ TL gemahlener Zimt
⅛ TL gemahlene Gewürznelken

Currypulver enthält viele Zutaten, die für eine AI-Diät nicht geeignet sind, zum Beispiel Koriandersamen, Kreuzkümmel, scharfen Paprika und Kardamom. Vielleicht wundern Sie sich, dass zu meinem Rezept für Currypulver auch Dill gehört – er macht den Geschmack etwas herber und ist gleichzeitig überraschenderweise kaum herauszuschmecken.

AI-Kürbiskuchengewürz

3 EL gemahlener Zimt
2 TL gemahlene Muskatblüte (Macis)
1 TL gemahlener Ingwer
¼ TL gemahlene Gewürznelken

Muskatnuss und Piment sind nicht für Sie geeignet, wenn Sie der AI-Diät folgen. Stellen Sie also einfach Ihr eigenes AI-Kürbiskuchengewürz her. Indem Sie diese beiden Gewürze durch Muskatblüte ersetzen, kommt der Geschmack sehr nahe an das traditionelle Kürbiskuchengewürz heran.

AI-Kräuter der Provence

1 EL Majoran
1 TL Basilikum
1 TL Bohnenkraut
1 TL Rosmarin
1 TL Lavendel
1 TL Oregano
½ TL Thymian

Vielleicht finden Sie auf dem Markt eine Gewürzmischung für Kräuter der Provence ohne Fenchel. Falls nicht, probieren Sie diese Mischung aus getrockneten Kräutern.

Gemüse verwenden. Diese Art der Zubereitung spart nicht nur Zeit, sie erhält auch besonders viele Nährstoffe. Darüber hinaus lassen sich viele der Rezepte gut im geschäftigen Alltagsleben unterbringen, weil wir sie einfrieren, den Slow Cooker benutzen und mehrere Portionen auf Vorrat kochen können. Ich persönlich koche jede Woche vor, um sicherzustellen, dass ich meinem Körper etwas Gutes tun kann, egal wie hektisch es wird.

Die hohe Kunst der Vorratsküche

Als ich damit anfing, mein Essen grundsätzlich komplett selbst zuzubereiten, hat mich der schiere Aufwand manchmal überfordert. Dieses Gefühl verflüchtigte sich, je mehr Übung ich beim Kochen hatte – insbesondere beim Kochen auf Vorrat. Letzteres ist für mich zu einer festen Gewohnheit geworden, die mein Leben deutlich leichter macht. Heute empfehle ich dieses Vorgehen allen meinen Patienten, und die Rückmeldungen sind durchweg sehr positiv.

Die Grundidee beim Vorratskochen besteht darin, jede Woche eine möglichst große Menge an Lebensmitteln mit möglichst wenig Aufwand zuzubereiten. Viele Menschen verfolgen bereits einen ersten Ansatz in diese Richtung, indem sie die doppelte Menge kochen und einen Teil am nächsten Tag essen oder für später einfrieren. Wenn Sie etwas weiter im Voraus planen, können Sie das Essen für eine ganze Woche in relativ kurzer Zeit vorbereiten.

Vorratskochen funktioniert auch in kleinen Küchen. Mit etwas Übung habe ich es in unserer alten Wohnung auch mit vier Kochfeldern, einem mittelgroßen Ofen und einigen wenigen Arbeitsflächen hinbekommen. Damals hatte ich nicht sehr viele Küchengeräte, aber immerhin einen Vitamix-Hochleistungsmixer, einen Slow Cooker und zwei Ofenformen (eine große und eine kleine).

Am besten fangen Sie damit an, dass Sie einen festen Zeitraum zum Kochen einplanen. Bei mir ist der Sonntagnachmittag für diese Aufgabe reserviert. Das kann dann zum Beispiel folgendermaßen aussehen:

1. Sehen Sie sich Ihre Küche genau an. Welche Arbeitsflächen und Küchengeräte haben Sie zur Verfügung? Legen Sie einen Plan von Ihrer Küche an und wählen Sie Rezepte aus, mit denen Sie das meiste aus Ihrer Zeit und Ihrem Platz herausholen können. Vielleicht haben Sie eine Arbeitsfläche, auf der Sie Gemüse schnippeln können, einen Mixer für Smoothies oder Suppen, einen Herd, auf dem Sie eine Gemüsepfanne anbraten können, einen Ofen und einen Slow Cooker, in dem eine Knochenbrühe köcheln kann.

2. Suchen Sie fünf bis zehn Rezepte heraus, die Sie auf die Arbeitsflächen und Küchengeräte verteilen können. Wenn Sie Ihre endgültige Auswahl getroffen haben, schreiben Sie einen Einkaufszettel. Besorgen Sie alle Zutaten, die Sie brauchen (denken Sie daran, dass es auch Lieferdienste gibt). Wenn alles im Haus ist, bereiten Sie die Küche vor, bevor Sie mit dem Kochen beginnen. Ich arbeite gern mit einem Timer, damit ich den Überblick behalte, welches Gericht wie viel Zeit braucht.

3. Gehen Sie Ihre Rezepte nochmals durch, um herauszufinden, wie Sie sich die Zeit am besten einteilen. Welches Gericht braucht am längsten? Welches benötigt die meiste Vorbereitung? Was können Sie erledigen, während gerade etwas im Ofen ist?

4. Suchen Sie Zutaten heraus, die Sie für mehr als ein Rezept benötigen. Setzen Sie auch Zutaten auf diese Liste, die Sie unter der Woche für frische Smoothies oder Salate brauchen und die Sie jetzt schon vorbereiten können. Rechnen Sie aus, welche Mengen Sie insgesamt benötigen und schreiben Sie diese auf. Wenn Sie für ein Rezept zum Beispiel 250 Gramm Möhrenstücke benötigen und für ein anderes 70 Gramm, brauchen Sie insgesamt 320 Gramm Möhrenstücke. Auf diese Weise erreichen Sie, dass Sie jeden Arbeitsschritt nur einmal ausführen müssen und keine Zutat nochmal herauskramen müssen, die Sie schon einmal verarbeitet haben.

5. Bereiten Sie alle Zutaten vor, angefangen mit Gemüse, gefolgt von Fleisch bis hin zu getrockneten oder flüssigen Zutaten.

6. Erst dann fangen Sie mit dem Kochen an. Normalerweise beginne ich mit Gerichten, die in den Ofen kommen, weil das häufig die meiste Zeit in Anspruch nimmt (abgesehen von Rezepten für den Slow Cooker). Wenn möglich, versuche ich, mehrere unterschiedliche Zutaten auf demselben Backblech unterzubringen. Das geht schneller und ich mag es, wenn die unterschiedlichen Aromen sich vermischen. Anschließend bringe ich normalerweise das Gericht für den Slow Cooker auf den Weg. Danach können Sie sich ans Dämpfen, Kochen und Braten für andere Rezepte machen.

7. Stellen Sie einen eigenen Timer für jedes Gericht, damit Sie im Blick behalten, wann Sie etwas umrühren, umdrehen, entfernen oder anderweitig bearbeiten müssen.

8. Wenn alles vor sich hin kocht und brutzelt, können Sie Einmachgläser mit Salaten und Smoothies für die Woche befüllen.

Gerichte für hektische Tage

Davon abgesehen, dass ich auf Vorrat koche, befinden sich in meinem Gefrierschrank immer acht bis zehn Mahlzeiten für Tage, an denen bei mir besonders viel los ist. Die folgenden Gerichte eignen sich besonders gut:

- Suppen wie Borschtsch (Seite 192), Hühnersuppe (Seite 191), Polnische Erbsensuppe (Seite 196), cremige Brokkoli-Suppe (Seite 199) und Möhren-Ingwer-Birnen-Suppe (Seite 202),
- Kokos-Feigen-Energiekugeln (Seite 339),
- Kubanischer Rindfleisch-Eintopf (Seite 197),
- Hashi-Haschee (Seite 247),
- Carnitas à la Michael (Seite 244),
- Chicken Tandoori (Seite 250).

Sie können diese Gerichte in Einmachgläsern oder in BPA-freien Gefrierbeuteln einfrieren und sie bei Bedarf auf dem Herd aufwärmen. Beilagen wie den Auflauf mit Wurzelgemüse (Seite 319) oder das Pastinaken-Möhren-Püree (Seite 320) können Sie in Auflaufformen aus Glas einfrieren und nach dem Auftauen in den Ofen schieben.

Mein Slow Cooker ist ebenfalls eine große Hilfe für mich. Wenn ich vorkoche, stelle ich oft die rohen Zutaten für ein Slow-Cooker-Gericht zusammen und friere sie ein. An einem hektischen Tag kann ich sie dann einfach auftauen und anschließend in den Slow Cooker werfen, bevor ich morgens aus dem Haus gehe. Die folgenden Rezepte eignen sich hervorragend als Optionen für den Slow Cooker an vollen Tagen:

- Bigos (Seite 234),
- Knochenbrühe (Seite 151),
- Chicken Tandoori (Seite 250),
- Chili für kalte Tage (Seite 194),
- Kubanischer Rindfleisch-Eintopf (Seite 197),
- Pulled Pork mit Kirschen (Seite 285),
- Winterlicher Ochsenschwanz-Eintopf (Seite 207).

Als Mutter einer wachsenden Familie war es mir besonders wichtig, im Rezeptteil Gerichte vorzustellen, die auch Kindern schmecken. Hier kommen einige meiner liebsten familienfreundlichen Mahlzeiten:

- Apfel-Möhren-Salat (Seite 309),
- Gebackene Kokos-Bananen (Seite 349),
- Gebackene Hähnchenschenkel mit Ingwer und Zitrone (Seite 275),
- Rindfleisch-Eintopf (Seite 190),
- Brokkoli-Hähnchen-Quiche (Seite 262),

EIN KNAPPES DUTZEND MAHLZEITEN ZUM VORKOCHEN

Mit den folgenden Kocheinrichtungen und Geräten können Sie in wenigen Stunden ein knappes Dutzend Mahlzeiten zubereiten:

Slow Cooker: Geben Sie die Zutaten für Bigos (Seite 234) oder Knochenbrühe (Seite 151) hinein und stellen Sie den Kocher auf niedrige Stufe ein.

Ofen und drei Backformen: Heizen Sie den Ofen auf 180 °C vor und schieben Sie den Auflauf mit Wurzelgemüse (Seite 319), Carnitas à la Michael (Seite 244) und die Ahornsirup-Hackfleisch-Muffins (Seite 249) hinein. Schreiben Sie sich auf, wann welches der drei Gerichte fertig ist.

Herd und ein Dampfgarer, ein Suppentopf, zwei Pfannen: Garen Sie Gemüse im Dampfgarer, kochen Sie die cremige Brokkoli-Suppe (Seite 199) im Suppentopf und bereiten Sie getrüffeltes Gemüse (Seite 295) und Hashi-Haschee (Seite 247) in den Pfannen zu.

Arbeitsfläche und Einmachgläser: Bereiten Sie hier den Salat aus dem Einmachglas (Seite 212) und Smoothies (cremiger Orangen-Kokos-Smoothie, Seite 178, Original-Root-Cause-Smoothie, Seite 183, Hashi-Mojito-Smoothie, Seite 186 oder Root-Cause-Aufbau-Smoothie, Seite 187) für fünf Tage zu.

Hochgeschwindigkeitsmixer: Machen Sie im Handumdrehen Smoothies, Suppen und Pürees. Ich verwende meinen Mixer auch gern für das göttliche Detox-Dressing (Seite 165).

GESUNDHEIT FÜR DIE GANZE FAMILIE: WIE SIE IHRE MITMENSCHEN ÜBERZEUGEN

Als ich meine Ernährung auf nährstoffreiche Lebensmittel umstellte, war ich angenehm überrascht davon, wie lecker solche Gerichte sein konnten. Ich fing an, sie zu gemeinsamen Mahlzeiten im Freundes- und Kollegenkreis mitzubringen und sie bei Familienfeiern zu kochen, ohne groß darüber zu sprechen oder meinen Ernährungsplan zu erklären. Vielen Menschen in meinem Umfeld fiel allerdings bald auf, dass ich einfach besser aussah als früher und sie stellten fest, dass gesundes Essen längst nicht so furchtbar schmeckt wie sie dachten. Es dauerte nicht lange und einer nach dem anderen tauchte bei mir auf und fragte nach Rezepten und Ernährungstipps. Mittlerweile essen viele meiner Freunde und Familienmitglieder nährstoffreiche Lebensmittel und lassen alles weg, was Entzündungen fördern kann. Mein Ehemann gehört genauso zu dieser Gruppe wie meine Mama, mein Bruder, meine Schwägerin und unser Hund Boomer. Das hat zu einer ganzen Reihe kleiner Wunder geführt!

Um nur einige Beispiele zu nennen:

Bei meiner wunderbaren Mutter haben sich dank Ernährungsumstellung und der Anwendung von funktioneller Medizin drei Schilddrüsenknötchen zurückgebildet, ihre Asthma-Symptome sind deutlich besser geworden und sie konnte sogar ihre Medikamente unter ärztlicher Aufsicht ausschleichen. Tatsächlich war sie vollständig beschwerdefrei, bis sie aus Versehen einen Riegel mit Molkenprotein aß, der einen Rückfall auslöste.

Mein Mann Michael hat schon immer viel Sport gemacht und war daher von vornherein bestens in Form. Zusätzlich zu seinen regelmäßigen Meditationsübungen und dem Sport achtet er jetzt auf seine Ernährung, lässt sich mit funktioneller Medizin behandeln und hat sich auf Nahrungsmittelunverträglichkeiten testen lassen. Seither hat er die sieben hartnäckigen Kilogramm abgenommen, die ihn so gestört haben, gleichzeitig hat er Muskelmasse aufgebaut und seine Angstzustände abgelegt.

Nicht zu vergessen unseren zehnjährigen Spitz Boomer: Er bekam früher von uns getreidefreies Trockenfutter. Inzwischen frisst er hausgemachtes, nährstoffreiches Futter ohne entzündungsfördernde und reaktive Lebensmittel. Und auch bei ihm merken wir die positiven Auswirkungen: Er ist lebhafter, er hat glänzenderes Fell, er hat abgenommen und muss nicht mehr alle zwei Stunden pinkeln. Mit einem Dampfkochtopf und einer Küchenmaschine bereiten wir ihm jede Woche sein Gourmetmenü aus geschmortem Lamm und Gemüse zu.

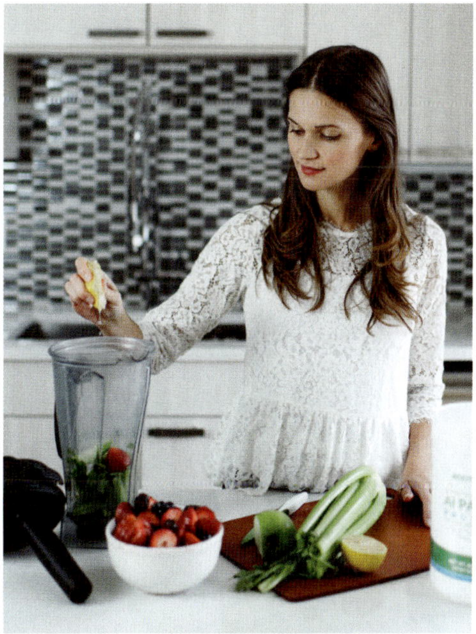

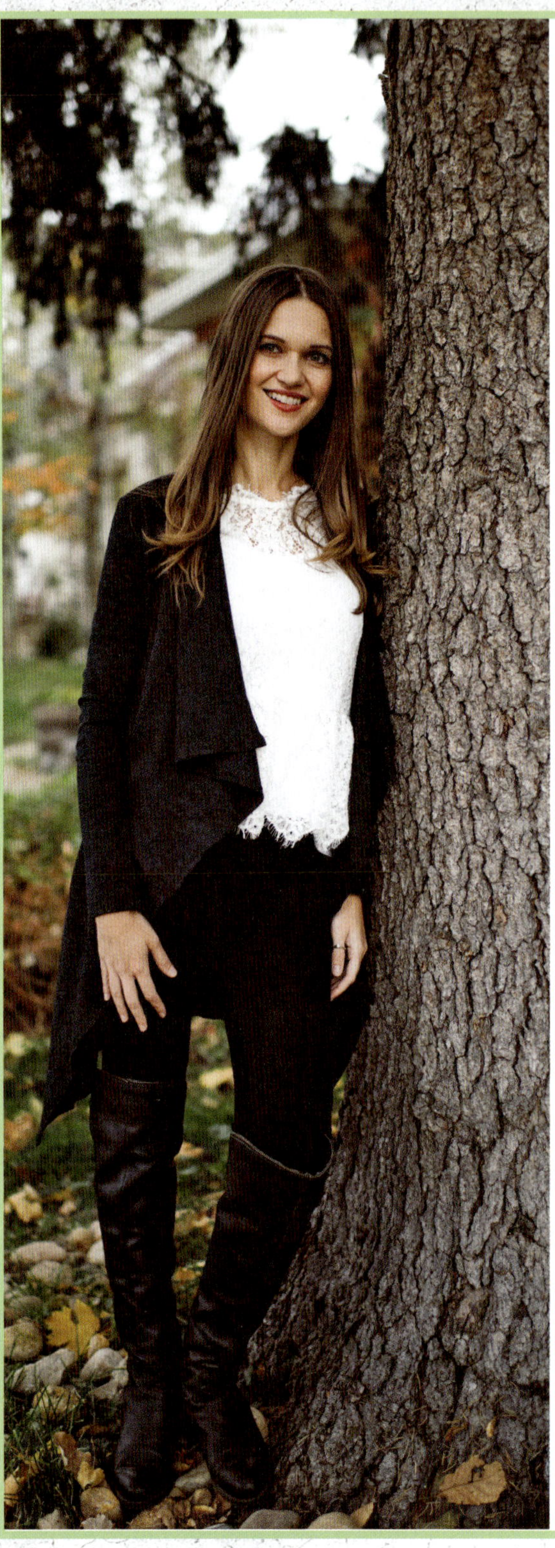

SO ERNÄHRE ICH MICH

Meine Leser fragen mich oft: »Wie sieht denn dein eigener Speiseplan aus? Wie bekommst du eine ausgewogene Ernährung hin?«

Meine Ernährungsweise hat sich seit der Hashimoto-Diagnose drastisch verändert. Früher habe ich vor allem Weizen, Milchprodukte, Zucker und verarbeitete Lebensmittel gegessen. Mit Salat konnte man mich jagen und rotes Fleisch und Schweinefleisch habe ich gemieden wie die Pest. Und ich hatte jede Menge Probleme mit Blutzuckerschwankungen, Gelenkschmerzen, Gefühlsschwankungen, Panikattacken und vielen anderen Symptomen.

Bevor ich das ändern konnte, versank ich in einer Art Lähmung durch Überanalyse – ich beschäftigte mich über ein Jahr lang intensiv mit glutenfreier Ernährung, bevor ich sie selbst ausprobierte. Leider verschlechterte sich mein Gesundheitszustand in dieser Zeit und ich entwickelte immer mehr Symptome.

Im Januar 2011 habe ich mich dann endlich entschieden, alle Möglichkeiten konsequent zu nutzen, die meine Gesundheit verbessern konnten. Und ich bin so froh, dass ich mich dazu durchgerungen habe! Der entscheidende Anstoß, meine Ernährung umzustellen, war dann ein Test auf Nahrungsmittelunverträglichkeiten. Tja, ich bin eben eine skeptische Wissenschaftlerin – ich musste erst die Belege dafür, dass meine Ernährung etwas mit meinen Problemen zu tun haben könnte, schwarz auf weiß vor mir sehen.

Nachdem ich Gluten, Milchprodukte und andere reaktive Nahrungsmittel von meinem Speisezettel verbannt hatte, fühlte ich mich innerhalb von drei Tagen besser. Tatsächlich war ich ein bisschen überrumpelt – ehrlich gesagt hatte ich nicht damit gerechnet, dass das Ganze etwas bewirken würde. Ich war völlig perplex, als ich am dritten Tag meiner Ernährungsumstellung plötzlich auf meine Tabletten gegen Sodbrennen verzichten konnte. Der Rest, liebe Freunde, ist Geschichte. Durch verschiedene Maßnahmen in Bezug auf mein Hormonniveau, meine Ernährung und Verdauung, meinen Umgang mit Stress, meine Entgiftungsorgane und Infektionen fühle ich mich wieder gesund!

Im Moment vermeide ich Gluten und Milchprodukte. Ich habe eine IgA-Reaktion auf Milchprodukte, was einer zöliakie-ähnlichen Reaktion entspricht. Früher hatte ich starke Beschwerden, wenn ich Gluten oder Milchprodukte zu mir genommen habe, aber inzwischen bekomme ich nur noch milde Symptome wie Kribbeln in den Armen oder Blähungen. Eine Zeit lang habe ich auch Nüsse vermieden, weil sie bei mir zu Hautproblemen und Gefühlsschwankungen geführt haben.

Als ich mit Hochdruck daran gearbeitet habe, mein Buch *Das Hashimoto-Programm* und die Dokuserie *The Thyroid Secret* (Das Geheimnis der Schilddrüse, allerdings nur auf Englisch erhältlich) fristgerecht fertig zu bekommen, hat mein Körper nach Fett geradezu gelechzt. Mein Salat mit Ente (Seite 224) gehört zu den Rezepten, die in dieser Zeit entstanden sind.

Nachdem das Buch und die Serie erschienen waren und ich meine Lesereise beendet hatte, war ich viel draußen unterwegs, hatte Heißhunger auf Obst und Gemüse und Lust auf leichteres Essen. In dieser Zeit habe ich viele grüne Säfte getrunken und jede Menge Salate und Salsas gegessen, zum Beispiel die Mango-Salsa (Seite 312) und Katys griechischen Salat (Seite 216). Außerdem war Obst ein fester Bestandteil meiner Smoothies (wie beim cremigen Orangen-Kokos-Smoothie, Seite 178).

Als ich an dem Buch schrieb, das Sie jetzt in den Händen halten, war ich mit meinem Sohn Dimitry schwanger. Auch das hat meine Ernährung beeinflusst. Ich habe viel Rote Bete gegessen, was die Methylierung unterstützt (zu meinen Lieblingsgerichten gehörten in dieser Zeit der Tomaten-Beten-Salat, Seite 215; Borschtsch, Seite 192 und Hack mit Beten, Süßkartoffeln und Kürbis, Seite 276). Außerdem war ich verrückt nach eisenhaltigen Burgern mit Fleisch aus Weidehaltung (Grasfütterung) und Essiggurken (später stellte sich heraus, dass ich wie viele schwangere Frauen an Eisenmangel litt – oder wie mein Mann es nannte, an »Burgermangel«). Dimitry brachte mich auch dazu, sehr viel mehr Süßspeisen zu kochen als sonst. Sie verdanken ihm die cremigen Zitronen-Bananen-Eis-Pops (Seite 357) und den AI-Beeren-Kuchen (Seite 355).

Ich habe fasziniert festgestellt, dass mein Körper oft von sich aus nach Lebensmitteln verlangt, die mir besonders guttun, wenn Ihre Körperfunktionen erst wieder ausgeglichen sind, ist das, worauf Sie gerade Lust haben, häufig genau das, was in diesem Moment auch gut für Sie ist.

Am liebsten starte ich immer noch mit dem Original-Root-Cause-Smoothie in den Tag. Meistens wähle ich ein paar zusätzliche Zutaten aus, je nachdem, wie ich mich fühle. Das Rootcology AI Paleo-Protein habe ich für mich selbst entwickelt, es ist ein fester Bestandteil meiner täglichen Ernährung. Die Smoothies fand ich nach der Geburt meines Sohnes besonders toll.

Mittags esse ich eine Suppe, einen Salat, ein Tellergericht oder einen Burger, je nachdem, wie das Wetter ist und wie ich mich fühle. Normalerweise koche ich diese Gerichte in größeren Mengen vor oder bereite sie montags und donnerstags zu, damit ich sie nicht jeden Tag komplett neu machen muss. Zu meinen Favoriten gehören die Ahornsirup-Hackfleisch-Muffins (Seite 249), cremiges weißes Hähnchenragout (Seite 209), Hähnchen-Salat mit schwarzen Bohnen und Koriander (Seite 227) und Bibimbap (Seite 218).

Das Abendessen ist unser gemeinsames Familienessen. Dazu mag ich Salat als Beilage (wie den Blattsalat mit Bacon und Tomaten, Seite 230) und ein hochwertiges Fleischgericht als Hauptspeise. Zu meinen Snacks für zwischendurch gehören der Kokosjoghurt (Seite 147) mit Beeren und Samen, Beef Jerky (Seite 323), Guacamole mit Koriander und Limette (Seite 303) oder ein Smoothie.

Am Wochenende mache ich gern Waffeln (Seite 352) oder Kochbananen-Crêpes (Seite 345) mit Speck und Eiern und als Beilage Avocados, Kokosjoghurt (Seite 147) mit Obst und Samen oder fermentiertes Gemüse (Seite 148).

Ich koche wirklich gern, aber wenn es zwischen der Abgabefrist für ein Buch und der Versorgung meines Sohnes mal hektisch wird, dann bitte ich meinen Mann, meine Mutter oder einen anderen lieben Menschen um Hilfe. Oder ich bestelle Essen bei einem Restaurant in der Nähe, das glutenfreie, laktosefreie und gesunde Gerichte anbietet, oder ich nutze einen Lieferdienst für Paläo-Essen. Außerdem habe ich immer acht bis zehn Mahlzeiten eingefroren, die ich auftauen und kochen oder im Notfall einfach in den Slow Cooker werfen kann.

- Möhren-Fritten (Seite 328),
- Stückiges Apfelmus (Seite 162),
- Zitrus-Bison-Hackfleischbällchen (Seite 238),
- Zitrus-Lachs (Seite 281),
- Cremige Brokkoli-Suppe (Seite 199),
- Cremiges weißes Hähnchenragout (Seite 209),
- Hähnchen-Rosinen-Salat (Seite 211),
- Fischpäckchen vom Grill mit Ananas-Salsa und grünen Bohnen (Seite 278),
- Hashi-Haschee (Seite 247),
- Carnitas à la Michael (Seite 244),
- Cremige Zitronen-Bananen-Eis-Pops (Seite 357),
- Ahornsirup-Hackfleisch-Muffins (Seite 249),
- Paläo-Bananen-Mandel-Muffins (Seite 340),
- Shepherd's Pie (Seite 257),
- Süß-saure Hähnchenspieße mit Brokkoli-Slaw (Seite 237),
- Exotische Hähnchenspieße vom Grill (Seite 252).

EINMACHGLAS-MAGIE FÜR SALATE UND SMOOTHIES

Beim Vorkochen sind Einmachgläser für mich echte Superhelden. Mit ihrer Hilfe bereite ich supereinfache Salate und Smoothies vor, die ich mir unter der Woche schmecken lassen kann.

Für die Salate bereiten Sie fünf Ein-Liter-Gläser mit weiter Öffnung vor, eins für jeden Werktag. Füllen Sie zuerst das Dressing ein – ich nehme meistens einfach das Dressing für jeden Tag (Seite 154). Dann befüllen Sie die Gläser mit Gemüse und Obst, das sie vorbereitet haben: Fangen Sie mit dem festen Gemüse an, also geschnittenen Gurken, Paprika oder Mini-Möhren, und legen Sie diese Zutaten ganz unten ins Glas. Darauf schichten Sie weniger festes Gemüses und Obst, zum Beispiel Oliven, Kirschtomaten oder Heidelbeeren. Den Abschluss bilden Nüsse oder Samen, Blattsalat und Kokosraspeln oder frische Kräuter. Verschließen Sie die Gläser gut und stellen Sie sie kalt. Morgens schnappen Sie sich einfach eins der Gläser und etwas Protein oder Fett (Hähnchenstücke oder gekochte Eier bieten sich als Proteine an, Avocados sind fantastische Fettlieferanten) und packen das Ganze als Mittagessen ein.

Für die Smoothies bereiten Sie ebenfalls fünf Ein-Liter-Gläser mit weiter Öffnung vor. Befüllen Sie sie mit den Gemüsestücken, die Sie schon vorbereitet haben, und stellen Sie sie in den Kühlschrank. Morgens holen Sie sich eins der Gläser und kippen das Gemüse in den Mixer. Geben Sie weitere Zutaten wie Kokosmilch, Avocado und Proteinpulver dazu und stellen Sie den Mixer an. Genießen Sie Ihren Smoothie, bevor Sie aus dem Haus gehen und sich in den Tag stürzen.

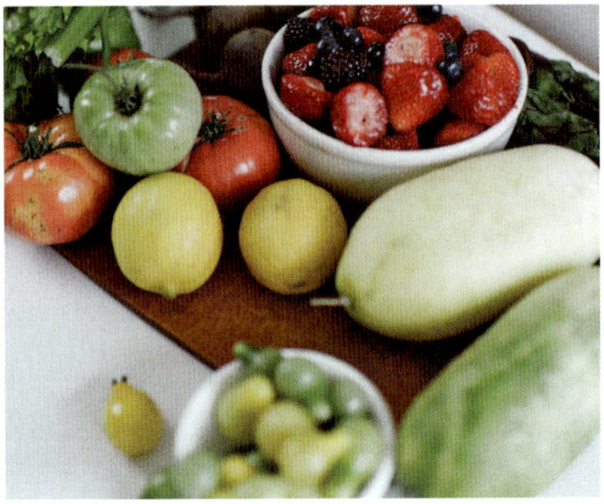

SO GEHEN SIE MIT GEGENWIND VON ANDEREN MENSCHEN UM

Leider stellen viele Menschen nach einer Hashimoto-Diagnose fest, dass Ihr soziales Umfeld sie nicht in dem Ausmaß unterstützt, wie sie sich das wünschen würden. Hashimoto ist eine unsichtbare Krankheit – andere können uns nicht ansehen, wie wir uns fühlen. Außerdem hat die Krankheit unterschiedliche Ausprägungen. Während eine Person gar keine Symptome entwickelt, ist eine andere in ihrem Alltag extrem eingeschränkt. Hinzu kommt, dass die konventionelle Medizin bislang den heilsamen Effekt der richtigen Ernährung und anderer fortschrittlicher Maßnahmen nicht anerkennt. Diese Umstände können dazu führen, dass Freunde und Familienangehörige unsere Symptome infrage stellen und uns als Hypochonder abstempeln. Oder sie sind mit dem neuen Lebensstil nicht einverstanden, mit dem wir erreichen wollen, dass es uns besser geht.

Und es gibt noch einen weiteren wichtigen Faktor, den wir in Betracht ziehen sollten. Auch wenn es vielleicht merkwürdig klingt: Häufig behandeln uns Menschen auf eine bestimmte Art und Weise, weil wir es zulassen. Und es liegt an uns, unsere Bedürfnisse zu formulieren und Grenzen aufzuzeigen. In den meisten Fällen können Beziehungen gerettet werden und die Menschen um uns herum lernen, wie sie uns besser unterstützen können, wenn wir sie freundlich aber nachdrücklich darum bitten.

Mein Mann hat am Anfang nicht verstanden, warum ich mich absolut gluten- und laktosefrei ernähren musste. Er unterstützte mich in meinem Bestreben, mich gesünder zu ernähren und weniger Zucker zu essen, aber als Freund von gemäßigten Ansätzen hatte er den Eindruck, meine neuen Essgewohnheiten würden sich zu einer ungesunden Zwangsvorstellung ausweiten. Er hat keinen medizinischen Hintergrund und verstand nicht, dass auch winzige Mengen Gluten eine Person mit Unverträglichkeit krank machen können. Es war ihm peinlich, dass ich in Restaurants einen Wirbel veranstaltete und mich weigerte, Gerichte zu essen, die möglicherweise verunreinigte Zutaten enthielten. Es war auch nicht besonders hilfreich, dass ich immer wieder neue Methoden ausprobierte und es lange nicht danach aussah, als ob sie mir helfen würden.

Natürlich war es für mich belastend, dass mein Traumprinz mich nicht auf Händen durch diese schwierige Zeit trug. Aber als ich mich beruhigt hatte und wieder logisch denken konnte, erklärte ich ihm: »Gluten und Milchprodukte führen dazu, dass sich meine Schilddrüsenwerte verschlechtern und dass ich Sodbrennen und Magenkrämpfe bekomme. Das kann schon bei winzigen Mengen passieren. Ich habe ein Recht darauf, Lebensmittel zu essen, die mir guttun, genau wie jeder andere Mensch auf der Welt. Es würde mir wirklich sehr viel bedeuten, wenn du bei meiner Ernährungsumstellung hinter mir stehst.«

Dieses offene Gespräch hat ausgereicht, damit er verstanden hat, wie sehr sich meine Ernährung auf meine Gesundheit auswirkt. Ab da wurde er für mich zu einer wichtigen Stütze. Er probierte sogar noch im gleichen Jahr gemeinsam mit mir 30 Tage lang die Paläo-Diät aus und stellte fest, dass er sich mit dieser Ernährungsweise viel besser fühlte als vorher. Entsprechend sind wir dabei geblieben.

Ich wünsche Ihnen, dass Sie die Menschen in Ihrem Leben freundlich daran erinnern und dazu ermutigen können, Sie zu unterstützen. Aber stellen Sie sich darauf ein, dass manche Menschen Ihre Situation einfach nicht verstehen werden. Womöglich werden sie Ihnen sogar das Leben schwermachen. Dann ist es besser, auf Abstand zu gehen. Manche Menschen ziehen ihre Energie, ihr Selbstvertrauen und auch Ermutigung daraus, dass andere sich schlecht fühlen und leiden. Und sie fördern diesen Zustand entweder durch subtile gemeine Kommentare, durch Manipulation oder sogar, indem sie anderen körperlichen Schaden zufügen.

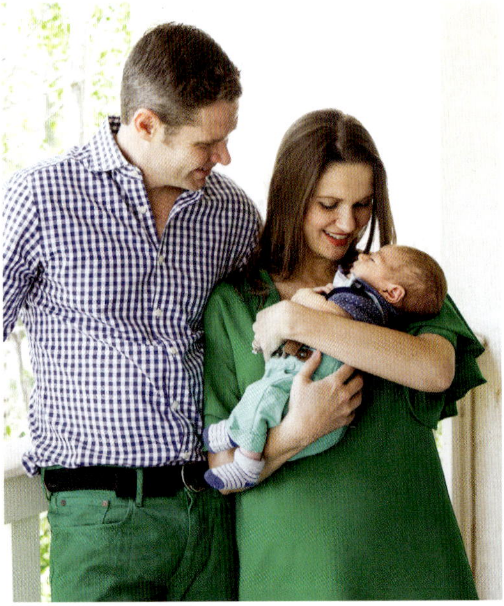

In einer Hashimoto-Selbsthilfegruppe erzählte eine Frau, wie sie einmal von einer vermeintlichen Freundin zum Mittagessen eingeladen wurde. Die Gastgeberin hatte ihr versichert, dass sie beim Kochen komplett auf Gluten, Milchprodukte und Soja verzichtet hätte. Nach ein paar Bissen fühlte sich die Hashimoto-Patientin plötzlich fürchterlich. Ihre »Freundin« gab zu, dass sie herausfinden wollte, ob sie ihre Krankheit nur vortäuschte. Um sie zu »testen«, hatte sie heimlich mit voller Absicht genau die Zutaten ins Essen geschmuggelt, von denen sie versprochen hatte, sie wegzulassen. Mit solchen Freunden braucht man keine Feinde mehr.

Generell empfehle ich Ihnen, sich mit Menschen zu umgeben, die Ihnen guttun, und Personen zu meiden, die Sie runterziehen. Schrecken Sie nicht davor zurück, den Kontakt zu Freunden und Familienmitgliedern abzubrechen, die Sie verletzen und sich weigern, Sie zu unterstützen. Halten Sie sich besser an liebe Menschen, die Ihnen helfen.

Denken Sie daran: Auf dieser Welt gibt es viel mehr gute als schlechte Menschen. Wenn wir Beziehungen beenden, die uns nichts mehr geben, öffnen wir gleichzeitig die Tür für neue, wohltuende Kontakte.

Ich habe herausgefunden, dass sich meine Gesundheit und mein Wohlbefinden grundlegend verbessert haben, seit ich auf ungesunde Lebensmittel verzichte. Und ich habe festgestellt, dass es sich mindestens genauso grundlegend positiv auswirken kann, »ungesunde« Menschen aus dem eigenen Leben zu verbannen.

AUSWÄRTS ESSEN GEHEN

Viele Menschen schrecken zunächst davor zurück, auswärts essen zu gehen, wenn sie bestimmte Nahrungsmittel vermeiden sollten. Das gilt vor allem für diejenigen unter uns, die nicht gern im Mittelpunkt stehen und Auseinandersetzungen lieber aus dem Weg gehen. Ich habe zöliakiekranke Frauen kennengelernt, denen es so unangenehm war, ihre Bedürfnisse im Restaurant anzusprechen, dass sie in Kauf genommen haben, manchmal wochenlang krank zu sein, nachdem sie mit ihren Freunden oder ihrer Familie essen waren. Einige meiner Leser und Patienten haben auch berichtet, dass sie sich schlecht fühlen, wenn sie ihre Probleme adressieren oder ein Gespräch mit dem Servicepersonal mit einem negativen Satz beginnen müssen wie: »Ich darf bestimmte Sachen nicht essen.«

Vielleicht haben Sie das Gefühl, dass Sie anderen zur Last fallen oder dass Sie zu viel Wirbel verursachen. Es gibt die gesellschaftlich akzeptierte Sichtweise, dass »wartungsintensive« Frauen anstrengend sind, während wartungsintensive Autos in der Regel wertvolle Liebhaberstücke sind, für die sich der Aufwand lohnt.

Ich kann Ihnen versichern: Auch Sie sind ein wertvolles Liebhaberstück und haben es absolut verdient, dass andere sich Mühe geben, damit es Ihnen gutgeht.

Hier sind einige Tipps, wie Sie sich an Ihren Ernährungsplan halten und trotzdem auswärts essen gehen und ein erfülltes Sozialleben haben können:

1. Schauen Sie sich vorab im Internet die Speisekarte des Restaurants an oder rufen Sie dort an und finden Sie heraus, ob es glutenfreie Gerichte gibt und man sich auf Menschen mit Unverträglichkeiten einstellt (bei vielen ist das der Fall). Ich nutze gern die Website OpenTable, um einen Tisch zu reservieren und mir die Speisekarte anzusehen. Einige meiner Patienten sind auch Fans von Smartphone-Apps wie *Find Me Gluten Free*, die bei der Suche nach Restaurants mit glutenfreien Gerichten helfen.

2. Wenn Sie mit Freunden oder Kollegen essen gehen möchten, schlagen Sie ruhig ein Restaurant vor, von dem Sie wissen, dass es im Umgang mit Lebensmittelunverträglichkeiten entgegenkommend ist. Als ich noch in Chicago lebte, traf ich mich mit Kollegen oft bei Francesca's, einer Kette mit italienischem Essen (in den USA), die glutenfreie Gerichte anbietet. Dort gab es für alle etwas, das ihnen geschmeckt hat, und ich musste mir keine Gedanken machen.

3. Die Köche und Servicemitarbeiter in den meisten Restaurants möchten Ihnen helfen und hoffen, dass Sie sich im Restaurant wohlfühlen. Ich fange Gespräche mit ihnen oft mit einem Satz an wie: »Können Sie mir weiterhelfen? Ich vertrage leider X, Y und Z nicht und würde gern wissen, ob Sie Gerichte anbieten, die ich essen kann.« Meistens sind die Leute unglaublich hilfsbereit und bemühen sich, ein passendes Essen für mich zu finden, oder sie fragen in der Küche nach.

Ich habe schon oft leckere und kreative Gerichte serviert bekommen, die ein Koch oder eine Köchin für mich gezaubert haben – sie stürzten sich mit Feuereifer in die Herausforderung, einem Gast etwas Besonderes zu bieten. Eine Situation, die zunächst beängstigend und abschreckend ist, kann so zu einem echten VIP-Erlebnis werden, wenn Sie sich ihr mit ein wenig Geduld, Freundlichkeit und Dankbarkeit stellen. Natürlich bin ich bei einem entsprechenden Entgegenkommen auch großzügig beim Trinkgeld. Wenn ich mit Freunden unterwegs bin, schauen sie oft auf meinen Teller und sagen, dass mein Essen leckerer aussieht als ihres. Ich finde es toll, Dinge zu essen, die mir guttun, statt das zu essen, was alle haben, und es anschließend zu bereuen.

1. Es gibt bestimmte Gerichte, bei denen die Wahrscheinlichkeit hoch ist, dass Sie keine Schwierigkeiten bekommen werden. Ein bunter Salat (zum Beispiel mit Blattsalat, Tomaten, Speck, gegrilltem Hähnchen, hartgekochtem Ei, Zwiebeln, Avocado und Käse) oder ein griechischer Salat (oft eine Mischung aus Oliven, Blattsalat, Tomaten, Paprika, Zwiebeln, Gurke, Fetakäse oder auch gegrilltem Hähnchen) bieten sich dafür an. Bestellen Sie den Salat mit gegrilltem Hähnchen und ohne Dressing und Käse (viele Salatdressings enthalten Soja und Maissirup mit hohem Fruktosegehalt). Bitten Sie einfach um Olivenöl und Zitronensaft für Ihr Dressing.

Zu den gut geeigneten Gerichten gehören außerdem gegrilltes Fleisch mit gedünstetem oder gegrilltem Gemüse (bitten Sie eventuell um eine größere Portion Gemüse, um getreidehaltige Beilagen oder mit Käse überbackene Kartoffeln zu ersetzen). Wenn Sie sich Sorgen machen, dass Ihr Essen durch getreidehaltige Lebensmittel verunreinigt werden könnte, besprechen Sie das mit der Bedienung und fragen Sie, ob sich der Kontakt mit Gluten vermeiden lässt. Gelegentlich bereiten Köche das Essen dann in Folie zu oder achten darauf, dass es nicht mit bestimmten Töpfen und Küchenutensilien in Berührung kommt.

2. Nehmen Sie Enzymtabletten für Gluten und Laktose mit, wenn Sie auswärts essen gehen. Die Enzyme können eine Reaktion nicht ganz verhindern, aber sie können sie vermindern, falls Sie doch Gluten oder Milchprodukte zu sich nehmen.

3. Wenn Sie ganz sichergehen wollen, nehmen Sie Ihr eigenes Essen mit oder essen Sie, bevor Sie aus dem Haus gehen. Wenn Sie eine Sportveranstaltung besuchen, wo die Essensauswahl auf Bier und Hotdogs beschränkt ist, essen Sie einfach vorher oder bringen Sie sich etwas mit.

SO FÄLLT DIE UMSTELLUNG AUF EINE GESUNDE ERNÄHRUNG LEICHT

Vor Ihnen liegt ein Weg, der Ihnen vielleicht zunächst Angst macht. Ich verspreche Ihnen, Sie können ihn erfolgreich gehen – viele andere haben es bereits getan. Ihre Gesundheit kann sich verbessern, wenn Sie sich um sich selbst kümmern. Denken Sie daran: Sie sind es wert!

- Führen Sie ein Tagebuch zu Ihrer Ernährung und Ihren Symptomen, damit Sie den Überblick haben, was Sie essen und welche Nahrungsmittel zu welchen Symptomen führen. Das hilft Ihnen, bestimmte Muster zu erkennen und herauszufinden, welche Lebensmittel Ihnen guttun und welche nicht.

- Essen Sie einfache Gerichte! Viele meiner Rezepte sind ganz leicht zu kochen und gleichzeitig sättigend und lecker, zum Beispiel meine Möhren-Ingwer-Birnen-Suppe (Seite 202) oder der Mango-Avocado-Salat mit Lachs (Seite 229).

- Kochen Sie auf Vorrat und frieren Sie Gerichte für später ein, vor allem für Tage, an denen Ihnen Ihre Aufgaben über den Kopf wachsen und Sie keine Zeit zum Kochen haben. Tiefkühl-Essen sind schnell und praktisch. Auf Seite 113 finden Sie eine Liste meiner Lieblingsrezepte zum Einfrieren.

- Vorkochen ist ebenfalls eine tolle Möglichkeit, die Ihnen hilft, am Ball zu bleiben. Auf Seite 114 finden Sie eine genaue Anleitung, wie Sie an einem Nachmittag für die ganze Woche vorkochen können. Es reicht, wenn Sie sich dafür jede Woche ein paar Stunden freihalten.

- Wenn Sie »Entzugserscheinungen« bekommen, können Sie auch Stück für Stück auf die Ernährung umsteigen, die ich in diesem Buch vorstelle. Suchen Sie sich jede Woche eine Lebensmittelfamilie aus und halten Sie sich an meine Vorschläge für Alternativen, um Ihre Ernährungsgewohnheiten langsam zu ändern. Nehmen wir zum Beispiel Pasta. Statt Weizennudeln mit meiner Tomatensoße (Seite 167) zu kochen, steigen Sie zunächst auf glutenfreie Nudeln um oder Sie probieren es mit Gemüsenudeln aus dem Spiralschneider, um den Anteil von Gemüse an Ihrer Ernährung zu erhöhen.

Ich habe auch einige Ernährungspläne für Sie zusammengestellt, an die Sie sich halten können. Suchen Sie sich den Plan aus, mit dem Sie anfangen möchten, zum Beispiel Paläo, und ab in die Küche! Wenn es Ihnen zu schwer fällt, alles auf einmal umzusetzen, fangen Sie einfach damit an, morgens meinen Original-Root-Cause-Smoothie (Seite 183) zu trinken. Wenn Sie sich daran gewöhnt haben, täglich Smoothies zuzubereiten, können Sie zusätzlich jeden Tag ein Abendessen aus diesem Buch kochen.

Konzentrieren Sie sich immer nur auf den heutigen Tag und feiern Sie auch kleine Schritte und Erfolge! Seien Sie nachsichtig mit sich selbst, wenn Sie zwischendurch schwach werden oder Rückschritte machen. Denken Sie in Ruhe darüber nach und gehen Sie liebevoll mit sich selbst um. Denken Sie daran, Sie können das schaffen!

Vergessen Sie nicht, dass alle Hinweise in diesem Buch nur Vorschläge sind. Vielleicht haben Sie schon Strategien entwickelt, die gut für Sie funktionieren. Wenn dem so sein sollte, konnte ich Ihnen hoffentlich die eine oder andere zusätzliche Anregung mitgeben, die Ihnen weiterhilft. Wenn Sie bisher noch nicht viel gekocht und wenig Erfahrung mit heilsamen Nahrungsmitteln haben, dann helfen Ihnen meine Vorschläge hoffentlich dabei, Ihre Ernährung selbstbewusst in die eigenen Hände zu nehmen.

5.

Häufige Fragen

1. Welche Strategien gibt es, um verstecktes Gluten zu vermeiden?

Jedes verpackte, fertig zubereitete und/oder anderweitig verarbeitete Lebensmittel kann Gluten enthalten, auch wenn Sie dies im Normalfall nicht vermuten würden. Wenn auf einer Verpackung nicht explizit »glutenfrei« steht, gehen Sie davon aus, dass Gluten enthalten sein könnte. Viele Spielarten von Weizen sind glutenhaltig, unter anderem Grieß, Weizenvollkornschrot, Emmer, Hartweizen, Farina-Mehl und Dinkel (daher macht es gegebenenfalls Sinn, jegliches Getreide zu eliminieren, wenn Sie Gluten vermeiden wollen). Gluten versteckt sich auch häufig in Soßen und Tunken, Tortillas, Bier, Suppen, Salat-Dressings und Marinaden, Malzessig, bestimmten Chips und Süßigkeiten, verarbeitetem Fleisch, Fettgebackenem (der Ausbackteig enthält gegebenenfalls Weizenmehl), loser Ware, asiatischem Reispapier und einigen TK-Lebensmitteln. Auch in dem Wachsüberzug, der Obst und Gemüse so appetitlich schimmern lässt, verbirgt sich mitunter Gluten, und höchstwahrscheinlich finden Sie auch Glutenreste in Toastern, auf Schneidbrettern und an Küchenutensilien.

Zu den Nicht-Lebensmitteln, die eventuell Gluten enthalten, zählen freiverkäufliche Arzneimittel, verschreibungspflichtige Medikamente und Nahrungsergänzungsprodukte. Je nachdem, wie empfindlich Sie reagieren, kann es auch Sinn machen, Körperpflegeprodukte wie Shampoo, Conditioner, Waschlotion und Lippenstift oder Lippenpflegestift kritisch unter die Lupe zu nehmen – Sie könnten unabsichtlich etwas davon aufnehmen, was natürlich ganz besonders für auf die Lippen aufgebrachte Produkte gilt. Auch gepuderte Gummihandschuhe und Künstlerbedarf wie Knetmasse oder Farbe können Gluten enthalten. Natürlich stecken Sie diese Produkte nicht in den Mund, aber wenn Sie nach dem Umgang damit Ihre Hände nicht gründlich waschen, können Sie versehentlich Spuren von Gluten aufnehmen.

2. Wie führe ich Lebensmittel wieder ein?

Wenn Sie ein Lebensmittel mindestens drei Wochen lang vom Speiseplan gestrichen haben, können Sie es wieder einführen – vorausgesetzt, Sie fühlen sich nach dieser Zeitspanne bereit, Ihre Reaktion auf das eliminierte Lebensmittel zu testen. Achten Sie aber streng darauf, jeweils nur ein Lebensmittel auf einmal einzuführen, und warten Sie mindestens vier Tage lang, bevor Sie den Versuch mit einem zweiten Lebensmittel wiederholen. Ausgenommen von dieser Regel sind Gluten, Milchprodukte und Soja – eventuell müssen Sie hierauf dauerhaft verzichten.

3. Ich fühle mich von der bevorstehenden Ernährungsumstellung überfordert – womit soll ich anfangen?

Nehmen Sie sich selbst in den Arm. Ich meine es ernst! Legen Sie genau in diesem Moment die Arme um Ihren Körper und drücken Sie sich, dann atmen Sie tief durch und glauben ganz fest daran, dass Sie dies schaffen werden. Im nächsten Schritt entfernen Sie jegliche potenziell reaktiven Lebensmittel aus Kühlschrank und Speisekammer (wenn in Ihrem Haushalt andere Mitglieder leben, die diese Ernährungsumstellung nicht mitmachen, räumen Sie die betreffenden Lebensmittel einfach auf die Seite). Dann stellen Sie für die Rezepte, die Sie zuerst in Angriff nehmen wollen, eine Einkaufsliste zusammen. Nach dem Einkauf geht es zurück nach Hause und ab in die Küche. Eine meiner besten Strategien gegen das Gefühl der Überforderung besteht darin, auf Vorrat zu kochen. Mehr darüber finden Sie auf Seite 112.

Ein perfekter erster Schritt ist auch die Zubereitung von Knochenbrühe (Seite 151). Damit gelingt Ihnen ein wunderbarer Start in den Tag, außerdem ist Knochenbrühe eine gesunde Grundlage für viele Gerichte. Zusätzlich gebe ich Ihnen den Tipp, durch den Kochbuchteil zu blättern und Rezepte zu suchen, die Ihnen auf Anhieb gefallen. Es gibt eine ganze Menge einfacher, schmackhafter Gerichte, die sich leicht zubereiten lassen. Hier ein paar zur Auswahl: langsam gegartes Hähnchen (Seite 290), marokkanischer Lamm-Eintopf (Seite 200) und Hashi-Haschee (Seite 247).

4. Kann ich bei den vorgeschlagenen Diäten immer noch die Lebensmittel essen, die ich am liebsten mag?

Die meisten traditionellen Wohlfühlgerichte wie Brot, Makkaroni mit Käse, Biscuits and Gravy, Süßspeisen et cetera enthalten reaktive Zutaten, die Ihre Symptome möglicherweise verursachen und aufrechterhalten. Fokussieren Sie sich nicht auf die Frage, wie Sie es schaffen sollen, ohne diese Lebensmittel zu überleben. Stellen Sie sich stattdessen vor, wie viel besser Sie sich fühlen werden, wenn Sie darauf verzichten.

Wenn Sie ein starkes Bedürfnis nach Wohlfühlgerichten verspüren, versuchen Sie es mit diesen Rezepten: cremiges weißes Hähnchenragout (Seite 209), cremige Zitronen-Bananen-Eis-Pops (Seite 357), Ahornsirup-Hackfleisch-Muffins (Seite 249), exotische Hähnchenspieße vom Grill (Seite 252) und Hähnchen-Salat mit schwarzen Bohnen und Koriander (Seite 227).

5. Ich bin oft dienstlich unterwegs und reise auch in meiner Freizeit gern – wie kann ich mich dabei gut und gesund ernähren?

Wenn Sie gesundheitliche Probleme haben, kann Reisen eine Herausforderung sein – insbesondere, wenn Sie eine bestimmte Diät einhalten müssen, um Ihren Gesundheitszustand und Ihre Genesung nicht aufs Spiel zu setzen. Aber es gibt die Möglichkeit, zu reisen und gleichzeitig Ihre Gesundheit zu schützen: Sie brauchen dafür nur Vorausplanung zu betreiben.

Wenn Sie fliegen, nutzen Sie in den USA den TSA PreCheck, hierdurch vermeiden Sie die Ganzkörperscanner und werden keiner Strahlung ausgesetzt (Hashimoto kann sich bereits durch Niedrigstrahlung verschlimmern), außerdem sinkt dadurch der Reisestress.

Auch spezielle Ernährungsstrategien erleichtern Ihnen das Reisen: Möchten Sie das im Flugzeug angebotene Menü essen, rufen Sie rechtzeitig vor Reisebeginn bei der Fluglinie an und bestellen ein glutenfreies Menü. Erkundigen Sie sich schon im Vorfeld der Reise nach Lokalen am Zielort, die glutenfreie Gerichte anbieten.

Packen Sie Ihre Reiseverpflegung ins Handgepäck, ich greife gern zu Hackfleischbällchen und klein geschnittenem, gebratenem Gemüse – alles Dinge, die sich gut verpacken lassen.

Nehmen Sie eine Auswahl an Snack-Riegeln mit, etwa Riegel von Paleovalley, Epic, Lärabar, Fruchtriegel, Hemp-Heart-Riegel oder Wilde-Riegel. (Prüfen Sie die jeweiligen Zutaten sorgfältig und entscheiden Sie, welcher Riegel zu Ihrer Diät passt.)

Wenn Sie ins Ausland reisen, besorgen Sie sich einen internationalen Allergiepass. Dieser enthält alle wichtigen Informationen zu Ihrer Allergie oder Sensitivität, und zwar in der jeweiligen Landessprache. Geben Sie diesen Allergiepass dem Bedienpersonal im Restaurant, um sicherzugehen, dass Ihre jeweiligen Ernährungsbedürfnisse entsprechend berücksichtigt werden.

Nehmen Sie zur Sicherheit Verdauungsenzyme für Gluten beziehungsweise Milchprodukte ein. Hierdurch werden unerwünschte Reaktionen, die sich beim versehentlichen Verzehr dieser reaktiven Lebensmitteln einstellen, minimiert.

6. Darf ich ab und zu ein bisschen schummeln und Milchprodukte oder Gluten konsumieren – und wenn es nur einmal im Jahr ist?

Ich rate den meisten Menschen, die an einer autoimmunen Schilddrüsenerkrankung leiden, lebenslang auf Gluten, Milchprodukte und Soja zu verzichten. Wenn sich Ihr Darm jedoch erst einmal vom Leaky-Gut-Syndrom erholt hat und Sie sich stark und kräftig fühlen, vertragen Sie vermutlich wieder einige Lebensmittel oder Getränke, die Ihnen zuvor Probleme bereitet haben. Was mich angeht, so esse ich gelegentlich Getreide, ernähre mich ansonsten aber 100 Prozent glutenfrei. Ab und zu trinke ich Wein oder Mojito beziehungsweise Margarita und gönne mir ein glutenfreies Dessert, wenn es lecker schmeckt. Meist gelingt es mir aber ohne Probleme, diesen Köstlichkeiten zu widerstehen. Ganz sicher würde mein Körper rebellieren, wenn ich ein paar Tage oder Wochen hintereinander schwach werden und die Ausnahmen zur Regel machen würde. Am besten finden Sie durch Versuch und Irrtum heraus, wo Ihre persönliche Toleranzgrenze gegenüber verschiedenen Lebensmitteln liegt.

Versuchen Sie, wirklich ausreichend lange zu schlafen und halten Sie Ihren Stresslevel so gering wie möglich. Wann immer wir unter Schlafmangel oder Stress leiden, sinkt unsere körperliche Belastungsfähigkeit, und gelegentliche Ernährungssünden machen sich stärker bemerkbar als sonst.

7. Lassen sich einige Ihrer Rezepte auch nur für eine Person zubereiten?

Viele der in diesem Buch vorgestellten Rezepte lassen sich gut einfrieren. Daher können Sie einfach das gesamte Rezept nachkochen und die nicht benötigten Portionen für Tage, an denen Sie keine Zeit oder Energie zum Kochen haben, einfrieren.

Alternativ können Sie die angegebenen Zutatenmengen auch durch die Anzahl der Portionen teilen und nur eine Portion zubereiten.

Einige Rezepte bestehen auch aus mehreren Komponenten. Wird beispielsweise eine Proteinquelle und eine Soße verwendet, bereiten Sie die Soße in der angegebenen Menge zu, die Proteinquelle dagegen nur für eine Person. Dann genießen Sie Ihr Essen mit einer Portion Soße – den Rest frieren Sie für eine spätere Verwendung ein oder stellen ihn in den Kühlschrank.

8. Ich habe ein riesiges Verlangen nach süßen und salzigen Lebensmitteln – was soll ich machen?

Wenn Sie Ihre Ernährung umstellen, wächst unter Umständen Ihre Lust auf Süßes oder Salziges. Das ist ganz normal. Eventuell hilft es, sich so zu ernähren, dass der Blutzuckerspiegel ausgeglichen ist, anderenfalls probieren Sie es mit der ergänzenden Einnahme von L-Glutamin. Ebben Ihre Gelüste nach süßen/salzigen Lebensmitteln nicht nach ein paar Wochen ab, sollten Sie gegebenenfalls über spezielle Tests nachdenken. Bei Heißhunger auf Süßes sollten Sie sich auf Hefepilze testen lassen (Darmtest), bei einer Gier auf Salziges sollten die Nebennieren untersucht werden.

9. Wie kann ich meine Lust auf Käse befriedigen und gleichzeitig eine gute Kalziumquelle finden?

Zu den Lebensmitteln, die viel Kalzium liefern, gehören Lachs und Sardinen in Dosen, Brokkoli, Grünkohl sowie (falls Sie Hülsenfrüchte nicht eliminiert haben) Schwarzaugenbohnen und weiße Bohnen. Ihrer Lust auf Käse begegnen Sie am besten mit meinem Rezept für Cashew-Frischkäse (Seite 160). Sie können auch zwischendurch Oliven (nährstoffreich und salzig) naschen – oder mit Meersalz bestreute Avocadoscheiben (üppig und nahrhaft).

10. Was soll ich machen, wenn ich überempfindlich auf Histamin reagiere?

Histamin ist eine chemische Substanz, die aus den Zellen freigesetzt wird, wenn ein allergieauslösender Stoff in unseren Körper eintritt. Wenn Ihre Darmschleimhaut intakt ist, produzieren Zellen innerhalb dieser Schleimhaut ein Enzym namens Diaminoxidase (DAO), um das Histamin abzubauen. Ist Ihre Darmschleimhaut jedoch geschädigt, etwa bei Patienten mit durchlässigem Darm, sind Sie eventuell nicht in der Lage, eine ausreichende Menge an DAO zu produzieren. Dann kann sich das Histamin ansammeln und bei einigen Menschen Reaktionen wie Kopfschmerzen, verstopfte Nase, Schwindelgefühl, juckende und tränende Augen, Herzklopfen und Nesselsucht hervorrufen.

Wenn Sie unter einer Histaminunverträglichkeit leiden, reagiert Ihr Körper nicht auf das in der Nahrung enthaltene Histamin, sondern eher auf die Bakterien in und auf dem Lebensmittel, das auf Ihre Histaminrezeptoren (Mastzellen) einwirkt. Aus diesem Grund reagieren Sie bei Histaminintoleranz eventuell auch auf Lebensmittel, die sich durch viele gute Bakterien auszeichnen, etwa fermentierte Lebensmittel und Getränke sowie geräuchertes Fleisch.

Da der Histaminunverträglichkeit oftmals ein durchlässiger Darm zugrunde liegt, empfehle ich zunächst, die in diesem Buch beschriebenen Heildiäten durchzuführen, was zur Gesundung Ihres Darms beiträgt. Durch die Heilung der Darmschleimhaut sind Sie eventuell auch wieder in der Lage, die für den effizienten Histaminabbau erforderliche Menge an DAO herzustellen. Halten Ihre Symptome jedoch an, sollten Sie es mit einer histaminarmen Ernährung versuchen.

11. Ich weiß nie, was ich zum Frühstück essen soll – können Sie ein paar Ihrer Lieblingsrezepte nennen?

Unter der Woche beginne ich den Tag am liebsten mit einem Smoothie. Richtig gern trinke ich morgens den Original-Root-Cause-Smoothie (Seite 183), der mir jede Menge Energie schenkt und mich satt macht, ohne dass ich mich vollgestopft fühle. Am Wochenende bereite ich mir gern ein pfannengerührtes Gericht mit Hackfleisch (Grasfütterung) und Gemüse zu. Weitere fürs Frühstück geeignete Gerichte sind beispielsweise:

- Hashi-Haschee (Seite 247)
- Kochbananen-Crêpes (Seite 345) mit Cashew-Frischkäse (Seite 160) und gemischten Beeren
- Lachs-Pastinaken-Küchlein (Seite 254)
- Mango-Avocado-Salat mit Lachs (Seite 229)
- Avocado-Schiffchen mit Pute und Gemüsepaprika (Seite 242)
- Granola süß-sauer (Seite 305) mit Kokosjoghurt (Seite 147) und Beeren
- Brokkoli-Hähnchen-Quiche (Seite 262)
- Rindfleisch-Eintopf (Seite 190)
- Frittata mit Schinken und weißer Süßkartoffel (Seite 232)

12. Ist intermittierendes Fasten bei Hashimoto gesund?

Jede Art des Fastens kann eine reinigende und heilende Wirkung haben. Da jedoch selbst das intermittierende Fasten die Nebennieren unter Stress setzen kann, empfehle ich es während der ersten Stadien auf dem Weg zurück zur Gesundheit nicht. Meiner Erfahrung nach fühlen sich die meisten Hashimoto-Patienten (viele von ihnen leiden unterschwellig unter Nebennieren-Problemen) oftmals schlechter, wenn sie zu rasch nach dem Beginn der Ernährungsumstellung zu fasten versuchen.

14. Gibt es Lebensmittel, die ich bei *H. pylori* vermeiden oder verstärkt essen sollte?

Bei *Helicobacter pylori*, abgekürzt *H. pylori*, handelt es sich um eine bakterielle Infektion, die zur Darmdurchlässigkeit führen kann und damit als potenzieller Trigger für Hashimoto und andere Autoimmunerkrankungen gilt. *H. pylori* kann zu einem niedrigen Spiegel an Magensäure beitragen, was wiederum zu Problemen bei der Verdauung und daraus resultierenden Nährstoffdefiziten führen kann. Zu den Symptomen gehören Übelkeit, häufiges Aufstoßen, Appetitlosigkeit und unbeabsichtigter Gewichtsverlust. Um *H. pylori* zu eliminieren, bedarf es einer speziellen Behandlung (siehe *Das Hashimoto-Programm*). Als unterstützende Maßnahme können Sie Kohlsaft trinken, 28 Tage lang jeweils 120 Milliliter täglich. Auch Schwarzkümmelöl (Nigella sativa) kann bei einer Infektion mit *H. pylori* hilfreich sein.

15. Ist die Keto-Diät bei Hashimoto geeignet?

Sinn und Zweck der Keto-Diät besteht darin, in die Ketose, anders ausgedrückt in einen Hungerstoffwechsel, zu kommen. Dann nutzt der Körper zur Energiegewinnung nicht mehr den aus Kohlenhydraten stammenden Zucker, sondern fängt an, stattdessen aus Fett gewonnene Ketone zu verbrennen. Einige Hashimoto-Patienten können hiervon profitieren, etwa diejenigen, die unter chronischen Schmerzen und Benommenheit leiden.

Einige Patienten berichten, dass sie sich mit der Keto-Diät müder als zuvor fühlen. Hier muss man jedoch beachten, dass ein niedriges Energieniveau auch auf niedrige Werte an Magensäure und nicht zwangsläufig auf eine verringerte Kohlenhydrataufnahme zurückgehen kann. Ein Mangel an Magensäure führt eventuell dazu, dass die Eiweißverdauung nicht richtig funktioniert, was sich wiederum in verringerter Tatkraft niederschlägt. Ich empfehle hier, es zunächst mit der ergänzenden Gabe von Betain mit Pepsin (Seite 66) zu probieren – erst danach sollten Sie entscheiden, ob Ihnen eine Low-Carb-Diät guttut oder nicht.

Zu den ketofreundlichen Rezepten in diesem Buch gehören:

- Avocado-Schokoladen-Pudding (Seite 336),
- Knochenbrühe (Seite 151),
- Beef Jerky (Seite 323),
- Brokkoli-Hähnchen-Quiche (Seite 262),
- Chicken-Burger und Grünkohl-Chips (Seite 277),
- Blattsalat mit Bacon und Tomaten (Seite 230),
- Guacamole mit Koriander und Limette (Seite 303),
- Dressing für jeden Tag (Seite 154),
- Italienische Hackfleisch-Pie (Seite 279),
- Mexikanische Quiche (Seite 261).

16. Woran erkenne ich eine Überempfindlichkeit auf Soja?

Wenn Sie überempfindlich auf Soja reagieren, leiden Sie eventuell unter Symptomen wie Angst, Herzklopfen, Darmproblemen und/oder erhöhten Schilddrüsen-Antikörpern.

Ernährungspläne

Einführungsdiät: Plan für Woche 1

REZEPT	DIÄT	KATEGORIE	PROTEIN (G)	FETT (G)	KOHLEN-HYDRATE (G)	MAHLZEIT
TAG 1						
Original-Root-Cause-Smoothie	Autoimmun (AI)	Hauptgericht	12,79	26,38	15,98	Frühstück
Chicken-Burger mit Grünkohl-Chips	AI	Hauptgericht	22,65	13,21	5,93	Mittagessen
Gebratener Reis mit Rinderhack	Einführung	Hauptgericht	19,46	28,08	18,62	Abendessen
Guacamole mit Koriander und Limette	AI	Beilage	1,66	10,38	7,81	Snack
Beef Jerky	AI	Beilage	20,86	12,64	3,78	Snack
		Nährstoffanalyse (gesamt)	**77,42**	**90,69**	**52,12**	
TAG 2						
Original-Root-Cause-Smoothie	AI	Hauptgericht	12,79	26,38	15,98	Frühstück
Blattsalat mit Bacon und Tomaten	Paläo	Hauptgericht	7,65	29,35	5,82	Mittagessen
Kotlety (polnische Hähnchenschnitzel)	Paläo	Hauptgericht	32,83	40,93	10,43	Abendessen
Katys Griechischer Salat	Paläo	Hauptgericht	3,05	12,55	14,5	Abendessen
Kirsch-Beeren-Gelatine-Snacks	AI	Snack	5,52	0,71	1,84	Snack
		Nährstoffanalyse (gesamt)	**61,84**	**109,92**	**48,57**	
TAG 3						
Original-Root-Cause-Smoothie	AI	Hauptgericht	12,79	26,38	15,98	Frühstück
Cremiges weißes Hähnchenragout	AI	Hauptgericht	27,02	53,93	24,31	Mittagessen
Bibimbap (koreanischer gemischter Salat)	Einführung	Hauptgericht	17,01	11,95	25,84	Abendessen
Granola süß-sauer	Paläo	Snack	5,22	13,04	22,03	Snack
Kokosjoghurt	AI	Snack	3,23	23,26	8,65	Snack
		Nährstoffanalyse (gesamt)	**65,27**	**128,56**	**96,81**	

REZEPT	DIÄT	KATEGORIE	PROTEIN (G)	FETT (G)	KOHLEN-HYDRATE (G)	MAHLZEIT
TAG 4						
Original-Root-Cause-Smoothie	AI	Hauptgericht	12,79	26,38	15,98	Frühstück
Hähnchen-Frühlingsrollen mit Mandel-Soßen-Dip	Einfürhung	Hauptgericht	6,45	14,44	24,9	Frühstück
Kürbis-Spaghetti mit Fleischbällchen	Paläo	Hauptgericht	24,64	30,29	9,34	Abendessen
Hashi-Mojito-Smoothie	AI	Snack	28,54	1,16	17,21	Snack
		Nährstoffanalyse (gesamt)	**72,42**	**72,27**	**67,43**	
TAG 5						
Original-Root-Cause-Smoothie	AI	Hauptgericht	12,79	26,38	15,98	Frühstück
Carnitas à la Michael	Paläo	Hauptgericht	49,73	35,13	2,16	Mittagessen
Biskuits	AI	Beilage	1,34	11,3	28,15	Abendessen
Chili für kalte Tage	Einführung	Hauptgericht	19,43	6,29	30,36	Abendessen
Granola süß-sauer	Paläo	Snack	5,22	13,04	22,03	Snack
Kokosjoghurt	AI	Snack	3,23	23,26	8,65	Snack
		Nährstoffanalyse (gesamt)	**91,74**	**115,4**	**107,33**	
TAG 6 6						
Brokkoli-Hähnchen-Quiche	Paläo	Hauptgericht	21,64	11,97	7,65	Frühstück
Cowboy-Kaviar	Einführung	Beilage	5,63	4,93	16,19	Mittagessen
Exotische Hähnchenspieße vom Grill	AI	Hauptgericht	16,56	5,48	22,15	Mittagessen
Paläo-Hackbraten	Paläo	Hauptgericht	20,02	24,26	3,75	Abendessen
Pastinaken-Möhren-Püree	AI	Beilage	1,64	7,22	19,29	Abendessen
Avocado-Schokoladen-Pudding	Paläo	Snack	7,88	23,66	6,05	Snack
		Nährstoffanalyse (gesamt)	**73,37**	**77,52**	**75,08**	
TAG 7						
Chicken-Burger mit Grünkohl-Chips	AI	Hauptgericht	22,65	13,21	5,93	Frühstück
Paläo-Hackbraten (R)*	Paläo	Hauptgericht	20,02	24,26	3,75	Mittagessen
Pastinaken-Möhren-Püree (R)*	AI	Beilage	1,64	7,22	19,29	Mittagessen
Gnocchi mit Erbsen und Pancetta	Einführung	Hauptgericht	8,61	13,87	47,17	Abendessen
Green Juice	AI	Snack	7,72	11,77	38,82	Snack
		Nährstoffanalyse (gesamt)	**60,64**	**70,33**	**114,96**	

* R = Reste.

Einführungsdiät: Plan für Woche 2

REZEPT	DIÄT	KATEGORIE	PROTEIN (G)	FETT (G)	KOHLEN-HYDRATE (G)	MAHLZEIT
TAG 1						
Original-Root-Cause-Smoothie	Autoimmun (AI)	Hauptgericht	12,79	26,38	15,98	Frühstück
Kotlety (polnische Hähnchenschnitzel)	Paläo	Hauptgericht	32,83	40,93	10,43	Mittagessen
Sautierter Stängelkohl	AI	Beilage	1,09	4,66	1,39	Mittagessen
Shepherd's Pie mit Linsen	Einführung	Hauptgericht	8	4,87	35,74	Abendessen
Maca Latte	Paläo	Snack	2,75	28,61	14,11	Snack
	Nährstoffanalyse (gesamt)		**57,46**	**105,45**	**77,65**	
TAG 2						
Original-Root-Cause-Smoothie	AI	Hauptgericht	12,79	26,38	15,98	Frühstück
Auberginen-Lasagne-Stapel	Paläo	Hauptgericht	10,95	21,46	30,14	Mittagessen
Hähnchen-Rosinen-Salat	Paläo	Hauptgericht	19,26	10,94	14,83	Mittagessen
Schweinekoteletts mit Balsamico-Zwiebeln	AI	Hauptgericht	27,45	37,89	8,38	Abendessen
Doppelt gebackene Süßkartoffeln	AI	Beilage	3,94	11,75	15,62	Abendessen
Avocado-Schokoladen-Pudding	Paläo	Snack	7,88	23,66	6,05	Snack
	Nährstoffanalyse (gesamt)		**82,27**	**132,08**	**91**	
TAG 3						
Original-Root-Cause-Smoothie	AI	Hauptgericht	12,79	26,38	15,98	Frühstück
Polnische Erbsensuppe	Einführung	Hauptgericht	11,96	8,19	21,88	Mittagessen
Beef Jerky	AI	Beilage	20,86	12,64	3,78	Mittagessen
Paella	Einführung	Hauptgericht	21,7	7,79	7,88	Abendessen
Heiße Schokolade	Paläo	Snack	18,18	43,91	23,14	Snack
	Nährstoffanalyse (gesamt)		**85,49**	**98,91**	**72,66**	

REZEPT	DIÄT	KATEGORIE	PROTEIN (G)	FETT (G)	KOHLEN-HYDRATE (G)	MAHLZEIT
TAG 4						
Original-Root-Cause-Smoothie	AI	Hauptgericht	12,79	26,38	15,98	Frühstück
Paella (R)*	Einführung	Hauptgericht	21,7	7,79	7,88	Mittagessen
Gołabki (polnische gefüllte Kohlrouladen)	Einführung	Hauptgericht	43,1	25,49	39,74	Abendessen
Getrüffeltes Gemüse	AI	Beilage	13,99	15,83	28,55	Abendessen
Avocado-Schiffchen mit Pute und Gemüsepaprika	Paläo	Snack	17,46	15,31	10,96	Snack
		Nährstoffanalyse (gesamt)	**109,04**	**90,8**	**103,11**	
TAG 5						
Original-Root-Cause-Smoothie	AI	Hauptgericht	12,79	26,38	15,98	Frühstück
Salat mit Ente	Paläo	Hauptgericht	13,39	20,02	9,22	Mittagessen
Bigos (polnischer Eintopf nach Jägerart)	Paläo	Hauptgericht	32,38	17,8	8,43	Abendessen
Blattsalat mit Bacon und Tomaten	Paläo	Hauptgericht	7,65	29,35	5,82	Abendessen
Maca Latte	Paläo	Snack	2,75	28,61	14,11	Snack
		Nährstoffanalyse (gesamt)	**68,96**	**122,16**	**53,56**	
TAG 6						
Mexikanische Quiche	Paläo	Hauptgericht	21,97	32,24	5,74	Frühstück
Cremige Brokkoli-Suppe	AI	Hauptgericht	9,49	30,17	14,34	Mittagessen
Wachteln mit Trauben	AI	Hauptgericht	26,68	11,7	12,98	Abendessen
Gurken-Feigen-Salat	AI	Beilage	35,59	14,37	5,85	Abendessen
Kürbis-Maca-Latte	Paläo	Snack	3,28	29,13	15,95	Snack
		Nährstoffanalyse (gesamt)	**97,01**	**117,71**	**54,86**	
DAY 7						
Waffeln	Einführung	Hauptgericht	44,5	30,49	0,11	Frühstück
Cashew-Frischkäse	Paläo	Beilage	5,84	14	10,57	Frühstück
Gemischte Beeren	AI	Beilage	0	0	0	Frühstück
Gefüllte Portobello-Pilze	Paläo	Hauptgericht	14,01	24,61	25	Mittagessen
Tomaten-Beten-Salat	Paläo	Beilage	1,36	4,72	8,03	Mittagessen
Hähnchen-Salat mit schwarzen Bohnen und Koriander	Einführung	Hauptgericht	31,76	19,97	22,51	Abendessen
Kürbiskuchen	AI	Dessert	3,94	11,32	24,7	Abendessen
Puten-Dip mit roter Gemüsepaprika	Paläo	Snack	16,82	5,18	6,55	Snack
		Nährstoffanalyse (gesamt)	**120,47**	**110,29**	**97,47**	

* R = Reste.

Paläodiät: Plan für Woche 1

REZEPT	DIÄT	KATEGORIE	PROTEIN (G)	FETT (G)	KOHLEN-HYDRATE (G)	MAHLZEIT
TAG 1						
Original-Root-Cause-Smoothie	Autoimmun (AI)	Hauptgericht	12,79	26,38	15,98	Frühstück
Blattsalat mit Bacon und Tomaten	Paläo	Hauptgericht	7,65	29,35	5,82	Mittagessen
Bigos (polnischer Eintopf nach Jägerart)	Paläo	Hauptgericht	32,38	17,8	8,43	Abendessen
Biskuits	AI	Beilage	1,34	11,3	28,15	Abendessen
Kokosjoghurt	AI	Snack	3,23	23,26	8,65	Snack
Granola süß-sauer	Paläo	Snack	5,22	13,04	22,03	Snack
	Nährstoffanalyse (gesamt)		**62,61**	**121,13**	**89,06**	
TAG 2						
Original-Root-Cause-Smoothie	AI	Hauptgericht	12,79	26,38	15,98	Frühstück
Bigos (polnischer Eintopf nach Jägerart) (R)*	Paläo	Hauptgericht	32,38	17,8	8,43	Mittagessen
Auberginen-Lasagne-Stapel	Paläo	Hauptgericht	10,95	21,46	30,14	Abendessen
Tomaten-Beten-Salat	Paläo	Beilage	1,36	4,72	8,03	Abendessen
Mandel-Dattel-Riegel	Paläo	Snack	8,72	15,95	23,46	Snack
	Nährstoffanalyse (gesamt)		**66,2**	**86,31**	**86,04**	
TAG 3						
Original-Root-Cause-Smoothie	AI	Hauptgericht	12,79	26,38	15,98	Frühstück
Hähnchen-Rosinen-Salat	Paläo	Hauptgericht	19,26	10,94	14,83	Mittagessen
Ente mit Dattelsoße	AI	Hauptgericht	13,96	48,53	34,26	Abendessen
Avocado-Schiffchen mit Pute und Gemüsepaprika	Paläo	Snack	17,46	15,31	10,96	Snack
	Nährstoffanalyse (gesamt)		**63,47**	**101,16**	**76,03**	

REZEPT	DIÄT	KATEGORIE	PROTEIN (G)	FETT (G)	KOHLEN-HYDRATE (G)	MAHLZEIT
TAG 4						
Original-Root-Cause-Smoothie	AI	Hauptgericht	12,79	26,38	15,98	Frühstück
Carnitas à la Michael	Paläo	Hauptgericht	49,73	35,13	2,16	Mittagessen
Getrüffeltes Gemüse	AI	Beilage	13,99	15,83	28,55	Mittagessen
Winterlicher Ochsenschwanz-Eintopf	Paläo	Hauptgericht	35,9	24,77	12,92	Abendessen
Maca Latte	Paläo	Snack	2,75	28,61	14,11	Snack
		Nährstoffanalyse (gesamt)	**115,16**	**130,72**	**73,72**	
TAG 5						
Original-Root-Cause-Smoothie	AI	Hauptgericht	12,79	26,38	15,98	Frühstück
Frittata mit Schinken und weißer Süßkartoffel	Paläo	Hauptgericht	20,07	15,38	11,69	Mittagessen
Paläo-Hackbraten	Paläo	Hauptgericht	20,02	24,26	3,75	Abendessen
Doppelt gebackene Süßkartoffeln	AI	Beilage	3,94	11,75	15,62	Abendessen
Puten-Dip mit roter Gemüsepaprika	Paläo	Snack	16,82	5,18	6,55	Snack
		Nährstoffanalyse (gesamt)	**73,64**	**82,95**	**53,59**	
TAG 6						
Brokkoli-Hähnchen-Quiche	Paläo	Hauptgericht	21,64	11,97	7,65	Frühstück
Paläo-Hackbraten (R)*	Paläo	Hauptgericht	20,02	24,26	3,75	Mittagessen
Doppelt gebackene Süßkartoffeln (R)*	AI	Beilage	3,94	11,75	15,62	Mittagessen
Eintopf mit Schweinefleisch und Curry	Paläo	Hauptgericht	29,41	10,34	7,94	Abendessen
Mizeria (polnischer Gurkensalat)	AI	Beilage	4,26	3	27,21	Abendessen
Mandel-Dattel-Riegel	Paläo	Snack	8,72	15,95	23,46	Snack
		Nährstoffanalyse (gesamt)	**87,99**	**77,27**	**85,63**	
TAG 7						
Frittata mit Schinken und weißer Süßkartoffel (R)*	Paläo	Hauptgericht	20,07	15,38	11,69	Frühstück
Salat mit Ente	Paläo	Hauptgericht	13,39	20,02	9,22	Mittagessen
Gefüllte Portobello-Pilze	Paläo	Hauptgericht	14,01	24,61	25	Abendessen
Gurken-Feigen-Salat	AI	Beilage	35,59	14,37	5,85	Abendessen
Puten-Dip mit roter Gemüsepaprika (R)*	Paläo	Snack	16,82	5,18	6,55	Snack
		Nährstoffanalyse (gesamt)	**99,88**	**79,56**	**58,31**	

* R = Reste.

Paläodiät: Plan für Woche 2

REZEPT	DIÄT	KATEGORIE	PROTEIN (G)	FETT (G)	KOHLEN-HYDRATE (G)	MAHLZEIT
TAG 1						
Original-Root-Cause-Smoothie	Autoimmun (AI)	Hauptgericht	12,79	26,38	15,98	Frühstück
Lachs-Pastinaken-Küchlein	Paläo	Hauptgericht	36,83	27,11	11,95	Mittagessen
Apfel-Möhren-Salat	AI	Beilage	1,13	0,31	26,99	Mittagessen
Kotlety (polnische Hähnchenschnitzel)	Paläo	Hauptgericht	32,83	40,93	10,43	Abendessen
Auflauf mit Wurzelgemüse	AI	Beilage	1,4	9,2	14,06	Abendessen
Paläo-Bananen-Mandel-Muffins	Paläo	Snack	3,47	5,84	10,27	Snack
	Nährstoffanalyse (gesamt)		**88,45**	**109,77**	**89,68**	
TAG 2						
Original-Root-Cause-Smoothie	AI	Hauptgericht	12,79	26,38	15,98	Frühstück
Hack mit Beten, Süßkartoffeln und Kürbis	AI	Hauptgericht	17,35	18,77	16,51	Mittagessen
Chicken-Burger mit Grünkohl-Chips	AI	Hauptgericht	22,65	13,21	5,93	Abendessen
Kürbis-Maca-Latte	Paläo	Snack	3,28	29,13	15,95	Snack
	Nährstoffanalyse (gesamt)		**56,07**	**87,49**	**54,37**	
TAG 3						
Original-Root-Cause-Smoothie	AI	Hauptgericht	12,79	26,38	15,98	Frühstück
Chicken Tandoori	Paläo	Hauptgericht	33,8	35,61	2,39	Mittagessen
Kubanischer Rindfleisch-Eintopf	Paläo	Hauptgericht	19,7	9,83	3,68	Abendessen
Gurken-Feigen-Salat	AI	Beilage	35,59	14,37	5,85	Abendessen
Beef Jerky (Thai Beef Jerky)	Paläo	Beilage	14,65	12,16	6,52	Snack
	Nährstoffanalyse (gesamt)		**116,53**	**98,35**	**34,42**	

REZEPT	DIÄT	KATEGORIE	PROTEIN (G)	FETT (G)	KOHLEN-HYDRATE (G)	MAHLZEIT
TAG 4						
Original-Root-Cause-Smoothie	AI	Hauptgericht	12,79	26,38	15,98	Frühstück
Kubanischer Rindfleisch-Eintopf (R)*	Paläo	Hauptgericht	19,7	9,83	3,68	Mittagessen
Mizeria (polnischer Gurkensalat)	AI	Beilage	4,26	3	27,21	Mittagessen
Shepherd's Pie	Paläo	Hauptgericht	18,36	20,82	25,56	Abendessen
Guacamole mit Koriander und Limette	AI	Beilage	1,66	10,38	7,81	Snack
Gurkenscheiben						Snack
		Nährstoffanalyse (gesamt)	**56,77**	**70,41**	**80,24**	
TAG 5						
Original-Root-Cause-Smoothie	AI	Hauptgericht	12,79	26,38	15,98	Frühstück
Salat mit Pfirsich und Steak	AI	Hauptgericht	30,89	36,45	23,82	Mittagessen
Paläo-Pizza	Paläo	Hauptgericht	9,06	30,19	10,82	Abendessen
Apfel-Blaubeer-Streuselkuchen	Paläo	Snack	6,4	25,12	16,81	Snack
		Nährstoffanalyse (gesamt)	**59,14**	**118,14**	**67,43**	
TAG 6						
Hähnchen-Rosinen-Salat	Paläo	Hauptgericht	19,26	10,94	14,83	Frühstück
Pulled Pork mit Kirschen	AI	Hauptgericht	45,73	31,83	19,87	Mittagessen
Biskuits (R)*	AI	Beilage	1,34	11,3	28,15	Mittagessen
Marokkanischer Lamm-Eintopf	AI	Hauptgericht	47,48	33	23,31	Abendessen
Galaretka (polnische Gelatine-Sülze)	AI	Hauptgericht	12,3	4,71	7,93	Snack
		Nährstoffanalyse (gesamt)	**126,11**	**91,78**	**94,09**	
TAG 7						
Mexikanische Quiche	Paläo	Hauptgericht	21,97	32,24	5,74	Frühstück
Marokkanischer Lamm-Eintopf (R)*	AI	Hauptgericht	47,48	33	23,31	Mittagessen
Gebackene Hähnchenschenkel mit Ingwer und Zitrone	AI	Hauptgericht	14,17	45,47	11,38	Abendessen
Katys Griechischer Salat	Paläo	Beilage	3,05	12,55	14,5	Abendessen
Cremiger Orangen-Kokos-Smoothie	AI	Hauptgericht	14,32	5,11	20,61	Snack
		Nährstoffanalyse (gesamt)	**100,99**	**128,37**	**75,54**	

* R = Reste.

Autoimmundiät: Plan für Woche 1

REZEPT	DIÄT	KATEGORIE	PROTEIN (G)	FETT (G)	KOHLEN-HYDRATE (G)	MAHLZEIT
TAG 1						
Original-Root-Cause-Smoothie	Autoimmun (AI)	Hauptgericht	12,79	26,38	15,98	Frühstück
Cremiges weißes Hähnchenragout	AI	Hauptgericht	27,02	53,93	24,31	Mittagessen
Ingwer-Pfirsich-Schweinefilet	AI	Hauptgericht	32,44	8,4	9,39	Abendessen
Apfel-Möhren-Salat	AI	Beilage	1,13	0,31	26,99	Abendessen
Koriander-Zitrus-Erfrischungsgetränk	AI	Snack	31,42	11,78	25,49	Snack
		Nährstoffanalyse (gesamt)	**104,8**	**100,8**	**102,16**	
TAG 2						
Original-Root-Cause-Smoothie	AI	Hauptgericht	12,79	26,38	15,98	Frühstück
Ingwer-Pfirsich-Schweinefilet (R)*	AI	Hauptgericht	32,44	8,4	9,39	Mittagessen
Katys Griechischer Salat	Paläo	Hauptgericht	3,05	12,55	14,5	Mittagessen
Italienische Hackfleisch-Pie	AI	Hauptgericht	6,18	12,25	4,91	Abendessen
Cremige Brokkoli-Suppe	AI	Hauptgericht	9,49	30,17	14,34	Abendessen
Kokos-Feigen-Energiekugeln	AI	Snack	1,62	12,95	2,48	Snack
		Nährstoffanalyse (gesamt)	**65,57**	**102,7**	**61,6**	
TAG 3						
Original-Root-Cause-Smoothie	AI	Hauptgericht	12,79	26,38	15,98	Frühstück
Biskuits	AI	Beilage	1,34	11,3	28,15	Mittagessen
Hack mit Beten, Süßkartoffeln und Kürbis	AI	Hauptgericht	17,53	18,75	18,96	Mittagessen
Fischpäckchen vom Grill mit Ananas-Salsa und grünen Bohnen	Paläo	Hauptgericht	28,51	0,69	16,14	Abendessen
Mit Bacon und Schnittlauch überbackene Kartoffeln	AI	Beilage	9,86	43,68	19,28	Abendessen
Leberpastete	Paläo	Snack	11,88	4,35	4,71	Snack
Rohe Möhren-Sticks	AI	Snack	0	0	0	Snack
		Nährstoffanalyse (gesamt)	**81,91**	**105,15**	**103,22**	

REZEPT	DIÄT	KATEGORIE	PROTEIN (G)	FETT (G)	KOHLEN-HYDRATE (G)	MAHLZEIT
TAG 4						
Original-Root-Cause-Smoothie	AI	Hauptgericht	12,79	26,38	15,98	Frühstück
Forelle »blau« mit Beten	AI	Hauptgericht	43,12	14,68	11,55	Mittagessen
Gebackene Hähnchenschenkel mit Ingwer und Zitrone	AI	Hauptgericht	14,17	45,47	11,38	Abendessen
Gedämpfte grüne Bohnen	AI	Beilage	0	0	0	Abendessen
Guacamole mit Koriander und Limette	AI	Beilage	1,66	10,38	7,81	Snack
Jicima-Chips (rohe aufgeschnittene Jicama)	AI	Snack	0	0	0	Snack
		Nährstoffanalyse (gesamt)	**71,74**	**96,91**	**46,72**	
TAG 5						
Original-Root-Cause-Smoothie	AI	Hauptgericht	12,79	26,38	15,98	Frühstück
Gebackene Hähnchenschenkel mit Ingwer und Zitrone (R)*	AI	Hauptgericht	14,17	45,47	11,38	Mittagessen
Katys Griechischer Salat (R)*	Paläo	Hauptgericht	3,05	12,55	14,5	Mittagessen
Chicken-Burger mit Grünkohl-Chips	AI	Hauptgericht	22,65	13,21	5,93	Abendessen
Auflauf mit Wurzelgemüse	AI	Beilage	1,4	9,2	14,06	Abendessen
Kokos-Feigen-Energiekugeln	AI	Snack	1,62	12,95	2,48	Snack
		Nährstoffanalyse (gesamt)	**55,68**	**119,76**	**64,33**	
TAG 6						
Galaretka (polnische Gelatine-Sülze)	AI	Hauptgericht	12,3	4,71	7,93	Frühstück
Chicken-Burger mit Grünkohl-Chips (R)*	AI	Hauptgericht	22,65	13,21	5,93	Mittagessen
Auflauf mit Wurzelgemüse (R)*	AI	Beilage	1,4	9,2	14,06	Mittagessen
Rindfleisch-Eintopf	AI	Hauptgericht	29,42	9,18	11,67	Abendessen
Gurken-Feigen-Salat	AI	Beilage	35,59	14,37	5,85	Abendessen
Kokosjoghurt	AI	Snack	3,23	23,26	8,65	Snack
Gemischte Beeren	AI	Snack				Snack
		Nährstoffanalyse (gesamt)	**104,59**	**73,93**	**54,09**	
TAG 7						
Doppelt gebackene Süßkartoffeln	AI	Beilage	3,94	11,75	15,62	Frühstück
Rindfleisch-Eintopf (R)*	AI	Hauptgericht	29,42	9,18	11,67	Mittagessen
Wachteln mit Trauben	AI	Hauptgericht	26,68	11,7	12,98	Abendessen
Möhren-Fritten	AI	Beilage	1,23	3,7	12,14	Abendessen
Hashi-Mojito-Smoothie	AI	Snack	28,54	1,16	17,21	Snack
		Nährstoffanalyse (gesamt)	**89,81**	**37,49**	**69,62**	

* R = Reste.

Autoimmundiät: Plan für Woche 2

REZEPT	DIÄT	KATEGORIE	PROTEIN (G)	FETT (G)	KOHLEN-HYDRATE (G)	MAHLZEIT
TAG 1						
Original-Root-Cause-Smoothie	Autoimmun (AI)	Hauptgericht	12,79	26,38	15,98	Frühstück
Hack mit Beten, Süßkartoffeln und Kürbis	AI	Hauptgericht	17,53	18,75	18,96	Mittagessen
Schweinekoteletts mit Balsamico-Zwiebeln	AI	Hauptgericht	27,45	37,89	8,38	Abendessen
Pastinaken-Möhren-Püree	AI	Beilage	1,64	7,22	19,29	Abendessen
Original-Root-Cause-Smoothie	AI	Hauptgericht	12,79	26,38	15,98	Snack
		Nährstoffanalyse (gesamt)	**72,2**	**116,62**	**78,59**	
TAG 2						
Original-Root-Cause-Smoothie	AI	Hauptgericht	12,79	26,38	15,98	Frühstück
Schweinekoteletts mit Balsamico-Zwiebeln (R)*	AI	Hauptgericht	27,45	37,89	8,38	Mittagessen
Pastinaken-Möhren-Püree (R)*	AI	Beilage	1,64	7,22	19,29	Mittagessen
Süß-saure Hähnchenspieße mit Brokkoli-Slaw	AI	Hauptgericht	26,9	4,83	23,5	Abendessen
Sautierter Spaghettikürbis	AI	Beilage	0,68	7,34	7,14	Abendessen
Avocado-Schokoladen-Pudding	Paläo	Snack	7,88	23,66	6,05	Snack
		Nährstoffanalyse (gesamt)	**77,34**	**107,32**	**80,34**	
TAG 3						
Original-Root-Cause-Smoothie	AI	Hauptgericht	12,79	26,38	15,98	Frühstück
Süß-saure Hähnchenspieße mit Brokkoli-Slaw (R)*	AI	Hauptgericht	26,9	4,83	23,5	Mittagessen
Sautierter Spaghettikürbis (R)*	AI	Beilage	0,68	7,34	7,14	Mittagessen
Ahornsirup-Hackfleisch-Muffins	AI	Hauptgericht	15,25	20,34	9,24	Abendessen
Knackiger Rucola-Salat	AI	Hauptgericht	2,91	7,5	13,47	Abendessen
Galaretka (polnische Gelatine-Sülze)	AI	Hauptgericht	12,3	4,71	7,93	Snack
		Nährstoffanalyse (gesamt)	**70,83**	**71,1**	**77,26**	

REZEPT	DIÄT	KATEGORIE	PROTEIN (G)	FETT (G)	KOHLEN-HYDRATE (G)	MAHLZEIT
TAG 4						
Original-Root-Cause-Smoothie	AI	Hauptgericht	12,79	26,38	15,98	Frühstück
Ahornsirup-Hackfleisch-Muffins (R)*	AI	Hauptgericht	15,25	20,34	9,24	Mittagessen
Möhren-Fritten	AI	Beilage	1,23	3,7	12,14	Mittagessen
Langsam gegartes Hähnchen	AI	Hauptgericht	52,01	8,65	0,42	Abendessen
Mit Bacon und Schnittlauch überbackene Kartoffeln	AI	Beilage	6,57	29,12	12,85	Abendessen
Cremige Zitronen-Bananen-Eis-Pops	AI	Snack	4,63	9,77	6,76	Snack
		Nährstoffanalyse (gesamt)	**92,48**	**97,96**	**57,39**	
TAG 5						
Original-Root-Cause-Smoothie	AI	Hauptgericht	12,79	26,38	15,98	Frühstück
Hühnersuppe	AI	Hauptgericht	19,57	3,64	6,37	Mittagessen
Gurken-Feigen-Salat	AI	Beilage	35,59	14,37	5,85	Abendessen
Marokkanischer Lamm-Eintopf	AI	Hauptgericht	47,48	33	23,31	Abendessen
Galaretka (polnische Gelatine-Sülze) (R)*	AI	Hauptgericht	12,3	4,71	7,93	Snack
		Nährstoffanalyse (gesamt)	**127,73**	**82,1**	**59,44**	
TAG 6						
Kochbananen-Nachos mit Avocado und Hähnchenbrust	AI	Hauptgericht	7,12	8,32	28,3	Frühstück
Mango-Avocado-Salat mit Lachs	AI	Hauptgericht	19,18	25,62	22,89	Mittagessen
Cremige Brokkoli-Suppe	AI	Hauptgericht	9,49	30,17	14,34	Abendessen
Beef Jerky	AI	Beilage	20,86	12,64	3,78	Abendessen
Cremiger Orangen-Kokos-Smoothie	AI	Hauptgericht	14,32	5,11	20,61	Snack
		Nährstoffanalyse (gesamt)	**70,97**	**81,86**	**89,92**	
TAG 7						
Hashi-Haschee	AI	Hauptgericht	24,58	8,82	16,48	Frühstück
Marokkanischer Lamm-Eintopf (R)*	AI	Hauptgericht	47,48	33	23,31	Mittagessen
Pulled Pork mit Kirschen	AI	Hauptgericht	45,73	31,83	19,87	Abendessen
Biskuits	AI	Beilage	1,34	11,3	28,15	Abendessen
Gedämpfte grüne Bohnen	AI	Beilage	0	0	0	Abendessen
Süßkartoffel-Pistazien-Pudding	Paläo	Snack	8,6	10,2	30,28	Snack
		Nährstoffanalyse (gesamt)	**127,73**	**95,15**	**118,09**	

* R = Reste.

Rezepte

EINFACHE GRUNDREZEPTE

SMOOTHIES UND GETRÄNKE

SUPPEN UND EINTÖPFE

SALATE

LECKERE HAUPTGERICHTE

BEILAGEN UND SNACKS

DESSERTS

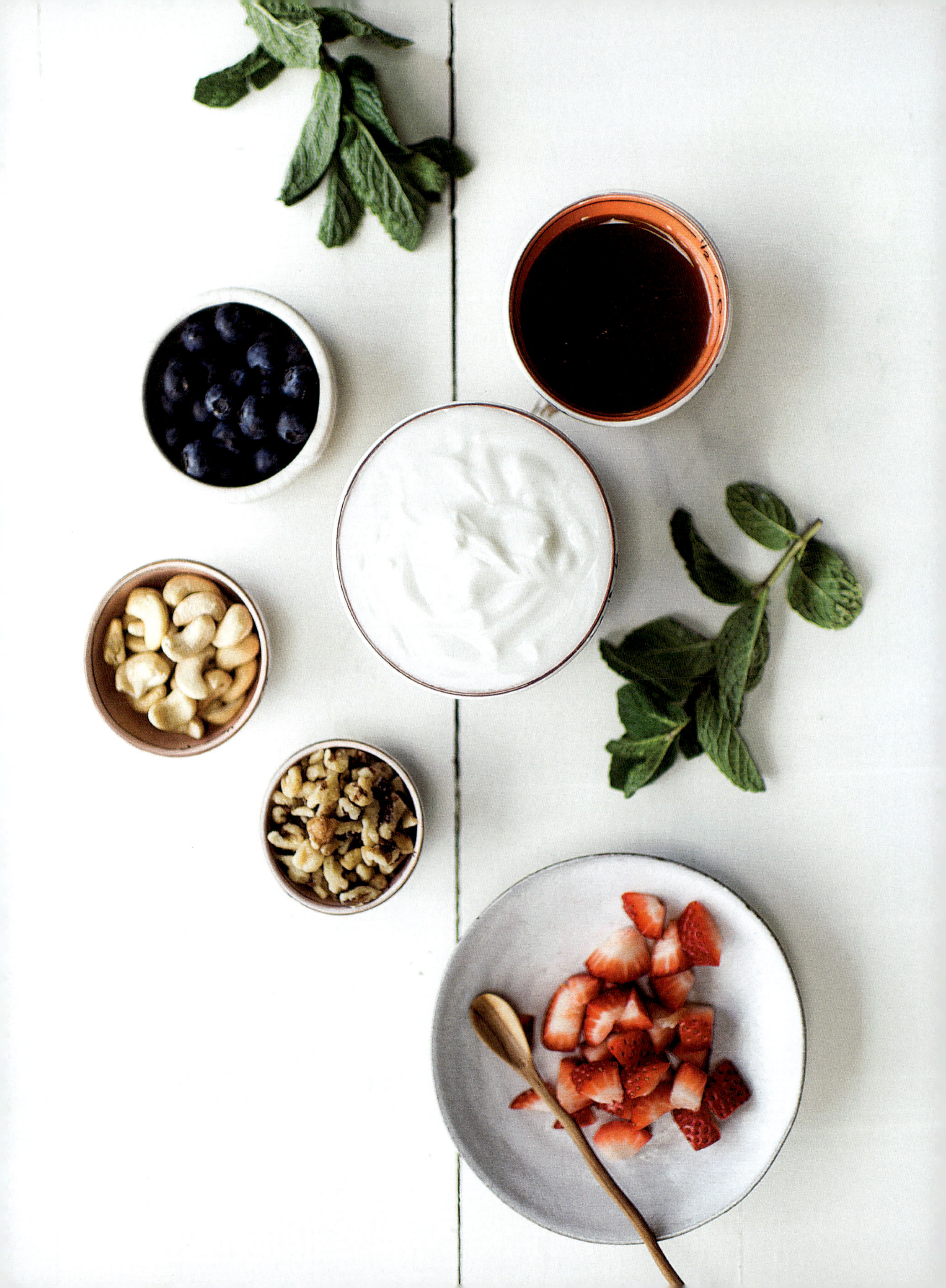

Kokosjoghurt

AUTOIMMUN

Vorbereitungszeit: 30 Minuten

Zubereitungszeit: 8–24 Stunden im Joghurtbereiter

Portionen: 4

400 g Kokoscreme
125 ml Wasser
2 TL Gelatine
1 EL Ahornsirup
Milchfreie Joghurt-Starterkultur, qualitativ hochwertige probiotische Kapseln, 4 EL Joghurt-Starterkultur oder 4 EL Joghurt aus vorangegangener eigener Herstellung

Kokosjoghurt ist eine leckere Methode, um Ihren Darm wieder ins Gleichgewicht zu bringen. Dieser cremige, hausgemachte Kokosjoghurt liefert alles, was der Darm zur Regeneration braucht – ohne den zusätzlichen Zucker und andere Zusätze, die Ihren Weg zurück zur Gesundheit möglicherweise behindern. Ich nehme ihn gern fürs Salatdressing oder für Smoothies oder esse ihn einfach pur, gekrönt mit Kokosraspeln/Kokosspänen, Kürbiskernen, Nüssen, Beeren oder einem Schuss Ahornsirup.

1. Kokoscreme im Hochgeschwindigkeitsmixer mit Wasser vermischen. Die Kokoscreme auf 82 °C erhitzen, dann auf 40 °C abkühlen lassen.

2. Gelatine und Ahornsirup zufügen. Anschließend den Joghurt-Starter gut untermischen.

3. Die Mischung in einen Joghurtbereiter oder ein dicht verschließbares Einmachglas geben und bei Zimmertemperatur 8–24 Stunden ruhen lassen.

4. Wenn Sie einen Joghurtbereiter nutzen, füllen Sie den Joghurt in dicht verschließbare Behälter um, etwa in Einmachgläser.

5. Hält sich im Kühlschrank bis zu 2 Wochen.

Nährstoffanalyse pro Portion: Protein (g) 3,23; Fett (g) 23,26; Kohlenhydrate (g) 8,65; B_{12} (µg) 0; Eisen (mg) 1,67; Jod (µg) 0; Magnesium (mg) 37,35; Kalium (mg) 267,52; Selen (µg) 6,54; Natrium (mg) 17,35

Fermentiertes Gemüse

A AUTOIMMUN

Vorbereitungszeit: 20 Minuten

Zubereitungszeit: 7–10 Tage fermentieren lassen

Portionen: 8

900 g Kohl, Strunk entfernt und Blätter fein gehackt

4 TL Meersalz oder rosafarbenes Himalayasalz

1 großes Kohlblatt pro Glas, um den Inhalt abzudecken und das Gemüse nach unten zu drücken

Durch das Fermentieren von Gemüse steigt der Nährstoffgehalt. Zudem entstehen hierbei nützliche Bakterien, die die Verdauung unterstützen und das Bakteriengleichgewicht im Darm wiederherstellen. Dieses supereinfache Rezept wird mit Kohl zubereitet, doch können Sie auch fast jedes andere Gemüse nehmen, etwa Möhren, Brokkoli, Mangold, Beten, Spinat, Grünkohl oder Gurken, um darmgesunde Lebensmittel herzustellen, die Sie lieben werden!

In Polen zählt fermentiertes Gemüse zu den Grundnahrungsmitteln – meine Großmutter bereitete es immer im Herbst zu und bevorratete es den ganzen Winter über in ihrem Keller. Mein Bruder Robert führt diese Tradition weiter und setzt alljährlich einen großen Topf fermentierten Kohl an, der die gesamte Familie erfreut.

1. Kohl in eine große Schüssel geben und nach und nach salzen. So lange zusammendrücken, bis Saft austritt, etwa 10–15 Minuten.

2. Gehackten Kohl in Einmachgläser schichten und zusammenpressen.

3. Gläser fest verschließen und an einem dunklen Ort, etwa in der Speisekammer, 7–10 Tage fermentieren lassen.

4. Bis zur Verwendung im Kühlschrank aufbewahren.

Nährstoffanalyse pro Portion: Protein (g) 1,45; Fett (g) 0,11; Kohlenhydrate (g) 6,58; B_{12} (µg) 0; Eisen (mg) 0,53; Jod (µg) 0; Magnesium (mg) 13,61; Kalium (mg) 192,78; Selen (µg) 0,34; Natrium (mg) 800,41

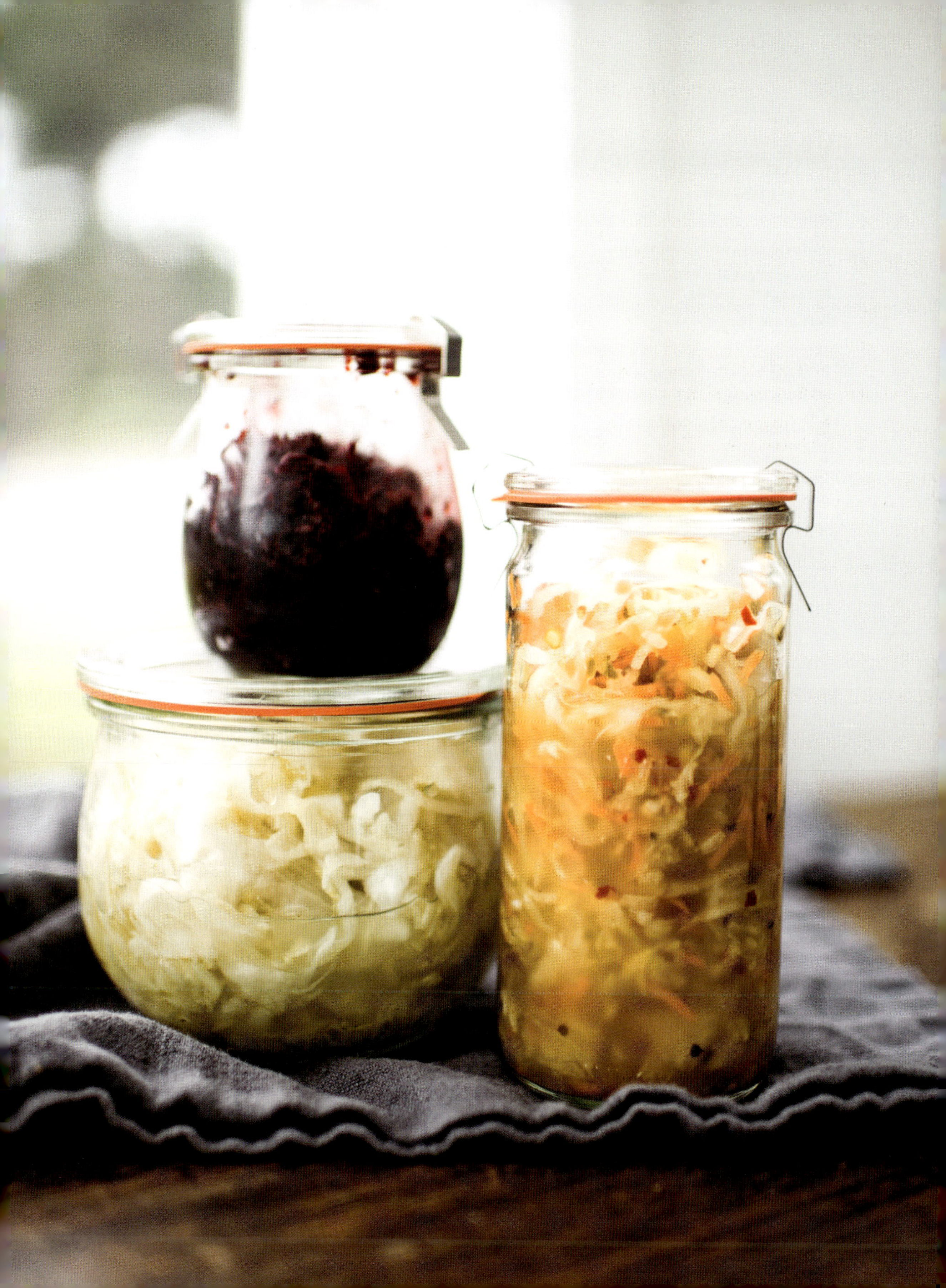

Mutters Dill-Pickles

Ⓐ AUTOIMMUN

Vorbereitungszeit: 15 Minuten

Zubereitungszeit: 7–10 Tage fermentieren lassen

Portionen: 12

8–12 mittelgroße Einlegegurken

2 Lorbeerblätter

2 Knoblauchzehen

2 Prisen schwarzer Pfeffer (falls verträglich)

7,5 cm Meerrettich (am Stück) oder 3 EL Meerrettich aus Glas oder Tube

2 Prisen Piment (falls verträglich)

1 Bund frischer Dill

500 ml gereinigtes (oder aufgekochtes und dann abgekühltes) Wasser

1 EL Meersalz oder rosafarbenes Himalayasalz

1 großes Kohlblatt

Nährstoffanalyse pro Portion: Protein (g) 2,15; Fett (g) 0,37; Kohlenhydrate (g) 12,02; B_{12} (µg) 0; Eisen (mg) 0,99; Jod (µg) 0; Magnesium (mg) 40,71; Kalium (mg) 472,83; Selen (µg) 0,98; Natrium (mg) 396,94

Das ist das Pickles-Rezept meiner Mutter. Milchsauer fermentiertes Gemüse ist ein schmackhafter Weg, um Ihren Körper mit zusätzlichen Probiotika zu versorgen. Um milchsauer eingelegte Pickles herzustellen, können Sie entweder einen traditionellen Steinguttopf oder ein großes Glasgefäß benutzen. Es ist wichtig, gereinigtes oder sterilisiertes (abgekochtes) Wasser zu verwenden, damit die Pickles frei von unerwünschten Mikroorganismen sind. Falls Sie das Wasser abkochen, lassen Sie es unbedingt abkühlen, bevor Sie die restlichen Zutaten zufügen: Heißes Wasser kann die nützlichen Bakterien zerstören, die Sie ja gerade fördern möchten! Nach Abschluss des Fermentierungsprozesses sollten Sie die Pickles im Kühlschrank aufbewahren.

1. Die Gurken waschen und trocknen lassen, dann dicht gepackt in ein trockenes Gefäß (1 Liter Fassungsvermögen) einschichten.

2. Lorbeerblätter, Knoblauch, Pfeffer, Meerrettich und Piment zufügen und den Dill obenauf legen.

3. Das Wasser mit dem Salz mischen, um eine Lake herzustellen, und das Gefäß damit aufgießen – die Flüssigkeit soll 1,25 cm über den Gurken stehen.

4. Nun die Pickles abschließend mit dem Kohlblatt bedecken, damit die Gurken an Ort und Stelle und von der Lake bedeckt bleiben.

5. Das Gefäß ausreichend dicht verschließen und an einem dunklen, kühlen Platz wie der Vorratskammer 7–10 Tage fermentieren lassen.

6. Anschließend bis zur Verwendung im Kühlschrank aufbewahren, damit die nützlichen Bakterien erhalten bleiben. Mikroorganismen bleiben außerhalb des Kühlschranks nur bis zu 2 Wochen aktiv, gekühlt überleben sie jedoch monatelang.

Knochenbrühe

Ⓐ AUTOIMMUN

Vorbereitungszeit: 15 Minuten

Zubereitungszeit: 8–12 Stunden im Slow Cooker, 8–12 Stunden auf der Herdplatte, 90 Minuten im elektrischen Dampfkocher

Portionen: variabel

4–5 Hähnchenkeulen
1 EL Apfelessig
2 Selleriestangen
1 Zwiebel
6–8 große Möhren
Gereinigtes Wasser
Meersalz oder rosafarbenes Himalayasalz, nach Geschmack
Schwarzer Pfeffer, nach Geschmack (falls verträglich)

Knochenbrühe hat eine überraschend intensive Heilwirkung auf Darm und Immunsystem. Wer regelmäßig Knochenbrühe zu sich nimmt, profitiert wiederkehrenden Berichten zufolge von glänzenderem Haar, reinerer Haut und weniger Gelenkschmerzen. Und wer könnte einem Becher dampfend heißer, hausgemachter Knochenbrühe widerstehen? Zu den Dingen, die ich auf dieser Welt am liebsten mag, gehört es, morgens vom Duft frischer, köstlicher Knochenbrühe geweckt zu werden, die die ganze Nacht über im Slow Cooker vor sich hin geköchelt hat – während ich tief und fest geschlafen und meinen Nebennieren eine Pause gegönnt habe.

Im Folgenden stelle ich drei Methoden vor: die Zubereitung im Slow Cooker, auf der Herdplatte und im elektrischen Dampfkocher. Wenn Sie eine Überempfindlichkeit gegenüber Histamin haben, ist der Dampfkocher das Mittel der Wahl, da durch diese Zubereitung der Histamingehalt in der Brühe reduziert wird.

Slow Cooker:

1. Hähnchenkeulen, Essig und Gemüse in den Slow Cooker geben.

2. So viel Wasser zugießen, dass die Flüssigkeit 2,5 cm unterhalb des Rands des Slow Cookers steht. Deckel schließen und auf hoher Stufe 8–12 Stunden kochen lassen.

3. Mit Salz und Pfeffer abschmecken.

4. Abgießen, in Einmachgläser füllen und in den Kühlschrank stellen.

Herdplatte:

1. Hähnchenkeulen, Essig und Gemüse in einen Suppentopf geben.

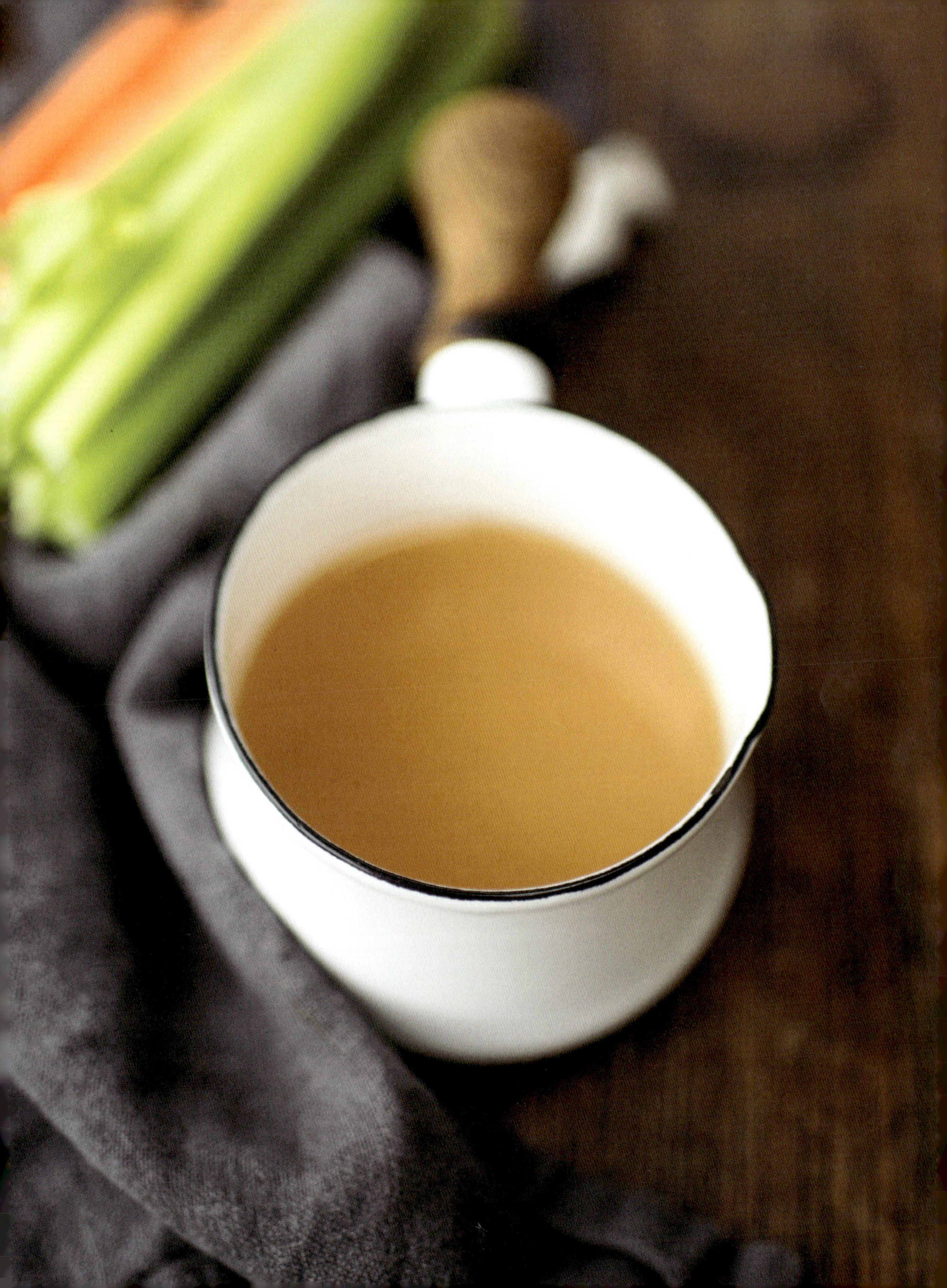

2. So viel Wasser zugießen, dass die Flüssigkeit 2,5 cm unter dem Topfrand steht.

3. Alles zum Kochen bringen, die Hitze auf niedrige bis mittlere Stufe herunterschalten und 8–12 Stunden simmern lassen.

4. Mit Salz und Pfeffer abschmecken.

5. Abgießen, in Einmachgläser füllen und in den Kühlschrank stellen.

Elektrischer Dampfkocher:

1. Hähnchenkeulen, Essig und Gemüse in den Topf des Dampfkochers geben.

2. Den Topf zu zwei Dritteln mit Wasser füllen, dann den Deckel des Dampfkochers auflegen und sichern.

3. Wählen Sie die manuelle Einstellung, stellen Sie den Druck auf hohe Stufe und setzen Sie den Timer auf 90 Minuten.

4. Mit Salz und Pfeffer abschmecken.

5. Abgießen, in Einmachgläser füllen und in den Kühlschrank stellen.

Nährstoffanalyse pro Portion: Protein (g) 22,68; Fett (g) 6,88; Kohlenhydrate (g) 4,84; B_{12} (µg) 0,19; Eisen (mg) 1,32; Jod (µg) 0; Magnesium (mg) 24,25; Kalium (mg) 298,58; Selen (µg) 22,51; Natrium (mg) 91,53

Dressing für jeden Tag

A AUTOIMMUN

Vorbereitungszeit: 10 Minuten

Portionen: 4

4 EL Olivenöl nativ extra

4 EL Zitronensaft

1 EL getrocknetes Basilikum

Eine der häufigsten Fragen von meinen Kunden und Lesern, die gerade beginnen, ihren Lebensstil umzustellen, ist die folgende: »Mit welcher Art von Dressing kann ich meinen Salat anmachen?« Viele unserer Fertigdressings sind leider mit entzündungsfördernden Ölen angereichert und enthalten eventuell sogar Gluten und Milchprodukte. Aber Sie können innerhalb weniger Minuten Ihr eigenes, schmackhaftes Dressing zubereiten! Dieses »Dressing für jeden Tag« funktioniert gut als Ersatz für ein italienisches Dressing und steckt voller herzgesundem, anti-entzündlichen Olivenöl, Basilikum und Zitronensaft.

1. Alle Zutaten mischen.
2. zur Verwendung im Kühlschrank aufbewahren.

Nährstoffanalyse pro Portion: Protein (g) 0,3; Fett (g) 13,58; Kohlenhydrate (g) 1,55; B_{12} (µg) 0; Eisen (mg) 1,03; Jod (µg) 0; Magnesium (mg) 8,38; Kalium (mg) 43,46; Selen (µg) 0,05; Natrium (mg) 1,22

Fermentiertes Kokoswasser

A AUTOIMMUN

Vorbereitungszeit: 20 Minuten

Zubereitungszeit: 36 Stunden fermentieren lassen

Portionen: 4

1,5 l Kokoswasser

1 TL qualitativ hochwertiges probiotisches Pulver (auf der Basis von Lactobacillus) oder Kefir-Starter oder fermentiertes Kokoswasser

Nährstoffanalyse pro Portion: Protein (g) 2,59; Fett (g) 0,72; Kohlenhydrate (g) 13,36; B_{12} (µg) 0; Eisen (mg) 1,04; Jod (µg) 0; Magnesium (mg) 90; Kalium (mg) 900; Selen (µg) 3,6; Natrium (mg) 378

Kefir ist ein Getränk mit gleich mehreren Pluspunkten für die Darmgesundheit, da es nützliche Bakterien enthält. Und glücklicherweise hob eine meiner Mentorinnen, Donna Gates, fermentierten Kokoskefir aus der Taufe. Fermentiertes Kokoswasser kann entweder pur getrunken oder als Grundlage für Getränke wie meinen Hashi-Mojito eingesetzt werden.

Um sicherzustellen, dass sich in Ihrem Kokoswasser auch die richtigen Bakterien vermehren, brauchen Sie einen Starter mit nützlichen Bakterien. Diese Starter-Bakterien können Sie aus einem Kefir-Starter, einem qualitativ hochwertigen probiotischen Pulver oder einem anderen fermentierten Kokosgetränk beziehen. Achten Sie auf jeden Fall darauf, dass Ihr Starter milchfrei ist! Um sicherzugehen, dass der Fermentierungsprozess richtig abläuft, müssen Sie die Temperatur des Getränkes kontrollieren.

1. Kokoswasser in eine Kasserolle geben und langsam auf 32 °C erwärmen (38 °C sollten nicht überschritten werden).

2. Den Starter zum erwärmten Kokoswasser geben und alles durchmischen.

3. Die Mischung in ein Glasgefäß (2 Liter) geben und dieses abdecken.

4. Das Gefäß in ein Küchentuch einschlagen und das Kokoswasser bei Zimmertemperatur 36 Stunden fermentieren lassen.

5. Nach Abschluss des Fermentierungsprozesses sollte das Kokoswasser sprudeln und leicht spritzig sein.

6. Im Kühlschrank aufbewahren, um die Aktivität der Bakterien zu erhalten.

7. Vergessen Sie nicht 1–2 EL fermentiertes Kokoswasser für den nächsten Ansatz aufzubewahren!

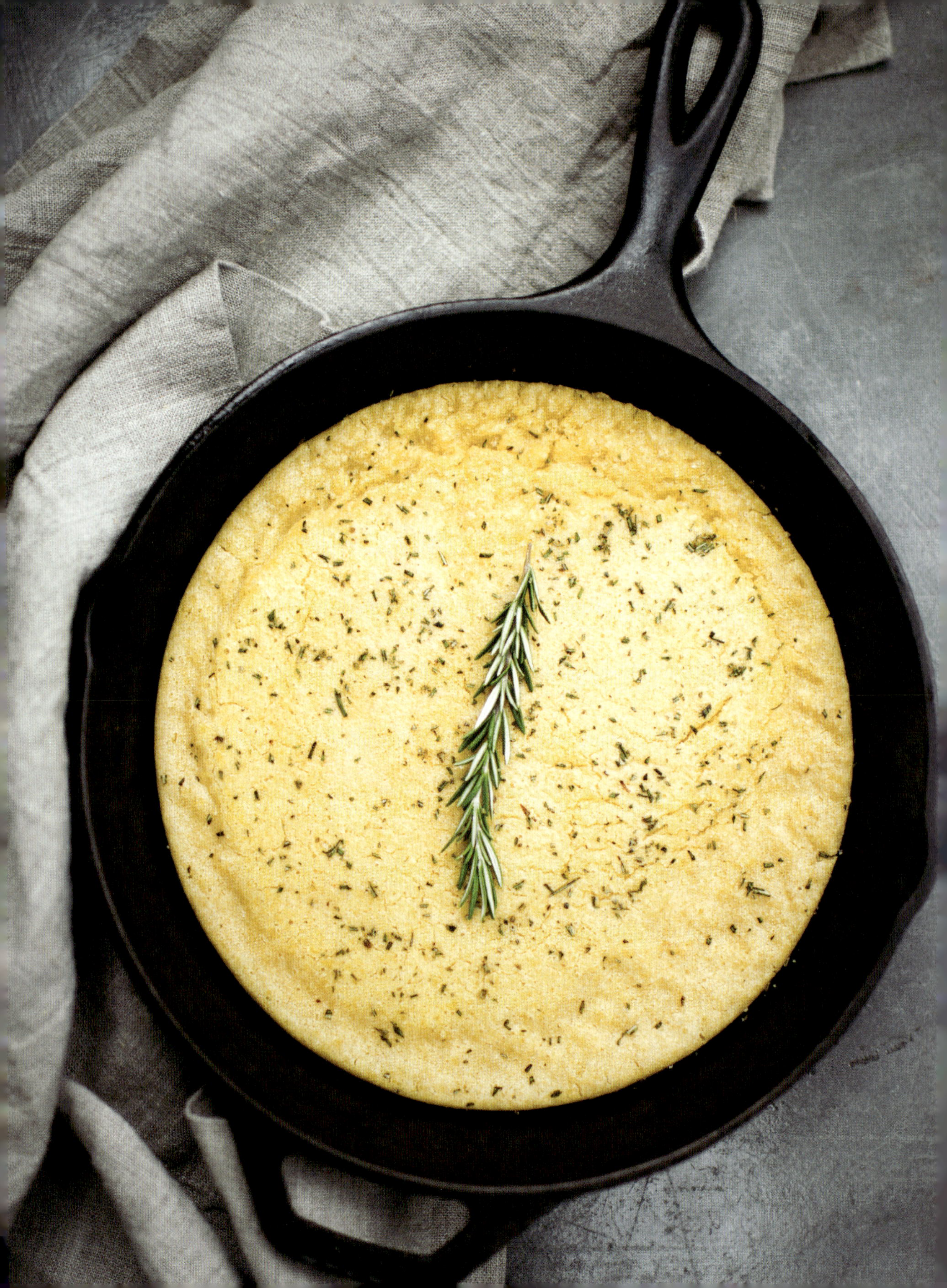

Farinata-Brot

EINFÜHRUNG

Vorbereitungszeit: 2 Minuten

Zubereitungszeit: 4 Stunden Ruhezeit, 10–12 Minuten Backzeit

Portionen: 4

Hinweis: Dieses »Brot« sollte man möglichst am selben Tag essen – und zwar noch warm.

225 g Kichererbsenmehl

½ TL Meersalz oder rosafarbenes Himalayasalz, plus ¼ TL zum Bestreuen

350 ml Wasser

2 EL Olivenöl nativ extra

1 TL getrockneter Rosmarin (optional)

Nährstoffanalyse pro Portion: Protein (g) 7,57; Fett (g) 7,05; Kohlenhydrate (g) 22,81; B_{12} (µg) 0; Eisen (mg) 2,35; Jod (µg) 0; Magnesium (mg) 0,44; Kalium (mg) 1,96; Selen (µg) 0,01; Natrium (mg) 201,49

Bei der Farinata handelt es sich um einen italienischen Pfannkuchen (oder Crêpe), der traditionell aus Kichererbsenmehl hergestellt wird. Dieses kann der Verdauung helfen und liefert ein außergewöhnliches Pflanzenprotein.

1. Kichererbsenmehl und Salz in einer mittelgroßen Schüssel gut durchmischen.

2. Das Wasser behutsam mit den trockenen Zutaten zu einer glatten Masse verquirlen. Die Schüssel abgedeckt 4 Stunden ruhen lassen. Der Teig ist fertig, wenn sich Mehl und Wasser getrennt haben.

3. Den Ofen auf 290 °C vorheizen.

4. Das Olivenöl in eine gusseiserne Bratpfanne (30 cm Durchmesser) geben und diese hin- und herschwenken, bis der Pfannenboden komplett überzogen ist.

5. Aus der Mehlschüssel jeglichen Schaum, der sich durch das Wasser gebildet hat, abschöpfen. Den Teig durchmischen, bis sich alle Bestandteile verbunden haben, dann in die gusseiserne Pfanne geben. Die Pfanne erneut durchschwenken.

6. Salz und Rosmarin mischen und gleichmäßig auf den Teig streuen.

7. Den Ofen ausschalten und den Ofengrill auf niedriger Stufe einschalten. Die Pfanne in den Ofen stellen und die Farinata 10–12 Minuten backen, dabei gelegentlich kontrollieren, dass nichts anbrennt. Sie ist durch, wenn sich in der Mitte nichts mehr bewegt.

8. Die Farinata aus dem Ofen nehmen und ruhen lassen.

9. Noch warm oder zimmerwarm auf den Tisch bringen.

Hashi-Mayo

Ⓟ PALÄO

Vorbereitungszeit: 10 Minuten

Portionen: 20

Hinweis: Hashi-Mayo sollte sich im Kühlschrank 5–7 Tage lang halten. Wenn Sie Olivenöl verwenden, nehmen Sie am besten ein leichtes, das Olivenöl nativ extra ist hierfür zu dominant.

2 TL Zitronensaft

2 Eier (von Huhn* oder Ente), zimmerwarm

½ TL Meersalz oder rosafarbenes Himalayasalz

250 ml Oliven- oder Avocado-Öl

* Mögliche Modifikationen für andere Root-Cause-Diäten: Wenn Sie Hühnereier nicht vertragen, nehmen Sie Enteneier.

Nährstoffanalyse pro Portion: Protein (g) 0,63; Fett (g) 11,36; Kohlenhydrate (g) 0,07; B_{12} (µg) 0,05; Eisen (mg) 0,09; Jod (µg) 2,4; Magnesium (mg) 0,63; Kalium (mg) 7,42; Selen (µg) 1,54; Natrium (mg) 46,11

Sie können Ihre eigene Mayo zubereiten, indem Sie eine Emulsion aus Oliven- oder Avocado-Öl und Eiern herstellen und mit Zitronensaft einen Hauch von Säure hineinbringen.

Beim Emulgieren handelt es sich um einen Prozess, bei dem Öl und Flüssigkeiten auf Wasserbasis miteinander vermischt werden, sodass eine dickflüssige Konsistenz entsteht. Traditionell verwendet man bei der Herstellung von Mayonnaise rohe Eier, die jedoch mit Salmonellen verunreinigt sein können. Wenn Sie der Herkunft Ihrer Eier vertrauen, dürfen Sie getrost rohe Eier verwenden. Wenn Sie jedoch jegliches Risiko ausschließen möchten, greifen Sie zu pasteurisierten oder leicht gekochten Eiern.

Hochgeschwindigkeitsmixer

1. Zitronensaft, Eier und Salz in einen Hochgeschwindigkeitsmixer geben und gute zwei Drittel der Höchstgeschwindigkeit Ihres Geräts wählen.

2. Langsam das Öl zufügen, um aus Eiern und Öl eine Emulsion herzustellen (dauert 2–3 Minuten).

Pürierstab

1. Zitronensaft, Eier, Salz und Öl in genau dieser Reihenfolge in ein Gefäß geben, das in der Größe zum Pürierstab passt.

2. Beginnen Sie mit dem Durchmischen und behalten Sie die Mixtur im Auge. Wenn sie sich am Boden des Gefäßes cremefarben tönt, ziehen Sie den Pürierstab langsam nach oben. Sobald sich die gesamte Mischung schmutzig-weiß gefärbt hat, ist die Emulsion fertig.

3. Insgesamt dauert das Emulgieren etwa 30–45 Sekunden.

Pizzasoße

P PALÄO

Vorbereitungszeit: 5 Minuten
Zubereitungszeit: 10 Minuten
Ergibt 250 ml

- 170 g Tomatenmark
- 250 ml Knochenbrühe (Seite 151) oder Wasser
- ¼ TL getrockneter Oregano
- ¼ TL getrocknete Petersilie
- ¼ TL getrocknetes Basilikum
- ¼ TL Zwiebelpulver
- ¼ TL Knoblauchpulver
- ⅛ TL getrockneter Rosmarin
- Meersalz oder rosafarbenes Himalayasalz, nach Geschmack
- Schwarzer Pfeffer, nach Geschmack (falls verträglich)

Es ist so einfach, eine selbst gemachte Pizza-Soße herzustellen! Und das Beste: Darin sind nur Zutaten enthalten, deren Namen Sie auch aussprechen können – und keine Zusatz- oder Konservierungsstoffe. Noch dazu wird der Geldbeutel geschont. Das Tomatenmark steckt voller herzgesundem Lycopin und die Kräuter sowie der Knoblauch helfen dabei, Entzündungsprozesse zu reduzieren.

Alle Zutaten in eine Kasserolle geben und etwa 10 Minuten lang köcheln, bis die Soße reduziert und angedickt ist. Voilà!

Nährstoffanalyse pro Portion: Protein (g) 13,68; Fett (g) 2,89; Kohlenhydrate (g) 33,8; B_{12} (µg) 0; Eisen (mg) 5,71; Jod (µg) 0; Magnesium (mg) 77,27; Kalium (mg) 1948,03; Selen (µg) 9,31; Natrium (mg) 1855,41

Cashew-Frischkäse

P PALÄO

Vorbereitungszeit: 8 Stunden Einweichzeit, 5 Minuten Vorbereitung

Portionen: 4

130 g rohe Cashewnüsse
350 ml Wasser
1 EL Zitronensaft
1 EL Balsamico
2 EL Wasser

Falls Sie nach einem Frischkäse mit viel Geschmack und leckerer Konsistenz suchen, werden Sie hier fündig! Wenn Sie darauf brennen, dieses Rezept auszuprobieren, beherzigen Sie, dass Sie die Cashewnüsse über Nacht einweichen müssen – planen Sie diese Zeit mit ein. Cashewnüsse stecken voller Nährstoffe wie Selen, Magnesium und Eisen, die für die Gesundheit der Schilddrüse unentbehrlich sind. Achten Sie darauf, einen Balsamico-Essig zu verwenden, der frei von Zusatzstoffen ist. Die einzigen akzeptierten Zutaten sind Rotweinessig und Traubenmost, etwaige Sulfite sollten natürlichen Ursprungs und nicht zugesetzt sein.

1. Die rohen Cashewnüsse am Vorabend mit 350 ml Wasser bedecken und über Nacht weichen lassen.

2. Am nächsten Morgen das Wasser abgießen, die Cashewnüsse sollten jetzt weich sein.

3. Cashewnüsse, Zitronensaft, Balsamico und 2 EL Wasser in einen Hochgeschwindigkeitsmixer geben.

4. Auf niedrige Stufe schalten und die Zutaten miteinander vermischen. Dann auf hoher Stufe weitere 30–60 Sekunden durcharbeiten, bis die Konsistenz von Frischkäse erreicht ist.

Nährstoffanalyse pro Portion: Protein (g) 5,84; Fett (g) 14; Kohlenhydrate (g) 10,57; B_{12} (µg) 0; Eisen (mg) 2,16; Jod (µg) 0; Magnesium (mg) 93,84; Kalium (mg) 218,88; Selen (µg) 6,35; Natrium (mg) 4,78

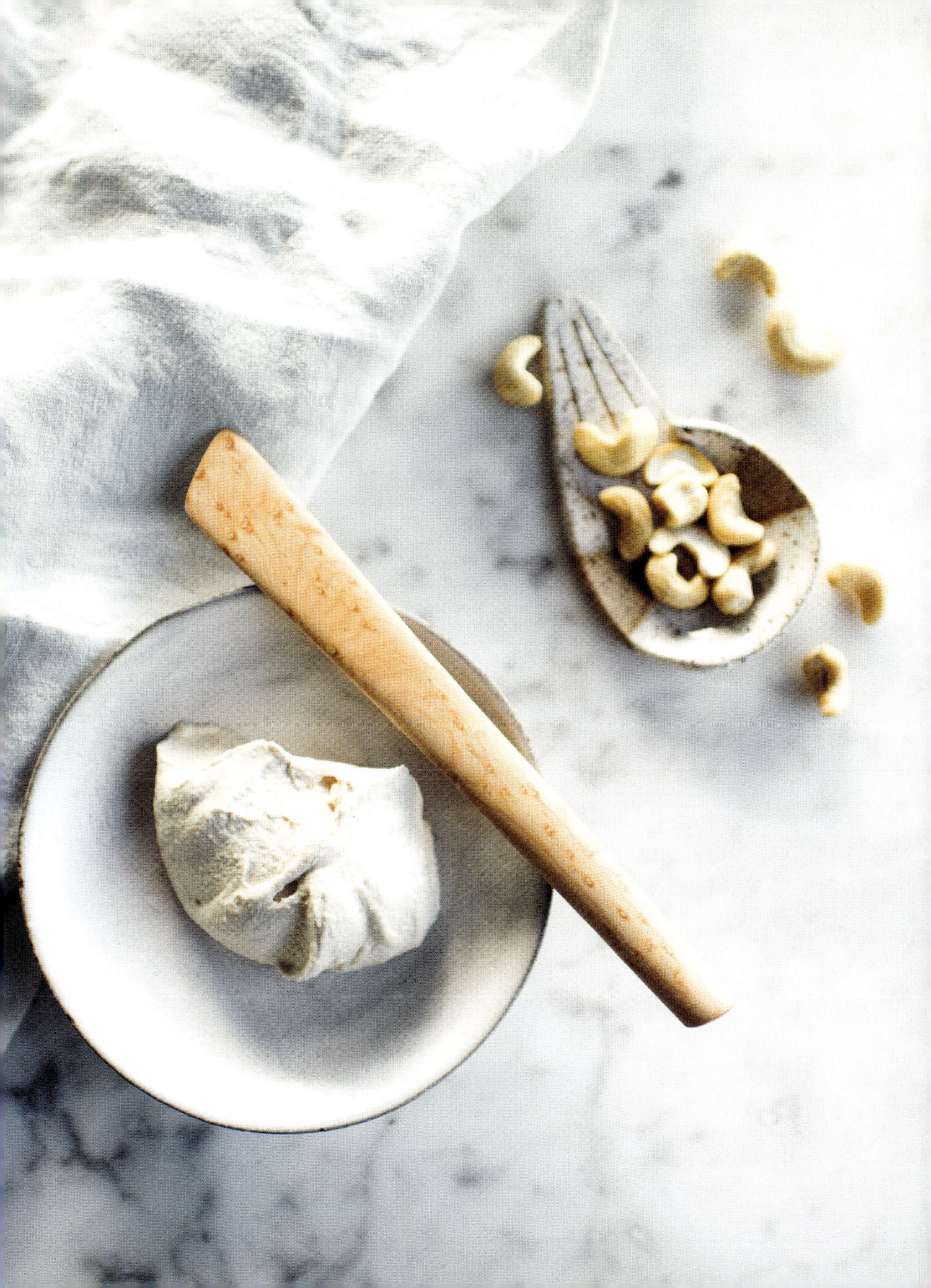

Stückiges Apfelmus

A PALÄO

Vorbereitungszeit: 5 Minuten
Zubereitungszeit: 30 Minuten
Portionen: 6

250 ml Wasser
4 frische grüne Äpfel, geschält, Gehäuse entfernt und Äpfel in Schnitze geteilt
½ TL gemahlener Zimt
½ TL gemahlener Kardamom (falls verträglich)*

*Mögliche Modifikationen für andere Root-Cause-Diäten: Um das Apfelmus für die Autoimmundiät tauglich zu machen, lassen Sie den Kardamom weg.

Dass Apfelmus den Magen-Darm-Trakt beruhigt und sowohl bei Durchfall als auch bei anderen Verdauungsbeschwerden hilft, ist seit Langem bekannt. Äpfel enthalten viel Pektin, ein wunderbarer Stoff, der beim Kochen der Äpfel freigesetzt wird. Pektin stellt eine geniale präbiotische »Futterquelle« für die Nutzbakterien dar, die wiederum die Darmbarriere stärken und im Darm vorhandene Giftstoffe (Endotoxine) reduzieren.

1. Wasser und Apfelschnitze in eine kleine Kasserolle geben, den Deckel auflegen und alles zum Kochen bringen.

2. Die Hitze zurücknehmen und 25 Minuten simmern lassen, bis die Äpfel weich sind und eine hellgelbe Tönung angenommen haben. Falls die Äpfel zu trocken werden, noch etwas Wasser zufügen.

3. Die Äpfel aus dem Topf nehmen, mit Zimt und Kardamom würzen und mit einem Kartoffelstampfer leicht zerdrücken.

Variation

Wenn Sie es süßer mögen, nehmen Sie anstelle der grünen Äpfel die Sorte Gala und ersetzen Sie den Kardamom durch Muskat (falls verträglich) – und schon haben Sie eine süße Köstlichkeit, die wenig Zucker und viele Ballaststoffe enthält!

Nährstoffanalyse pro Portion: Protein (g) 0,51; Fett (g) 0,33; Kohlenhydrate (g) 25,53; B_{12} (µg) 0; Eisen (mg) 0,28; Jod (µg) 0; Magnesium (mg) 9,84; Kalium (mg) 198,73; Selen (µg) 0,06; Natrium (mg) 1,89

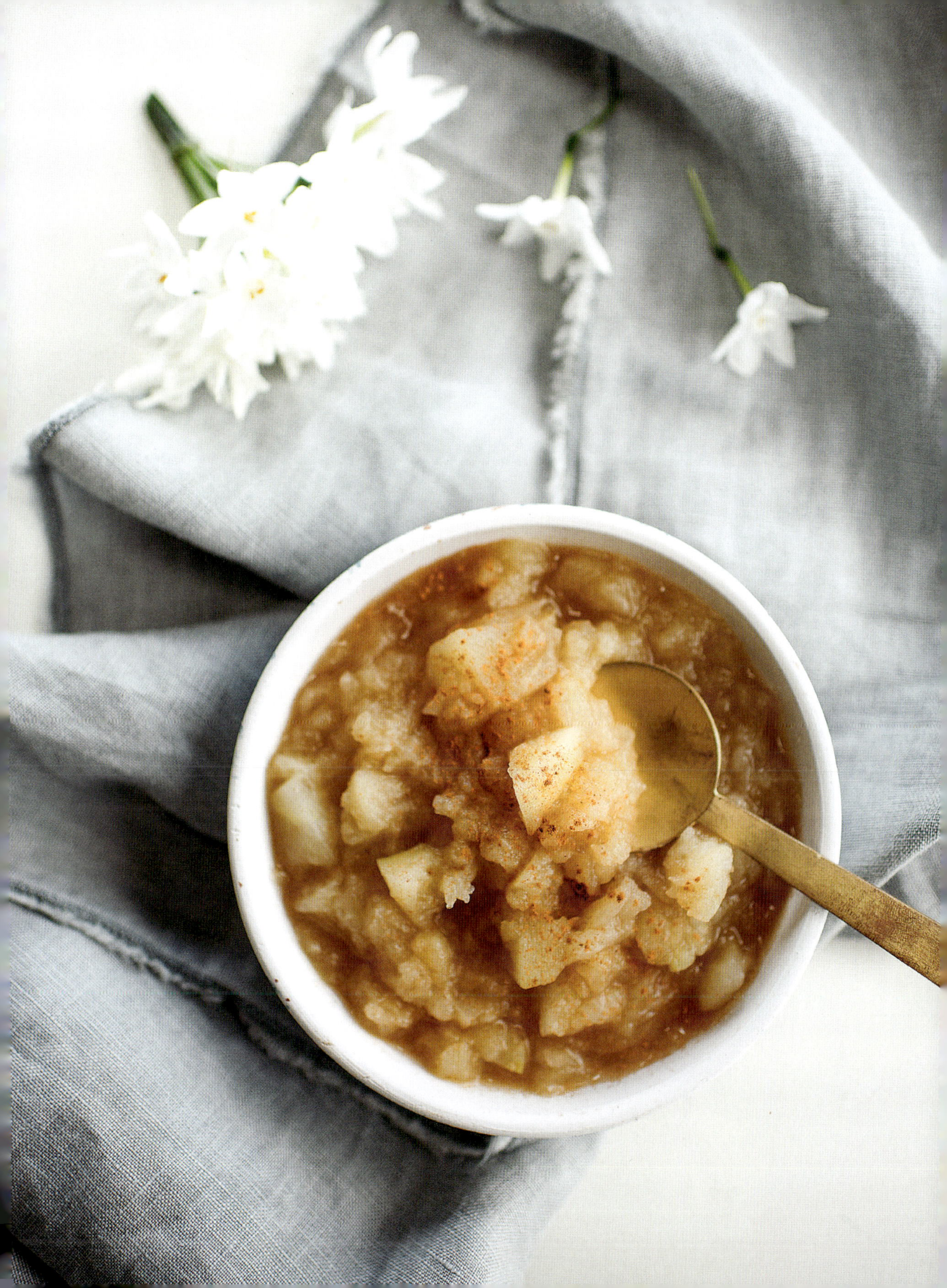

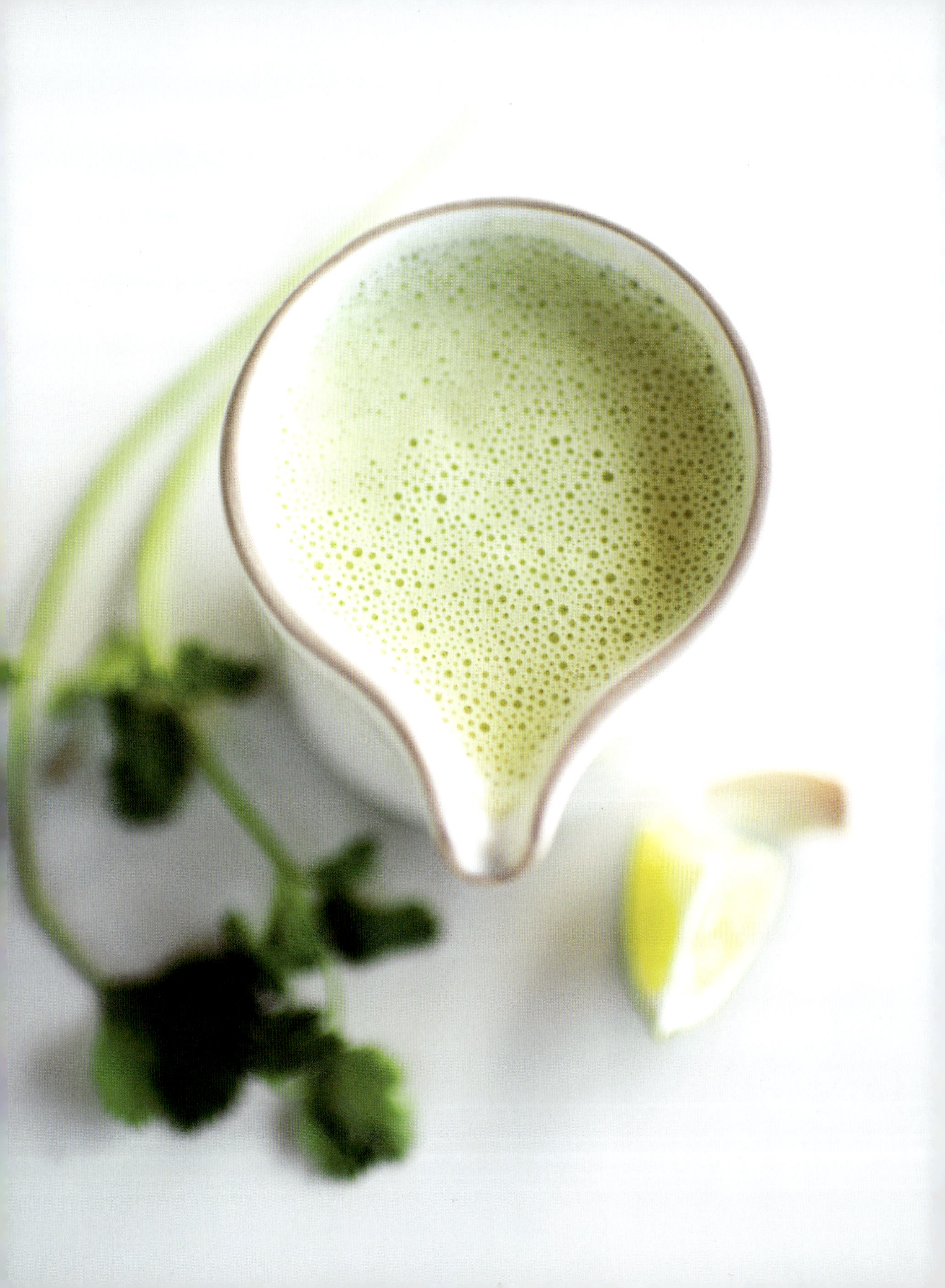

Göttliches Detox-Dressing

A AUTOIMMUN

Vorbereitungszeit: 10 Minuten

Portionen: 4

60 g Koriander, Stiele entfernt

125 ml Kokosjoghurt (Seite 147)

4 EL Olivenöl

2 EL Apfelessig

1 mittelgroße Knoblauchzehe

Saft von 1 Limette

1 Prise Meersalz oder rosafarbenes Himalayasalz

Dieses leckere Dressing enthält viele gesundheitsfördernde Zutaten, darunter Kokosjoghurt (reich an Probiotika), Apfelessig (fördert die Verdauung) und Koriander (unterstützt die Entgiftung). Sie können damit die üblichen cremigen Salat-Dressings ersetzen.

1. Alle Zutaten in einen Hochgeschwindigkeitsmixer geben und so lange verarbeiten, bis eine cremige Konsistenz erreicht ist.

2. Bis zum Servieren kühl stellen.

Nährstoffanalyse pro Portion: Protein (g) 0,3; Fett (g) 14,41; Kohlenhydrate (g) 3,19; B_{12} (µg) 0,26; Eisen (mg) 0,3; Jod (µg) 0; Magnesium (mg) 16,99; Kalium (mg) 35,08; Selen (µg) 0,15; Natrium (mg) 101,17

Tomatensoße

P PALÄO

Vorbereitungszeit: 10 Minuten

Zubereitungszeit: 30–45 Minuten

Portionen: 4

1 EL Avocado-Öl
1 kleine Zwiebel, gewürfelt
1 Selleriestange, gewürfelt
1 mittelgroße Möhre, gewürfelt
2 Knoblauchzehen, fein gehackt
1 Dose gewürfelte Tomaten (800 g) oder 4 große Tomaten, gewürfelt
1 TL getrockneter Oregano
1 TL getrocknete Petersilie
1 Bund frisches Basilikum
1 Lorbeerblatt
Meersalz oder rosafarbenes Himalayasalz, nach Geschmack
Schwarzer Pfeffer, nach Geschmack (falls verträglich)

Nährstoffanalyse pro Portion: Protein (g) 2,62; Fett (g) 3,97; Kohlenhydrate (g) 13,31; B_{12} (µg) 0; Eisen (mg) 1,13; Jod (µg) 0; Magnesium (mg) 33,42; Kalium (mg) 618,87; Selen (µg) 0,47; Natrium (mg) 420,55

Tomaten enthalten Lycopin, ein wichtiges Anti-Aging-Antioxidans, das zudem die Herzgesundheit fördert. Aus dieser einfachen stückigen Tomatensoße lässt sich auch eine glatte oder Bolognese-Variante herstellen.

1. Das Öl in einer großen Kasserolle auf mittlerer Stufe erhitzen. Zwiebeln, Sellerie und Möhren zufügen und etwa 10 Minuten weich dünsten.

2. Den Knoblauch zugeben und 1 weitere Minute sautieren.

3. Nun Tomaten, getrocknete Kräuter, Basilikum, Lorbeerblatt und Salz in den Topf geben. Etwa 20 Minuten garen, bis die Tomaten Saft abgeben und so weich werden, dass sie sich mit einem Löffel zerdrücken lassen.

4. Basilikum und Lorbeerblatt entfernen. Mit Salz und Pfeffer nach Geschmack würzen.

5. Zu sautiertem Spaghettikürbis (Seite 317), Zucchini-Nudeln oder Süßkartoffel-Nudeln reichen.

Variation: glatte Soße

1. Ist die Soße fertig gekocht, Basilikum und Lorbeerblatt entfernen und die Tomatensoße in einem Mixer so lange durchmixen, bis die Konsistenz ganz glatt ist. (Wenn Sie die Soße heiß in den Mixer füllen, achten Sie darauf, dass der Deckel des Mixers eine Öffnung hat, durch die der Dampf entweichen kann.)

2. Die Soße zurück in die Kasserolle geben und etwa 15 Minuten einkochen, bis sie leicht reduziert und etwas angedickt ist.

Variation: Sauce bolognese

1. Ist die Soße fertig gekocht, Basilikum und Lorbeerblatt entfernen und die Tomatensoße in einem Mixer so lange durchmixen, bis die Konsistenz ganz glatt ist. (Wenn Sie die Soße heiß in den Mixer füllen, achten Sie darauf, dass der Deckel des Mixers eine Öffnung hat, durch die der Dampf entweichen kann.) Dann die Soße beiseitestellen.

2. Die Kasserolle säubern und 1 TL Avocadoöl hineingeben.

3. 450 g Rinderhack darin anbraten, dann die pürierte Soße zugießen.

4. Etwa 15 Minuten kochen lassen, bis die Soße angedickt hat.

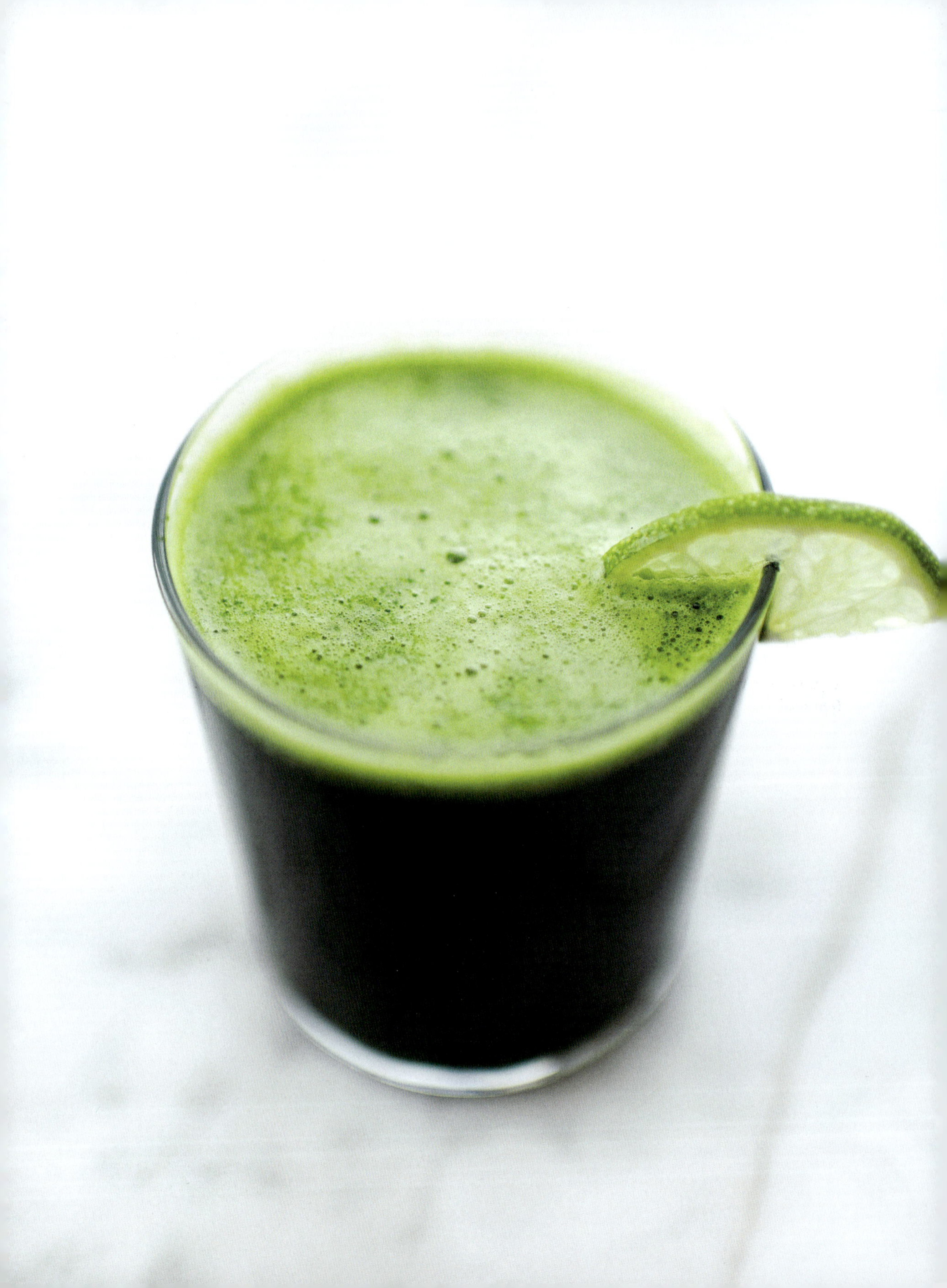

Grüner Saft

A AUTOIMMUN

Vorbereitungszeit: 10 Minuten

Portionen: 2

Hinweis: Sie können übrig gebliebenen grünen Saft in einem verschlossenen Glasbehälter bis zu 24 Stunden im Kühlschrank aufbewahren.

- 6–7 Babymöhren
- 1 Apfel (Granny Smith), ohne Gehäuse und in Schnitze zerteilt
- 3–4 Selleriestangen
- 1 kleine Gurke, halbiert
- 200 g Grünkohl, fein gehackt
- 1 Limette, halbiert
- Meersalz oder rosafarbenes Himalayasalz, nach Geschmack
- 1–2 EL Kokosöl oder 1 Avocado (optional)

Grüne Säfte bieten eine fantastische Möglichkeit, Ihren Körper mit Nährstoffen zu versorgen, ohne das Verdauungssystem zu belasten. Sie stecken zudem voller Chlorophyll, was super für die Entgiftung ist. Wenn die Stabilisierung des Blutzuckerspiegels für Sie ein Thema ist, entscheiden Sie sich für das Kokosöl oder die Avocado!

1. Benutzen Sie am besten einen Slow Juicer (mastizierenden Entsafter) und fügen Sie Gemüse und Obst (inklusive Schalen) nach und nach langsam zu, bis alle Zutaten verarbeitet sind.

2. Wenn Sie Kokosöl (oder Avocado) ergänzen möchten, geben Sie diese Zutat in einen Mixer. Füllen Sie den Mixer-Becher mit dem Obst- und Gemüsesaft auf und mixen Sie alles zusammen etwa 30 Sekunden lang durch.

Nährstoffanalyse pro Portion: Protein (g) 7,72; Fett (g) 11,77; Kohlenhydrate (g) 38,82; B_{12} (µg) 0; Eisen (mg) 3; Jod (µg) 0; Magnesium (mg) 99,78; Kalium (mg) 1423,59; Selen (µg) 2,36; Natrium (mg) 333,6

Hashi-Mojito

P PALÄO

Vorbereitungszeit: 10 Minuten
Portionen: 1

1 Bund frische Minzeblätter
Saft von 1 Limette
½ TL gemahlener Ingwer
250 ml fermentiertes oder reines Kokoswasser
Stevia nach Geschmack*

*Mögliche Modifikationen für andere Root-Cause-Diäten: Für die Autoimmundiät nehmen Sie Ahornsirup anstelle von Stevia.

Stellen Sie sich vor, dass Sie irgendwo an einem sonnigen Strand in Miami sitzen und an dieser gesünderen Variante des erfrischenden Mojito nippen. Dank Minze und Ingwer ist der Hashi-Mojito ein den Darm beruhigendes Erfrischungsgetränk, das Sie anstelle von Alkohol oder Limo unbeschwert genießen können!

1. Die Minzeblätter mit Mörser und Stößel zerdrücken, um den Geschmack freizusetzen.
2. In einem Glas die Minze mit Limettensaft, Ingwer, Kokoswasser und Süßungsmittel mischen. Alternativ alle Zutaten in einen Mixer geben und durcharbeiten.

Nährstoffanalyse pro Portion: Protein (g) 2,55; Fett (g) 0,72; Kohlenhydrate (g) 12,85; B_{12} (µg) 0; Eisen (mg) 1,78; Jod (µg) 0; Magnesium (mg) 77,45; Kalium (mg) 727,49; Selen (µg) 2,76; Natrium (mg) 258,34

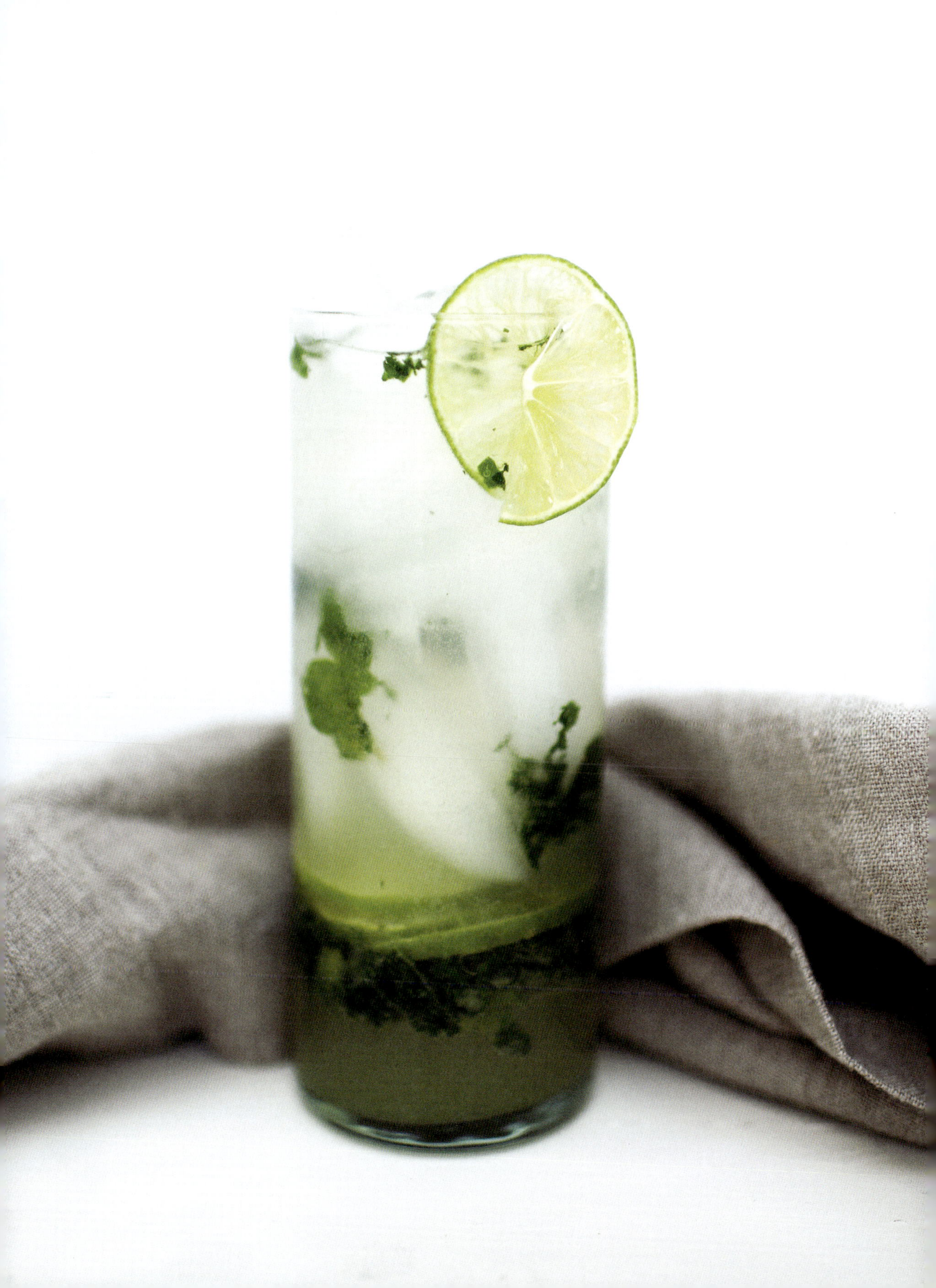

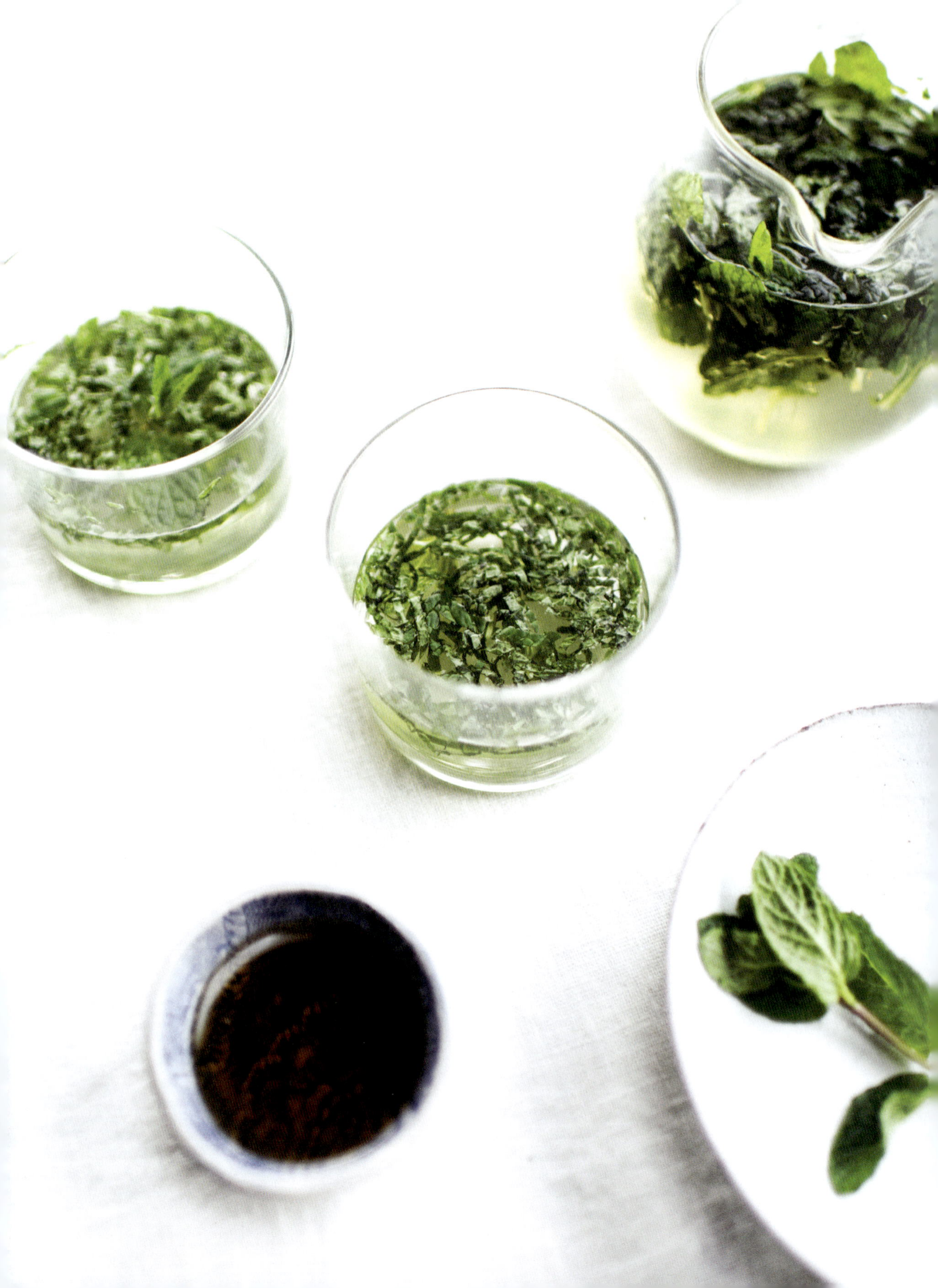

Pfefferminztee

AUTOIMMUN

Vorbereitungszeit: 5 Minuten

Portionen: 1

1 EL frische Minzeblätter
250 ml kochendes Wasser
Ahornsirup, nach Geschmack

Minze ist ein wohltuendes Kraut, das bei Verdauungsproblemen hilft und den Gallenfluss anregt, was die gesunde Entgiftung fördert. Pfefferminztee ist ein beliebtes, voll im Trend liegendes Getränk, das man in Amsterdam in den meisten Cafés bekommt. Er ist so lecker und einfach herzustellen, dass Sie ihn am besten jeden Tag zubereiten. Pfefferminzöl hilft nachweislich auch bei einer Dünndarmfehlbesiedlung (DDFB), daher ist dieses simple Rezept vielleicht eine gute Ergänzung zur Ihrem Heilprogramm.

1. Die Minze zerdrücken oder fein hacken.
2. Nun die Minze ins kochende Wasser geben.
3. Nach Geschmack süßen und genießen!

Nährstoffanalyse pro Portion: Protein (g) 0,06; Fett (g) 0,02; Kohlenhydrate (g) 4,71; B_{12} (µg) 0; Eisen (mg) 0,09; Jod (µg) 0; Magnesium (mg) 2,68; Kalium (mg) 23,23; Selen (µg) 0,04; Natrium (mg) 1,3

Maca Latte

P PALÄO

Vorbereitungszeit: 5 Minuten

Portionen: 2

350 ml heißes Wasser

250 ml Kokosmilch

2 TL Maca-Wurzel-Pulver

2 TL Ahornsirup, Honig, Kokosnektar oder eines Süßungsmittels Ihrer Wahl, nach Geschmack

Maca Latte ist genau das Richtige, wenn Sie versuchen, Ihren Koffeinkonsum zurückzufahren, dabei aber nach etwas Leckerem suchen. Maca, ein gelbes, ursprünglich aus Peru stammendes Wurzelgemüse, gehört zu den Adaptogenen (es hilft dem Körper, sich an Stress anzupassen) und kann dazu beitragen, die Hormonproduktion und die Nebennieren zu stabilisieren. Behalten Sie aber im Hinterkopf, dass Maca auf einige Menschen zu aktivierend wirkt. Ist dies auch bei Ihnen der Fall, fahren Sie die Menge zurück oder verzichten Sie ganz auf diese Wurzel. Ich greife am liebsten zu gelatiniertem Maca-Pulver. Durch das Gelatinieren wird die Stärke entfernt, die Wurzel schmeckt infolgedessen weniger bitter und ist leichter verdaulich – ihre hormonausgleichenden Eigenschaften bleiben jedoch erhalten.

Alle Zutaten in einen Mixer geben und 30 Sekunden lang durchmixen.

Nährstoffanalyse pro Portion: Protein (g) 2,75; Fett (g) 28,61; Kohlenhydrate (g) 14,11; B_{12} (µg) 0; Eisen (mg) 2,63; Jod (µg) 0; Magnesium (mg) 45,8; Kalium (mg) 423,23; Selen (µg) 7,48; Natrium (mg) 19,6

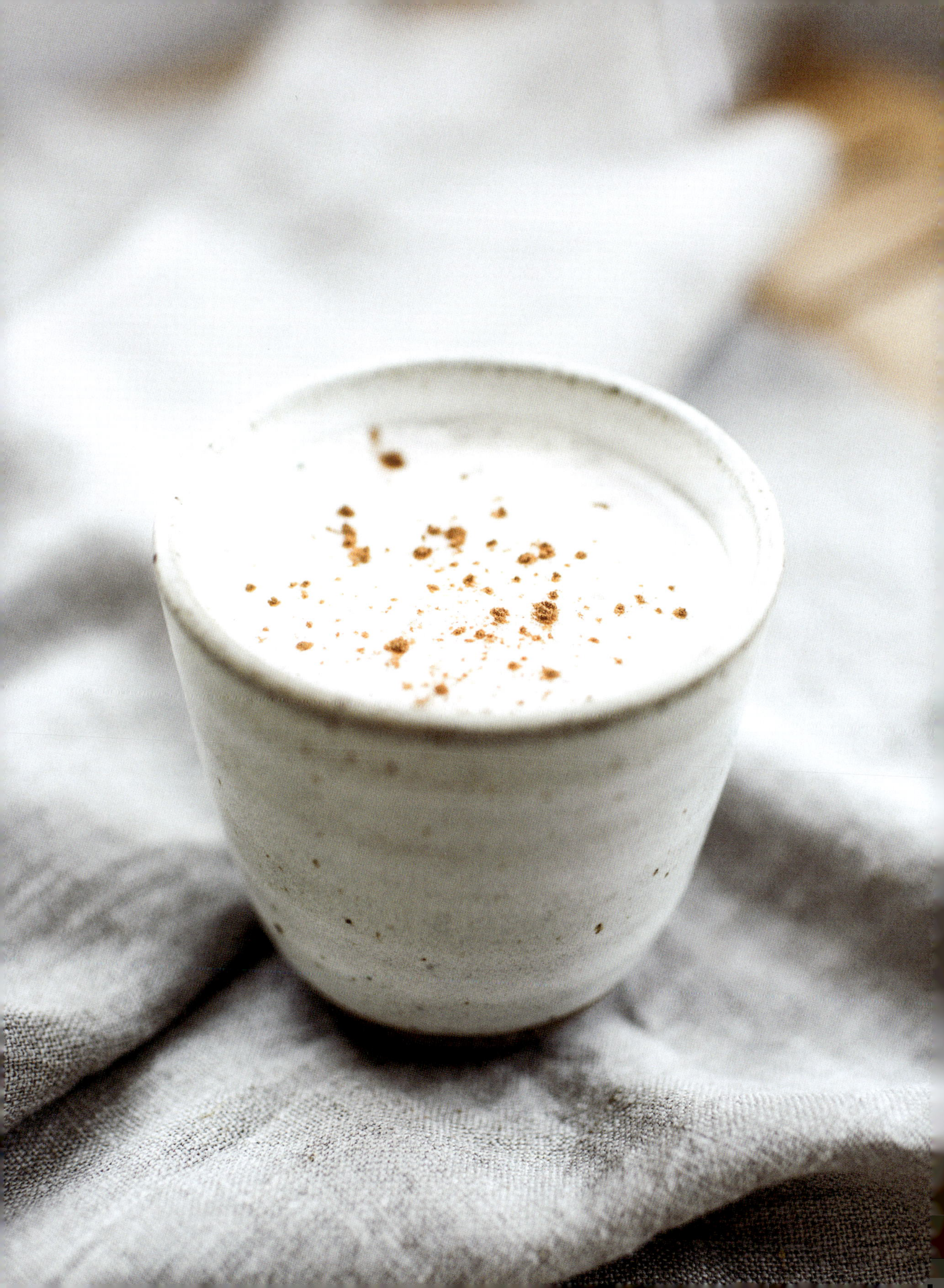

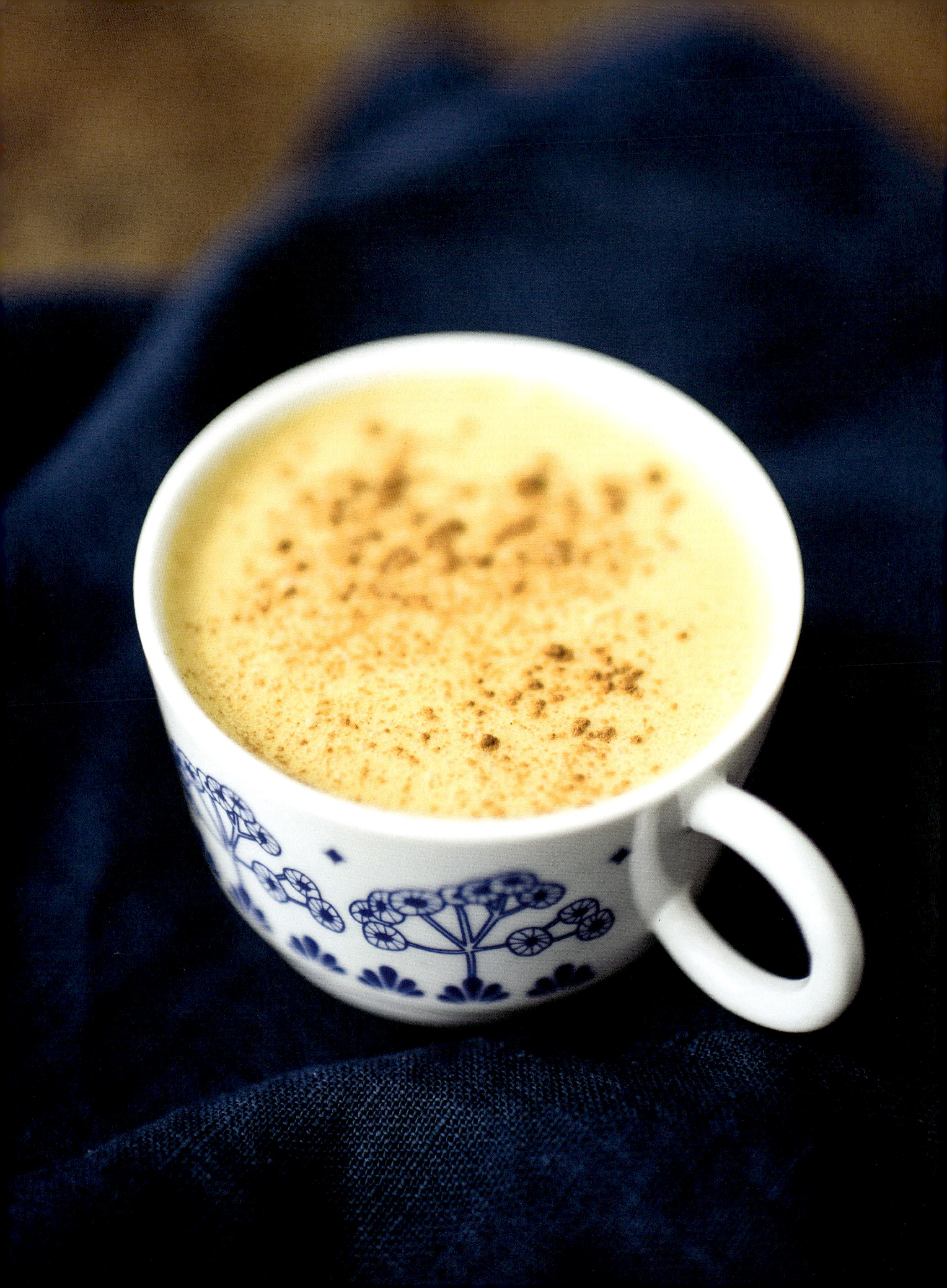

Kürbis-Maca-Latte

P PALÄO

Vorbereitungszeit: 5 Minuten

Portionen: 1

250 ml kochendes Wasser

125 ml Kokosmilch

2 EL Bio-Kürbispüree aus der Dose

2 TL Kürbiskuchen-Gewürz (oder AI-Kürbiskuchen-Gewürz, Seite 111), plus 1 Prise zum Garnieren

1 TL Maca-Wurzel-Pulver (falls verträglich)*

1 TL Ahornsirup

*Mögliche Modifikationen für andere Root-Cause-Diäten: Während der Auslass-Phase gilt Maca nicht als autoimmun-konform, kann aber in einem späteren Stadium der Diät eventuell wieder eingeführt werden.

Das Kürbiskuchen-Gewürz hat etwas Magisches. Wann immer ich die duftende Mischung aus Zimt, Ingwer, Zitronenschale und den anderen Gewürzen rieche, ist mir nach Feiern zumute. Meine Kürbis-Maca-Latte zelebriert Ihre Gesundheit mit einem Getränk auf der Basis von Kokosmilch, Maca und Zimt – Zutaten, die koffeinfrei sind und eine ausgleichende Wirkung auf den Hormon- und Blutzuckerspiegel haben. Außerdem unterstützen Kürbispüree und Kürbiskuchen-Gewürz wirksam Ihre Verdauung. Ich greife am liebsten zu gelatiniertem Maca-Pulver. Durch das Gelatinieren wird die Stärke entfernt, die Wurzel schmeckt infolgedessen weniger bitter und ist leichter verdaulich – ihre hormonausgleichenden Eigenschaften bleiben jedoch erhalten.

Alle Zutaten in einen Mixer geben und 20–30 Sekunden lang durchmixen, bis die Farbe einheitlich ist.

Nährstoffanalyse pro Portion: Protein (g) 3,28; Fett (g) 29,13; Kohlenhydrate (g) 15,95; B_{12} (µg) 0; Eisen (mg) 3,07; Jod (µg) 0; Magnesium (mg) 57,47; Kalium (mg) 415,46; Selen (µg) 7,92; Natrium (mg) 22,1

Cremiger Orangen-Kokos-Smoothie

A AUTOIMMUN

Vorbereitungszeit: 5 Minuten

Portionen: 2

250 ml Kokosmilch oder Kokosjoghurt (Seite 147)

175 ml Bio-Orangensaft

1 Dosierlöffel Rootcology AI Paleo-Protein*

1 TL Vanille

*Mögliche Modifikationen für andere Root-Cause-Diäten: Wenn Sie die Paläo-Diät befolgen, nehmen Sie Rootcology Vanilla Paleo-Protein.

Orangensaft ist eine gute Quelle für nebennierengesundes Vitamin C und unterstützt die Verdauung; trinkt man ihn jedoch pur, kann er zu Blutzuckerschwankungen führen. In meinem cremigen Orangen-Kokos-Smoothie gleicht das Fett aus der Kokosmilch in Kombination mit dem Proteinpulver die negative Wirkung des Orangensaftes auf den Blutzucker aus. Dieser einfache und leckere Smoothie beschert Ihnen einen Superstart in den Tag, einen Snack oder ein Dessert. Er lässt sich auch in Eisförmchen gießen und durchfrieren – so haben Sie im Sommer ein erfrischendes Eis am Stiel.

Alle Zutaten in einen Hochgeschwindigkeitsmixer geben und 20–30 Sekunden lang durchmixen, bis die Konsistenz ganz glatt ist.

Nährstoffanalyse pro Portion: Protein (g) 14,32; Fett (g) 5,11; Kohlenhydrate (g) 20,61; B_{12} (µg) 1,4; Eisen (mg) 0,91; Jod (µg) 0; Magnesium (mg) 90,53; Kalium (mg) 189,11; Selen (µg) 0,09; Natrium (mg) 95,29

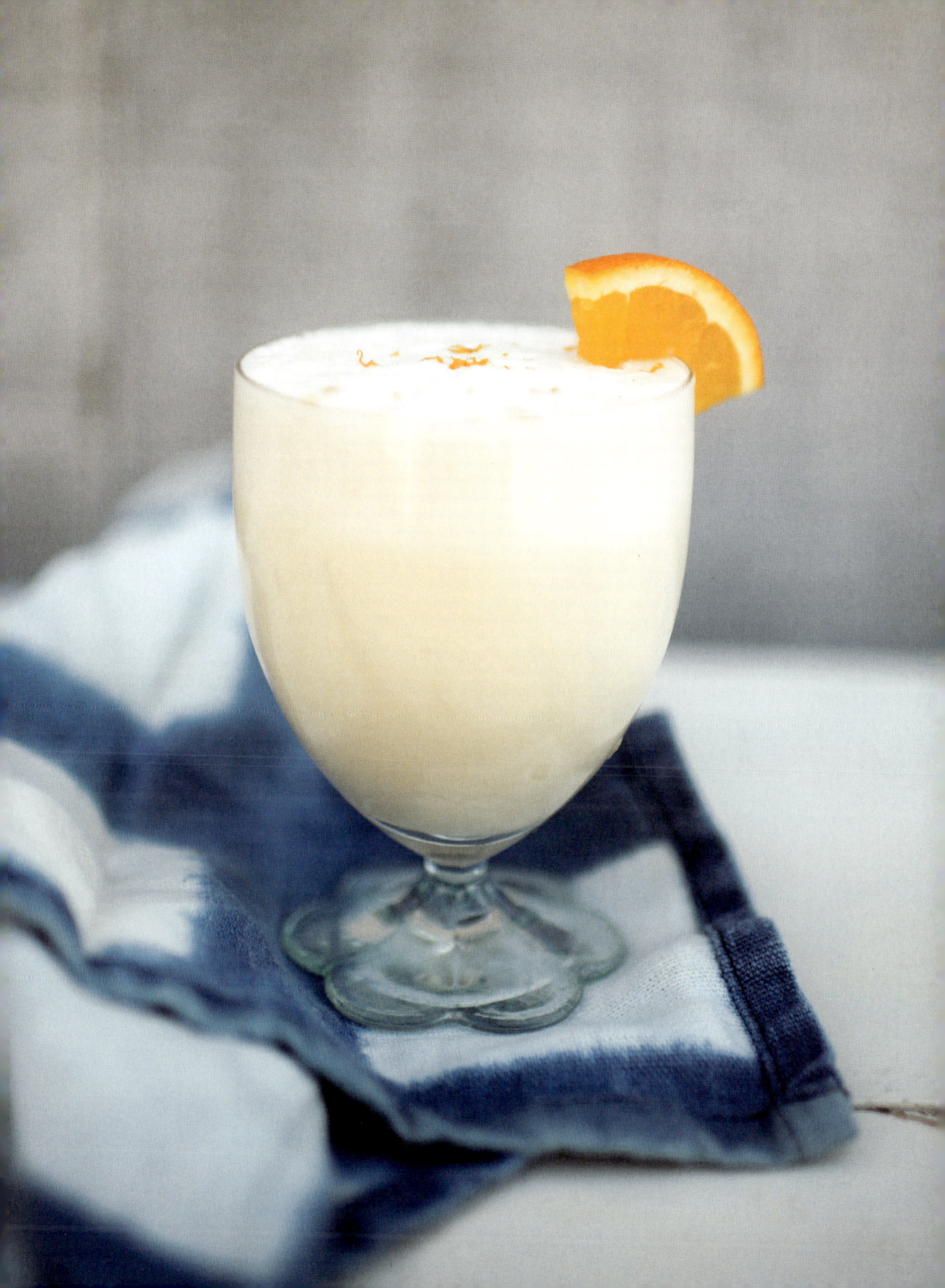

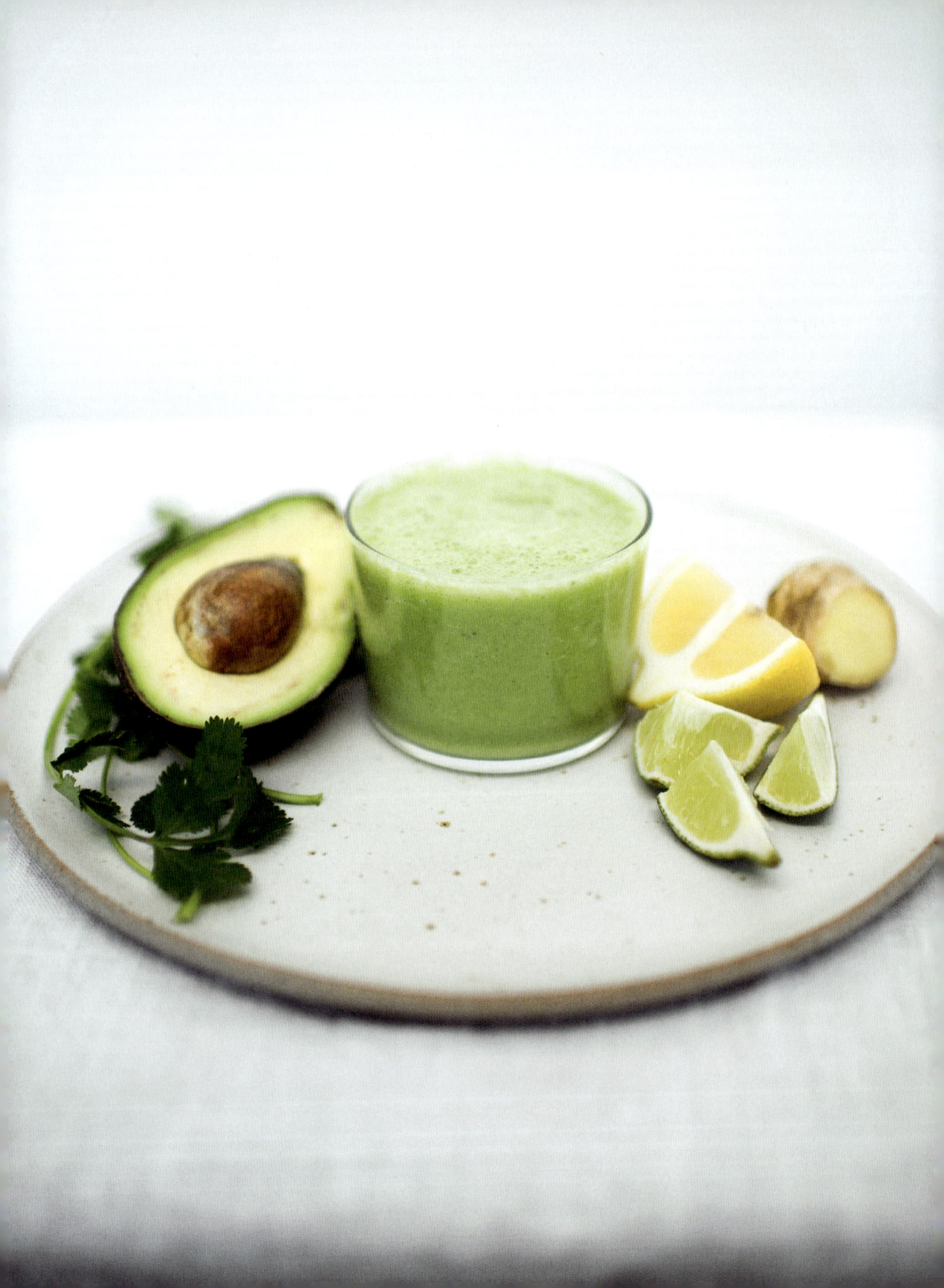

Koriander-Zitrus-Erfrischungsgetränk

A AUTOIMMUN

Vorbereitungszeit: 10 Minuten

Portionen: 1

250 ml Kokoswasser

1 Dosierlöffel Rootcology AI Paleo Protein*

½ Avocado

150 g Gurke, gehackt

60 g frischer Koriander, gehackt

Saft von 1 Zitrone

Saft von 1 Limette

½ TL frischer Ingwer, gerieben

*Mögliche Modifikationen für andere Root-Cause-Diäten: Wenn Sie die Paläo-Diät befolgen, nehmen Sie Rootcology Vanilla Paleo-Protein

Die Kombination von Kokoswasser, spritzigen Zitrusfrüchten, Gurke und Koriander ergibt ein von Grund auf erfrischendes und entgiftendes Getränk, das Sie jederzeit genießen können!

Alle Zutaten in einen Hochgeschwindigkeitsmixer geben und so lange durchmixen, bis die Konsistenz ganz glatt ist.

Nährstoffanalyse pro Portion: Protein (g) 31,42; Fett (g) 11,78; Kohlenhydrate (g) 25,49; B_{12} (µg) 0; Eisen (mg) 2,71; Jod (µg) 0; Magnesium (mg) 115,57; Kalium (mg) 1536,73; Selen (µg) 3,7; Natrium (mg) 476,38

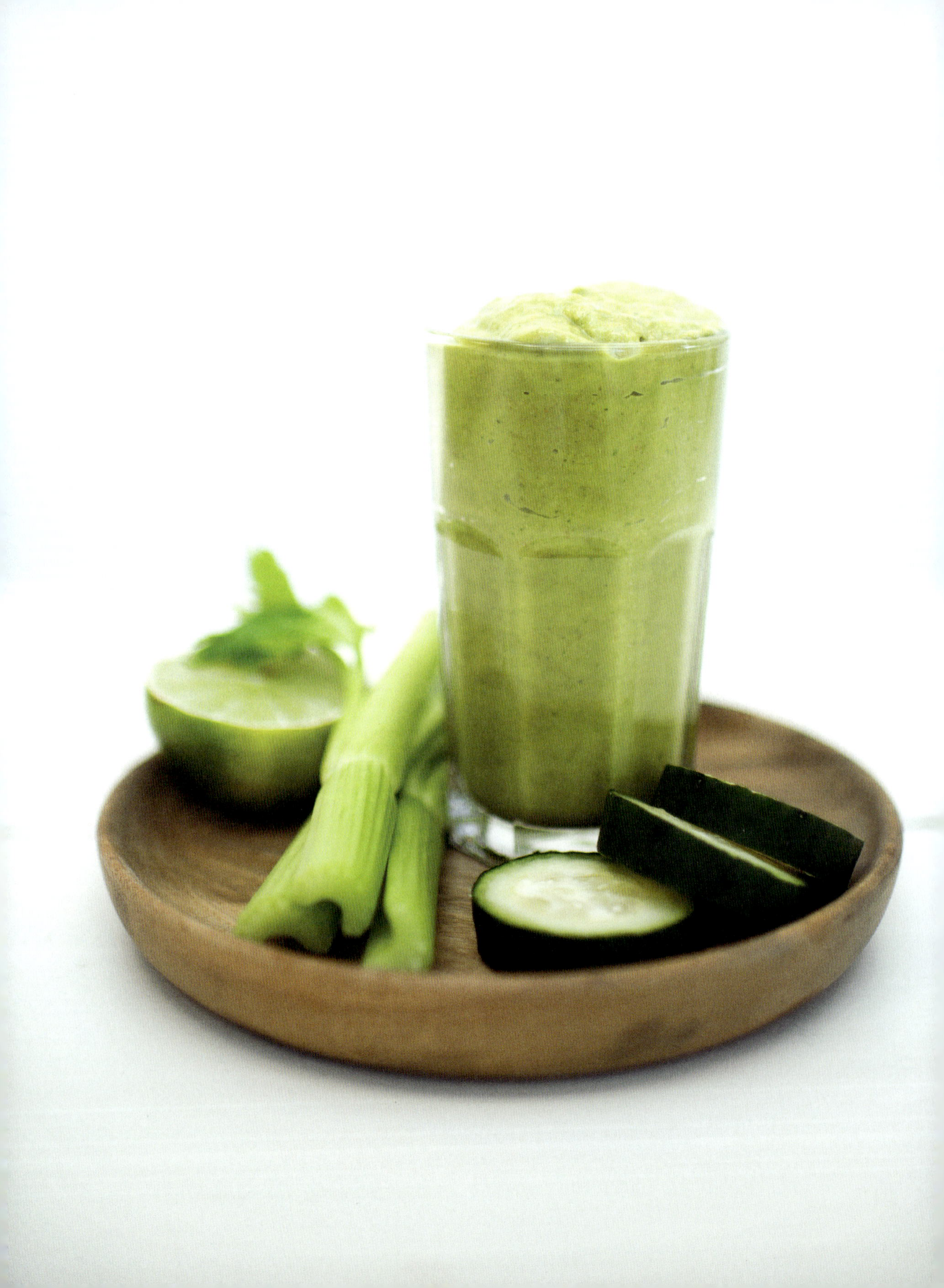

Original-Root-Cause-Smoothie

I EINFÜHRUNG, P PALÄO ODER A AUTOIMMUN (JE NACH VERWENDETEM PROTEINPULVER)

Vorbereitungszeit: 10 Minuten

Portionen: 3

250 ml Kokosmilch

1 Dosierlöffel (Rootcology) AI Paleo-Protein*

1 Handvoll junges Blattgemüse (etwa 30 g), gemischt

1 große Möhre

1 reife Avocado

1 Selleriestange

1 Gurke

1 Bund frisches Basilikum

Saft von 1 Limette

Meersalz, nach Geschmack

OPTIONALE ERGÄNZUNGEN

1 EL Camu-Pulver (Vitamin-C-Kick)

1 EL Lebertran (antientzündlicher Kick, Omega-3-Kick)

1 EL Kokosjoghurt (Seite 147; Probiotika-Kick)

1 EL Maca-Wurzel-Pulver (hormonausgleichender Kick)

1 EL Kurkumapulver (antientzündlicher Kick)

*Mögliche Modifikationen für andere Root-Cause-Diäten: Dieses Rezept wird durch die Verwendung von Rootcology Paleo-Protein (Vanilla) paläo-konform. Nimmt man stattdessen Rootcology AI Paleo-Protein, fügt es sich in die Autoimmun-Diät ein.

Dieser grüne Smoothie, der Original-Root-Cause-Smoothie, enthält jede Menge Nährstoffe für Ihre Schilddrüse, reduziert Entzündungsprozesse und unterstützt die Entgiftung. Hypoallergene Kokosmilch trägt dazu bei, Entzündungen zu reduzieren und den Blutzuckerspiegel zu stabilisieren – dank der darin enthaltenen guten Fette. Um die Nährstoffdichte des Smoothies zu erhöhen, kann man das Grundrezept je nach Bedarf durch verschiedene Zutaten ergänzen. Am Morgen liefert dieser Smoothie ein geniales Frühstück! Viele Leute, die ihn ausprobiert haben, fühlen sich damit satter, entspannter, ruhiger und bersten vor Energie. Bei Bedarf können Sie das Rezept auch verdoppeln, dann haben Sie gleich ein Mittagessen! Die meisten, die diesen grünen Smoothie ausprobiert haben, finden ihn toll – aber einige (darunter mein Mann Michael) stören sich an seiner puddingartigen Konsistenz und seinem wärmenden Geschmack. Damit die Textur dünner beziehungsweise milchartiger und der Geschmack kühl und tropisch werden – so beschreibt mein Mann seinen Ideal-Smoothie –, können Sie die folgenden Modifikationen vornehmen:

– Lassen Sie die Avocado weg und fügen Sie stattdessen 1 EL Chiasamen zu. Chiasamen sind eine weniger cremige Quelle für gute Fette.
– Fügen Sie den Saft von 1 Zitrone (oder Limette) zu, um den Geschmack tropischer zu machen und die Verdauungssäfte anzuregen.
– Mixen Sie den Smoothie mit 1 Handvoll Eiswürfel, um ihn zu kühlen und ihm eine stärker milchige Konsistenz zu verleihen.

Alle Zutaten in einen Hochgeschwindigkeitsmixer geben und 20–30 Sekunden durchmixen, bis die Konsistenz ganz glatt ist.

Nährstoffanalyse pro Portion: Protein (g) 12,79; Fett (g) 26,38; Kohlenhydrate (g) 15,98; B_{12} (µg) 0; Eisen (mg) 2,28; Jod (µg) 0; Magnesium (mg) 67,44; Kalium (mg) 760,28; Selen (µg) 5,55; Natrium (mg) 233,47

Spa-Wasser

Ⓐ AUTOIMMUN

Vorbereitungszeit: 10 Minuten

Zubereitungszeit: 15 Minuten durchziehen lassen

Portionen: 4

2 l fluoridfreies, gefiltertes Wasser

8 Erdbeeren, halbiert

8 Minzeblätter

1 kleine Gurke, gewürfelt

Die meisten von uns wissen, dass sie eigentlich mehr Wasser trinken sollten. Wasser schwemmt Toxine aus und hält uns hydriert. Wenn wir pro Tag acht Gläser à 250 ml Wasser trinken, ist dies ein Garant für eine saubere Entgiftung und gesunde Körperfunktionen. Als ehemaliger Koffein- und Zucker-Junkie hatte ich eine wirklich harte Zeit, als ich zum Wassertrinken überging, da es so gar keinen Geschmack hatte. Einer meiner Freunde erzählte mir von Spa-Wasser und ich kam sofort auf den Geschmack. Ich setze morgens oft einen ganzen Krug mit Spa-Wasser an und stelle ihn auf meinen Schreibtisch, damit ich daran denke, während des Tages ausreichend zu trinken. Sie können natürlich auch kleinere Mengen herstellen oder das Spa-Wasser in Wasserflaschen abfüllen, wenn Sie unterwegs sind! Sie können für dieses Rezept jegliche Früchte verwenden, die Sie mögen. Zu meinen Lieblings-Kandidaten gehören Erdbeeren, Minzeblätter, Gurken, Zitronen, Limetten und grüne Äpfel. Sie werden Spa-Wasser lieben, da es so erfrischend ist!

1. Erdbeeren, Minzeblätter und Gurke in einen großen Glaskrug geben und mit dem kalten, gefilterten Wasser aufgießen.

2. Das Spa-Wasser mindestens 15 Minuten durchziehen lassen, damit sich die Aromen auf das Wasser übertragen.

Nährstoffanalyse pro Portion: Da es sich hier einfach um mit Minze und Früchten aromatisiertes Wasser handelt, gibt es keine entsprechenden Nährstoffanalysen.

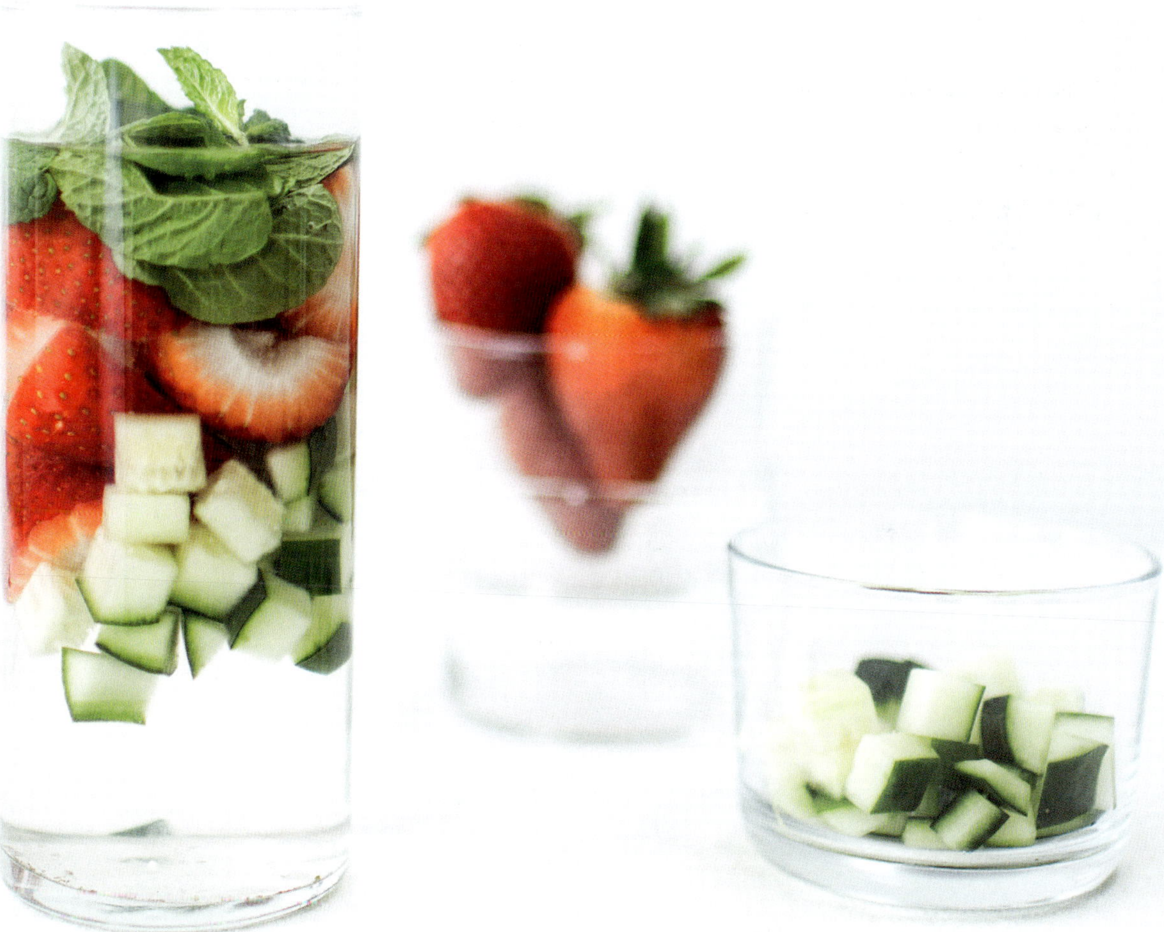

Hashi-Mojito-Smoothie

Ⓐ AUTOIMMUN

Vorbereitungszeit: 5 Minuten

Portionen: 1

30 g Minze

Saft von 2 Limetten

250 ml reines oder fermentiertes Kokoswasser

2,5 cm frischer Ingwer (am Stück), geschält

Ahornsirup, Honig oder Datteln, nach Geschmack (optional)

1 Dosierlöffel Rootcology AI Paleo-Protein

Dürfen Sie auf Ihrem Weg zurück zur Gesundheit Mojitos trinken? Aber sicher – sofern es sich um Hashi-Mojitos handelt! Mithilfe von fermentiertem oder reinem Kokoswasser können Sie ein überzeugendes und leckeres Getränk herstellen. Ingwer und Minze liefern eine wunderbare Geschmackskombination und schenken diesem Hashimoto-freundlichen Mojito zudem darmberuhigende und heilende Eigenschaften.

Alle Zutaten in einen Mixer geben und 20–30 Sekunden durchmixen, bis die erwünschte Konsistenz erreicht ist.

Nährstoffanalyse pro Portion: Protein (g) 28,54; Fett (g) 1,16; Kohlenhydrate (g) 17,21; B_{12} (µg) 0; Eisen (mg) 1,42; Jod (µg) 0; Magnesium (mg) 76,33; Kalium (mg) 761,76; Selen (µg) 2,47; Natrium (mg) 432,49

Root-Cause-Aufbau-Smoothie

PALÄO

Vorbereitungszeit: 10 Minuten

Portionen: 2

250 ml Kokosmilch (150 Kilokalorien)

1 Dosierlöffel Rootcology AI Paleo-Protein oder Rootcology Paleo-Protein (60 Kilokalorien)

1 Avocado (300 Kilokalorien)

1 Banane (100 Kilokalorien)

200 g gekochte Süßkartoffeln (180 Kilokalorien)

1 TL Vanille-Extrakt, oder nach Geschmack (optional)

2 Eigelb, wenn Sie Angst vor Salmonellen haben, nehmen Sie pasteurisiertes oder leicht gekochtes Eigelb (100 Kilokalorien, falls verträglich)*

*Mögliche Modifikationen für andere Root-Cause-Diäten: Um den Smoothie AIP-konform zu machen, lassen Sie die Eier weg und nehmen stattdessen Rootcology AI Paleo-Protein.

Obwohl sich die meisten Hashimoto-Patienten mit dem Abnehmen schwertun, schlagen sich einige mit dem entgegengesetzten Problem herum: Sie würden gern zunehmen oder haben während der Ernährungsumstellung hin zu natürlichen Lebensmitteln zu viel an Gewicht verloren. Natürliche Lebensmittel machen satt und in einigen Fällen ist es eine Herausforderung, genügend Kalorien aufzunehmen. Wenn man in diesem Fall – nach Einnahme aller Mahlzeiten des Tages – abends zum Root-Cause-Aufbau-Smoothie greift, bekommt man eine Extra-Dosis Kalorien, was dabei helfen kann, das Gewicht zu stabilisieren. Ein Mangel an Verdauungsenzymen, Infektionen und Nebennierenschwäche können ebenfalls die Ursache für einen auffälligen Gewichtsverlust sein. Dieser Smoothie versorgt Sie dank Avocado, Kokosmilch und Eigelb mit einer Extraportion gesunder Fette. Die kaliumreiche Banane bringt eine leichte Süße hinein, wodurch dieser Smoothie zu einem perfekten Tagesausklang beiträgt. Obwohl ich bei Hashimoto in der Regel gegen das Kalorienzählen bin, habe ich bei diesem Smoothie den Kaloriengehalt der Zutaten als Bezugsgröße aufgenommen.

Alle Zutaten in einen Hochgeschwindigkeitsmixer geben und 2–3 Minuten durchmixen, bis eine glatte Konsistenz erreicht ist.

Nährstoffanalyse pro Portion: Protein (g) 25,01; Fett (g) 44,14; Kohlenhydrate (g) 39,52; B_{12} (µg) 0,45; Eisen (mg) 3,81; Jod (µg) 25,5; Magnesium (mg) 102,14; Kalium (mg) 1155,89; Selen (µg) 24,03; Natrium (mg) 219,19

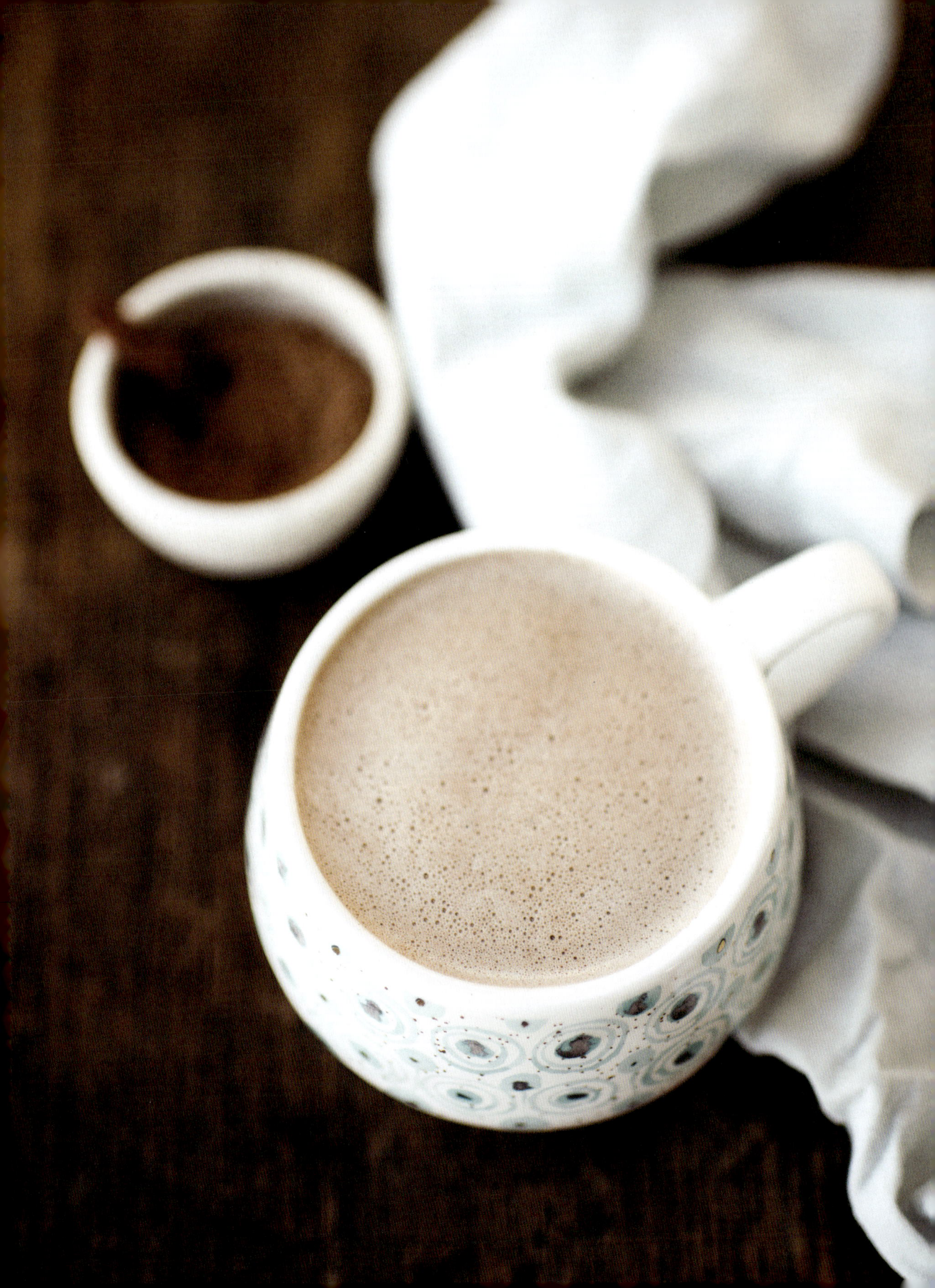

Heiße Schokolade

PALÄO

Vorbereitungszeit: 2 Minuten

Zubereitungszeit: 3 Minuten

Portionen: 1

Hinweis: Hierbei handelt es sich nicht um normale heiße Schokolade aus einer Dose oder einem Tetra Pak®. Meine Variante schmeckt eher wie dunkle Schokolade und ist daher nicht wirklich kinderfreundlich (es sei denn, Ihr Kind mag dunkle Schokolade).

1 Dose (400 g) vollfette Kokosmilch

2 EL Kakaopulver*

1,5 EL Ahornsirup

1 EL Kollagen-Pulver oder Rootcology AI Paleo-Protein

*Mögliche Modifikationen für andere Root-Cause-Diäten: Dieses Rezept wird autoimmun-tauglich, wenn Sie das Kakaopulver durch Johannisbrotkernmehl ersetzen.

OPTIONALE ERGÄNZUNGEN, NACH GESCHMACK

Pfefferminzöl

Meersalz oder rosafarbenes Himalayasalz

Zimt

Muskat (falls verträglich)

Dieses Rezept für hausgemachte heiße Schokolade steht ganz oben auf der Liste für dekadente Köstlichkeiten und sorgt dafür, dass Sie es an einem kalten Winterabend schön gemütlich warm haben. Die Schokolade schmeckt üppig und wohltuend und das Kakaopulver ist reich an schilddrüsen- und nebennierenfreundlichem Magnesium. Wenn Sie menstruieren und immer genau dann Lust auf Schokolade bekommen, könnte dies der Grund sein. Es ist wichtig, die Magnesiumaufnahme über die Nahrung und gegebenenfalls über Ergänzungspräparate im Blick zu behalten.

1. Die Kokosmilch in einer Kasserolle erhitzen, bis sie leise simmert (nicht aufkochen lassen).

2. Das Kakaopulver zufügen und alles mit dem Schneebesen gut verquirlen.

3. Ahornsirup und Kollagen- beziehungsweise Proteinpulver zufügen und erneut alles mit dem Schneebesen verquirlen.

4. Ihre bevorzugten Ergänzungen unterrühren und warm servieren.

Nährstoffanalyse pro Portion: Protein (g) 18,18; Fett (g) 43,91; Kohlenhydrate (g) 23,14, B_{12} (µg) 0; Eisen (mg) 3,71; Jod (µg) 0; Magnesium (mg) 96,57; Kalium (mg) 587,11; Selen (µg) 12,02; Natrium (mg) 117,43

Rindfleisch-Eintopf

Ⓐ AUTOIMMUN

Vorbereitungszeit: 5 Minuten

Zubereitungszeit: 8 Stunden im Slow Cooker, 45 Minuten im elektrischen Dampfkocher

Portionen: 8

Hinweis: Dieser Eintopf eignet sich perfekt für Reste und tiefgefroren für vorbereitete Gerichte.

30 g Pfeilwurz-Mehl
Meersalz oder rosafarbenes Himalayasalz, nach Geschmack
450 g Rindfleisch, mundgerecht zerteilt
2 EL Kokosöl
2 große Möhren, gewürfelt
1 große Zwiebel, aufgeschnitten
3 Selleriestangen, zerkleinert
2 Pastinaken, geschält und zerkleinert
250 g Pilze, aufgeschnitten
1 TL getrockneter Oregano
1 TL getrocknete Petersilie
½ TL getrockneter Thymian
750–1000 ml Knochenbrühe (Seite 151)

Nährstoffanalyse pro Portion: Protein (g) 29,42; Fett (g) 9,18; Kohlenhydrate (g) 11,67; B_{12} (µg) 2,76; Eisen (mg) 3,07; Jod (µg) 0; Magnesium (mg) 36,58; Kalium (mg) 776,28; Selen (µg) 32,61; Natrium (mg) 373,6

Wenn Sie die Autoimmundiät befolgen, ist es mitunter am besten, Suppen oder Eintöpfe gleich in größerer Menge herzustellen, dann reichen die Reste noch für mehrere Tage. Da dieser Rindfleisch-Eintopf im Slow Cooker oder Dampfkocher gegart wird, bleiben die Nährstoffe erhalten – so ist jeder Löffel voller Geschmack und mit wichtigen Nährstoffen vollgepackt. Außerdem ist dieses Rezept ein Publikumsliebling. Es schmeckt sogar einem der strengsten Gastronomiekritiker, den ich kenne – meinem Vater!

1. Pfeilwurz-Mehl und Salz auf einem großen Suppenteller mischen. Das Fleisch in der Mischung hin- und herwenden, bis jedes Fleischstück davon leicht überzogen ist.

2. Das Kokosöl auf mittlerer Stufe in einer großen Pfanne erhitzen und das Rindfleisch nacheinander in mehreren Portionen anbräunen.

3. Das Fleisch in einen Slow Cooker legen, dann das Gemüse und die Gewürze zugeben.

4. Fleisch und Gemüse durchrühren, bis alles gut vermischt ist, dann die Knochenbrühe zugießen – sie sollte das Kochgut knapp bedecken. (Wenn Knochenbrühe übrig bleibt, erhitzen Sie sie und trinken davon einen Becher!)

5. Auf niedriger Stufe 8 Stunden kochen lassen.

6. Alternativ das Fleisch im elektrischen Dampfkocher sautieren (entsprechende Einstellung wählen). Dann das Gemüse und die Brühe zufügen; der Topf sollte zu zwei Dritteln gefüllt sein. Die manuelle Einstellung wählen und den Eintopf 45 Minuten bei hohem Druck garen lassen.

Hühnersuppe

AUTOIMMUN

Vorbereitungszeit: 5 Minuten
Zubereitungszeit: 30 Minuten
Portionen: 4

1 l Knochenbrühe (Seite 151)
2 große Möhren, grob zerkleinert
2 Selleriestangen, grob diagonal zerteilt
1 kleine Zwiebel, grob geschnitten
2 Hähnchenbrüste à 170 g, ohne Knochen
Meersalz oder rosafarbenes Himalayasalz, nach Geschmack
Schwarzer Pfeffer, nach Geschmack (falls verträglich)
2 EL gehackte frische Petersilie, zum Garnieren

Wenn Ihre Knochenbrühe gehaltvoller sein soll, machen Sie eine Hühnersuppe daraus! Große Stücke von Möhre, Sellerie und Zwiebel sowie zerpflücktes Hähnchenfleisch ergeben eine wunderbare Suppe, die mehr als lecker ist – auch ohne Nudeln. Wenn Sie jedoch Nudeln mögen, geben Sie ein paar Zucchini-Nudeln in die Suppe, dies liefert zusätzliche Ballast- und Nährstoffe.

1. Die Brühe in einem mittelgroßen Topf zum Kochen bringen, dann Gemüse und Hähnchenbrüste zufügen.

2. Erneut aufkochen lassen, dann die Hitze auf mittlere bis niedrige Stufe zurücknehmen und alles 25–30 Minuten simmern lassen, bis das Gemüse weich ist und sich die Hähnchenbrust leicht mit einer Gabel zerteilen lässt.

3. Das Fleisch aus dem Topf nehmen und mit zwei Gabeln zerpflücken.

4. Das zerpflückte Hähnchenfleisch wieder zurück in den Topf geben, alles mit Salz, Pfeffer und Petersilie würzen und warm auf den Tisch bringen.

Nährstoffanalyse pro Portion: Protein (g) 19,57; Fett (g) 3,64; Kohlenhydrate (g) 6,37; B_{12} (µg) 0,12; Eisen (mg) 0,54; Jod (µg) 0; Magnesium (mg) 25,88; Kalium (mg) 583,12; Selen (µg) 13,19; Natrium (mg) 282,27

Borschtsch (polnische Beten-Suppe)

P PALÄO

Vorbereitungszeit: 1 Stunde

Zubereitungszeit: 40 Minuten

Portionen: 8

1,5 l Knochenbrühe (Seite 151)

3 mittelgroße Beten, zerkleinert oder im Ganzen

1 mittelgroße Süßkartoffel, zerkleinert oder im Ganzen

5 mittelgroße Möhren, zerkleinert oder im Ganzen

5 mittelgroße Pastinaken, zerkleinert oder im Ganzen

1 mittelgroße Zwiebel, zerkleinert

3 Pimentkörner (falls verträglich)

2 Lorbeerblätter

½ TL Knoblauchpulver

1 EL Zitronensaft oder Apfelessig

Meersalz oder rosafarbenes Himalayasalz, nach Geschmack

Schwarzer Pfeffer, nach Geschmack (falls verträglich)

1 EL Zitronensaft oder Apfelessig, nach Geschmack

Nährstoffanalyse pro Portion: Protein (g) 3,64; Fett (g) 0,19; Kohlenhydrate (g) 15,76; B_{12} (µg) 0; Eisen (mg) 0,82; Jod (µg) 0; Magnesium (mg) 25,66; Kalium (mg) 378,57; Selen (µg) 0,87; Natrium (mg) 151,53

Borschtsch (auch: Barszcz) ist eine traditionelle polnische Suppe, die aus Beten gekocht wird. Beten stellen eine gute Quelle für Betain dar, einen Stoff, der die Entgiftung, Methylierung und Verdauung unterstützt. Dieses Rezept ist eine Variante des weltberühmten Borschtsch-Rezeptes meiner Mutter. Sie bereitet die traditionelle Suppe vor, indem sie das gesamte Wurzelgemüse schält und klein zerteilt. Ich dagegen zerkleinere die Zwiebel nur grob, lasse das Wurzelgemüse im Ganzen und püriere die Suppe in einem Hochgeschwindigkeitsmixer. Dies geht schneller, auch lässt sich die pürierte Variante besser verdauen. Wenn Sie sich jedoch die Mühe machen, das Gemüse vorher klein zu schneiden, bietet jeder Löffel eine breite Palette unterschiedlicher Geschmacksnoten und Konsistenzen! In Polen wird diese Suppe oftmals mit einem geschälten hartgekochten Ei oder einem Klecks Sauerrahm serviert (einen ähnlichen Effekt erzielen Sie mit Kokoscreme).

1. Knochenbrühe, Beten, Süßkartoffel, Möhren, Pastinaken, Zwiebel, Piment, Lorbeerblätter und Knoblauchpulver in einen großen Suppentopf geben und aufkochen lassen.

2. Die Hitze zurücknehmen, bis alles nur noch leise simmert, dann 1 EL Zitronensaft oder Apfelessig zufügen. Der Zitronensaft erhält die wunderschöne rote Färbung der Beten.

3. 40 Minuten simmern lassen, bis jegliches Gemüse durchgekocht ist.

4. Wenn Sie das Gemüse nicht zuvor zerkleinert haben, zerdrücken Sie es jetzt mit einem Kartoffelstampfer oder geben Sie alles in einen Hochgeschwindigkeitsmixer, um die Suppe zu pürieren.

5. Mit Salz, Pfeffer, Zitronensaft oder Apfelessig würzen, nach Geschmack.

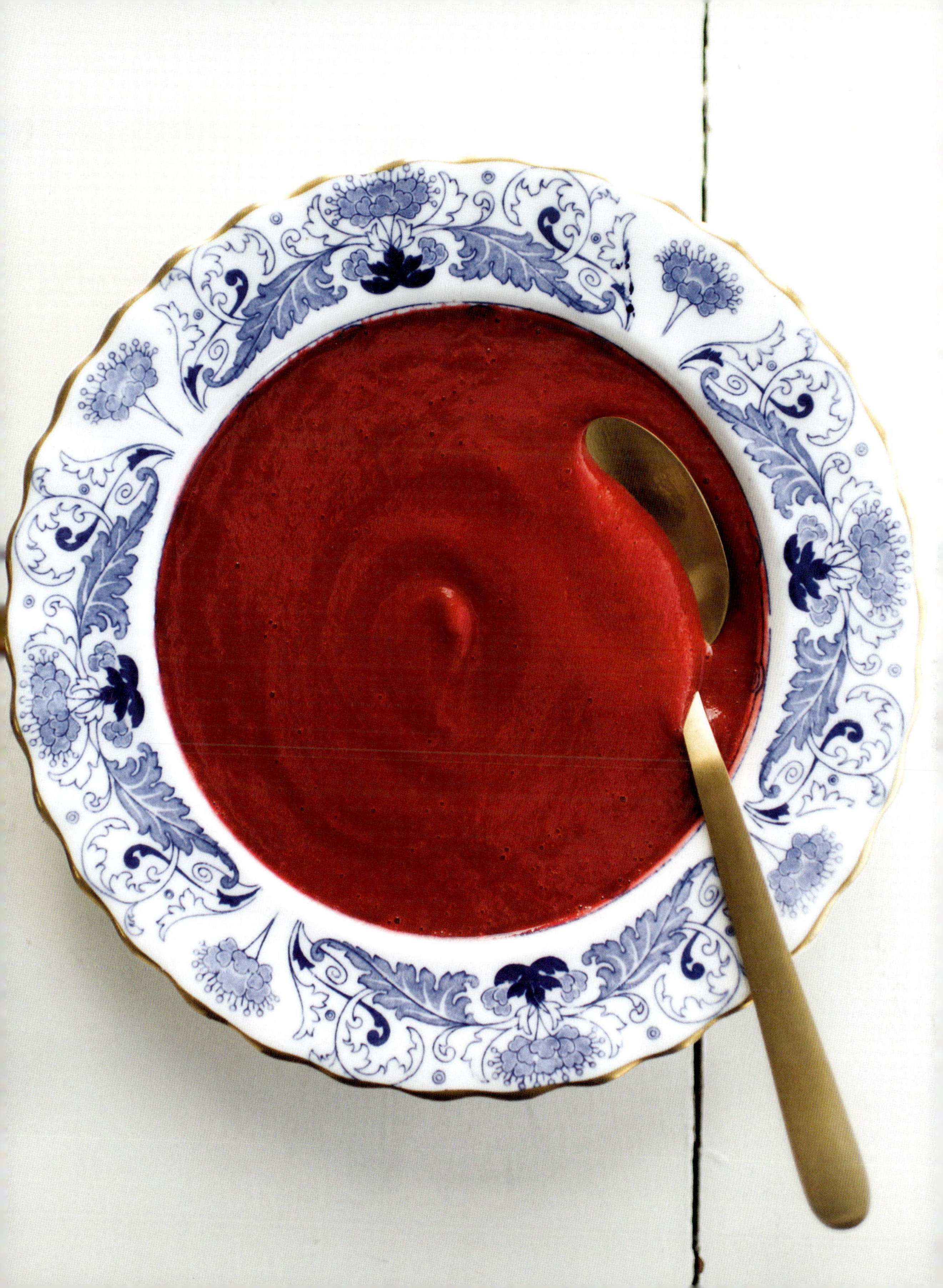

Chili für kalte Tage

EINFÜHRUNG

Vorbereitungszeit: 10 Minuten
Zubereitungszeit: 4–8 Stunden
Portionen: 8

450 g Rinder- oder Putenhack
1 Dose (à 425 g) weiße Bohnen, abgespült und abgegossen
1 Dose (à 425 g) rote oder schwarze Bohnen, abgespült und abgegossen
800 g gehackte frische Tomaten oder 1 Dose (à 800 g) gewürfelte Tomaten, nicht abgegossen
2 EL Kreuzkümmel (falls verträglich)
1 weiße Zwiebel, zerkleinert
3 Knoblauchzehen, fein gehackt
Meersalz oder rosafarbenes Himalayasalz, nach Geschmack
Schwarzer Pfeffer, nach Geschmack (falls verträglich)

Die Kombination von Hackfleisch, eiweiß- und ballaststoffreichen Bohnen und lycopinreichen Tomaten liefert eine leckere Basis für dieses einfache, aber überzeugende Chili aus dem Slow Cooker, dass Ihnen zusätzlich einen gesunden Eisen- und Ferritin-Kick beschert! Dieses Rezept gehört zu den Lieblingsgerichten meines Mannes und eignet sich perfekt für kalte Tage. Ich habe immer einen Vorrat davon in meinem Gefriergerät – und wenn ich keine Zeit zum Kochen habe, gebe ich einfach eine entsprechende Menge in den Slow Cooker.

Alle Zutaten in einen Slow Cooker geben und auf hoher Stufe 4 Stunden beziehungsweise auf niedriger Stufe 6–8 Stunden kochen lassen.

Nährstoffanalyse pro Portion: Protein (g) 19,43; Fett (g) 16,08; Kohlenhydrate (g) 30,36; B_{12} (µg) 1,5; Eisen (mg) 5,07; Jod (µg) 0; Magnesium (mg) 92,5; Kalium (mg) 863,99; Selen (µg) 9; Natrium (mg) 175,89

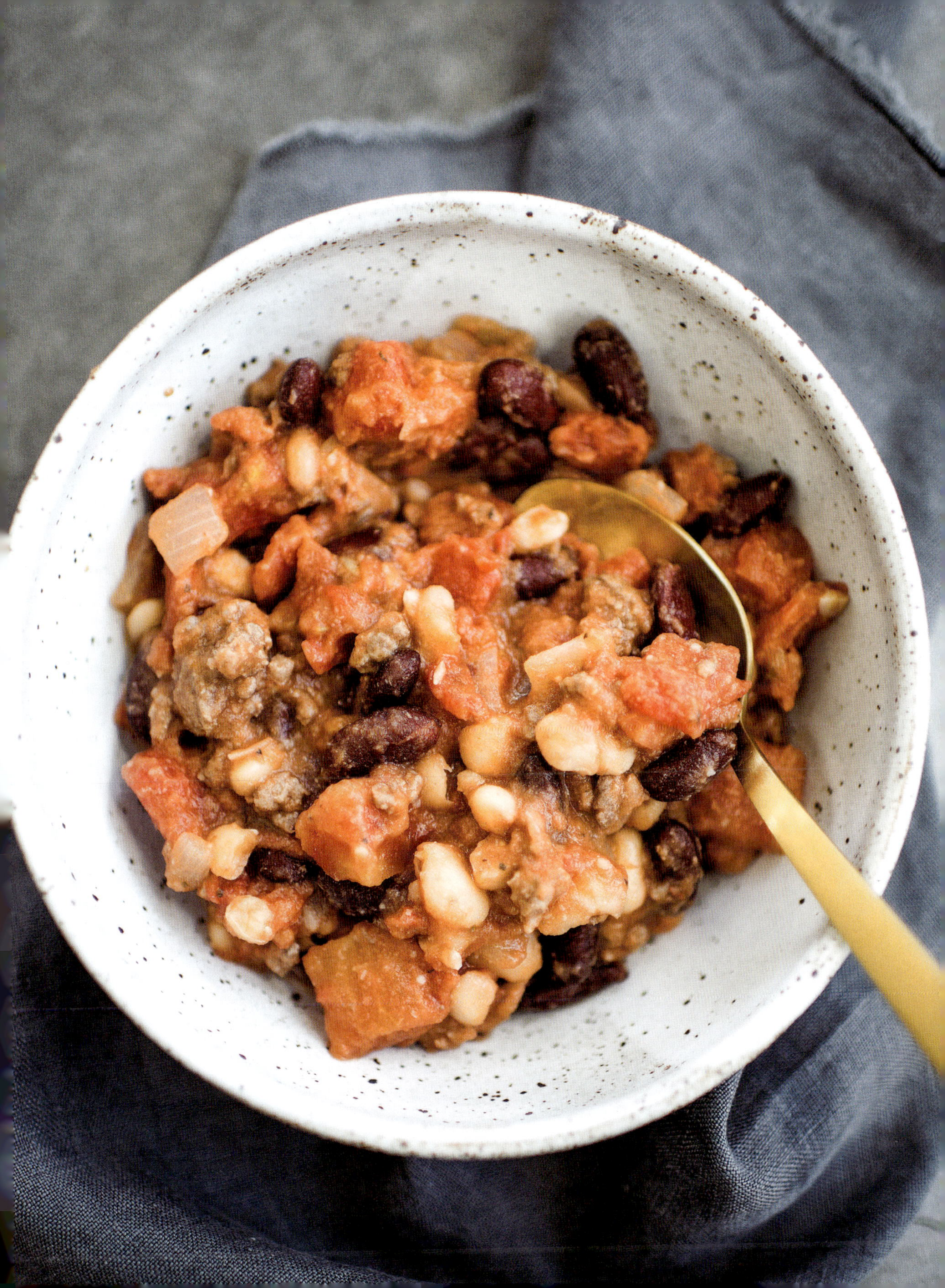

Polnische Erbsensuppe

EINFÜHRUNG

Vorbereitungszeit: 10 Minuten

Zubereitungszeit: 40 Minuten

Portionen: 6

Hinweis: Dieses Rezept ergibt eine große Menge an Suppe. Sie bekommen damit viele Leute satt oder können die Reste für eine spätere Verwendung einfrieren.

Die polnische Erbsensuppe ist ein weiteres Meisterstück meiner Mutter aus der traditionellen polnischen Küche. Sie strotzt nur so vor Gemüse und liefert dadurch eine breite Palette an Vitaminen und Mineralstoffen, etwa die Vitamine B, E und C sowie Zink und Kalzium. Durch die Kombination von Gemüse und Knochenbrühe (Seite 151) wird diese polnische Erbsensuppe zu einem wahren Nährstoff-Kraftwerk – und zudem schmeckt sie wunderbar!

1 EL Kokosöl

1 kleine Zwiebel, zerkleinert

2 Knoblauchzehen, fein gehackt

1,5 l Knochenbrühe (Seite 151)

500 g tiefgefrorene Bio-Erbsen

1 kleine Süßkartoffel, zerkleinert

700 g Brokkoliröschen

2 mittelgroße Möhren, zerkleinert

1 TL getrockneter Oregano

Meersalz oder rosafarbenes Himalayasalz, nach Geschmack

Schwarzer Pfeffer, nach Geschmack (falls verträglich)

1 TL gehackte frische Petersilie, zum Garnieren

1 kleine gewürfelte Avocado, zum Garnieren

1. Das Kokosöl in einem Suppentopf auf mittlerer Stufe erhitzen. Die Zwiebel zufügen und etwa 8 Minuten andünsten, bis sie weich ist.
2. Den Knoblauch zugeben und 1 Minute mitgaren.
3. Nun Knochenbrühe, Erbsen, Süßkartoffel, Brokkoli und Möhren in den Topf geben.
4. Alles zum Kochen bringen, dann die Hitze zurücknehmen und die Suppe 25 Minuten simmern lassen.
5. Mit Oregano, Salz und Pfeffer würzen und nochmals 5 Minuten köcheln lassen.
6. Den Topf vom Feuer nehmen und leicht abkühlen lassen.
7. Die Suppe in einem Hochgeschwindigkeitsmixer in mehreren Durchgängen fein pürieren, pro Portion dauert dies etwa 1 Minute. (Achten Sie darauf, dass der Deckel des Mixers eine Öffnung hat, durch die der Dampf entweichen kann.) Die pürierte Suppe zurück in den Topf geben und warmhalten.
8. In Suppenschalen servieren und mit Petersilie und Avocado garnieren.

Nährstoffanalyse pro Portion: Protein (g) 11,96; Fett (g) 8,19; Kohlenhydrate (g) 21,88; B_{12} (µg) 0; Eisen (mg) 1,67; Jod (µg) 3,55; Magnesium (mg) 45,84; Kalium (mg) 731,09; Selen (µg) 2,52; Natrium (mg) 224,65

Kubanischer Rindfleisch-Eintopf

P PALÄO

Vorbereitungszeit: 10 Minuten

Zubereitungszeit: 8–10 Stunden im Slow Cooker; 50 Minuten im elektrischen Dampfkocher

Portionen: 8

700 g Rinder- oder Bison-Steak (Kammstück, ohne Knochen)

130 g Zwiebeln, geschnitten

80 g Tomaten, gewürfelt

1 EL Tomatenmark

1 EL Olivenöl

1 EL Apfelessig

1 EL Knoblauch, fein gehackt

1 TL gemahlener Kreuzkümmel (falls verträglich)

1 Lorbeerblatt

½ TL Meersalz oder rosafarbenes Himalayasalz

40 g grüne Oliven, entsteint

20 g frischer Koriander

250 ml Knochenbrühe (Seite 151)

Ich entdeckte dieses leckere kubanische Rezept, Ropa Vieja, auf der Suche nach einem einfach zuzubereitenden glutenfreien Gericht, das ich sonntags bei Familientreffen auf den Tisch bringen konnte. Ich reiche diesen Eintopf mit meiner Mango-Salsa (Seite 312), Kochbananen, gegrillten Mahi-Mahis und einem köstlichen Salat mit viel Avocado. Sie können das Gericht auch mit Reis und schwarzen Bohnen abrunden, so werden noch mehr Leute satt. Das Steak simmert leise in der Knochenbrühe (Seite 151), wodurch die den Darm heilenden Eigenschaften noch verstärkt werden.

1. Alle Zutaten in den Slow Cooker geben und auf niedriger Stufe 8–10 Stunden kochen lassen, bis das Fleisch sehr zart ist. (Alternativ alle Zutaten in den elektrischen Dampfkocher füllen und bei manueller Einstellung 50 Minuten bei hohem Druck garen.)

2. Das Steak aus dem Slow Cooker (oder Dampfkocher) nehmen und mit zwei Gabeln zerpflücken.

3. Steht zu viel Flüssigkeit im Topf, den Slow Cooker auf hohe Stufe schalten und die Soße bei offenem Deckel einkochen (oder beim elektrischen Dampfkocher die Sautier-Einstellung wählen und die Flüssigkeit so reduzieren).

Nährstoffanalyse pro Portion: Protein (g) 19,7; Fett (g) 9,83; Kohlenhydrate (g) 3,68; B_{12} (µg) 2,14; Eisen (mg) 1,91; Jod (µg) 0; Magnesium (mg) 27,28; Kalium (mg) 387,08; Selen (µg) 25,43; Natrium (mg) 304,89

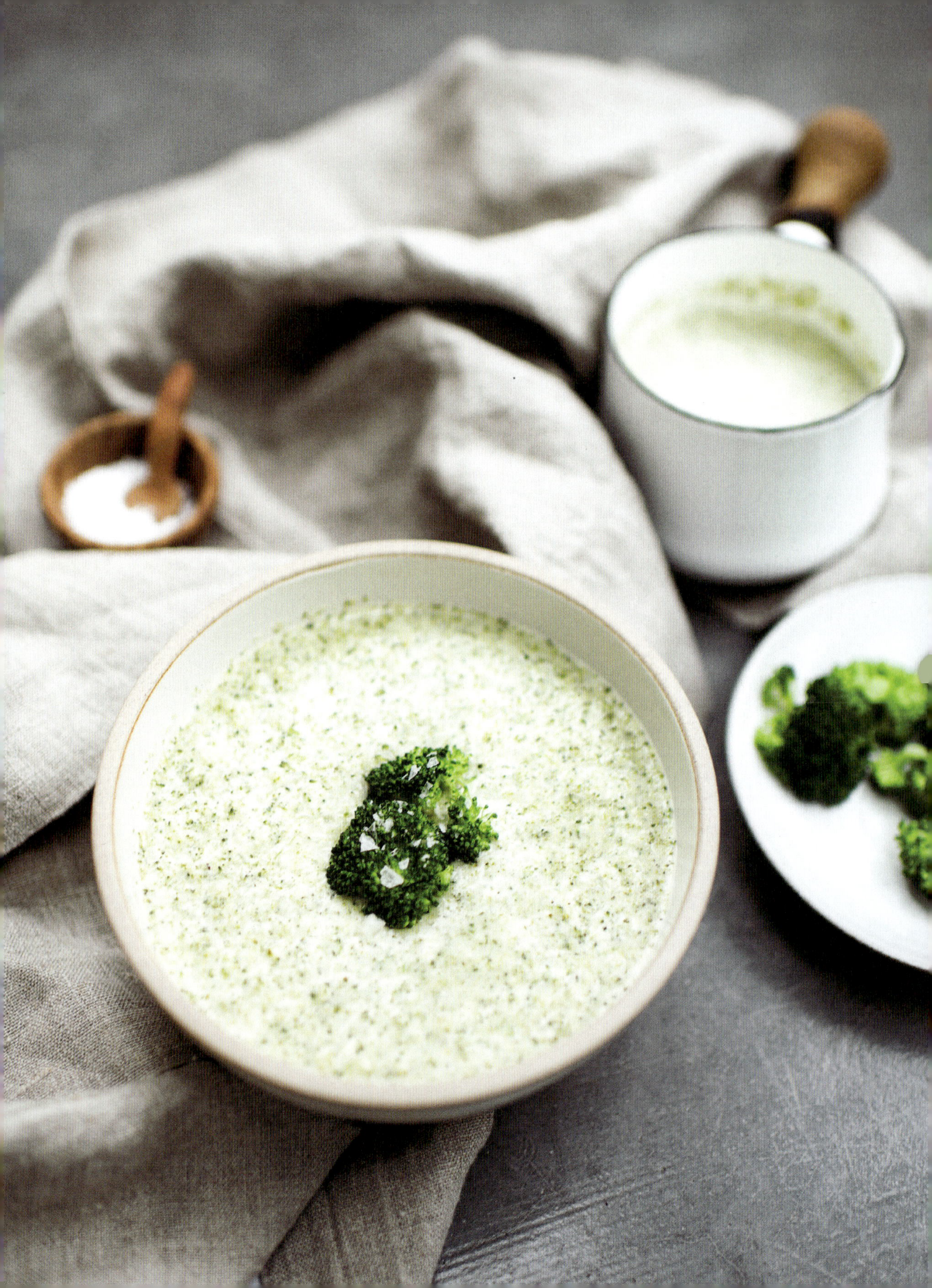

Cremige Brokkoli-Suppe

A AUTOIMMUN

Vorbereitungszeit: 5 Minuten

Zubereitungszeit: 15 Minuten

Portionen: 4

- 2 EL Kokosöl
- 1 große Stange Lauch (nur die weißen Teile verwenden), zerkleinert
- 1 EL frischer Ingwer, zerdrückt
- 1 Knoblauchzehe, fein gehackt
- 700 g Brokkoliröschen und -Stiele, gehackt
- 750 ml Knochenbrühe (Seite 151)
- 1 Dose (à 400 g) vollfette Kokosmilch
- Meersalz oder rosafarbenes Himalayasalz, nach Geschmack
- Schwarzer Pfeffer, nach Geschmack (falls verträglich)

Nährstoffanalyse pro Portion: Protein (g) 9,49; Fett (g) 30,17; Kohlenhydrate (g) 14,34; B_{12} (µg) 0; Eisen (mg) 2,64; Jod (µg) 0; Magnesium (mg) 59,09; Kalium (mg) 710,31; Selen (µg) 8,09; Natrium (mg) 333,03

Cremige Brokkoli-Suppe ist ein wunderbares Wohlfühl-Gericht, das Ihren Entgiftungswegen guttut! Suppen ergeben supereinfach und schnell herzustellende Mahlzeiten, die voller wunderbarer Nährstoffe stecken. Hier liefert der Brokkoli viele Ballaststoffe und B-Vitamine und die Kokosmilch sorgt für eine köstliche, cremige Basis mit jeder Menge guter Fette.

1. Das Kokosöl in einem Suppentopf auf mittlerer Stufe erhitzen. Den Lauch zufügen und etwa 6 Minuten dünsten, bis er weich ist.
2. Ingwer und Knoblauch zufügen und etwa 1 Minute anschwitzen, bis sich der Duft entfaltet.
3. Brokkoli und Brühe zufügen und alles zum Kochen bringen. Dann die Hitze zurücknehmen und alles 5 Minuten simmern lassen.
4. Die Kokosmilch zugießen und so lange köcheln lassen, bis sie komplett durcherhitzt ist.
5. Den Topf vom Feuer nehmen und leicht abkühlen lassen.
6. Die Suppe in einem Hochgeschwindigkeitsmixer in mehreren Durchgängen pürieren, bis sich alles gut miteinander verbunden hat. (Achten Sie beim Pürieren heißer Flüssigkeiten darauf, dass der Deckel des Mixers eine Öffnung hat, durch die der Dampf entweichen kann.)
7. Die Suppe in den Topf zurückgießen. Zum Köcheln bringen und nach Geschmack mit Salz und Pfeffer (falls verträglich) würzen.
8. Warm auf den Tisch bringen.

Marokkanischer Lamm-Eintopf

AUTOIMMUN

Vorbereitungszeit: 20 Minuten
Zubereitungszeit: 1¾ Stunden
Portionen: 4

- 900 g Lammfleisch, in 2,5 cm große Würfel geschnitten
- Meersalz oder rosafarbenes Himalayasalz, nach Geschmack
- Schwarzer Pfeffer, nach Geschmack (falls verträglich)
- ½ TL gemahlener Zimt
- 2 EL Kokosöl
- 1 kleine Zwiebel, zerkleinert
- 4 Knoblauchzehen, fein gehackt
- 5 cm frischer Ingwer am Stück, geschält und zerdrückt
- 2 EL frischer Rosmarin, gehackt
- 1 EL Apfelessig
- 125 ml Knochenbrühe (Seite 151)
- 125 ml Wasser
- 2 kleine Orangen, Schale abgerieben und entsaftet
- 500 g Möhren, zerkleinert
- 2 EL frische Datteln, zerdrückt
- 30 g gehackter frischer Koriander, zum Garnieren (optional)

Dieser aromatisch duftende marokkanische Lamm-Eintopf eignet sich perfekt für einen kalten Tag – oder für jede Gelegenheit, bei der Sie sich nach einem extra Geschmacks-Kick sehnen. Ein weiterer Pluspunkt: Der Zimt hilft dabei, den Blutzuckerspiegel auszugleichen. Wenn Sie den Eintopf mit Koriander bestreuen, helfen Sie Ihrem Körper gleichzeitig beim Detoxen!

1. In einer mittelgroßen Schüssel das Fleisch gleichmäßig mit Salz, Pfeffer und Zimt würzen.

2. Das Kokosöl in einem großen Kochtopf auf mittlerer Stufe erwärmen und das Fleisch von jeder Seite 2–3 Minuten anbraten.

3. Die Zwiebel zufügen und 3 Minuten lang andünsten, bis sie anfängt, leicht zu bräunen.

4. Knoblauch, Ingwer und Rosmarin zugeben und noch ein paar Minuten mitgaren, bis sich der Duft entfaltet.

5. Apfelessig, Knochenbrühe und Wasser zugießen, dann Orangenschale, Orangensaft, Möhren und Datteln in den Topf geben und alles aufkochen lassen.

6. Die Hitze auf mittlere bis niedrige Stufe zurücknehmen, den Deckel auflegen und den Eintopf etwa 1,5 Stunden kochen lassen, dann sollte das Lamm zart sein.

7. Mit Koriander garniert warm servieren.

Nährstoffanalyse pro Portion: Protein (g) 47,48; Fett (g) 33; Kohlenhydrate (g) 23,31; B_{12} (µg) 4,54; Eisen (mg) 3,69; Jod (µg) 18; Magnesium (mg) 74,48; Kalium (mg) 1295,33; Selen (µg) 5,56; Natrium (mg) 694,43

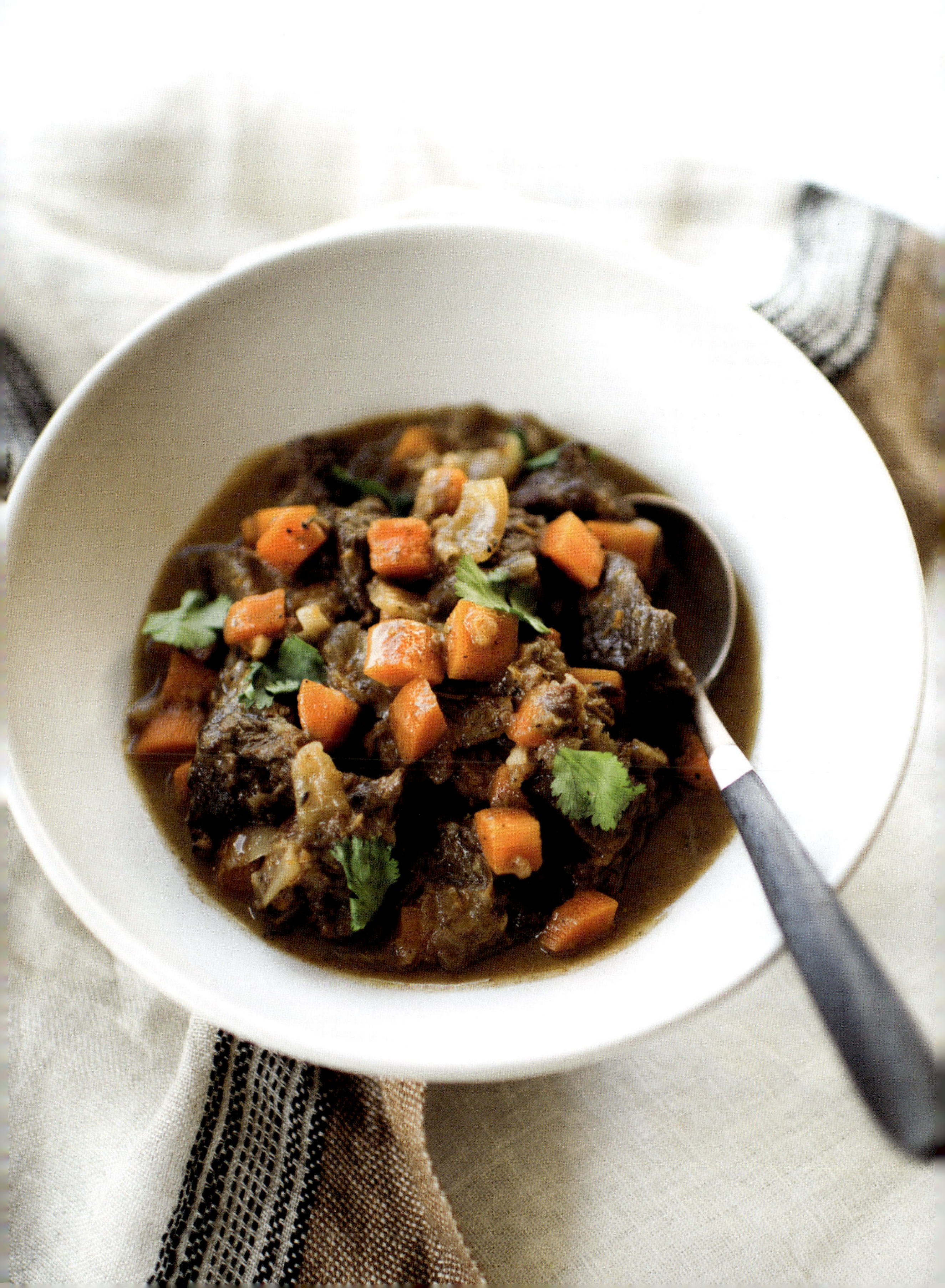

Möhren-Ingwer-Birnen-Suppe

Ⓐ AUTOIMMUN

Vorbereitungszeit: 5 Minuten
Zubereitungszeit: 30 Minuten
Portionen: 4

2 EL Kokosöl

4 mittelgroße Möhren, zerkleinert

1 kleine Zwiebel, gewürfelt

1 Birne (Nicht-Bio-Ware sollte geschält werden), gewürfelt

1 l Knochenbrühe (Seite 151)

2,5 cm frischer Ingwer am Stück, geschält und gerieben

Meersalz oder rosafarbenes Himalayasalz, nach Geschmack

Schwarzer Pfeffer, nach Geschmack (falls verträglich)

Kokosmilch, zum Garnieren

Möhren-Ingwer-Birnen-Suppe wärmt zuverlässig durch und verwöhnt Ihre Geschmacksknospen. Der Ingwer punktet mit immunstärkenden Eigenschaften, die Möhren versorgen Sie mit Karotinoiden sowie Vitamin A und die Birnen steuern eine Portion Ballaststoffe und eine frische Geschmacksnote bei.

1. Das Öl in einem Suppentopf auf mittlerer Stufe erhitzen. Möhren und Zwiebeln hineingeben und etwa 10 Minuten andünsten, bis die Zwiebeln glasig sind.

2. Die Birne zufügen und etwa 5 Minuten mitdünsten, bis sie weich ist.

3. Nun die Knochenbrühe zugießen und zum Kochen bringen. Dann die Hitze zurücknehmen und alles 15 Minuten simmern lassen, bis die Möhren weich sind.

4. Geriebenen Ingwer zufügen und die Suppe in einem Mixer in mehreren Durchgängen pürieren (achten Sie beim Pürieren heißer Flüssigkeiten darauf, dass der Deckel des Mixers eine Öffnung hat, durch die der Dampf entweichen kann). Alternativ einen Pürierstab benutzen.

5. Die Suppe zurück in den Topf geben (falls Sie einen Mixer benutzt haben) und nach Geschmack mit Salz und Pfeffer abschmecken.

6. Warm mit einem Klecks Kokosmilch auf den Tisch bringen (optional).

Nährstoffanalyse pro Portion: Protein (g) 7,75; Fett (g) 16; Kohlenhydrate (g) 16,75; B_{12} (µg) 0; Eisen (mg) 0,83; Jod (µg) 0; Magnesium (mg) 24,95; Kalium (mg) 560,4; Selen (µg) 2,12; Natrium (mg) 265,83

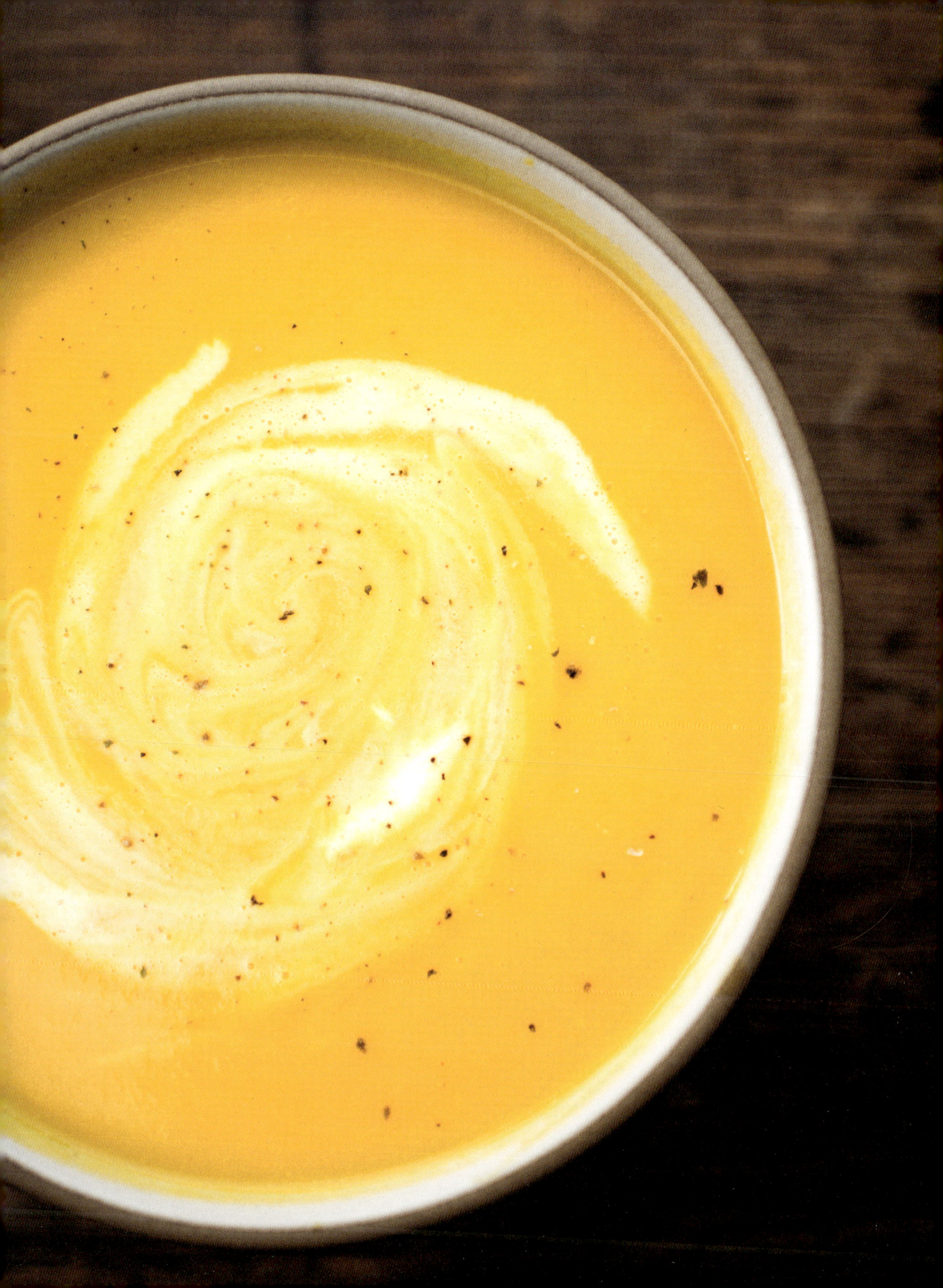

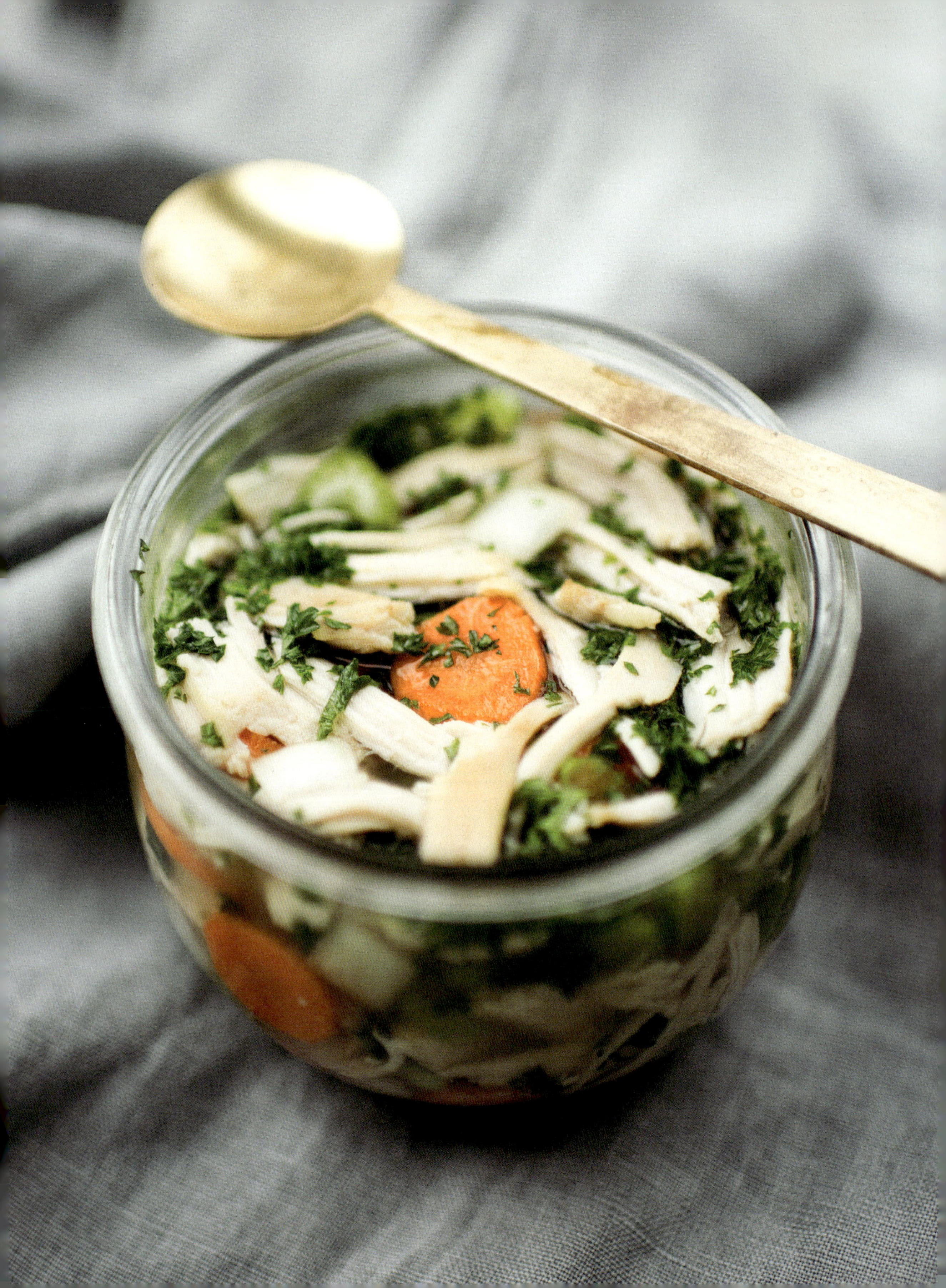

Galaretka (polnische Gelatine-Sülze)

Ⓐ AUTOIMMUN

Vorbereitungszeit: 15 Minuten

Zubereitungszeit: Kochzeit für die Knochenbrühe (Seite 151), plus 2–4 Stunden Kühlzeit

Portionen: 4

- 3 Hähnchen-Unterschenkel
- 130 g Möhren, gewürfelt oder gehackt
- 150 g Knollensellerie (oder 100 g Staudensellerie), zerkleinert
- 130 g Zwiebeln, zerkleinert
- 2 Lorbeerblätter
- ½ TL schwarze Pfefferkörner (falls verträglich)
- 15 g frische Petersilie, gehackt
- Meersalz oder rosafarbenes Himalayasalz, nach Geschmack
- 1 EL Gelatine

Nährstoffanalyse pro Portion: Protein (g) 12,3; Fett (g) 4,71; Kohlenhydrate (g) 7,93; B_{12} (µg) 0; Eisen (mg) 1,13; Jod (µg) 0; Magnesium (mg) 13,35; Kalium (mg) 247,26; Selen (µg) 1; Natrium (mg) 280,99

Galaretka ist eine köstliche Variante der darmgesunden Knochenbrühe (Seite 151) – und zwar in Form einer Sülze. Dieses traditionelle polnische Rezept stammt von meiner Tante Halina. Traditionell wird das Gericht häufig nicht nur mit Hühnchen, sondern zusätzlich mit Hühner- oder Schweinefüßchen zubereitet. Galaretka schmeckt wie Hühnersuppe und lässt sich dank der gelatine-artigen Konsistenz supereinfach transportieren. Die Brühe, die zugefügte Gelatine und das Kollagen aktivieren die Selbstheilungskräfte Ihres Körpers!

1. Aus Hähnchenschenkeln, Möhren, Knollen- oder Staudensellerie, Zwiebeln, Lorbeerblättern, Pfefferkörnern, Petersilie und Salz eine Knochenbrühe herstellen. Verschiedene Zubereitungsoptionen finden Sie im Rezept für Knochenbrühe, Seite 151.

2. Wenn die Brühe fertig ist, die Lorbeerblätter und Pfefferkörner herausnehmen und entsorgen.

3. Die Brühe durch ein Sieb abgießen (Brühe auffangen, Hähnchenschenkel und Gemüse bleiben im Sieb). Das Fleisch von den Knochen lösen.

4. 2 Schöpfkellen (à 125 ml) Fleisch und 2 Schöpfkellen gekochtes Gemüse in eine mittelgroße Glasschüssel geben.

5. Nun 500 ml der abgeseihten Knochenbrühe in die Glasschüssel gießen.

6. Die Gelatine zu Brühe, Fleisch und Gemüse geben und alles gut vermischen.

7. Die Schüssel 2–4 Stunden in den Kühlschrank stellen, bis die Gelatine fest geworden ist.

8. Kalt servieren.

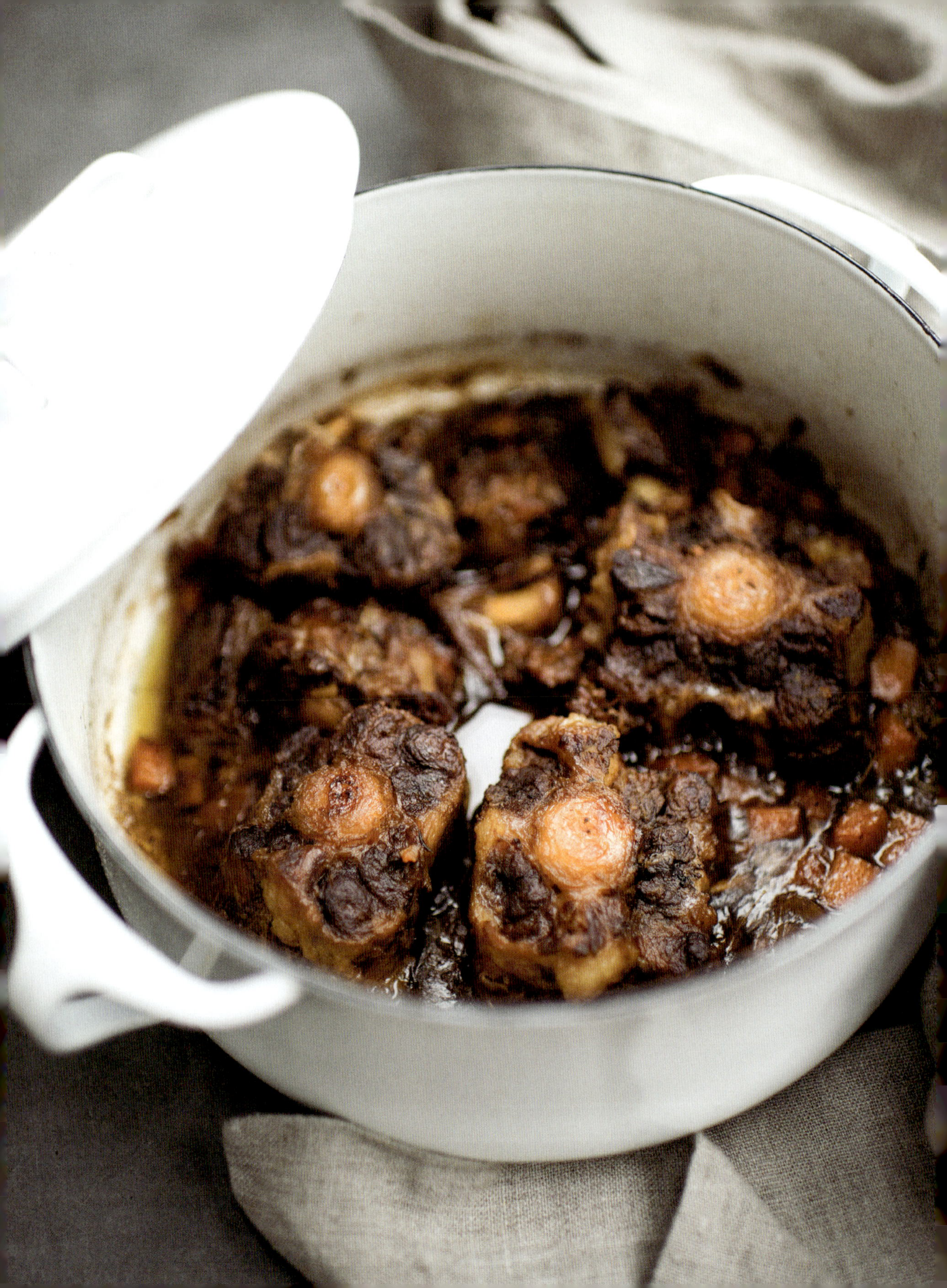

Winterlicher Ochsenschwanz-Eintopf

P PALÄO

Vorbereitungszeit: 30 Minuten

Zubereitungszeit: 6 Stunden im Slow Cooker

Portionen: 6

900 g Ochsenschwanz (oder 900 g kurze Rippe)

Meersalz oder rosafarbenes Himalayasalz, nach Geschmack

Schwarzer Pfeffer, nach Geschmack (falls verträglich)

1 EL Kokosöl

2 große Zwiebeln, gewürfelt

2 große Möhren, gewürfelt

4 Knoblauchzehen, fein gehackt

2,5 cm frischer Ingwer am Stück, geschält und zerdrückt

500 ml Knochenbrühe (Seite 151)

1 TL gemahlener Piment (falls verträglich)

3 EL getrockneter Thymian

Nährstoffanalyse pro Portion: Protein (g) 35,9; Fett (g) 24,77; Kohlenhydrate (g) 12,92; B_{12} (µg) 0,45; Eisen (mg) 6,91; Jod (µg) 0; Magnesium (mg) 46,66; Kalium (mg) 689,11; Selen (µg) 0,84; Natrium (mg) 338,27

Dieser herzhafte, kräftige Eintopf liefert während der kalten Wintermonate eine exzellente Mahlzeit. Das unverkennbare Aroma von immunstärkendem Knoblauch, Ingwer und Thymian füllt das ganze Haus, während der winterliche Ochsenschwanz-Eintopf im Slow Cooker vor sich hin köchelt. Dank der großzügig darin enthaltenen Knochenbrühe (Seite 151) ist dieser Eintopf eine hervorragende Quelle für Vitamine und Nährstoffe – perfekt, um Körper und Geist zu nähren. Dieses Rezept gehört zu den Favoriten meines Mannes.

1. Das Fleisch auf ein Schneidbrett legen, salzen und pfeffern und anschließend beiseitestellen.

2. Das Öl in einer großen Pfanne auf mittlerer bis hoher Stufe erhitzen und das Fleisch von allen Seiten anbraten. Dann aus der Pfanne nehmen und in einen Slow Cooker legen.

3. Zwiebeln, Möhren, Knoblauch und Ingwer in die Pfanne geben und 4–5 Minuten andünsten, bis die Zwiebeln glasig sind.

4. Das Gemüse aus der Pfanne in den Slow Cooker geben.

5. Knochenbrühe, Piment und Thymian zufügen.

6. Den Deckel schließen und den Eintopf auf hoher Stufe 6 Stunden kochen, dann sollte das Fleisch zart sein.

7. Das Fleisch vor dem Servieren von den Knochen befreien, mundgerecht zerteilen und alles mit Salz abschmecken.

8. Den Eintopf warm auf den Tisch bringen.

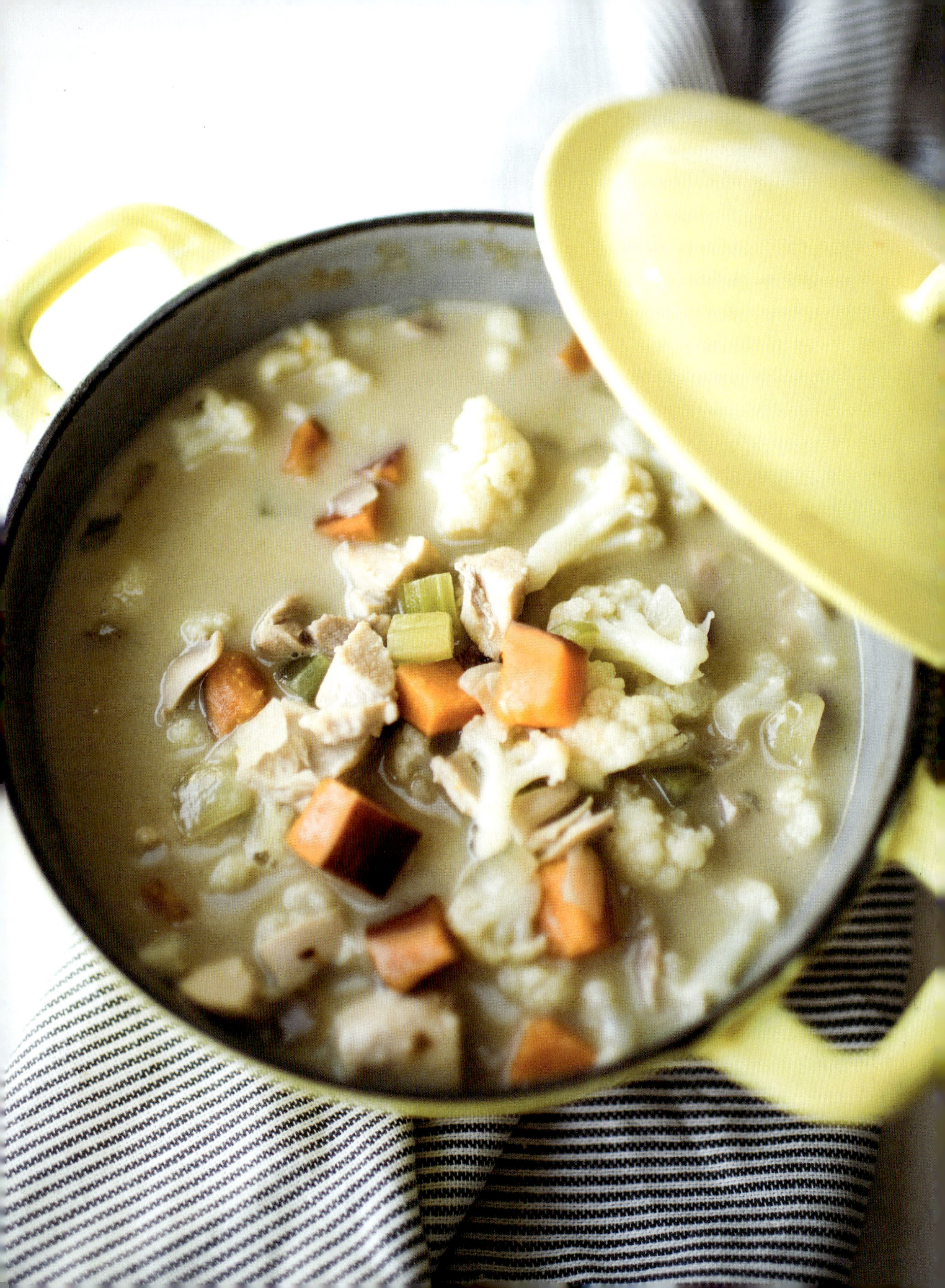

Cremiges weißes Hähnchenragout

A AUTOIMMUN

Vorbereitungszeit: 30 Minuten
Zubereitungszeit: 20–25 Minuten
Portionen: 6

1 EL Kokosöl
2 große Stangen Lauch, zerkleinert
2 Knoblauchzehen, fein gehackt
450 g Hähnchenbrust ohne Knochen, in 1,25 cm große Würfel geschnitten
750 ml Knochenbrühe (Seite 151)
2 Dosen (à 400 g) Kokoscreme
Meersalz oder rosafarbenes Himalayasalz, nach Geschmack
Schwarzer Pfeffer, nach Geschmack (falls verträglich)
1 EL Zitronenschale
1 große Selleriestange, zerkleinert
650 g Blumenkohl-Röschen
2 mittelgroße Süßkartoffeln, gewürfelt

Cremiges weißes Hähnchenragout ist eines meiner Lieblingsgerichte! Dieser Eintopf passt super zu einem kalten Tag, an dem Sie sich nur noch einkuscheln möchten und dankbar für die Heilkraft eines herzhaften Eintopfes sind. Der gekochte Blumenkohl sorgt zusammen mit der Kokoscreme für eine schöne Konsistenz, die an Kartoffelsuppe erinnert, aber nicht so viel Stärke enthält.

1. Das Kokosöl in einem großen Topf auf mittlerer Stufe erhitzen. Lauch, Knoblauch und Hähnchenfleisch zufügen und 5 Minuten anbraten.

2. Brühe, Kokoscreme, Salz, Pfeffer und Zitronenschale zufügen. Den Deckel auflegen und alles zum Kochen bringen.

3. Nun Sellerie, Blumenkohl und Süßkartoffeln in den Topf geben und die Hitze auf niedrige Stufe zurücknehmen. Das Ragout bei geschlossenem Deckel 10–15 Minuten simmern lassen, bis das Hähnchenfleisch durch und das Gemüse weich ist.

4. Warm servieren.

Nährstoffanalyse pro Portion: Protein (g) 27,02; Fett (g) 53,93; Kohlenhydrate (g) 24,31; B_{12} (µg) 0,159; Eisen (mg) 4,53; Jod (µg) 0; Magnesium (mg) 80,78; Kalium (mg) 1026,02; Selen (µg) 17,97; Natrium (mg) 206,63

Eintopf mit Schweinefleisch und Curry

P PALÄO

Vorbereitungszeit: 10 Minuten

Zubereitungszeit: 1,5 Stunden

Portionen: 6

900 g Schweineschulter, in 2,5 cm große Würfel geschnitten

Meersalz oder rosafarbenes Himalayasalz, nach Geschmack

Schwarzer Pfeffer, nach Geschmack (falls verträglich)

2 TL Kokosöl

1 große Süßkartoffel, geschält und gewürfelt

4 kleine Tomaten, gewürfelt

3 Knoblauchzehen, fein gehackt

1 TL gemahlener Kurkuma

1 TL Knoblauchpulver

½ TL gemahlener Ingwer

125 ml Wasser

Dank lycopinreicher Tomaten und vitaminhaltiger Süßkartoffeln trägt der Eintopf mit Schweinefleisch und Curry dazu bei, Entzündungen zu bekämpfen und fördert die Verdauung. Die immunstärkenden Gewürze Ingwer, Kurkuma und Knoblauch schenken diesem einfachen, aber überzeugenden Eintopf eine erdige, aromatische Note – Ihre ganze Familie wird davon begeistert sein!

1. Das Fleisch auf ein großes Schneidbrett legen, salzen und pfeffern und anschließend beiseitestellen.

2. Das Kokosöl in einem großen Topf auf mittlerer Stufe erhitzen und das Fleisch unter gelegentlichem Umrühren 10–12 Minuten anbraten.

3. Die Hitze auf mittlere bis niedrige Stufe zurücknehmen. Dann die Süßkartoffel zufügen und alles 10 Minuten bei offenem Deckel garen lassen, dabei nicht umrühren.

4. Tomaten, Knoblauch, Kurkuma, Knoblauchpulver, Ingwer und Wasser zugeben und so lange umrühren, bis sich alles gut verbunden hat. Auf mittlerer bis niedriger Stufe etwa 1 Stunde lang simmern lassen, bis alles so zart wie gewünscht ist.

5. Warm servieren.

Nährstoffanalyse pro Portion: Protein (g) 29,41; Fett (g) 10,34; Kohlenhydrate (g) 7,94; B_{12} (µg) 1,38; Eisen (mg) 2,35; Jod (µg) 0; Magnesium (mg) 47,18; Kalium (mg) 752,23; Selen (µg) 43,17; Natrium (mg) 178,94

Hähnchen-Rosinen-Salat

PALÄO

Vorbereitungszeit: 5 Minuten
Portionen: 4

- 240 g Hähnchenbrust, gekocht und zerpflückt
- 1 mittelgroße Gemüsepaprika, geputzt und gewürfelt*
- 50 g Mandeln, geröstet
- 50 g Sultana-Rosinen
- 1 mittelgroße Selleriestange, zerkleinert
- 1 große Avocado, geschält, entsteint und zerdrückt
- Meersalz oder rosafarbenes Himalayasalz, nach Geschmack
- Schwarzer Pfeffer, nach Geschmack (falls verträglich)
- 1 EL Limettensaft
- 4 große Romanasalatblätter, zum Servieren

*Mögliche Modifikationen für andere Root-Cause-Diäten: Um dieses Rezept autoimmun-tauglich zu machen, lassen Sie Gemüsepaprika und Mandeln weg.

Dieser Hähnchen-Rosinen-Salat ist eine gesunde Alternative zum traditionellen Hähnchensalat: Anstelle von Mayonnaise kommt cremige, zerdrückte Avocado zum Einsatz. Die Rosinen steuern Süße bei und schenken dem nährstoffreichen Salat zusätzliche Vitamine. Die Mandeln stabilisieren den Blutzucker und bringen knackigen Biss in genau der richtigen Menge hinein.

1. Hähnchenfleisch, Gemüsepaprika, Mandeln, Rosinen, Sellerie, Avocado, Salz, Pfeffer und Limettensaft in eine große Schüssel geben.
2. Alle Zutaten gut durchmischen.
3. Den Hähnchen-Rosinen-Salat mit einem Löffel auf den Salatblättern anrichten und servieren.

Nährstoffanalyse pro Portion: Protein (g) 19,26; Fett (g) 10,94; Kohlenhydrate (g) 14,83; B_{12} (µg) 0,18; Eisen (mg) 1,36; Jod (µg) 0; Magnesium (mg) 53,72; Kalium (mg) 522,26; Selen (µg) 15,06; Natrium (mg) 149,38

Salat aus dem Einmachglas

EINFÜHRUNG

Vorbereitungszeit: 20 Minuten

Portionen: 1

2 EL Salatdressing

2 Schöpfkellen (à 125 ml) zerkleinertes festes Gemüse

1 Schöpfkelle (à 125 ml) kleines Gemüse beziehungsweise kleines Obst im Ganzen

4 EL Kohlenhydrate (falls verwendet)

1 EL Nüsse oder Samen

1 gute Handvoll (ca. 30 g) Blattgemüse und Kräuter

Last-Minute-Ergänzungen (optional)

½ Schöpfkelle (à 125 ml) frisches Gemüse

85 g Protein

½ Schöpfkelle (à 125 ml) zerkleinerte Früchte

Nährstoffanalyse pro Portion: Protein (g) 6,03; Fett (g) 22,20; Kohlenhydrate (g) 17,22; B_{12} (µg) 0; Eisen (mg) 2,87; Jod (µg) 0; Magnesium (mg) 69,64; Kalium (mg) 696,2; Selen (µg) 8,54; Natrium (mg) 115,43

Salate aus dem Einmachglas halfen mir ganz entscheidend dabei, gesundes Essen in meinen Alltag zu integrieren. Als ich sie entdeckte, arbeitete ich von 9 Uhr morgens bis 9 Uhr abends in einer Apotheke und hatte nur eine Viertelstunde Mittagspause. Zum Frühstücken fehlte mir die Zeit. Mittags hatte ich bohrenden Hunger und holte mir jeden Tag ein Thunfisch-Sandwich mit Fritten und eine große Limo vom Imbiss.

Dann entdeckte ich die Salate im Einmachglas. Von nun an bereitete ich immer am Sonntagabend fünf dieser Salate vor und schnappte mir jeden Morgen, wenn ich zur Arbeit ging, einen davon aus dem Kühlschrank. Salate aus dem Einmachglas halten sich im Kühlschrank 5 Tage lang. Dieses Rezept ist für ein Einmachglas berechnet, praktischer ist es jedoch, gleich mehrere dieser Salate auf einmal herzustellen.

1. Das Dressing in ein Einmachglas (1 l Fassungsvermögen) füllen.
2. Das zerkleinerte feste Gemüse einschichten, sodass der Boden bedeckt ist.
3. Als nächste Schicht das im Ganzen belassene Gemüse/Obst einfüllen.
4. Nun eine Kohlenhydratquelle zufügen (falls verwendet)
5. Die nächste Lage besteht aus Nüssen oder Samen.
6. Abschließend Blattgemüse und Kräuter als letzte Schicht einfüllen.
7. Das Glas verschließen und in den Kühlschrank stellen.
8. An dem Tag, an dem Sie den Salat essen möchten, öffnen Sie den Deckel und füllen beliebige weitere Zutaten ins Glas (oder Sie nehmen diese in einem separaten Behälter mit).

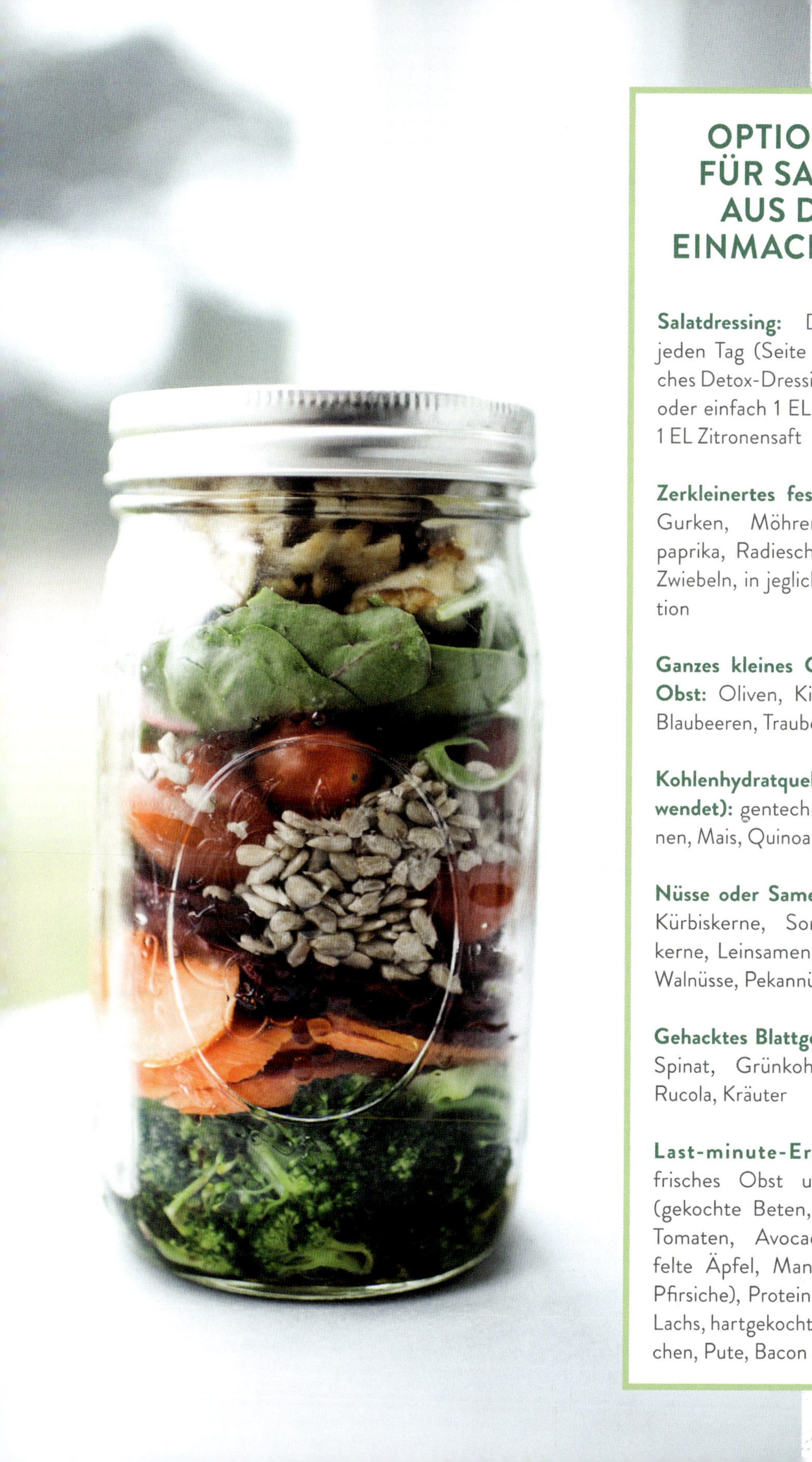

OPTIONEN FÜR SALATE AUS DEM EINMACHGLAS

Salatdressing: Dressing für jeden Tag (Seite 154), Göttliches Detox-Dressing (Seite 165) oder einfach 1 EL Olivenöl und 1 EL Zitronensaft

Zerkleinertes festes Gemüse: Gurken, Möhren, Gemüsepaprika, Radieschen, Brokkoli, Zwiebeln, in jeglicher Kombination

Ganzes kleines Gemüse oder Obst: Oliven, Kirschtomaten, Blaubeeren, Trauben

Kohlenhydratquelle (falls verwendet): gentechnikfreie Bohnen, Mais, Quinoa, Reis

Nüsse oder Samen: Mandeln, Kürbiskerne, Sonnenblumenkerne, Leinsamen, Chiasamen, Walnüsse, Pekannüsse

Gehacktes Blattgemüse: Salat, Spinat, Grünkohl, Mangold, Rucola, Kräuter

Last-minute-Ergänzungen: frisches Obst und Gemüse (gekochte Beten, zerkleinerte Tomaten, Avocados, gewürfelte Äpfel, Mangos, Birnen, Pfirsiche), Proteine (Thunfisch, Lachs, hartgekochte Eier, Hähnchen, Pute, Bacon oder Steak)

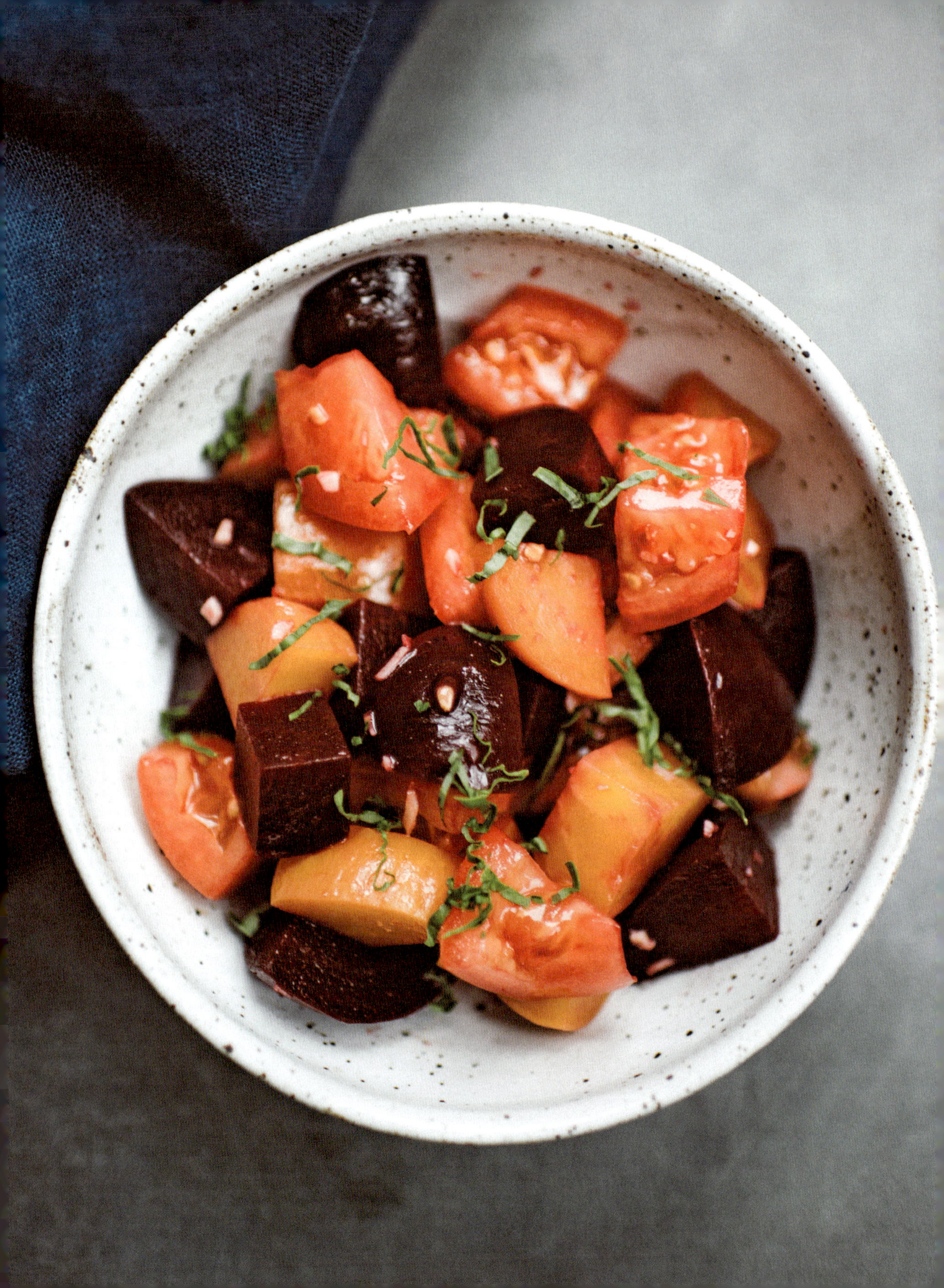

Tomaten-Beten-Salat

P PALÄO

Vorbereitungszeit: 15 Minuten
Zubereitungszeit: 40–60 Minuten
Portionen: 6

2 EL Olivenöl, aufgeteilt
2 große Beten (1 gelbe, 1 Chioggia oder eine andere Kombination nach Wahl)
3 große reife Heirloom-Tomaten (alte Sorten), zerkleinert
3 EL frisches Basilikum, in feine Streifen geschnitten
1 große Knoblauchzehe, sehr fein gehackt
3 EL Balsamico
Meersalz oder rosafarbenes Himalayasalz, nach Geschmack
Schwarzer Pfeffer, nach Geschmack (falls verträglich)

Beten sind eine reiche Quelle für Betain, ein Aminosäurederivat, das ein mächtiger Verbündeter im Kampf gegen Entzündungen ist und die Verdauung fördert. Geröstete Beten entwickeln eine üppige, wunderbare Süße. In Kombination mit dem leicht rauchigen Geschmack der Heirloom-Tomaten, die reich an Antioxidantien sind, entsteht ein Salat, der zu meinen Lieblingsgerichten zählt!

1. Den Ofen auf 190 °C vorheizen.

2. Die ganzen Beten mit 1 EL Olivenöl einreiben und 40–60 Minuten im Ofen backen, bis sie sich leicht einstechen lassen. Anschließend beiseitestellen und 10 Minuten abkühlen lassen.

3. Die Tomaten mit Basilikum, dem restlichen 1 EL Olivenöl, Knoblauch und Balsamico in einer Salatschüssel mischen.

4. Die gebackenen Beten geschält und zerkleinert mit in die Salatschüssel geben. Alles gut durchmischen, damit sich die Beten mit dem Dressing überziehen.

Nährstoffanalyse pro Portion: Protein (g) 1,36; Fett (g) 4,72; Kohlenhydrate (g) 8,03; B_{12} (µg) 0; Eisen (mg) 0,62; Jod (µg) 0; Magnesium (mg) 18,45; Kalium (mg) 301,2; Selen (µg) 0,4; Natrium (mg) 168,66

Katys griechischer Salat

P PALÄO

Vorbereitungszeit: 10 Minuten

Portionen: 4

130 g Kalamata-Oliven, entsteint
1 große Gurke, klein gewürfelt
1 Avocado, gewürfelt
2 Tomaten, gewürfelt
1 grüne Gemüsepaprika, entkernt und fein gewürfelt
½ rote Zwiebel, fein gehackt
30 g gehackter frischer Koriander (optional)
30 g gehackte frische Petersilie (optional)
1 EL Zitronensaft (oder der Saft von ½ Limone)
1 EL Olivenöl nativ extra
1 EL getrocknetes Basilikum

Ich liebe griechischen Salat. Dieses Rezept habe ich von meiner Schwägerin Katy bekommen – es wird Hashimoto-tauglich, wenn man den Feta-Käse weglässt. Letztes Jahr haben meine Mutter und ich diesen Salat fast jeden Tag zubereitet, mit alten Tomatensorten aus ihrem Garten. Auf Partys ist dieser Salat ein echter Publikumshit! Der darin enthaltene Koriander und die Petersilie kurbeln die Entgiftung an und wenn Sie mehr Eiweiß brauchen, reichern Sie den griechischen Salat einfach mit ein paar Nüssen, Hähnchenfleisch oder Lachs an!

1. Oliven, Gurke, Avocado, Tomaten, grüne Gemüsepaprika und rote Zwiebel in einer Schüssel mischen.

2. Koriander und Petersilie (falls verwendet) zugeben und alles erneut mischen.

3. Zitronensaft, Olivenöl nativ extra und Basilikum in einem kleinen Gefäß mischen und den Salat mit der gewünschten Menge anmachen.

Nährstoffanalyse pro Portion: Protein (g) 3,05; Fett (g) 12,55; Kohlenhydrate (g) 14,5; B_{12} (µg) 0; Eisen (mg) 3,42; Jod (µg) 0; Magnesium (mg) 45,99; Kalium (mg) 624,19; Selen (µg) 0,86; Natrium (mg) 266,03

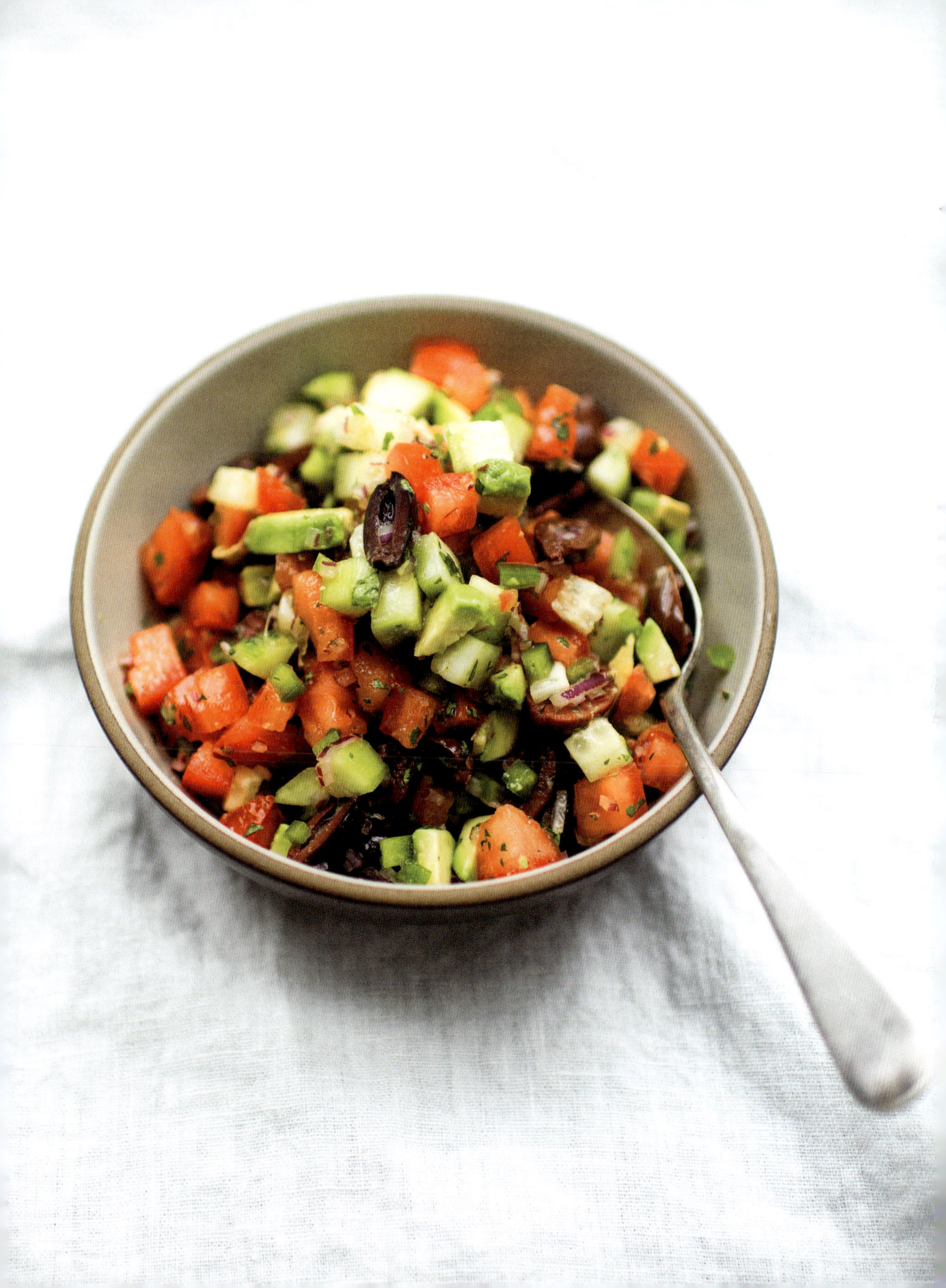

Bibimbap (koreanischer gemischter Salat)

I EINFÜHRUNG

Vorbereitungszeit: 45 Minuten

Portionen: 1

185 g gekochter Reis (oder 75 g gekochte Linsen beziehungsweise die entsprechende Menge gekochter Blumenkohlreis)*

1 Schöpfkelle (à 125 ml) im Ofen gebackenes Gemüse (Süßkartoffeln, Beten, Möhren, Pastinaken oder Butternusskürbis)

2 Schöpfkellen (à 125 ml) sautiertes (Blatt-)Gemüse (Spinat, Brokkoli oder Mangold)

85 g gegrilltes Eiweiß (Rind, Huhn, Schwein, Bison oder Wildbret)

1 gekochtes Hühner- oder Entenei (Spiegelei oder pochiertes Ei; optional)*

1 EL Coconut Aminos (Würzsoße)

¼ große Avocado, geschält, entsteint und zerkleinert

Meersalz oder rosafarbenes Himalayasalz, nach Geschmack

* Mögliche Modifikationen für andere Root-Cause-Diäten: Um dieses Rezept autoimmun-tauglich zu machen, ersetzen Sie den Reis durch Blumenkohlreis und lassen das Ei weg.

Als Michael und ich als Frischvermählte in Los Angeles lebten, gingen wir gern ins Destiny Café, wo wir Bibimbap entdeckten. Einige der traditionellen Zutaten, etwa Sojasoße (die Gluten enthalten kann), halten mich inzwischen davon ab, dieses Gericht im Restaurant zu bestellen. Ich bereite es stattdessen gern zu Hause zu.

Coconut Aminos ist eine Würzsoße, die aus dem Saft der Kokospalme hergestellt wird. Sie enthält weder Gluten noch Milchprodukte oder Soja, dafür aber viele Aminosäuren. Letztere spielen eine wichtige Rolle für Gehirn und Nervensystem und stellen eine perfekte Alternative zur Sojasoße dar.

Ein weiterer Pluspunkt von Bibimbap besteht darin, dass Sie viele Bestandteile dieses Gerichtes im Voraus zubereiten können. Die gekochten Zutaten lassen sich portionsweise in Schüsselchen einfrieren und später auftauen und wieder erhitzen. Erst dann geben Sie das Ei oder ein anderes Topping dazu. Sie können auch Ihre eigene leckere Bibimbap-Variante herstellen, indem Sie die hier vorgeschlagenen Zutaten mit anderen Dingen kombinieren, die Sie gern mögen.

1. Den gekochten Reis in eine große Schüssel geben. Geröstetes Gemüse, sautiertes (Blatt-)Gemüse und gegrilltes Protein zufügen.

2. Den Salat mit dem gegarten Ei krönen (falls verwendet).

3. Mit Coconut Aminos, Avocado und Salz würzen.

4. Alle Zutaten in der Schüssel miteinander vermischen und genießen!

Nährstoffanalyse pro Portion: Protein (g) 17,08; Fett (g) 11,95; Kohlenhydrate (g) 25,84; B_{12} (µg) 1,06; Eisen (mg) 3,56; Jod (µg) 6; Magnesium (mg) 90,71; Kalium (mg) 785,36; Selen (µg) 15,58; Natrium (mg) 250,52

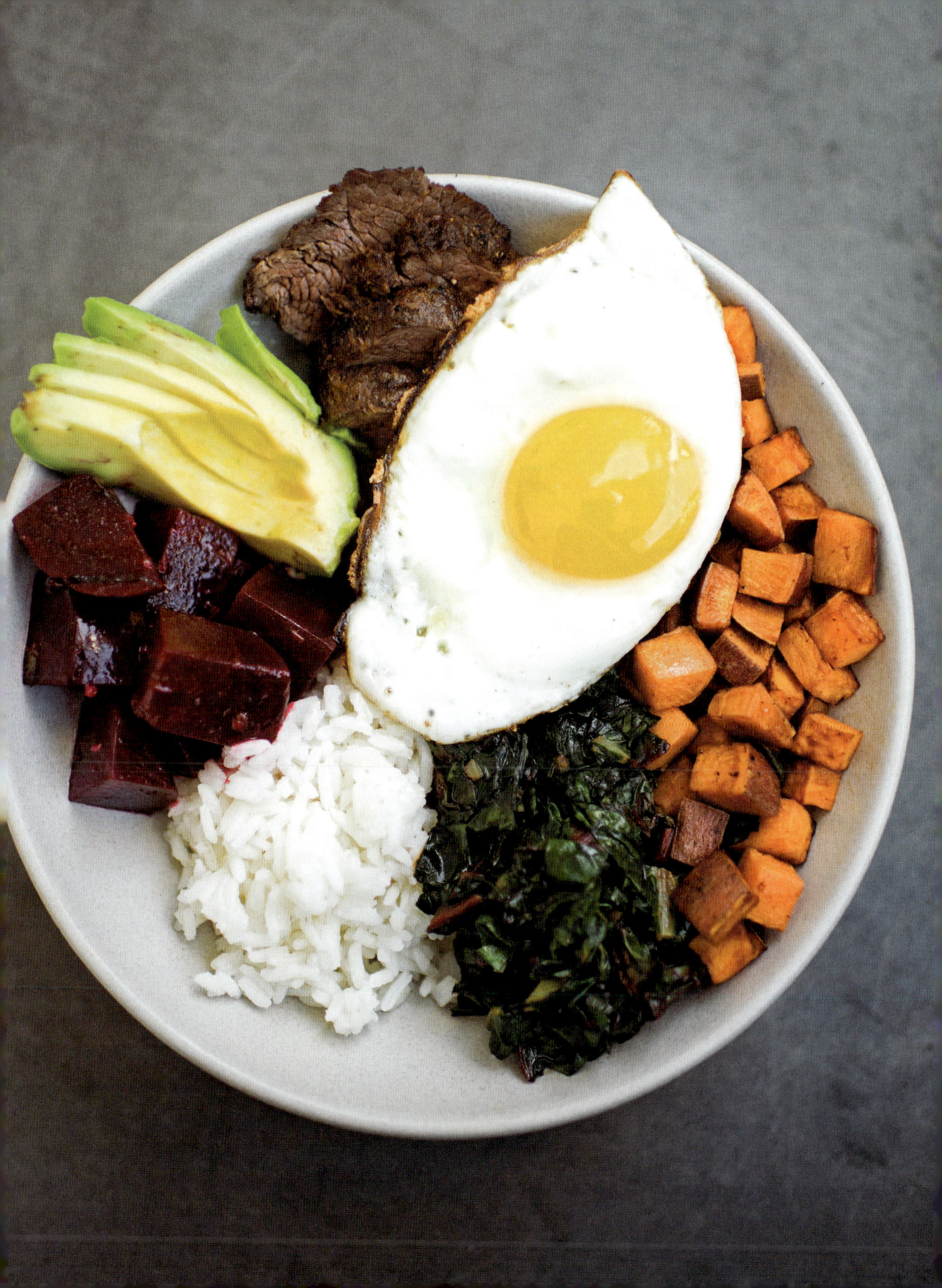

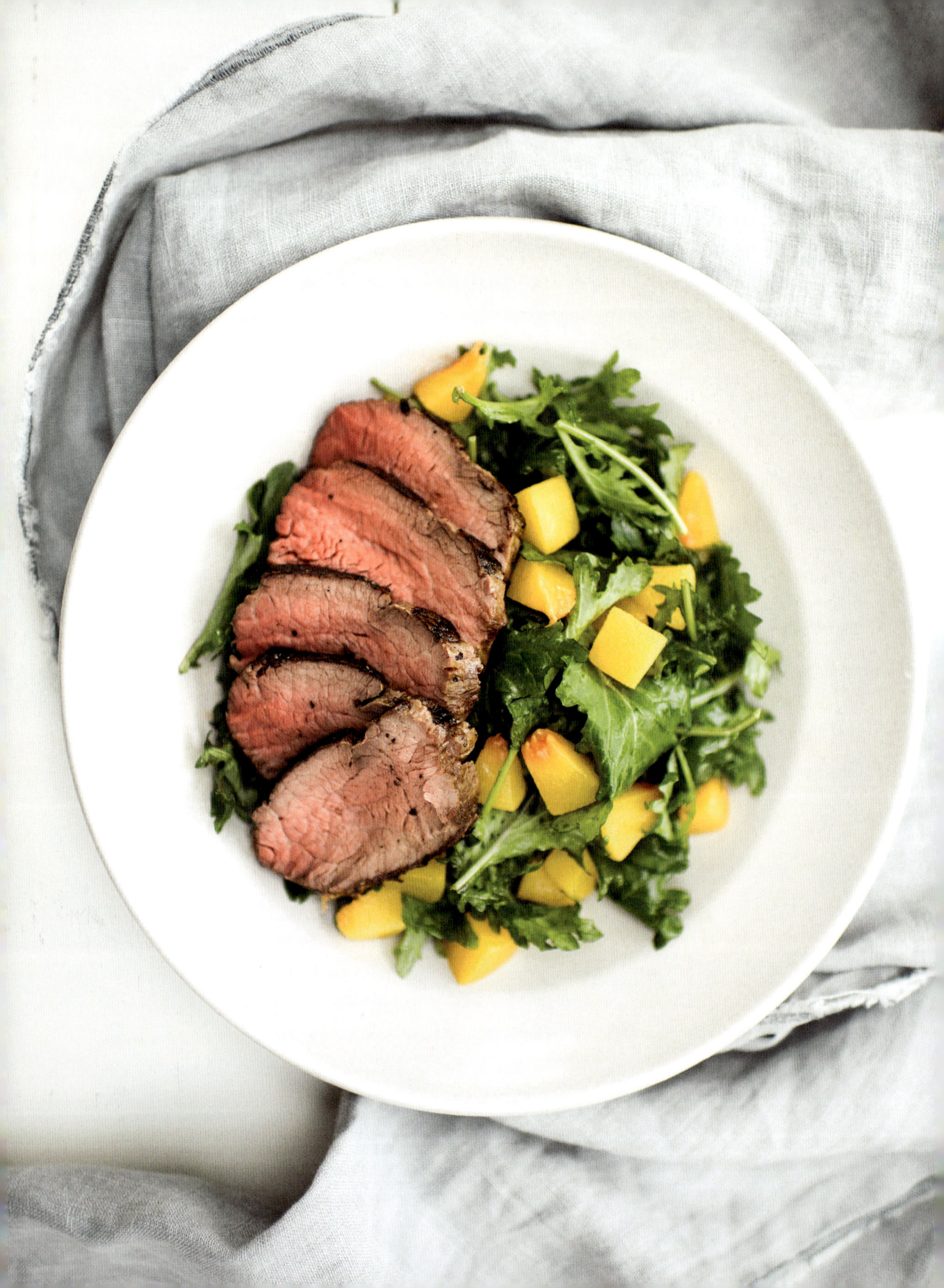

Salat mit Pfirsich und Steak

A AUTOIMMUN

Vorbereitungszeit: 10 Minuten

Zubereitungszeit: 20 Minuten

Portionen: 4

4 EL Kokosöl

4 Filets Mignon (à 120 g)

4 große Pfirsiche, geschält und gewürfelt

400 g junger Grünkohl, gehackt

4 EL Olivenöl

Meersalz oder rosafarbenes Himalayasalz, nach Geschmack

Schwarzer Pfeffer, nach Geschmack (falls verträglich)

2 EL Apfelessig

Bei diesem Rezept habe ich mich für das eisenreiche Filet Mignon entschieden, da das Fleisch superzart ist und fantastisch schmeckt. Wird das Filet auf einem Bett aus erfrischendem Pfirsich und Grünkohl serviert, zergeht jeder einzelne Bissen im Mund – kaum zu glauben, dass ein solcher Genuss auch noch das Immunsystem und die Herzgesundheit stärkt.

1. Das Kokosöl in einer großen Pfanne auf mittlerer bis hoher Stufe erhitzen und die Filets von jeder Seite 5 Minuten anbraten, bis die erwünschte Zartheit erreicht ist.

2. Das Fleisch aus der Pfanne nehmen, beiseitestellen und warmhalten.

3. Die Pfirsiche in die noch heiße Pfanne geben und 5–8 Minuten garen, bis sie anfangen, weich zu werden. Die Pfanne vom Feuer nehmen.

4. Den Grünkohl mit den angedünsteten Pfirsichen in eine große Schüssel geben und mit Olivenöl, Salz, Pfeffer und Apfelessig anmachen.

5. Den Salat auf 4 Teller verteilen. Jede Portion mit einem Filet Mignon krönen und sofort servieren.

Nährstoffanalyse pro Portion: Protein (g) 30,89; Fett (g) 36,45; Kohlenhydrate (g) 23,82; B_{12} (µg) 1,36; Eisen (mg) 3,84; Jod (µg) 0; Magnesium (mg) 88,08; Kalium (mg) 1178,73; Selen (µg) 29,89; Natrium (mg) 493,2

Knackiger Rucola-Salat

A AUTOIMMUN

Vorbereitungszeit: 8 Minuten

Portionen: 4

60 g Rucola
30 kernlose Trauben, halbiert
6 Radieschen, gehackt
50 g Kokosflocken, ungesüßt
80 g Palmherzen, zerkleinert
75 ml Kokosmilch
Saft von 2 Limetten
1 EL Honig oder Ahornsirup

Knackiger Rucola-Salat zählt ebenfalls zu meinen sommerlichen Lieblingssalaten – er hat die perfekte Mischung aus knackigem Biss, Süße und Geschmack. Der süße »Crunch« der Trauben und Kokosflocken und die milden Radieschen passen gut zu der leichten Schärfe des Rucola. Genießen Sie den Salat entweder so, wie er ist, oder krönen Sie ihn mit ein paar gegrillten Shrimps – dann wird daraus eine sättigende, vom Meer inspirierte Köstlichkeit!

1. Den Rucola in eine große Salatschüssel füllen und mit Trauben, Radieschen, Kokosflocken und Palmherzen krönen. Die Schüssel beiseitestellen und das Dressing zubereiten.

2. Kokosmilch, Limettensaft und Süßungsmittel in einen Hochgeschwindigkeitsmixer geben und auf hoher Stufe 30 Sekunden durchmixen, bis sich die Zutaten verbunden haben.

3. Das Dressing über den Salat gießen und vorsichtig untermischen.

Nährstoffanalyse pro Portion: Protein (g) 2,91; Fett (g) 7,5; Kohlenhydrate (g) 13,47; B_{12} (µg) 0; Eisen (mg) 2,1; Jod (µg) 0; Magnesium (mg) 47,35; Kalium (mg) 417,18; Selen (µg) 2,3; Natrium (mg) 101,1

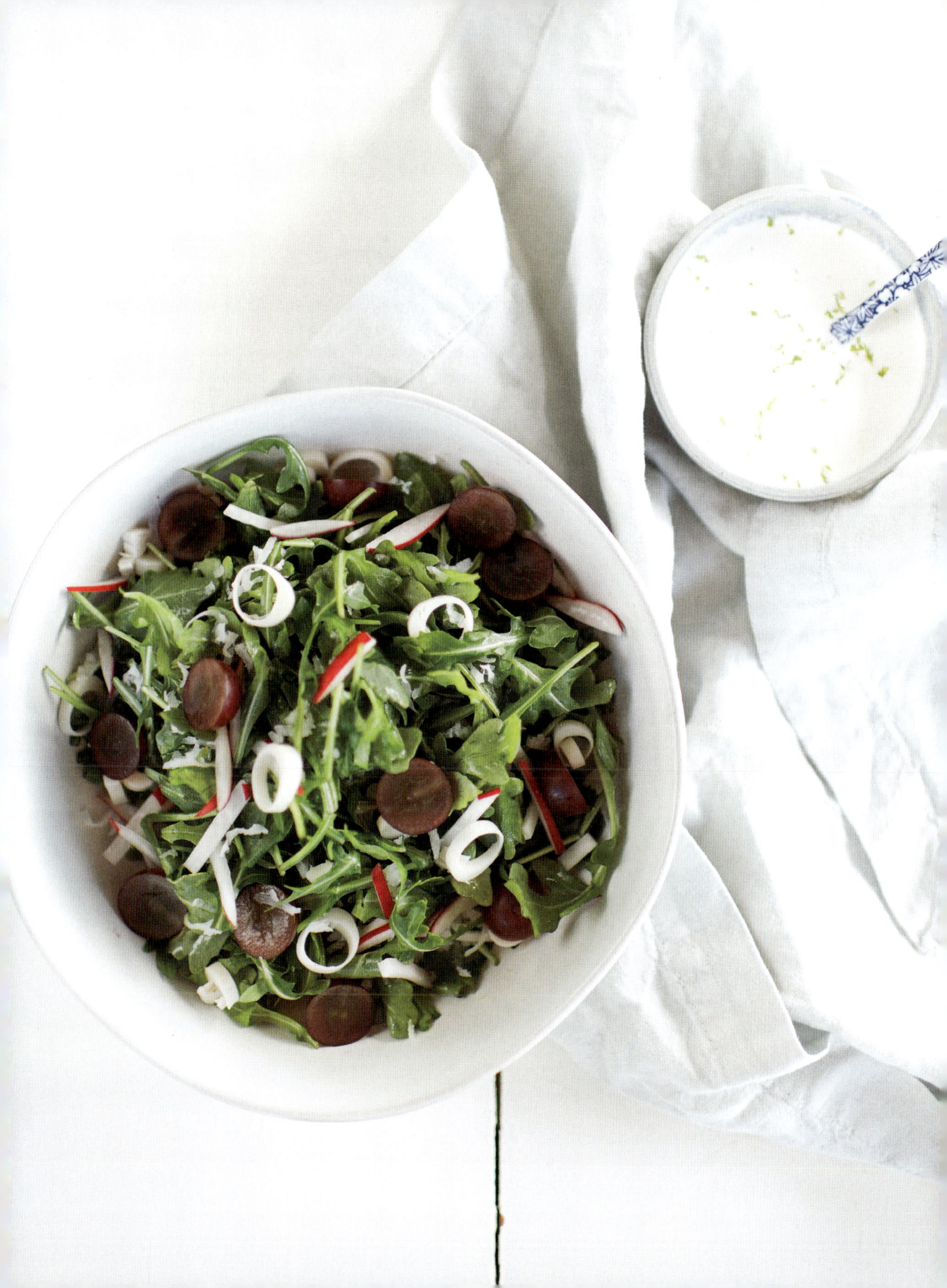

Salat mit Ente

P PALÄO

Vorbereitungszeit: 15 Minuten
Zubereitungszeit: 15 Minuten
Portionen: 6

1 EL Kokosöl
230–340 g Enten- oder Hähnchenbrust ohne Knochen, in 1,25 cm große Würfel zerteilt
1 EL Knoblauchpulver
70 g Möhren, zerkleinert
50 g Stangensellerie, zerkleinert
70 g Zwiebeln, zerkleinert
60 g grüner Apfel, zerkleinert
80 g Trauben, halbiert
60 g gehackte Walnüsse (optional)
125 ml Hashi-Mayo (Seite 158)
Meersalz oder rosafarbenes Himalayasalz, nach Geschmack
Schwarzer Pfeffer, nach Geschmack (falls verträglich)

Genau wie der traditionelle Hühnersalat punktet dieser Entensalat mit Eiweiß, Fett, Süße und knackigem Biss. Ich nehme dafür gern Enten- oder Hühnerbrüste (ohne Knochen), die ich in der Pfanne in Kokosöl brate. Ebenso gut können Sie aber auch Reste einer ganzen gebratenen Ente oder eines Hähnchens verwenden. Um Zeit zu sparen, kaufe ich Möhren, Sellerie und Zwiebeln, die bereits gehackt sind, wann immer ich sie im Lebensmittelgeschäft finde.

1. Das Kokosöl in einer großen Pfanne auf mittlerer Stufe erhitzen. Das gewürfelte Enten- oder Hähnchenfleisch zugeben, mit Knoblauchpulver würzen und von jeder Seite etwa 4–5 Minuten braten, bis das Fleisch leicht gebräunt und komplett durchgegart ist. Anschließend abkühlen lassen.

2. Während das Fleisch abkühlt, Möhren, Sellerie, Zwiebel, Apfel, Trauben und Walnüsse (falls verwendet) in eine Schüssel geben und mit der Hashi-Mayo mischen.

3. Das abgekühlte Enten- oder Hähnchenfleisch von Hand oder in einer Küchenmaschine fein zerpflücken und zu den übrigen Zutaten geben. Nach Belieben mit Salz und Pfeffer abschmecken.

Nährstoffanalyse pro Portion: Protein (g) 13,39; Fett (g) 20,02; Kohlenhydrate (g) 9,22; B_{12} (µg) 0,42; Eisen (mg) 3,11; Jod (µg) 0; Magnesium (mg) 33,66; Kalium (mg) 314,38; Selen (µg) 8,63; Natrium (mg) 221,7

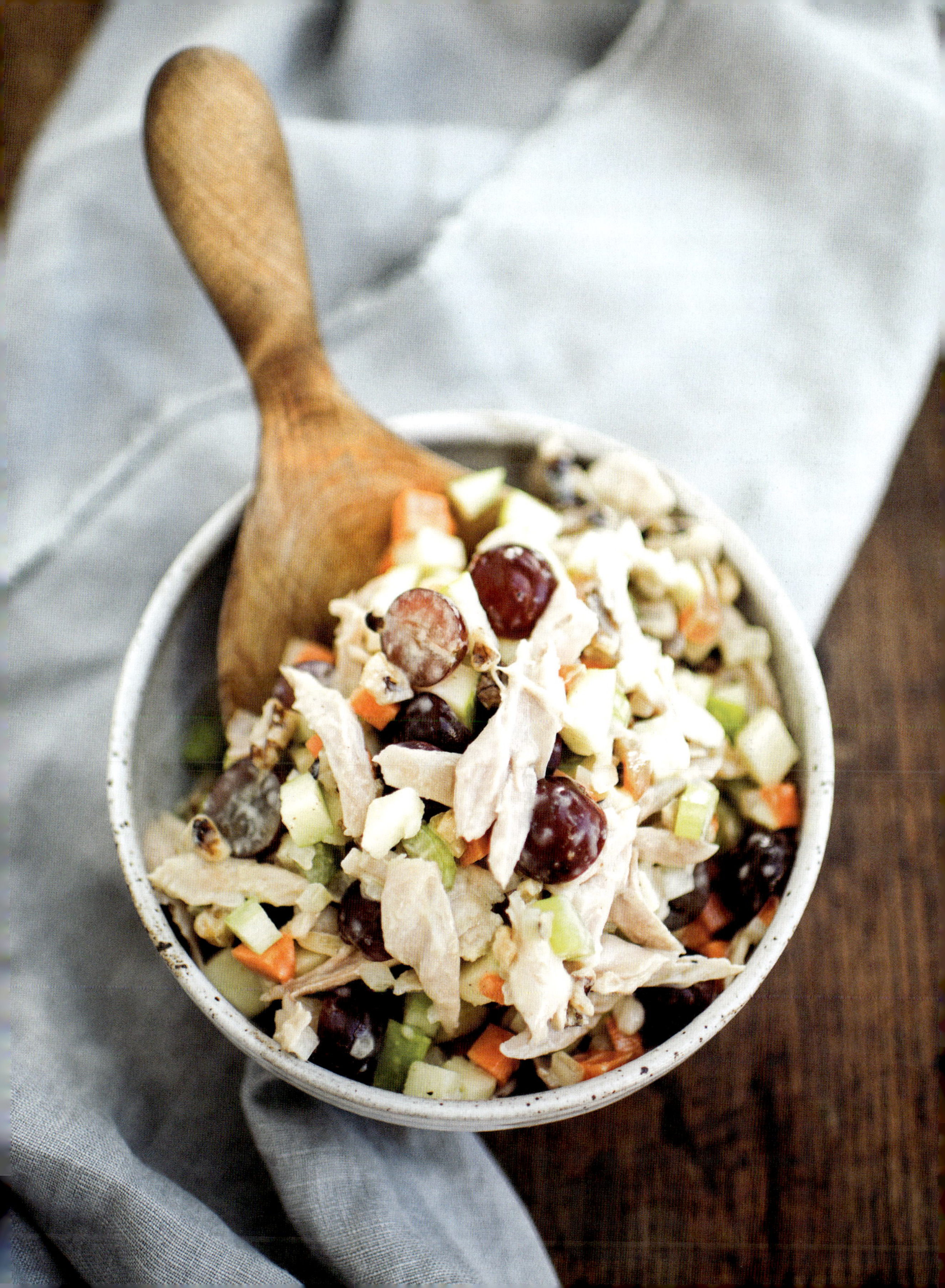

Gurken-Feigen-Salat

Ⓐ AUTOIMMUN

Vorbereitungszeit: 10 Minuten
Portionen: 4

450 g Hähnchenbrust ohne Knochen, gekocht und in Würfel geteilt
80 g Gurkenscheiben
2 Köpfe Romanasalat, zerkleinert
2 große Feigen, aufgeschnitten
3 EL Avocado-Öl oder zerlassenes Kokosöl
60 ml Apfelessig
1 EL fein gehackter Lauch (oder Frühlingszwiebel)
1 EL gehackter frischer Dill oder 1 TL getrocknetes Dillkraut
Meersalz oder rosafarbenes Himalayasalz, nach Geschmack
Schwarzer Pfeffer, nach Geschmack (falls verträglich)

Gurken-Feigen-Salat ist ein einfacher, vielseitiger Salat – und eines der Lieblingsgerichte meines Mannes. Möchten Sie ihn im Voraus zubereiten, achten Sie darauf, das Hähnchenfleisch und das Dressing separat aufzubewahren. Wenn Feigen gerade nicht erhältlich sind, bieten sich rote Pflaumen als leckere Alternative an.

1. Hähnchenfleisch, Gurke, Salat und Feigen in einer großen Schüssel mischen.

2. In einer kleinen Schüssel Öl, Essig, Lauch und Dill miteinander verquirlen.

3. Das Dressing über den Salat gießen. Mit Salz und Pfeffer würzen, alle Zutaten gut vermischen und den Salat servieren.

Nährstoffanalyse pro Portion: Protein (g) 35,59; Fett (g) 14,37; Kohlenhydrate (g) 5,85; B_{12} (µg) 0,39; Eisen (mg) 1,52; Jod (µg) 0; Magnesium (mg) 41,27; Kalium (mg) 392,28; Selen (µg) 31,43; Natrium (mg) 183,15

Hähnchen-Salat mit schwarzen Bohnen und Koriander

EINFÜHRUNG

Vorbereitungszeit: 10 Minuten

Zubereitungszeit: 7–8 Minuten

Portionen: 4

- 4 Hähnchenbrüste (à 120 g), ohne Knochen
- 1 TL Knoblauchpulver
- 1 TL Meersalz oder rosafarbenes Himalayasalz
- 2 EL Olivenöl
- 50 g schwarze Oliven, aufgeschnitten
- 1 Avocado, geschält, entsteint und gewürfelt
- 2 Heirloom-Tomaten (alte Sorten), entkernt und gewürfelt
- 90 g schwarze Bohnen aus der Dose, abgegossen und gründlich abgespült*
- 1 rote Gemüsepaprika, gewürfelt
- 1 rote Zwiebel, dünn geschnitten
- 1 Bund frischer Koriander, gehackt
- 4 EL Göttliches Detox-Dressing (Seite 165)

*Mögliche Modifikationen für andere Root-Cause-Diäten: Dieses Rezept lässt sich ganz einfach paläo-tauglich machen, indem man die schwarzen Bohnen weglässt.

Dieser Salat ist nicht einfach ein typisches Tex-Mex-Gericht. Er steckt voller Koriander – gut für die Leber – und gesunder Fette. Hinweis: Um diesen Salat wirklich zu schätzen, müssen Sie Koriander mögen!

1. Die Hähnchenbrüste auf beiden Seiten mit Knoblauchpulver und Salz würzen.
2. Das Olivenöl in einer Pfanne auf mittlerer Stufe erhitzen und die Hähnchenbrüste auf jeder Seite 3–4 Minuten braten, bis das Fleisch durch ist.
3. Das Hähnchenfleisch in eine Schüssel legen und leicht abkühlen lassen, dann mit zwei Gabeln – alternativ im Mixer – zerpflücken. Anschließend beiseitestellen.
4. In einer großen Schüssel Oliven, Avocado, Tomaten, Bohnen, Gemüsepaprika, Zwiebel und Koriander mischen.
5. Das Dressing zu den Bohnen und dem Gemüse geben und alles gut vermischen.
6. Das Hähnchenfleisch zugeben und servieren.

Nährstoffanalyse pro Portion: Protein (g) 31,76; Fett (g) 19,97; Kohlenhydrate (g) 22,51; B_{12} (µg) 0,3; Eisen (mg) 2,63; Jod (µg) 0; Magnesium (mg) 94,78; Kalium (mg) 1065,34; Selen (µg) 27,12; Natrium (mg) 559,16

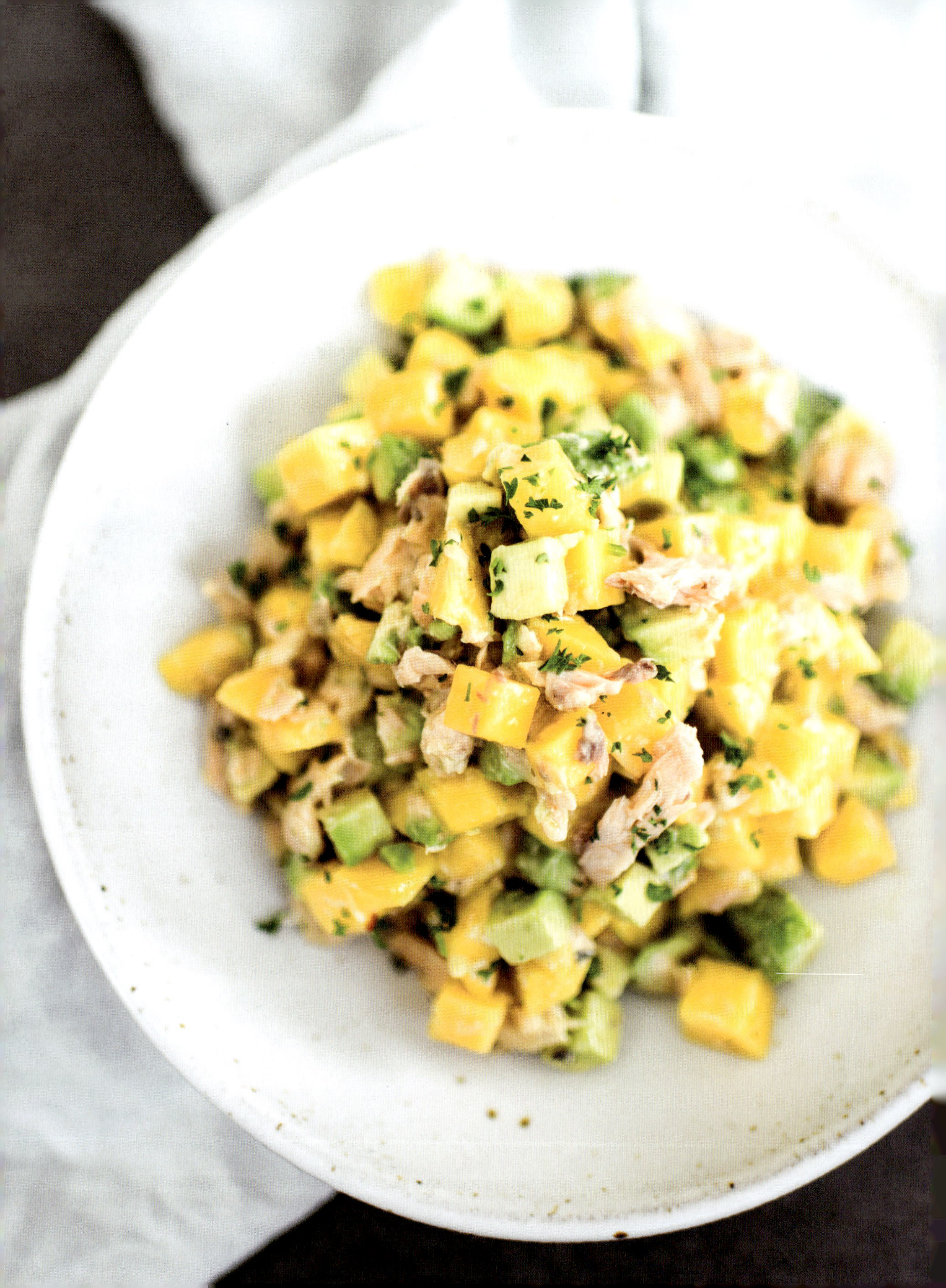

Mango-Avocado-Salat mit Lachs

AUTOIMMUN

Vorbereitungszeit: 10 Minuten
Zubereitungszeit: 6–10 Minuten
Portionen: 2

1 reife Mango, gewürfelt
1 reife Avocado, gewürfelt
1 TL Kokosöl
1 Lachsfilet (à 170 g)
4 EL Göttliches Detox-Dressing (Seite 165)

Ich bekam in einem Café in der Schweiz einmal einen Salat, der dem hier vorgestellten stark ähnelte, und konnte kaum glauben, wie lecker und sättigend er war! Mit meinem Lieblingsdressing, dem Göttlichen Detox-Dressing, verlieh ich ihm meine eigene Note. Wenn Sie Zeit haben, verwenden Sie für dieses Rezept in der Pfanne gebratenen Lachs und Göttliches Detox-Dressing wie unten empfohlen. Sind Sie aber unterwegs oder auf Reisen, können Sie jederzeit auf vorgekochten Lachs zurückgreifen und den Salat mit Zitronensaft und Olivenöl anmachen.

1. In einer großen Schüssel Mango und Avocado behutsam mischen, dann die Schüssel beiseitestellen.
2. Das Kokosöl in einer großen Pfanne auf mittlerer bis hoher Stufe erhitzen und den Fisch mit der Hautseite nach oben in die Pfanne legen.
3. Etwa 3–5 Minuten braten, bis sich der Fisch goldbraun gefärbt hat.
4. Das Lachsfilet wenden (Hautseite nach unten) und weitere 3–5 Minuten braten, bis sich der Fisch fest anfühlt.
5. Den Lachs blättrig zerteilen und zu den Avocado- und Mangowürfeln geben. Alles behutsam durchmischen.
6. Den Salat mit der gewünschten Menge an Dressing beträufeln.

Nährstoffanalyse pro Portion: Protein (g) 19,18; Fett (g) 25,62; Kohlenhydrate (g) 22,89; B_{12} (µg) 2,84; Eisen (mg) 1,41; Jod (µg) 10,5; Magnesium (mg) 62,96; Kalium (mg) 947,15; Selen (µg) 32; Natrium (mg) 94,8

Blattsalat mit Bacon und Tomaten

P PALÄO

Vorbereitungszeit: 30 Minuten

Zubereitungszeit: 15 Minuten

Portionen: 6

8 Scheiben Bacon, gekocht und gewürfelt

230 g Rotkohl, gehackt

3 kleine Romanasalatherzen (etwa 450 g), gehackt

30 g Zwiebeln, gehackt

4 EL Olivenöl nativ extra

1 mittelgroße Tomate, zerkleinert

1 TL Selleriesalz

Meersalz oder rosafarbenes Himalayasalz, nach Geschmack

Schwarzer Pfeffer, nach Geschmack (falls verträglich)

Hier stand das klassische Sandwich mit Bacon, Salat und Tomate Pate. Im Gegensatz dazu ist dieser Salat jedoch gluten- und milchfrei. Er stellt eine wunderbare Mischung von Rotkohl (reich an Antioxidantien) und Romanasalat dar, mit einem Topping aus pikanten Bacon-Stückchen und Tomaten – beträufelt mit gehaltvollem Olivenöl.

1. Alle Zutaten in einer großen Schüssel vermischen.
2. Sofort auf den Tisch bringen.

Nährstoffanalyse pro Portion: Protein (g) 7,65; Fett (g) 29,35; Kohlenhydrate (g) 5,82; B_{12} (µg) 0,25; Eisen (mg) 1,03; Jod (µg) 0; Magnesium (mg) 20,4; Kalium (mg) 346,86; Selen (µg) 10,59; Natrium (mg) 673,54

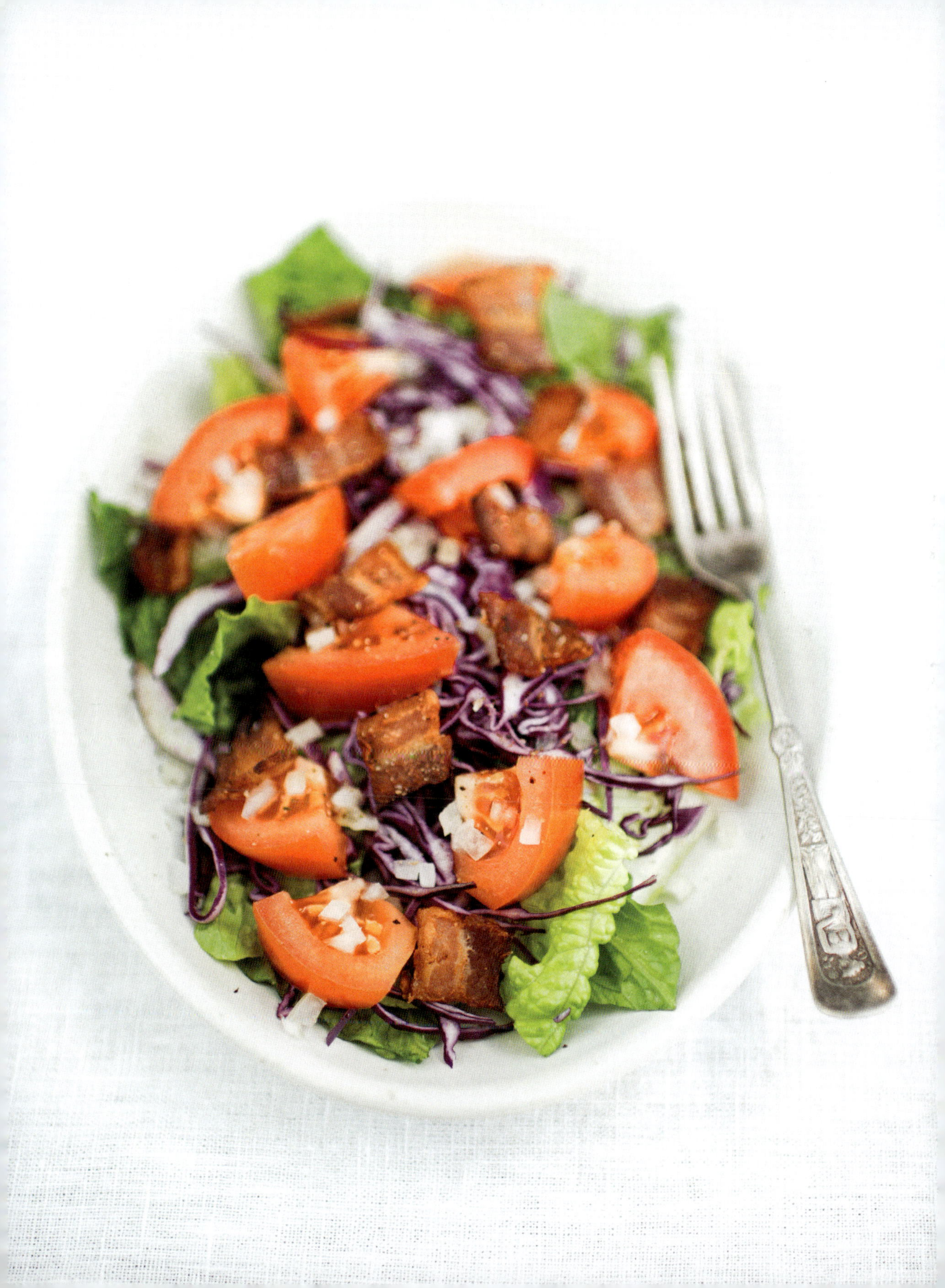

Frittata mit Schinken und weißer Süßkartoffel

P PALÄO

Vorbereitungszeit: 5 Minuten

Zubereitungszeit: 20 Minuten

Portionen: 4

8 Eier

60 ml Wasser

1 EL Kokosöl

120 g gekochter Schinken, gewürfelt

1 kleine Zwiebel, dünn geschnitten

1 kleine gedämpfte, aber noch feste weiße Süßkartoffel (oder eine normale Süßkartoffel), gewürfelt

1 TL Knoblauch, fein gehackt

1 kleine Tomate, entkernt und gewürfelt

Meersalz oder rosafarbenes Himalayasalz, nach Geschmack

Schwarzer Pfeffer, nach Geschmack (falls verträglich)

Nährstoffanalyse pro Portion: Protein (g) 20,07; Fett (g) 15,38; Kohlenhydrate (g) 11,69; B_{12} (µg) 1,09; Eisen (mg) 2,52; Jod (µg) 48; Magnesium (mg) 32,81; Kalium (mg) 477,74; Selen (µg) 36,78; Natrium (mg) 535

Wir planen eine Frittata in der Regel fürs Frühstück oder für den Brunch ein, doch diese eiweißreiche Frittata mit Schinken und weißer Süßkartoffel schmeckt zu jeder Tageszeit hervorragend. Sie ist herzhaft, sättigend und lässt sich optimal mit einem Beilagensalat oder einer Speckscheibe ergänzen.

1. Die Eier aufschlagen und in eine Schüssel gleiten lassen. Mithilfe eines Schneebesens mit dem Wasser verquirlen, dann beiseitestellen.

2. Den Ofengrill vorheizen.

3. Das Kokosöl in einer gusseisernen oder einer anderen ofenfesten Pfanne (30 cm Durchmesser) auf mittlerer Stufe erhitzen. Schinken, Zwiebel und Süßkartoffel zufügen und etwa 10 Minuten andünsten, bis die Zwiebel weich und die Süßkartoffel sowie der Schinken leicht gebräunt sind.

4. Den Knoblauch zufügen und 1 Minute mitgaren.

5. Nun die Eier-Mischung zugießen und die Pfanne durchschwenken, damit sich die Eier gleichmäßig verteilen.

6. Die Frittata 3–4 Minuten garen, bis sich die Ränder zu setzen beginnen. Die Mitte sollte noch nicht vollständig gestockt sein.

7. Die Tomatenwürfel auf die Oberfläche streuen und die Pfanne 5 Minuten unter den Ofengrill stellen, bis die Frittata durch ist – achten Sie darauf, dass sie nicht anbrennt.

8. Nach Geschmack mit Salz und Pfeffer würzen.

Ente mit Dattelsoße

Ⓐ AUTOIMMUN

Vorbereitungszeit: 15 Minuten

Zubereitungszeit: 90 Minuten

Portionen: 4

Hinweis: Im Laden gekaufte Kräuter der Provence (Herbes de Provence) enthalten mitunter Fenchel, der kein Bestandteil der Autoimmun-Diät ist. Alternativ können Sie eine modifizierte Variante dieser Kräutermischung selbst herstellen (Seite 111).

1 ganze Ente (1800–1250 g), abgepackte Innereien entfernt

140 g Datteln

250 ml Wasser

1 TL Piment (falls verträglich)

1 TL Kardamom (falls verträglich)

1 TL Ahornsirup

1 TL AI Herbes de Provence (Seite 111)

Meersalz oder rosafarbenes Himalayasalz, nach Geschmack

2 EL Entenfett (optional)

Vielleicht haben Sie ein wenig Respekt vor ausgefallenen Entengerichten – doch diese leckere Ente mit Dattelsoße lässt sich wirklich ganz einfach in einem Bräter zubereiten. Die Dattelsoße ist eine gesunde Quelle für Zucker und Ballaststoffe und hat einen unwiderstehlichen Geschmack! Ich füge gern zusätzliches Entenfett aus dem Tiegel hinzu, um das Gericht noch herzhafter zu machen. Auch in überbackenem Gemüse schmeckt Entenfett ganz hervorragend.

1. Den Ofen auf 190 °C vorheizen.

2. In einem Hochgeschwindigkeitsmixer die Datteln mit Wasser, Piment, Kardamom, Ahornsirup, Kräutern der Provence und Salz – optional auch dem Entenfett – zu einer Paste verarbeiten. Eine Hälfte davon beiseitestellen, mit dem Rest Brust und Seiten der Ente einreiben.

3. Die Ente mit der Brust nach oben in einen Bräter legen.

4. 90 Minuten im Ofen rösten, bis die Ente gebräunt ist und ein in die dickste Stelle der Keulen gestochenes Fleischthermometer eine Temperatur von 82 °C zeigt.

5. Die Ente aus dem Ofen nehmen und mit der restlichen Dattelpaste (zum Dippen) servieren.

Nährstoffanalyse pro Portion: Protein (g) 13,39; Fett (g) 20,02; Kohlenhydrate (g) 9,22; B_{12} (µg) 0,42; Eisen (mg) 3,11; Jod (µg) 0; Magnesium (mg) 33,66; Kalium (mg) 561,68; Selen (µg) 8,63; Natrium (mg) 72,81

Bigos (polnischer Eintopf nach Jägerart)

P PALÄO

Vorbereitungszeit: 10 Minuten

Zubereitungszeit: 6–8 Stunden im Slow Cooker

Portionen: 6

2 Dosen (à 680 g) Sauerkraut oder 1 großer Kohlkopf, zerkleinert

4 Schöpfkellen (à 125 ml) zerkleinertes Gemüse wie Staudensellerie, Brokkoli und/ oder Möhren (optional)

450 g Hähnchenbrust ohne Knochen, in Würfel geschnitten

450 g Puten-, Rinder- oder Schweinehack

1 EL getrocknetes Basilikum

1 EL getrockneter Paprika (falls verträglich)

1 TL Meersalz oder rosafarbenes Himalayasalz

1 Lorbeerblatt

250 ml Wasser

Bigos, auch als Jägereintopf bekannt, gilt in Polen als Nationalgericht und kommt oft in den kalten Wintermonaten auf den Tisch. Diese herzhafte Speise, bei der Gemüse und Fleisch in einem Topf gegart werden, ist schon von Natur aus paläo-konform. Bereiten Sie Bigos immer dann zu, wenn Sie eine Extraportion Nährstoffe gebrauchen können! In Polen hat jede Familie ihre eigene Rezeptvariante – einige greifen zu Wild, etwa Kaninchen, andere zu Pflaumen – immer enthalten sind jedoch verschiedene Fleischsorten, Gemüse und Gewürze, die zusammen mit einer der wichtigsten Zutaten gegart werden: Sauerkraut beziehungsweise Kohl. Traditionell bereitet man Bigos auf dem Herd zu, ich nehme dafür jedoch den Slow Cooker. So kann ich gleich eine große Menge auf einmal machen und ein paar Tage lang davon essen. Bigos schmeckt oft noch besser, wenn die Aromen viel Zeit zur Entwicklung hatten.

Alle Zutaten in einen Slow Cooker geben, gründlich vermischen und auf niedriger Stufe 6–8 Stunden garen.

Nährstoffanalyse pro Portion: Protein (g) 32,38; Fett (g) 17,8; Kohlenhydrate (g) 8,43; B_{12} (µg) 1,92; Eisen (mg) 2,87; Jod (µg) 0; Magnesium (mg) 40,09; Kalium (mg) 475,58; Selen (µg) 26,12; Natrium (mg) 1258,62

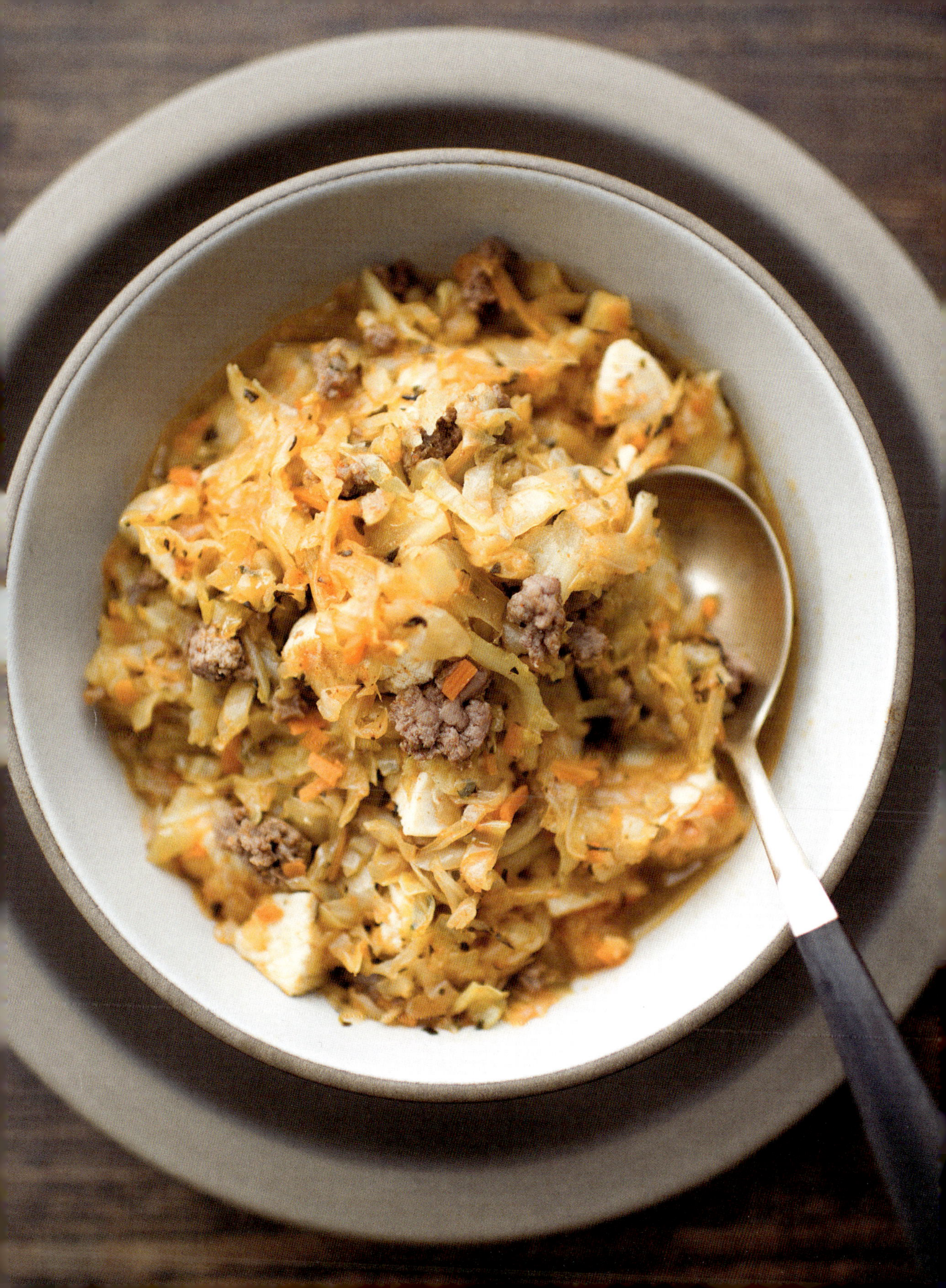

Garnelen-Ceviche

Ⓐ AUTOIMMUN

Vorbereitungszeit: 7 Minuten

Zubereitungszeit: 6 Stunden marinieren lassen

Portionen: 6

1 TL Kokosöl

450 g rohe Shrimps, geschält, ohne Darm und in Würfel geschnitten

1 Knoblauchzehe, fein gehackt

1–1,5 Avocados, gewürfelt

Saft von 2 kleinen Zitronen

Saft von 2 kleinen Limetten

15 g frischer Koriander, gehackt

Meersalz oder rosafarbenes Himalayasalz, nach Geschmack

Schwarzer Pfeffer, nach Geschmack (falls verträglich)

1 Zitrone, in Scheiben geschnitten, zum Garnieren

2 EL gehackte frische Petersilie, zum Garnieren

Bei dieser Garnelen-Ceviche, einem beliebten Meeresfrüchte-Gericht aus Lateinamerika, werden die Shrimps in einer Kombination aus Zitronen- und Limettensaft mariniert – beide enthalten viel entgiftendes Limonin. In Kombination mit immunstärkendem Knoblauch und herzgesunden Avocados wird aus dieser Ceviche ein unglaublich gesundes und dazu noch supereinfach herzustellendes Gericht. Zitrussaft wird traditionell genutzt, um rohe Meeresfrüchte für die Verwendung in einer Ceviche zu »garen«. Der Saft macht das Fleisch zart, kann jedoch eventuell vorhandene Bakterien nicht abtöten. Daher empfiehlt es sich bei nicht superfrischer Ware, die Shrimps leicht zu garen, bevor man sie in den Zitrussaft gibt – so werden potenziell vorhandene pathogene Bakterien zerstört.

1. Kokosöl und Shrimps in eine Pfanne geben und auf hoher Stufe 1–2 Minuten garen (optional).

2. Alle Zutaten (bis auf die Garnitur) in eine große Schüssel geben.

3. Die Schüssel abdecken, dabei darauf achten, dass alle Shrimps von Flüssigkeit bedeckt sind. 6 Stunden in den Kühlschrank stellen, bis die Shrimps nicht mehr durchsichtig, sondern opak geworden sind.

4. Gekühlt und mit Zitrone und Petersilie garniert servieren.

Nährstoffanalyse pro Portion: Protein (g) 11,29; Fett (g) 6,75; Kohlenhydrate (g) 6,59; B_{12} (µg) 0,84; Eisen (mg) 0,57; Jod (µg) 20,83; Magnesium (mg) 31,44; Kalium (mg) 337; Selen (µg) 22,66; Natrium (mg) 498

Süß-saure Hähnchenspieße mit Brokkoli-Slaw

A AUTOIMMUN

Vorbereitungszeit: 2 Stunden

Zubereitungszeit: 20 Minuten

Portionen: 4

HÄHNCHENSPIESSE

450 g Hähnchenschenkel ohne Knochen, in 1,25 cm breite Streifen geschnitten

60 ml Coconut Aminos

2 TL Zitronenschale

1 TL Melassesirup

1 TL Honig

Meersalz oder rosafarbenes Himalayasalz, nach Geschmack

Schwarzer Pfeffer, nach Geschmack (falls verträglich)

20–30 cm lange Holzspieße, 30 Minuten in Wasser eingeweicht

BROKKOLI-SLAW

350 g Brokkoli-Slaw (Fertigprodukt) oder 5 Brokkoli-Stängel

40 g Rosinen

1 EL Schalotte, fein gehackt

2 EL vollfette Kokosmilch (Dose)

1 EL Honig

2 EL Limettensaft

Meersalz oder rosafarbenes Himalayasalz, nach Geschmack

Schwarzer Pfeffer, nach Geschmack (falls verträglich)

Die süß-sauren Hähnchenspieße eignen sich perfekt zum Grillen.

1. Die Hähnchenstreifen in einen großen wiederverschließbaren Plastikbeutel legen.

2. Coconut Aminos, Zitronenschale, Melassesirup, Honig, Salz und Pfeffer in einer kleinen Schüssel miteinander verquirlen und zum Fleisch geben.

3. Den Beutel verschließen, ein paarmal zusammendrücken, um die Marinade zu verteilen, und für mindestens 2 Stunden in den Kühlschrank legen.

4. Die Brokkoli-Stängel schälen und zerkleinern.

5. In einer großen Schüssel Brokkoli-Slaw beziehungsweise -Stängel, Rosinen und Schalotte mit Kokosmilch, Honig, Limettensaft, Salz und Pfeffer vermischen. Bis zum Servieren in den Kühlschrank stellen.

6. Den Grill auf mittlerer Stufe vorheizen.

7. Das Hähnchenfleisch gleichmäßig auf Spieße verteilen.

8. Die Spieße auf den Grill legen und von jeder Seite 5–10 Minuten grillen, bis das Fleisch durch ist.

9. Die Hähnchenspieße mit dem Brokkoli-Slaw servieren.

Nährstoffanalyse pro Portion: Protein (g) 26,9, Fett (g) 1,83; Kohlenhydrate (g) 23,5; B_{12} (µg) 0,24; Eisen (mg) 0,92; Jod (µg) 0; Magnesium (mg) 43,79; Kalium (mg) 520,33; Selen (µg) 26,8; Natrium (mg) 783,76

Zitrus-Bison-Hackfleischbällchen

A AUTOIMMUN

Vorbereitungszeit: 25 Minuten
Zubereitungszeit: 18 Minuten
Portionen: 6

HACKFLEISCHBÄLLCHEN

4 EL Kokosöl, aufgeteilt
90 g Zwiebeln, fein gehackt
3 Knoblauchzehen, fein gehackt
1 TL gemahlener Ingwer
900 g Bisonhack
1 EL frischer Thymian, gehackt
Meersalz oder rosafarbenes Himalayasalz, nach Geschmack
Schwarzer Pfeffer, nach Geschmack (falls verträglich)
125 ml frisch gepresster Orangensaft
60 ml Coconut Aminos

NUDELN

2 große Süßkartoffeln, geschält
2 EL Kokosöl, aufgeteilt

In diesem Rezept bekommen die Zitrus-Bison-Hackfleischbällchen durch Thymian und Ingwer einen zusätzlichen Geschmacks-Kick. In Kombination mit dem Soßenüberzug ergibt sich eine westlich-asiatisch inspirierte Köstlichkeit. Um Zeit zu sparen, können Sie die spiralisierten Süßkartoffelnudeln auch beim Lebensmittelhändler kaufen – achten Sie aber darauf, dass keine Zusatzstoffe enthalten sind. Mit Zucchini-Nudeln schmeckt das Gericht ebenfalls fantastisch.

1. In einer großen Pfanne 2 EL Kokosöl auf mittlerer Stufe erhitzen. Die Zwiebeln zufügen und unter Rühren 8 Minuten glasig dünsten.

2. Knoblauch und Ingwer zufügen und unter Rühren nochmals 1 Minute garen, bis sich der Duft zu entfalten beginnt.

3. Die Pfanne vom Feuer nehmen und die Zwiebel-Mischung in eine Schüssel gleiten lassen. Beiseitestellen und ein paar Minuten abkühlen lassen.

4. Die abgekühlte Zwiebel-Mischung zusammen mit dem Bisonhack, Thymian, Salz und Pfeffer in eine große Rührschüssel geben. Den Fleischteig von Hand behutsam durchkneten, bis sich alles gut verbunden hat. Zu knapp 4 cm großen Hackbällchen formen.

5. Die restlichen 2 EL Öl in die Pfanne geben, die schon für die Zwiebeln benutzt wurde, und auf mittlerer Stufe erhitzen. Die Hackbällchen zufügen und auf einer Seite 3 Minuten anbräunen. Die Bällchen dann wenden und den Orangensaft sowie die Coconut-Aminos-Würzsoße zugießen. Den Deckel auflegen und 10 Minuten garen, bis das Hack durch ist. Die Hackbällchen aus der Pfanne nehmen und beiseitestellen.

5. Den Saft in der Pfanne lassen und die Hitze auf mittlere bis starke Stufe hochschalten. Die Soße etwa 5–10 Minuten auf ungefähr die Hälfte einkochen lassen. Nun die Fleischbällchen zurück in die Soße geben und warmhalten.

6. Die Süßkartoffeln mit einem Gemüseschäler in lange, flache Bänder schneiden. Alternativ können Sie hierfür auch einen Spiralschneider für Gemüse benutzen.

7. In einer zweiten Pfanne 1 EL Kokosöl auf mittlerer bis hoher Stufe erhitzen und die Hälfte der Süßkartoffeln hineingeben. Unter gelegentlichem Rühren etwa 10 Minuten garen – nicht zu oft umrühren, da die Süßkartoffeln am Boden bräunen sollen. Die Süßkartoffeln aus der Pfanne nehmen, dann das verbleibende Öl in die Pfanne geben und die zweite Hälfte der Süßkartoffeln ebenso garen.

8. Die von der Soße überzogenen Fleischbällchen auf einem Bett aus knusprigen Süßkartoffel-Nudeln anrichten.

Nährstoffanalyse pro Portion: Protein (g) 31,79; Fett (g) 29,15; Kohlenhydrate (g) 15,57; B_{12} (µg) 2,93; Eisen (mg) 4,72; Jod (µg) 0; Magnesium (mg) 48,67; Kalium (mg) 726,07; Selen (µg) 31; Natrium (mg) 409,63

Shepherd's Pie mit Linsen

I EINFÜHRUNG

Vorbereitungszeit: 25 Minuten
Zubereitungszeit: 40 Minuten
Portionen: 6

GEMÜSE-BASIS

1 EL Kokosöl
1 mittelgroße Zwiebel, fein gehackt
2 Möhren, fein gehackt
1 Selleriestange, fein gehackt
80 g Pilze, fein zerkleinert
1 TL Knoblauch, gehackt
70 g Grünkohl, gehackt
60 g gekochte Linsen
1 TL getrocknete Petersilie
½ TL getrockneter Thymian
½ TL Meersalz oder rosafarbenes Himalayasalz
Schwarzer Pfeffer, nach Geschmack (falls verträglich)
1 EL Coconut Aminos

TOPPING

3 mittelgroße weiße Süßkartoffeln, geschrubbt
1 EL Kokosöl
6 EL reiner Kokosjoghurt (Seite 147)
Meersalz oder rosafarbenes Himalayasalz, nach Geschmack
Schwarzer Pfeffer, nach Geschmack (falls verträglich)

Diese Shepherd's Pie besteht aus Gemüse und Linsen und ist fleischlos! Obwohl ich der Meinung bin, dass tierisches Eiweiß bei Heilungsprozessen eine ganz wichtige Rolle spielt, ist es manchmal gut, auf alternative Eiweißquellen, etwa Linsen, zurückzugreifen: Hierdurch kommen andere wichtige Nährstoffe ins Spiel und mischen den Geschmack auf. Linsen sind auch eine hervorragende Quelle für Ballaststoffe und Folat! Wenn Sie keine weißen Süßkartoffeln auftreiben können, nehmen Sie einfach normale.

1. Den Ofen auf 180 °C vorheizen.

2. Das Kokosöl in einer Pfanne auf mittlerer Stufe erwärmen und Zwiebeln, Möhren und Sellerie darin etwa 6 Minuten andünsten, bis die Zwiebeln glasig und die Möhren weich sind.

3. Pilze und Knoblauch zufügen und weitere 2 Minuten garen.

4. Nun Grünkohl, Linsen, Petersilie, Thymian, Salz, Pfeffer und Coconut Aminos in die Pfanne geben und so lange kochen, bis die Linsen warm geworden und der Grünkohl zusammengefallen ist.

5. Die Mischung in eine rechteckige Auflaufform (22,5 × 22,5 cm) füllen und beiseitestellen.

6. Die weißen Süßkartoffeln im Dämpfeinsatz 10–12 Minuten garen, bis sie durch sind.

7. Die gedämpften Kartoffeln aus dem Einsatz nehmen und leicht abkühlen lassen.

8. Die Schale abziehen und die Süßkartoffeln in eine Rührschüssel legen.

9. Kokosöl, Kokosjoghurt, Salz und Pfeffer zufügen und alles so lange aufschlagen, bis sich die Zutaten verbunden haben und die Konsistenz locker ist.

10. Die aufgeschlagenen Süßkartoffeln auf die Linsen-Mischung geben und gleichmäßig verteilen.

11. Die Auflaufform mit Alufolie abdecken und 25 Minuten im Ofen backen, bis die Linsen-Mischung zu blubbern beginnt.

12. Auflauf aus dem Ofen nehmen, etwas abkühlen lassen und servieren.

Nährstoffanalyse pro Portion: Protein (g) 8; Fett (g) 4,87; Kohlenhydrate (g) 35,74; B_{12} (µg) 0; Eisen (mg) 3,07; Jod (µg) 0; Magnesium (mg) 28,71; Kalium (mg) 559,26; Selen (µg) 2,28; Natrium (mg) 264,88

Avocado-Schiffchen mit Pute und Gemüsepaprika

Ⓟ PALÄO

Vorbereitungszeit: 10 Minuten

Portionen: 4

120 g Putenhack, gegart

1 EL rote Zwiebel, gehackt

1 kleine rote oder gelbe Gemüsepaprika, entkernt und gewürfelt

1 EL frischer Koriander, gehackt

2 EL frisch gepresster Limettensaft

2 TL Honig

Meersalz oder rosafarbenes Himalayasalz, nach Geschmack

Schwarzer Pfeffer, nach Geschmack (falls verträglich)

2 große Avocados, halbiert und entsteint

In diesem Rezept wird pikantes gegartes Putenhack mit süßer Gemüsepaprika und Honig gemischt und in lustigen, kinderfreundlichen Avocado-Schiffchen serviert. Avocados haben herzgesunde, einfach ungesättigte Fettsäuren und einen hohen Gehalt an Ballaststoffen. Ein Spritzer frischer Limettensaft und ein paar Zwiebelwürfel runden dieses schlichte, gesunde Mahl ab, das die ganze Familie mag. Avocado-Schiffchen liefern auch einen perfekten Snack!

1. In einer großen Schüssel Putenhack, Zwiebel, Gemüsepaprika, Koriander, Limettensaft, Honig, Salz und Pfeffer miteinander vermischen.

2. Die Mischung mit einem Löffel auf den Avocado-Hälften verteilen.

3. Sofort auf den Tisch bringen.

Nährstoffanalyse pro Portion: Protein (g) 17,46; Fett (g) 15,31; Kohlenhydrate (g) 10,96; B_{12} (µg) 1,82; Eisen (mg) 1,23; Jod (µg) 0; Magnesium (mg) 35,5; Kalium (mg) 625,79; Selen (µg) 4,55; Natrium (mg) 249,63

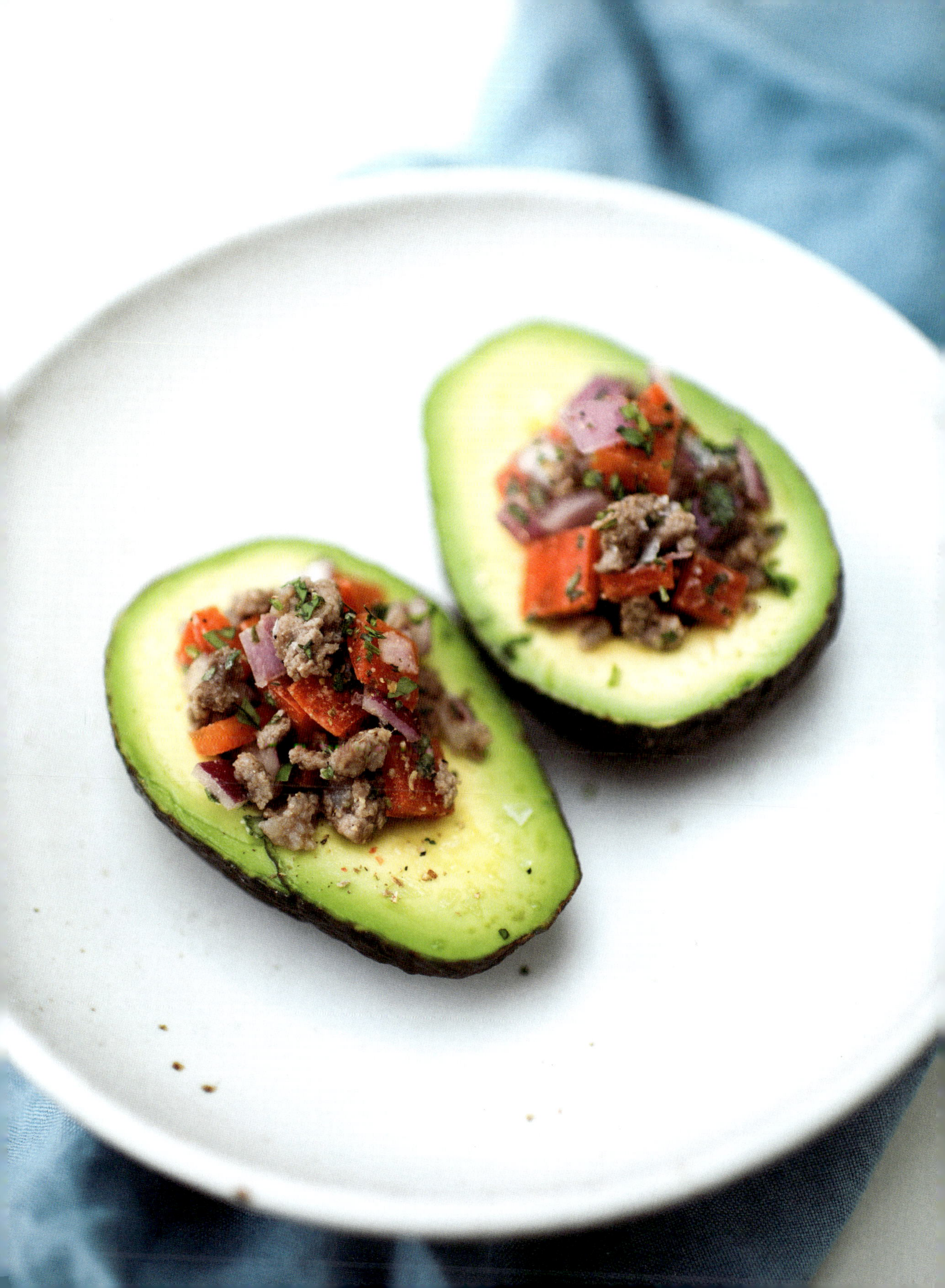

Carnitas à la Michael

P PALÄO

Vorbereitungszeit: 5 Minuten

Zubereitungszeit: 3–3¾ Stunden

Portionen: 8

1400–2300 g Schweineschulter ohne Knochen

1 TL Meersalz oder rosafarbenes Himalayasalz

½ TL schwarzer Pfeffer (falls verträglich)

1 TL gemahlener Kreuzkümmel (falls verträglich)*

½ TL getrockneter Oregano

½ TL Paprika (falls verträglich)*

1 Lorbeerblatt

4 Knoblauchzehen, aufgeschnitten

1 Zwiebel, gehackt

Wasser zum Bedecken

*Mögliche Modifikationen für andere Root-Cause-Diäten: Wenn Sie Kreuzkümmel und Paprika weglassen, wird dieses Gericht autoimmun-konform.

> Nährstoffanalyse pro Portion: Protein (g) 49,73; Fett (g) 35,13; Kohlenhydrate (g) 2,16; B_{12} (µg) 2,58; Eisen (mg) 3,5; Jod (µg) 0; Magnesium (mg) 60,22; Kalium (mg) 938,65; Selen (µg) 74,59; Natrium (mg) 369,33

Mein wunderbarer Ehemann zaubert diese oberleckere mexikanische Version von Pulled Pork oft am Wochenende, und wir essen tagelang davon! Dieses Rezept lässt sich super an einem fürs Kochen auf Vorrat reservierten Tag zubereiten. Morgens schmeckt das Fleisch köstlich mit Eiern und in Olivenöl gedünstetem Spaghettikürbis, mittags passt ein Salat dazu und am Abend eine Gemüsebeilage!

1. Den Ofen auf 180 °C vorheizen.

2. Das Fleisch in einen Schmortopf mit Deckel legen.

3. Salz, Pfeffer, Kreuzkümmel, Oregano und Paprika in einer kleinen Schüssel gut vermischen und das Fleisch damit von allen Seiten einreiben.

4. Lorbeerblatt, Knoblauch und Zwiebel auf das Fleisch legen.

5. Nun so viel Wasser zugießen, dass das Fleisch knapp bedeckt ist.

6. 3–3,5 Stunden im Ofen schmoren, dabei einmal pro Stunde das Fleisch wenden. Die Schweineschulter ist durch, wenn das Wasser zum größten Teil verdunstet und das Fleisch leicht gebräunt, zart und leicht mit einer Gabel zu zerteilen ist.

7. Wenn der Großteil des Wassers verdunstet ist und sich die Schweineschulter leicht bräunt, das Fleisch zerpflücken und das Fett abgießen. Nun das Fleisch mit dem Fleischsaft im Topf vermischen.

8. Den Schmortopf ohne Deckel wieder in den Ofen stellen und das Fleisch nochmals 10 Minuten rösten.

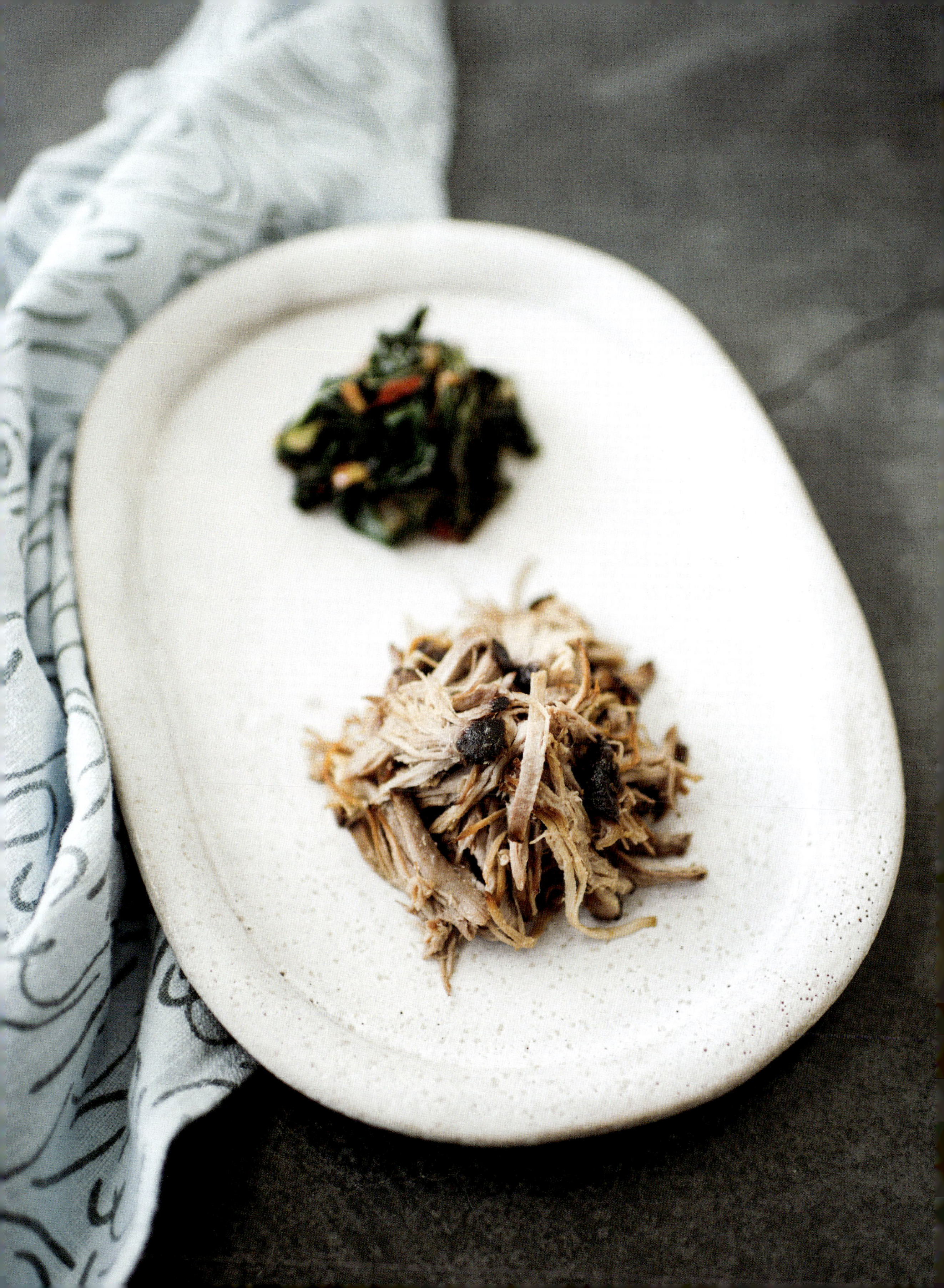

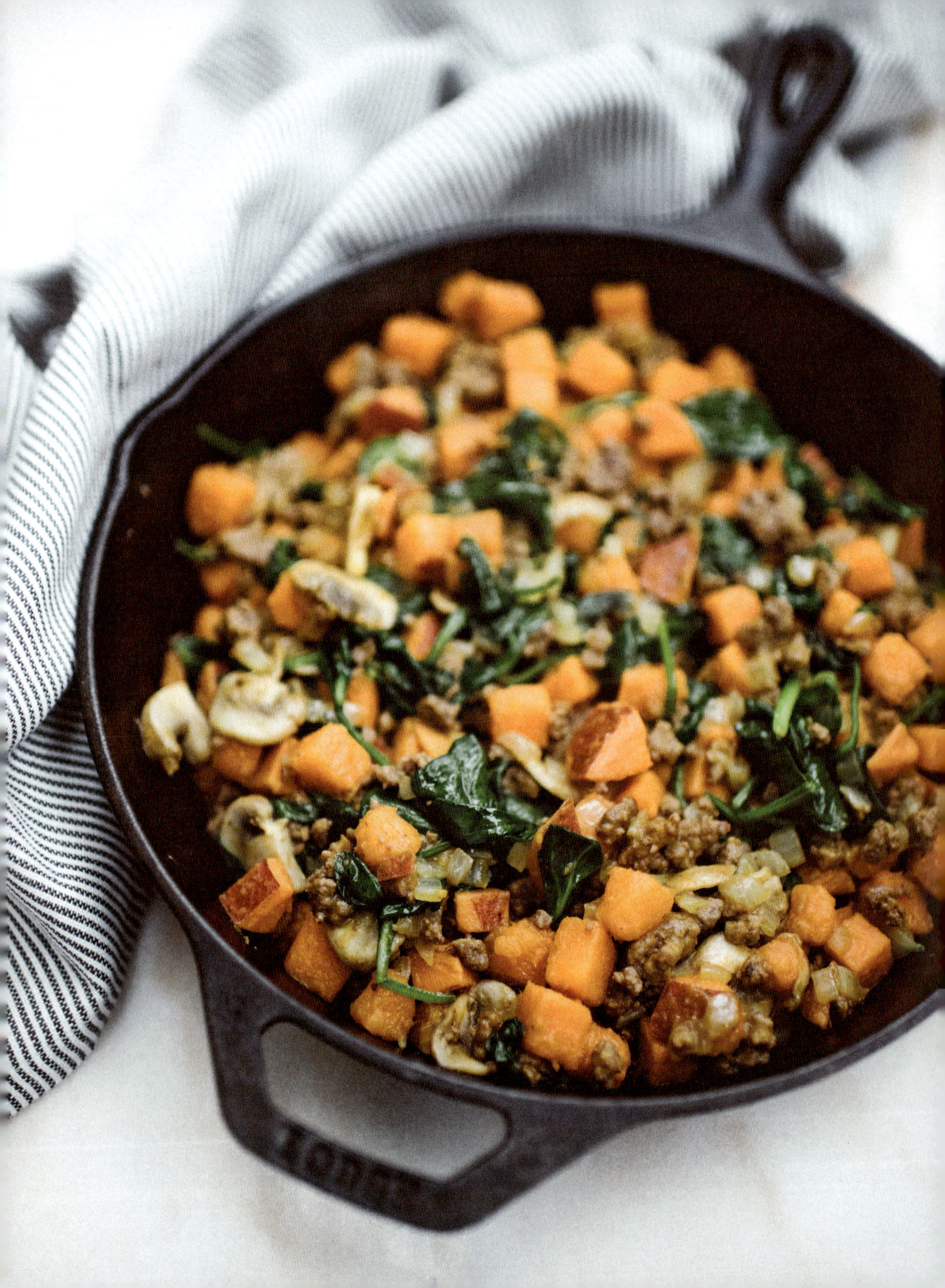

Hashi-Haschee

A AUTOIMMUN

Vorbereitungszeit: 5 Minuten
Zubereitungszeit: 20 Minuten
Portionen: 2

1 große Süßkartoffel, fein gewürfelt
140 g Champignons
½ weiße Zwiebel, fein gewürfelt
450 g Puten- oder Bisonhack
1 Handvoll Babyspinat
Meersalz oder rosafarbenes Himalayasalz, nach Geschmack

Dieses schmackhafte Rezept für Hashi-Haschee ist eine Entdeckung meines Ehemanns. Es hat so viele wertvolle Nährstoffe zu bieten! Süßkartoffeln und Spinat enthalten extrem viel Vitamin A, und wenn Sie das Gericht in einer gusseisernen Pfanne (die als Extrabonus von Natur aus antihaftbeschichtet ist) zubereiten, erhöhen Sie dadurch auch den Eisengehalt. Ich liebe es, wenn mich mein Göttergatte am Wochenende mit seinen Kochkünsten aufweckt!

1. Eine große gusseiserne Pfanne auf mittlerer bis hoher Stufe erhitzen.
2. Die gewürfelte Süßkartoffel in die Pfanne geben. So lange garen, bis sie halb durch ist und sich die Konsistenz irgendwo zwischen weich und fest bewegt (die Süßkartoffelwürfel sollten sich schwammartig anfühlen).
3. Pilze und Zwiebel zufügen. Unter Rühren 1–2 Minuten anschwitzen.
4. Nun das Hackfleisch zugeben. Zusammenhängende Stücke mit einem Pfannenwender zerkleinern und das Hack gleichmäßig in der Pfanne verteilen.
5. Den Deckel auflegen und alles so lange garen, bis das Hack komplett durch ist.
6. Den Babyspinat zugeben und mitgaren, bis er zusammenfällt.
7. Nach Belieben salzen und auf den Tisch bringen.

Nährstoffanalyse pro Portion: Protein (g) 24,58; Fett (g) 8,82; Kohlenhydrate (g) 16,48; B_{12} (µg) 1,14; Eisen (mg) 2,25; Jod (µg) 0; Magnesium (mg) 56,73; Kalium (mg) 593,59; Selen (µg) 27,42; Natrium (mg) 115,1

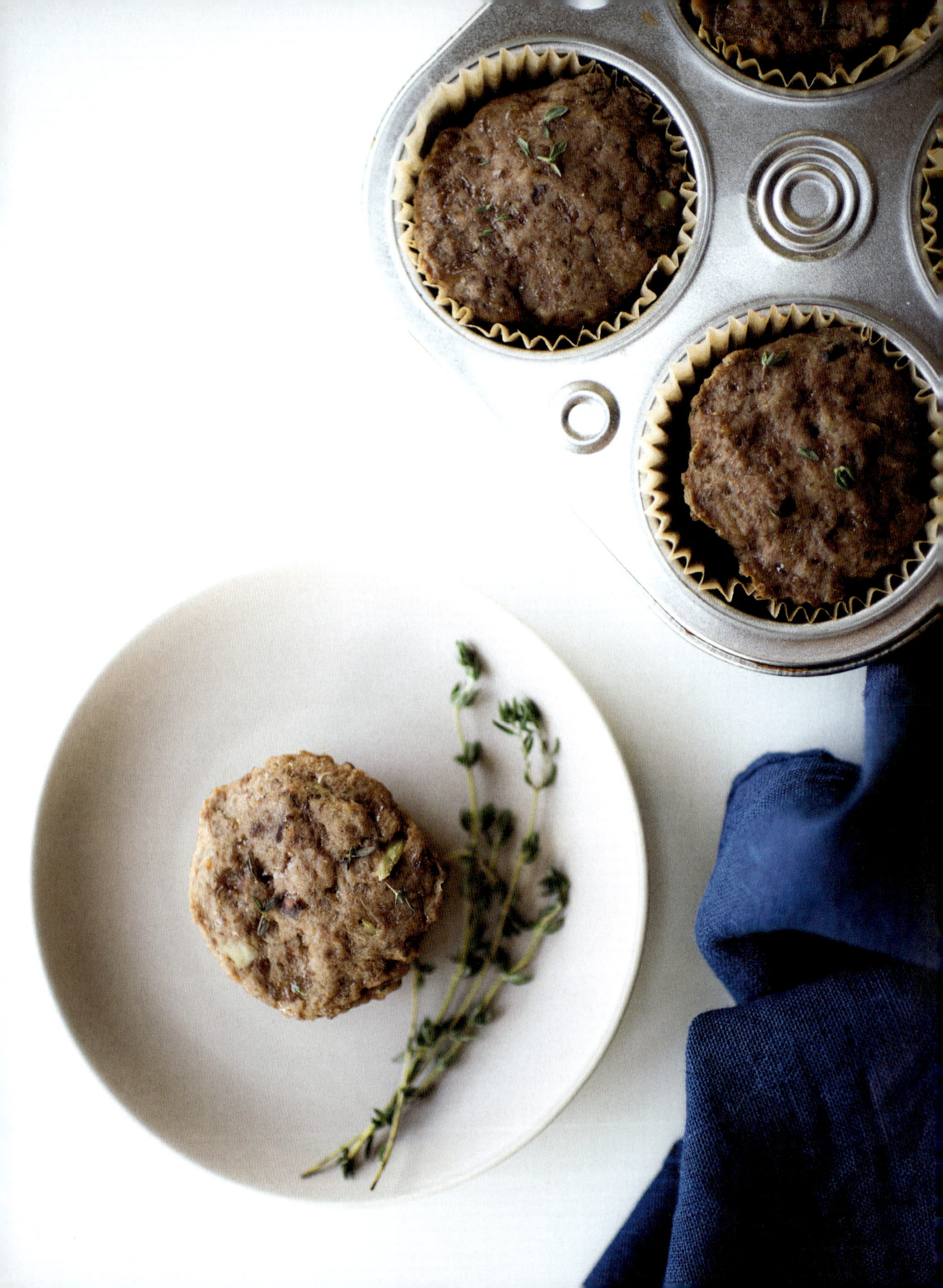

Ahornsirup-Hackfleisch-Muffins

Ⓐ AUTOIMMUN

Vorbereitungszeit: 45 Minuten

Zubereitungszeit: 20 Minuten pro Backvorgang

Portionen: 12 à 2 Muffins

500 ml Wasser

300 g Süßkartoffeln, gewürfelt

140 g Bacon, gekocht und gehackt

1 EL gehackter frischer Thymian oder 1 TL getrockneter Thymian

½ TL Knoblauchpulver

Meersalz oder rosafarbenes Himalayasalz, nach Geschmack

Schwarzer Pfeffer, nach Geschmack (falls verträglich)

4 EL Ahornsirup

900 g Rinder- oder Bisonhack

Nährstoffanalyse pro Portion: Protein (g) 15,25; Fett (g) 20,34; Kohlenhydrate (g) 9,24; B_{12} (µg) 1,83; Eisen (mg) 1,58; Jod (µg) 0; Magnesium (mg) 22,45; Kalium (mg) 312,75; Selen (µg) 14,45; Natrium (mg) 179,95

Ich liebe diese Ahornsirup-Hackfleisch-Muffins, die sich gleich in größerer Menge zubereiten lassen! Anstelle der normalen orangefarbenen Süßkartoffeln nehme ich hierfür weiße Süßkartoffeln, die mehr Stärke haben, aber weniger süß sind. Aber wenn Sie keine weißen Süßkartoffeln auftreiben können, kaufen Sie einfach normale. Ich verwende für dieses Rezept ein Muffinblech mit 24 Mulden, so kann ich zwei Dutzend Muffins auf einmal backen – sie eignen sich zu jeder Tageszeit perfekt als Snack zwischendurch!

1. Den Ofen auf 180 °C vorheizen.

2. Das Wasser in einem mittelgroßen Kochtopf mit Dämpfeinsatz auf hoher Stufe erhitzen und zum Kochen bringen.

3. Die Süßkartoffeln in den Einsatz legen und 10–12 Minuten dämpfen, bis sie sich leicht mit einer Gabel zerteilen lassen. Das restliche Wasser abgießen und die Süßkartoffeln abkühlen lassen.

4. Gekochte Süßkartoffeln, Bacon, Thymian, Knoblauchpulver, Salz, Pfeffer und Ahornsirup in einer Küchenmaschine zu einer dicken Paste verarbeiten.

5. Das Fleisch in eine große Schüssel füllen und die Süßkartoffel-Mischung zugeben. Alles gut miteinander vermischen.

6. In jede der 12 Muffinförmchen 5 EL der Fleisch-Süßkartoffel-Mixtur geben.

7. 15–20 Minuten auf der mittleren Einschubleiste im Ofen backen, bis die Muffins durch sind.

8. Die fertig gebackenen Muffins aus den Förmchen nehmen und die restliche Teig-Mischung wie beschrieben einfüllen und backen.

Chicken Tandoori

P PALÄO

Vorbereitungszeit: 10 Minuten

Zubereitungszeit: 6–8 Stunden im Slow Cooker

Portionen: 4–6

1 Hähnchen, in Stücke zerteilt, oder 8 Hähnchen-Unterschenkel

1 TL Kurkuma

1 TL Paprika (falls verträglich)

1 TL Currypulver (falls verträglich, oder AI Currypulver, Seite 109)

1 TL Knoblauchpulver

1 TL Meersalz oder rosafarbenes Himalayasalz

½ TL schwarzer Pfeffer (falls verträglich)

500 ml Kokosmilch

Diese leckere Chicken-Tandoori-Variante lässt sich so einfach zubereiten, dass ich dieses Rezept gern an hektischen Arbeitstagen oder für große Dinnerpartys verwende. Das in Kurkuma und Curry vorhandene Kurkumin trägt dazu bei, die Darmbarriere vor bakteriellen Infektionen zu schützen, einen durchlässigen Darm zu heilen, die Leberfunktion zu verbessern und hat bei Schilddrüsenkrebs sogar eine tumorhemmende Wirkung gezeigt. Zudem besitzt Kurkumin antientzündliche Eigenschaften! Leider verlässt über die Nahrung aufgenommenes Kurkumin den Körper im Vergleich zu supplementiertem Kurkumin relativ schnell. Die Verweildauer im Körper lässt sich jedoch steigern, wenn man Kurkumin zusammen mit Pfeffer konsumiert.

Alle Zutaten in den Slow Cooker geben und auf niedriger Stufe 6–8 Stunden kochen lassen.

Nährstoffanalyse pro Portion: Protein (g) 33,80; Fett (g) 35,61; Kohlenhydrate (g) 2,39; B_{12} (µg) 0,32; Eisen (mg) 3,34; Jod (µg) 0; Magnesium (mg) 65,58; Kalium (mg) 689,16; Selen (µg) 20,64; Natrium (mg) 127,27

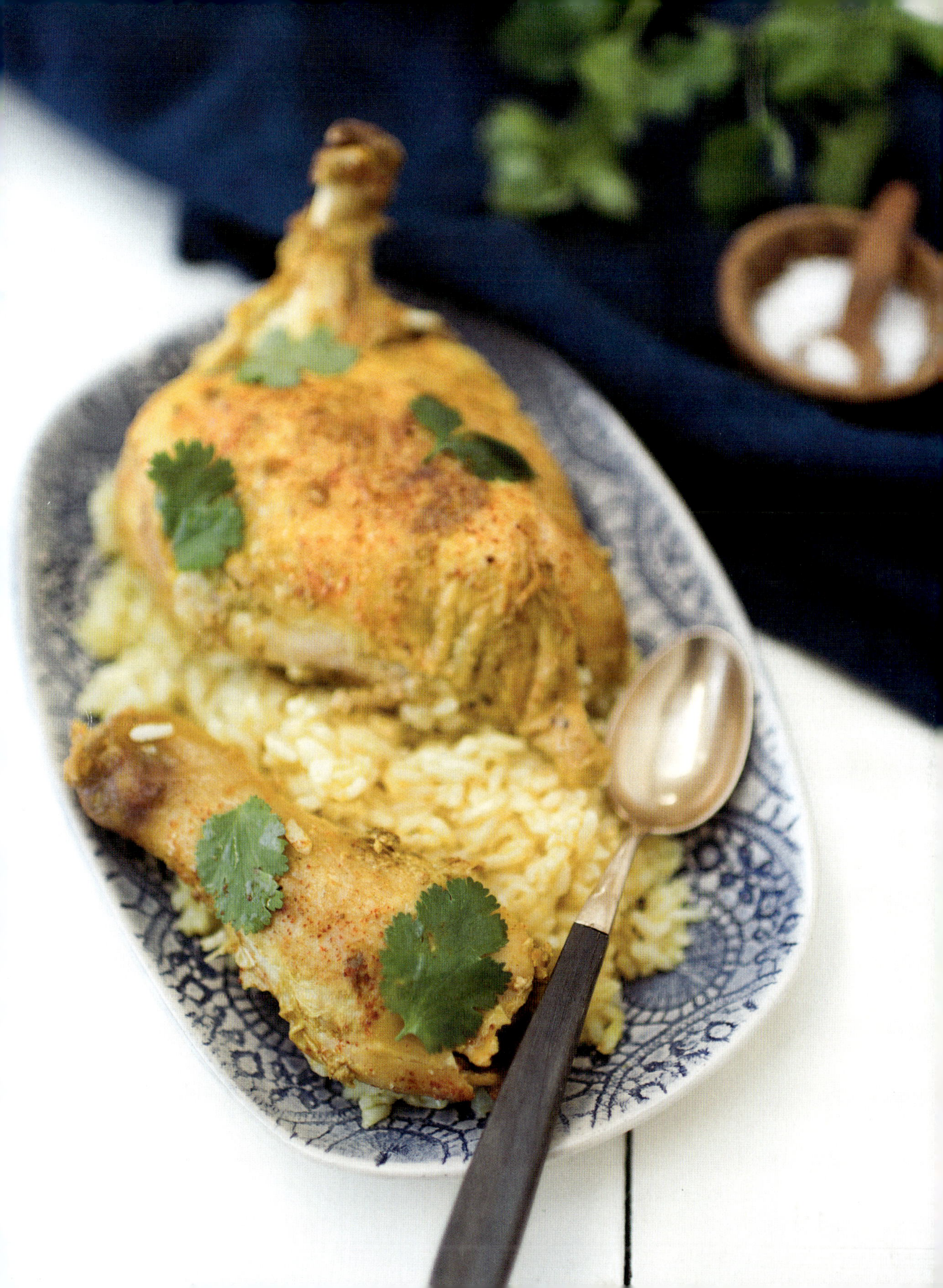

Exotische Hähnchenspieße vom Grill

Ⓐ AUTOIMMUN

Vorbereitungszeit: 1 Stunde 12 Minuten

Zubereitungszeit: 30 Minuten

Portionen: 4

MARINADE

Saft von 1 Zitrone

Saft von 1 Limette

1 EL Olivenöl

1 TL Knoblauch, fein gehackt

½ TL getrockneter Thymian

SPIESSE

230 g Hähnchenbrust ohne Knochen, in 2,5 cm große Würfel geschnitten

1 große Zucchini, in 1,25 cm dicke Scheiben geschnitten

1 große Ananas, in 2,5 cm große Stücke geschnitten

230 g Champignons, Stiele entfernt

½ rote Zwiebel, in 2,5 cm große Stücke geschnitten

12 Holzspieße (10–12 cm lang), 30 Minuten in Wasser eingeweicht

Hier kommt ein einfaches Rezept für ein Abendessen unter der Woche; Sie können es auch schon am Vorabend zubereiten. Wenn die exotischen Hähnchenspieße bereits kochfertig vorbereitet sind, brauchen Sie sie nur noch in den Ofen zu schieben. Dazu passt ein rasch angerichteter Beilagensalat, etwa mein knackiger Rucola-Salat (Seite 222).

1. Die Zutaten für die Marinade in einer mittelgroßen Schüssel miteinander vermischen. Die Hähnchenstücke hineingeben und 1 Stunde in den Kühlschrank stellen.

2. Den Ofen auf 180 °C vorheizen.

3. Das Hähnchenfleisch aus der Marinade nehmen. Abwechselnd Fleisch, Obst und Gemüse auf die Spieße stecken: Auf jedes Stück Fleisch folgt ein Stück Obst oder Gemüse. Die Marinade entsorgen.

4. Die Spieße auf ein Backblech mit Rand legen und von jeder Seite 12 Minuten im Ofen rösten.

5. Den Ofengrill anschalten.

6. Die Spieße von jeder Seite 3 Minuten unter den Ofengrill schieben, bis das Fleisch durch und das Gemüse leicht gebräunt ist.

7. Alternativ können Sie die Spieße auch auf den Grill legen und von jeder Seite 5–10 Minuten grillen, bis das Fleisch durch ist.

Nährstoffanalyse pro Portion: Protein (g) 16,56; Fett (g) 5,48; Kohlenhydrate (g) 22,15; B_{12} (µg) 0,15; Eisen (mg) 1,32; Jod (µg) 0; Magnesium (mg) 48,09; Kalium (mg) 682,37; Selen (µg) 19,14; Natrium (mg) 133,15

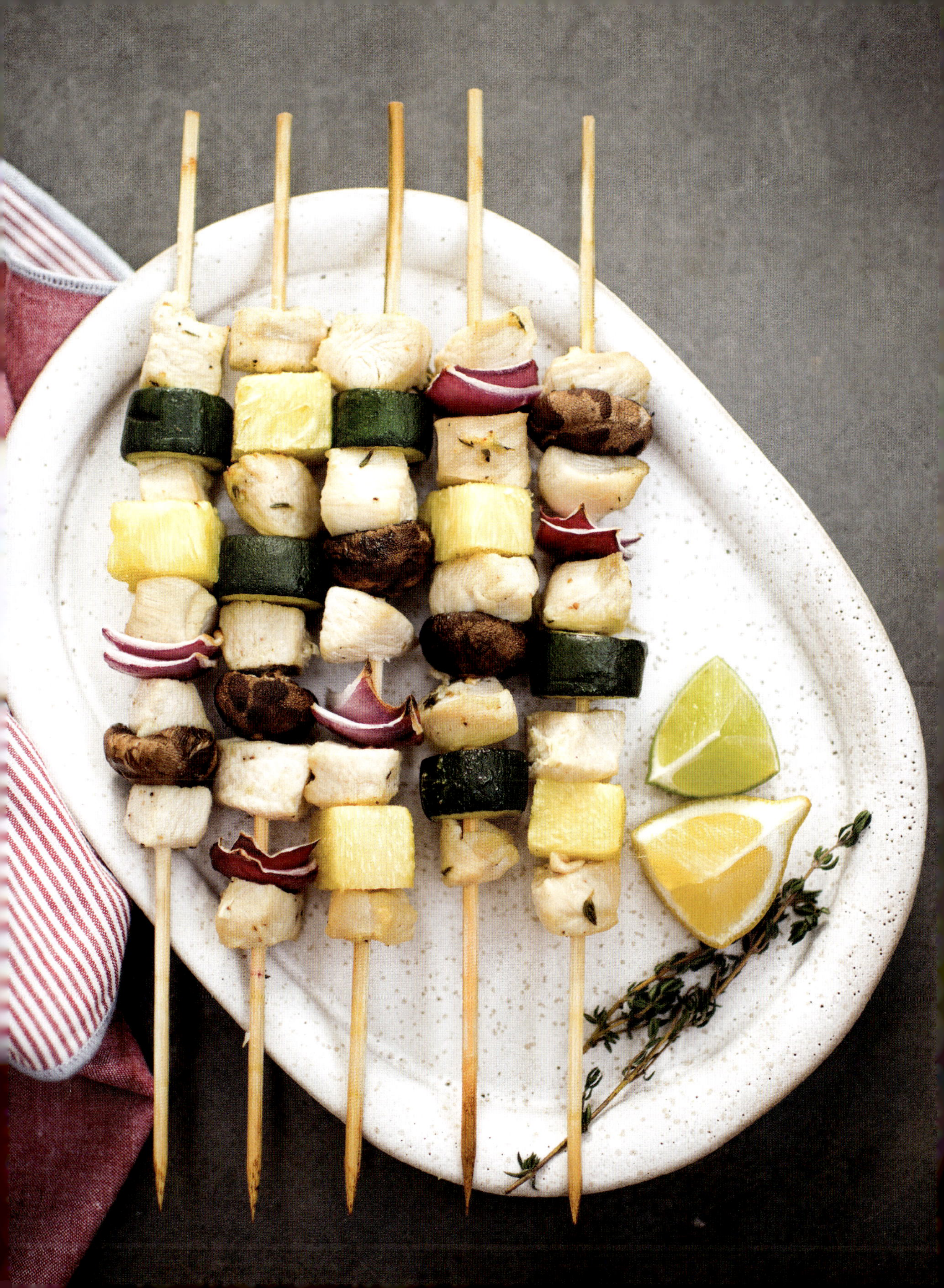

Lachs-Pastinaken-Küchlein

P PALÄO

Vorbereitungszeit: 12 Minuten

Zubereitungszeit: 20 Minuten

Portionen: 8

KÜCHLEIN

400 g gekochter Lachs, blättrig zerteilt

1 großes Ei, verquirlt

Meersalz oder rosafarbenes Himalayasalz, nach Geschmack

Schwarzer Pfeffer, nach Geschmack (falls verträglich)

140 g Pastinaken, zerkleinert

2 EL Mandelmehl

1 EL gehackte frische Petersilie

1 mittelgroße Schalotte, fein gehackt

½ TL Knoblauchpulver

1 EL Kokosöl

ZITRONEN-OLIVENÖL-DRESSING

60 ml Zitronensaft

3 EL Olivenöl

1 Knoblauchzehe, fein gehackt

2 TL Honig

1 TL getrocknetes Dillkraut

Hier kommt meine Interpretation von Krabbenküchlein – anstelle von Krabben nehme ich aber lieber Lachs, der reich an Omega-3-Fettsäuren ist! Servieren Sie diese Lachs-Pastinaken-Küchlein mit einem Beilagensalat zum Mittagessen. Sie können auch kleinere Küchlein formen und diese als Appetithappen mit Zitronen-Olivenöl-Dressing reichen: Auf jeden Fall treffen Sie damit ins Schwarze!

1. Den Ofen auf 180 °C vorheizen.

2. Lachs, Ei, Salz, Pfeffer, Pastinaken, Mandelmehl, Petersilie, Schalotte und Knoblauchpulver in einer großen Schüssel mischen. Aus der Lachs-Mischung handtellergroße Küchlein formen (für Appetithappen die Küchlein etwas kleiner machen).

3. Das Kokosöl in einer großen Pfanne auf mittlerer Stufe erhitzen. Die Lachsküchlein zugeben und von jeder Seite 5 Minuten braten, bis sie golden gefärbt sind. Beim Wenden darauf achten, dass die Küchlein nicht auseinanderfallen.

4. Die gebräunten Lachs-Pastinaken-Küchlein in eine große Auflaufform setzen und 10 Minuten im Ofen backen, bis sie auch in der Mitte komplett durchwärmt sind.

5. Für das Zitronen-Olivenöl-Dressing die Zutaten verquirlen oder in einem Mixer durcharbeiten. Zu den Lachsküchlein reichen oder diese damit beträufeln.

Nährstoffanalyse pro Portion: Protein (g) 36,83; Fett (g) 27,11; Kohlenhydrate (g) 11,95; B_{12} (µg) 5,52; Eisen (mg) 2,31; Jod (µg) 27; Magnesium (mg) 73,66; Kalium (mg) 1070,95; Selen (µg) 67,12; Natrium (mg) 196,5

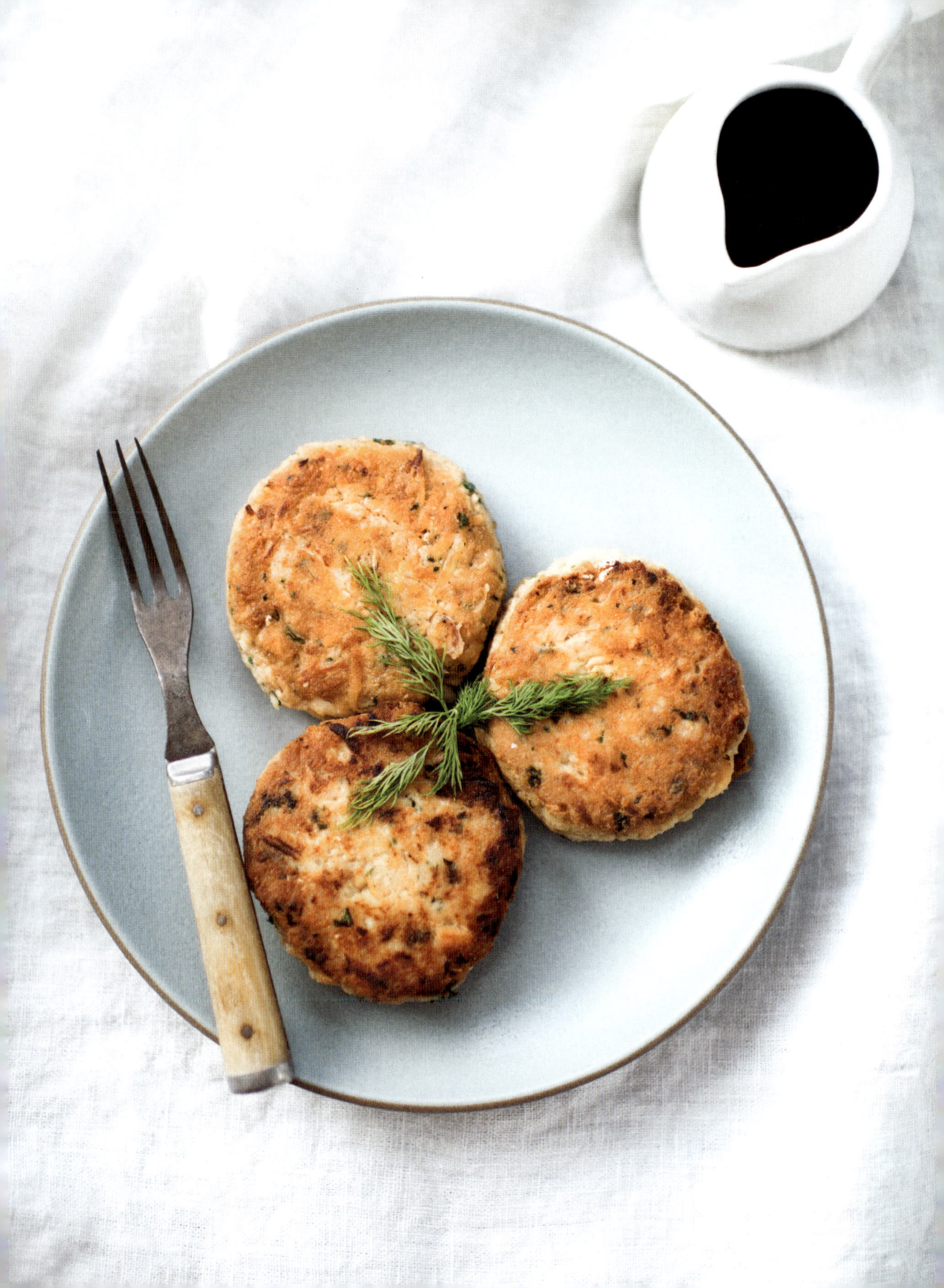

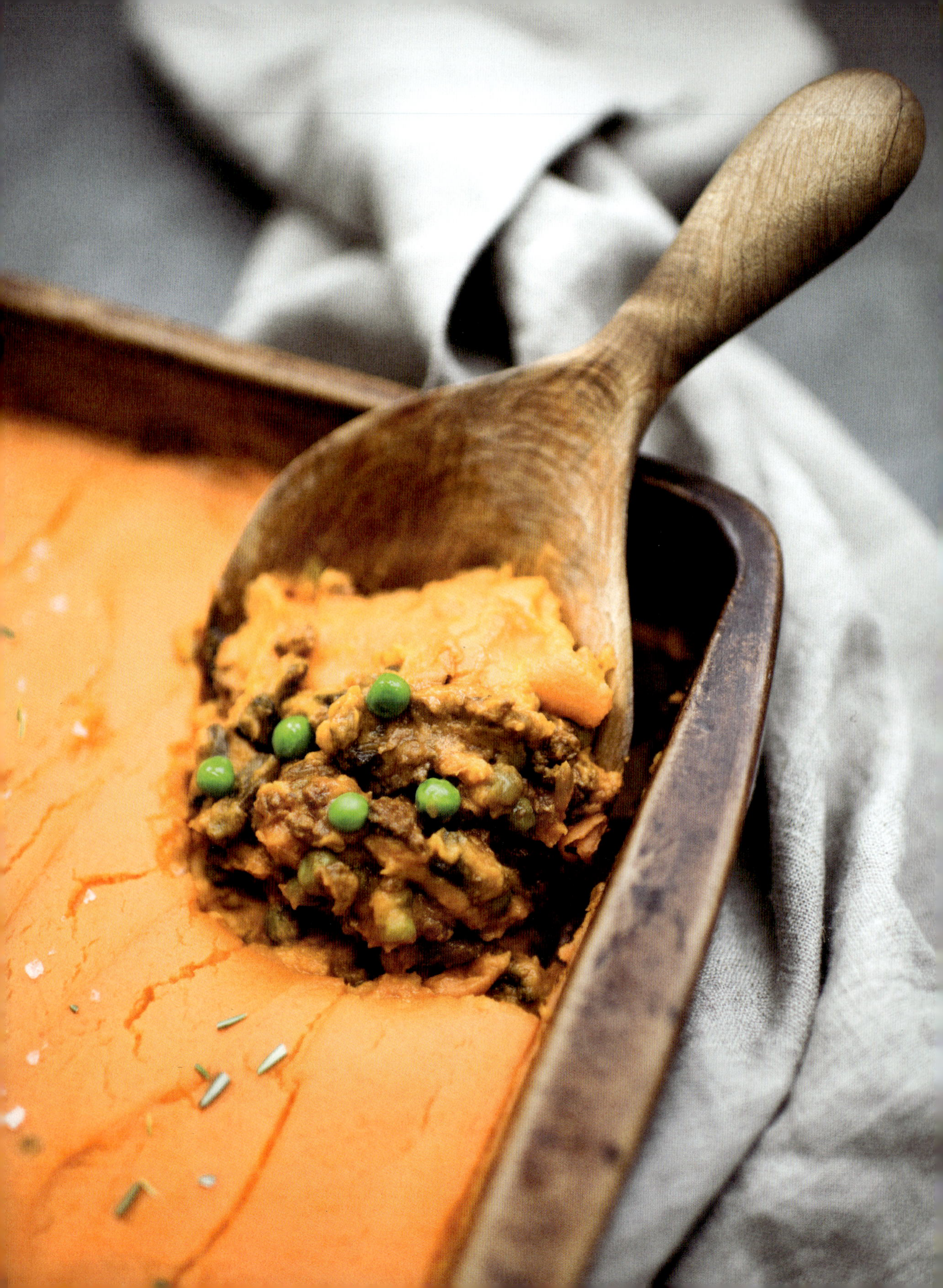

Shepherd's Pie

P PALÄO

Vorbereitungszeit: 15 Minuten

Zubereitungszeit: 10–15 Minuten

Portionen: 4–6

HACKFLEISCH-GEMÜSE-BASIS

1 EL Kokosöl
1 gelbe Zwiebel, gewürfelt
2 Möhren, geschält und gewürfelt
200 g TK-Erbsen
3 Knoblauchzehen, gehackt
150 g Pilze, grob zerkleinert
230 g Rinderhack
230 g Lammhack
3 EL Tomatenmark
175 ml Wasser oder Knochenbrühe
2 EL frischer Rosmarin
Meersalz, nach Geschmack
Schwarzer Pfeffer, nach Geschmack

TOPPING

3 große Süßkartoffeln, geschält und in große Stücke zerteilt
125 ml vollfette Kokosmilch (Dose)
Meersalz, nach Geschmack
Schwarzer Pfeffer, nach Geschmack

> Nährstoffanalyse pro Portion: Protein (g) 8,36, Fett (g) 20,82; Kohlenhydrate (g) 25,56; B_{12} (µg) 1,78; Eisen (mg) 3,1; Jod (µg) 1,48; Magnesium (mg) 59,14; Kalium (mg) 832,45; Selen (µg) 17,79; Natrium (mg) 174,04

1. Den Ofen auf 180 °C vorheizen.
2. Das Öl in einer Pfanne mit schwerem Boden auf mittlerer Stufe erhitzen. Zwiebel, Möhren, Erbsen und Knoblauch 5–6 Minuten andünsten.
3. Die Pilze zufügen und weich garen.
4. Nun Rinder- und Lammhack zufügen, größere Stücke dabei mit einem Holzlöffel zerkleinern. So lange anbraten, bis das Hack gut gebräunt ist.
5. Wenn die Möhren weich sind, das Tomatenmark sowie Wasser beziehungsweise Knochenbrühe zugeben und alles 3–4 Minuten simmern lassen.
6. Die Pfanne vom Feuer nehmen. Rosmarin, Salz und Pfeffer zufügen.
7. Die Mischung in eine Auflaufform (22,5 × 22,5 cm) aus Glas geben.
8. Die Süßkartoffeln in 10–12 Minuten weich dämpfen.
9. Die noch warmen Süßkartoffeln in eine Schüssel geben und mit der Kokosmilch verquirlen, dabei die Kokosmilch nicht auf einmal, sondern in Portionen zugeben. Das Süßkartoffelpüree sollte zum Schluss glatt sein und sich gut verstreichen lassen. Mit Salz und Pfeffer würzen.
10. Die aufgeschlagenen Süßkartoffeln gleichmäßig auf der Hack-Gemüse-Mischung verteilen.
11. 10–15 Minuten im Ofen überbacken.
12. Vor dem Servieren 5 Minuten ruhen lassen.

Gebratener Reis mit Rinderhack

EINFÜHRUNG

Vorbereitungszeit: 10 Minuten
Zubereitungszeit: 20 Minuten
Portionen: 6

2 EL Kokosöl
130 g Zwiebeln, gehackt
1 TL Knoblauch, fein gehackt
450 g Rinderhack
2 TL Knoblauchpulver
130 g Möhren, fein gehackt
100 g Stangensellerie, fein gehackt
160 g TK-Erbsen
370 g gekochter Reis oder die entsprechende Menge gekochter Blumenkohlreis
4 große Eier, verquirlt
250 ml Coconut Aminos
Meersalz oder rosafarbenes Himalayasalz, nach Geschmack
Schwarzer Pfeffer, nach Geschmack (falls verträglich)

Nährstoffanalyse pro Portion: Protein (g) 19,46; Fett (g) 28,08; Kohlenhydrate (g) 18,62; B_{12} (µg) 2,3; Eisen (mg) 2,6; Jod (µg) 17,18; Magnesium (mg) 36,9; Kalium (mg) 537,08; Selen (µg) 20,92; Natrium (mg) 1060,01

Gebratener Reis mit Rindfleisch zählt zu den ultimativen Wohlfühlgerichten in diesem Kochbuch. Für die Paläodiät geeignet wird das Gericht, wenn Sie Blumenkohlreis statt normalen Reis verwenden. Er ist eine wunderbare getreidefreie Alternative, die in punkto Geschmack und Konsistenz dem gekochten Reis nahekommt. Außerdem bereichert er Ihr Essen durch eine gesunde Portion Kreuzblütlergemüse, dem man entgiftende Eigenschaften zuschreibt. In einigen Lebensmittelläden finden Sie bereits zu Körnern zerkleinerten Blumenkohl. Sie können aber auch Ihren eigenen Blumenkohlreis herstellen, indem Sie die Röschen in einer Küchenmaschine zu »Reis« verarbeiten.

1. Das Öl in einem Wok oder einer gusseisernen Pfanne (30 cm Durchmesser) auf mittlerer bis hoher Stufe erhitzen. Zwiebeln und Knoblauch zufügen und 3 Minuten anschwitzen, bis die Zwiebel weich zu werden beginnt.

2. Nun Hack und Knoblauchpulver in die Pfanne geben und 3–5 Minuten anbräunen.

3. Möhren, Sellerie und Erbsen zufügen und alles nochmals 3 Minuten garen. Dann den Reis beziehungsweise Blumenkohlreis unterrühren.

4. Das Kochgut an den Rand der Pfanne schieben. Die verquirlten Eier in die frei gewordene Mitte geben. Die stockenden Eier verrühren und mit den anderen Zutaten vermischen.

5. Das Gericht weitere 5–10 Minuten garen, bis Fleisch und Gemüse durch sind.

6. Coconut-Aminos-Soße zufügen und alles verrühren. Nach Geschmack mit Salz und Pfeffer würzen.

7. Warm auf den Tisch bringen.

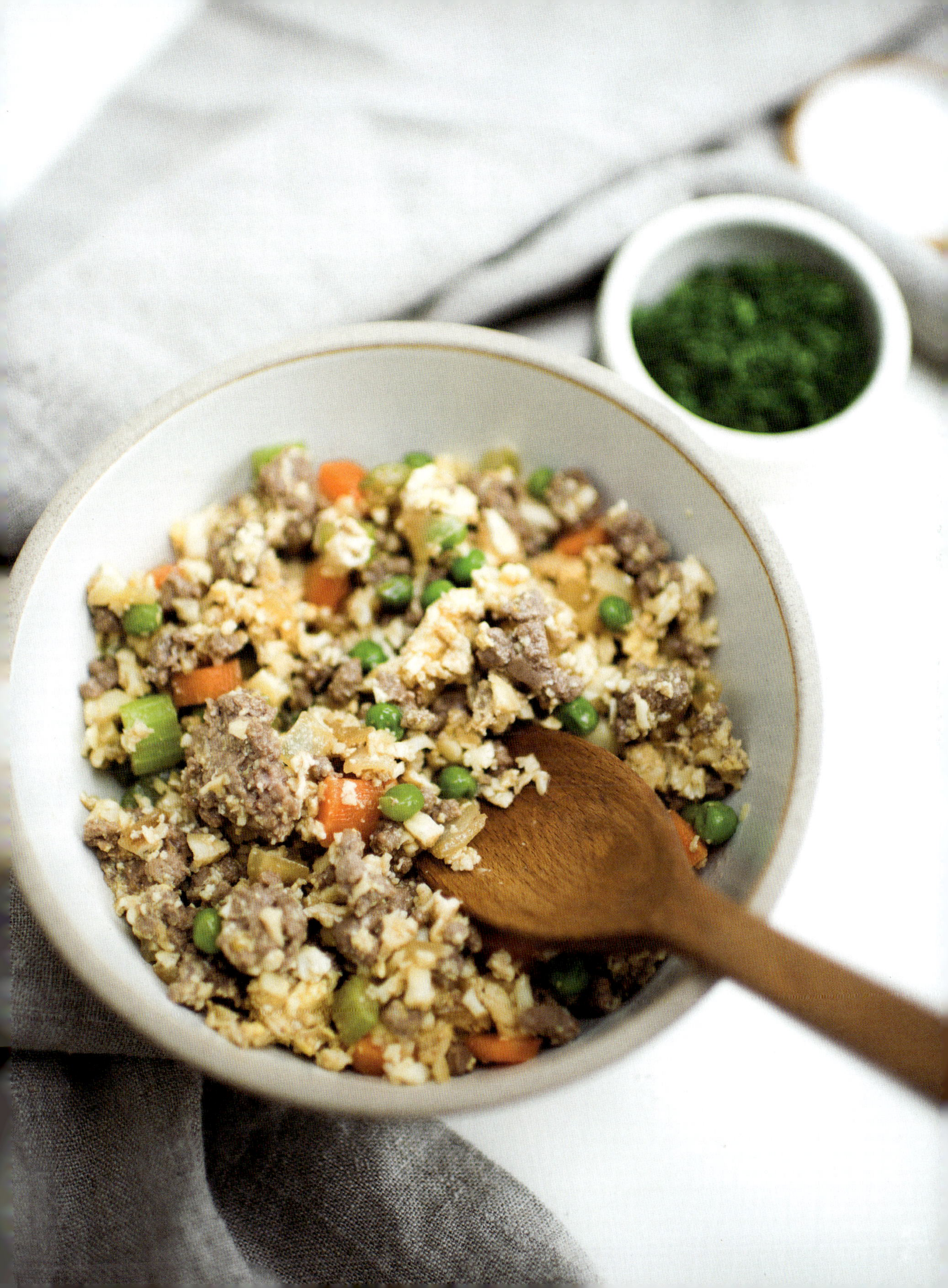

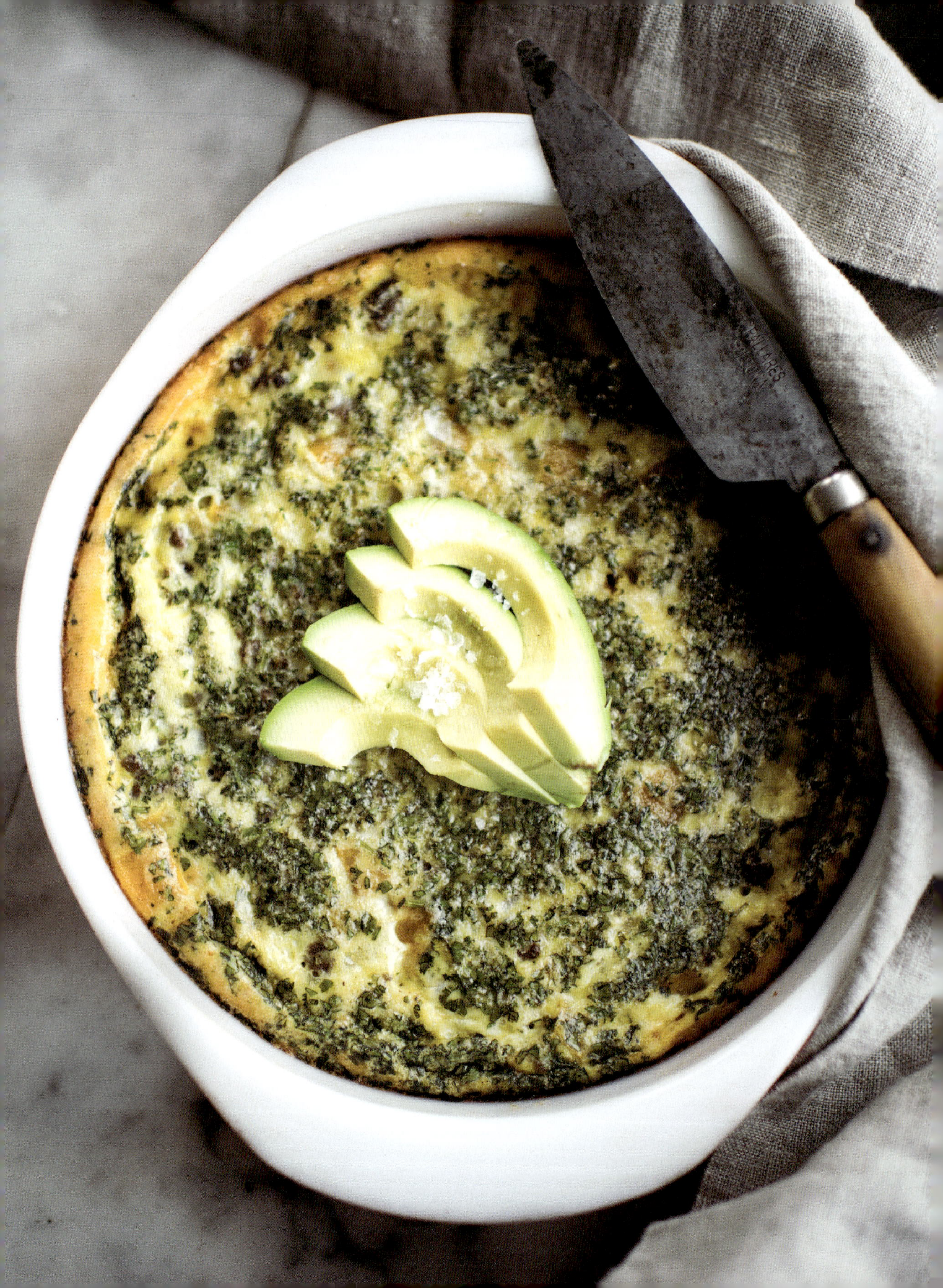

Mexikanische Quiche

P PALÄO

Vorbereitungszeit: 15 Minuten
Zubereitungszeit: 20 Minuten
Portionen: 4

- 1 EL Kokosöl
- 450 g Rinderhack
- ½ mittelgroße Zwiebel, gewürfelt
- 1 große gelbe Gemüsepaprika, entkernt und gewürfelt
- 1 TL Knoblauchpulver
- 8 große Eier, verquirlt
- 60 ml Kokosmilch, ungesüßt
- Schwarzer Pfeffer, nach Geschmack (falls verträglich)
- 15 g frischer Koriander, gehackt
- 1 große Avocado, entsteint und aufgeschnitten
- Meersalz oder rosafarbenes Himalayasalz, nach Geschmack

Diese leckere, einfach herzustellende mexikanische Quiche kommt ohne Kruste aus. Sie eignet sich prima als gesundes Frühstück, schmeckt aber mit einem Beilagensalat auch mittags oder abends köstlich. Ich reiche diese Quiche gern zum Brunch mit Freunden und Familie.

1. Den Ofen auf 190 °C vorheizen.

2. Das Öl in einer großen Pfanne auf mittlerer Stufe erhitzen. Hack, Zwiebel, Gemüsepaprika und Knoblauchpulver 10 Minuten anbraten, bis das Fleisch durch und das Gemüse knackig-zart ist.

3. Die Hack-Mischung in eine Auflaufform (22,5 × 32,5 cm) geben und gleichmäßig verteilen.

4. Eier, Kokosmilch, Pfeffer und Koriander in einer großen Schüssel miteinander verquirlen und über die Hack-Mischung gießen.

5. Die Quiche 15–20 Minuten im Ofen backen, bis die Eier gestockt sind. Abkühlen lassen und mit der Avocado krönen. Nach Geschmack mit Salz würzen und servieren.

Nährstoffanalyse pro Portion: Protein (g) 21,97; Fett (g) 32,24; Kohlenhydrate (g) 5,74, B_{12} (µg) 2,58, Eisen (mg) 2,87; Jod (µg) 32, Magnesium (mg) 35,37, Kalium (mg) 505,96; Selen (µg) 30,44; Natrium (mg) 356,27

Brokkoli-Hähnchen-Quiche

PALÄO

Vorbereitungszeit: 5 Minuten
Zubereitungszeit: 25 Minuten
Portionen: 4

1 EL Kokosöl
230 g Hähnchenbrust ohne Knochen, zerkleinert
1 kleine Stange Lauch, zerkleinert
80 g Pilze, aufgeschnitten
350 g Brokkoliröschen (etwa ¾ eines mittelgroßen Brokkoli-Kopfes)
6 Eier, verquirlt
60 ml ungesüßte Mandelmilch
Meersalz oder rosafarbenes Himalayasalz, nach Geschmack
Schwarzer Pfeffer, nach Geschmack (falls verträglich)
1 TL frischer Rosmarin, fein gehackt

Brokkoli-Hähnchen-Quiche ergibt eine perfekte Mahlzeit, die jedem Familienmitglied schmeckt. Durch die Kombination von eiweißreichem Hühnchen, mit Selen vollgepackten Pilzen und folatreichem Brokkoli wird diese Quiche zu einem wahren Nährstoff-Booster. Wenn dann noch das hochwertige Eiweiß der Eier dazukommt, lässt diese Quiche ganz bestimmt keine Wünsche mehr offen.

1. Den Ofen auf 190 °C vorheizen.

2. Das Kokosöl in einer ofenfesten Pfanne (30 cm Durchmesser) auf mittlerer Stufe erhitzen und das Hähnchenfleisch 5 Minuten anbraten.

3. Lauch, Pilze und Brokkoli zufügen und weitere 5 Minuten garen, bis das Fleisch durch ist und das Gemüse anfängt, weich zu werden.

4. In einer großen Schüssel die verquirlten Eier mit Mandelmilch, Salz, Pfeffer und Rosmarin verquirlen und über die Hähnchen-Gemüse-Mischung in der Pfanne geben.

5. Die Pfanne in den Ofen schieben und die Quiche 20 Minuten backen, bis sich die Eier gesetzt haben. Falls Sie keine ofenfeste Pfanne haben, geben Sie die Hähnchen-Gemüse-Mischung in eine Auflaufform (22,5 × 22,5 cm), gießen die Eier-Mischung zu und schieben das Gericht in den Ofen.

6. Aufschneiden und servieren.

Nährstoffanalyse pro Portion: Protein (g) 21,64; Fett (g) 11,97; Kohlenhydrate (g) 7,65; B_{12} (µg) 0,77; Eisen (mg) 2,35; Jod (µg) 36; Magnesium (mg) 29,68; Kalium (mg) 364,8; Selen (µg) 35,18; Natrium (mg) 251,66

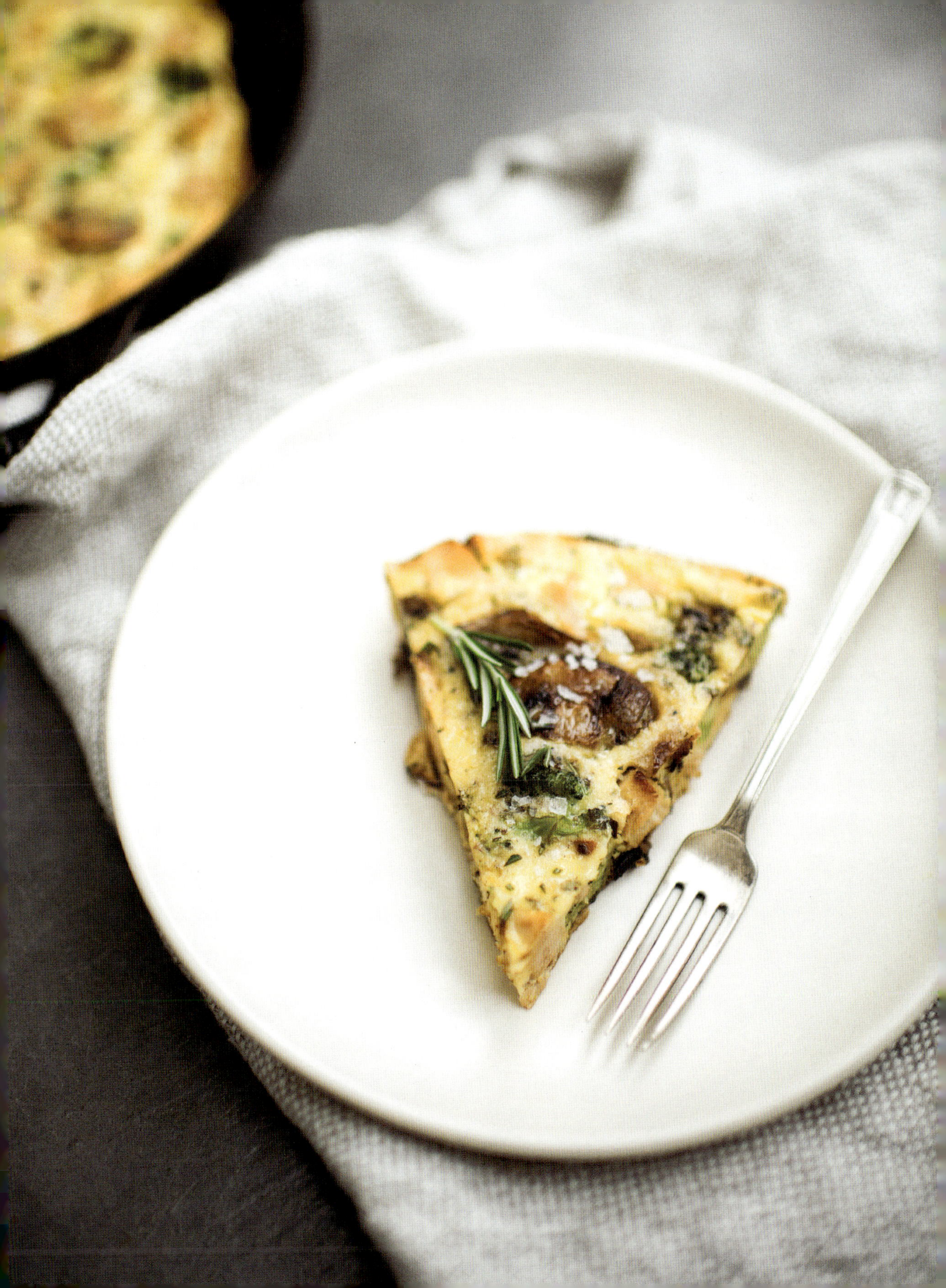

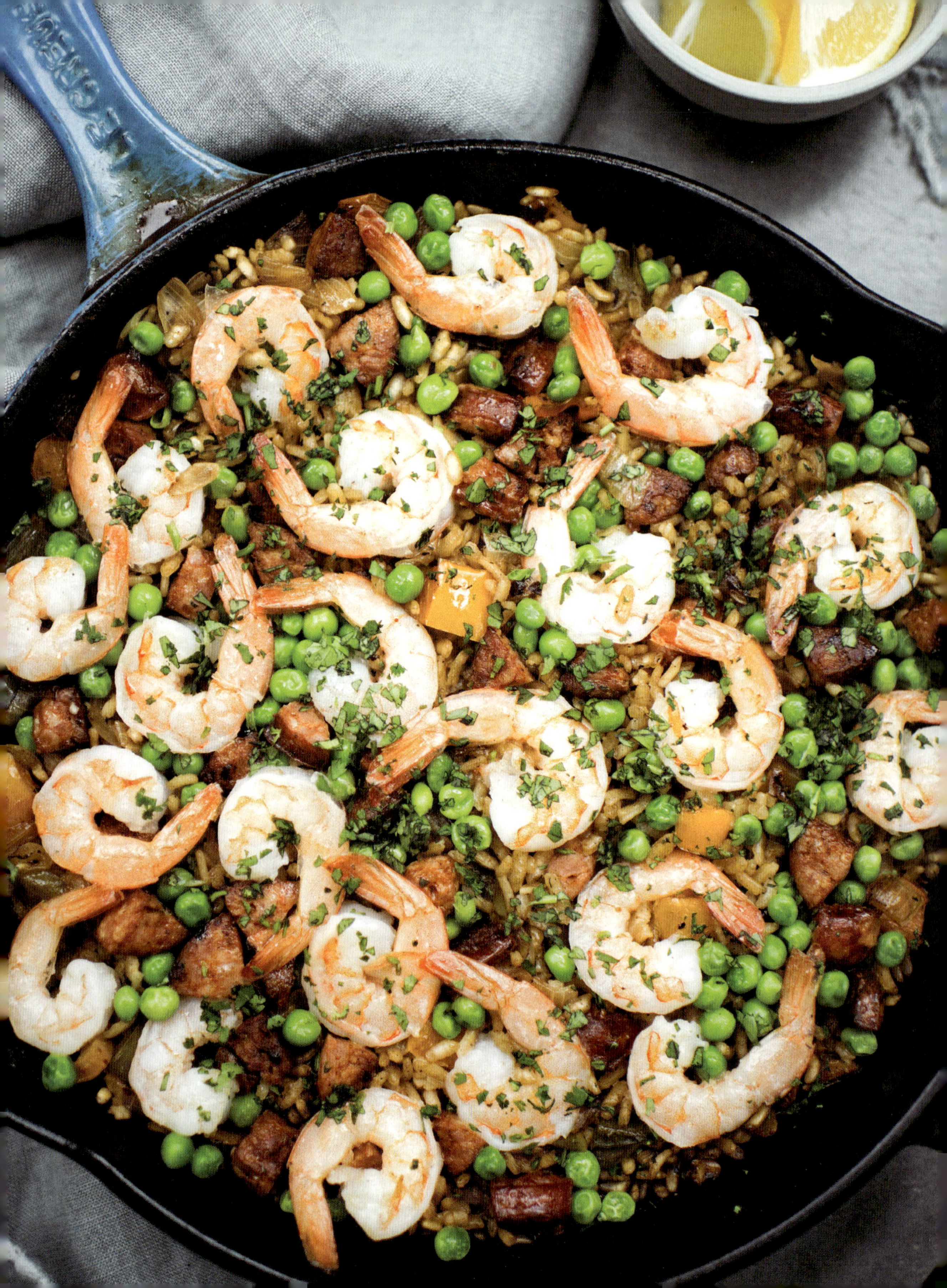

Paella

EINFÜHRUNG

Vorbereitungszeit: 30 Minuten
Zubereitungszeit: 30–40 Minuten
Portionen: 8

380 g Calasparra-Reis (oder ein anderer Rundkornreis)

1 l Wasser

1 l Knochenbrühe (Seite 151)

1 EL Olivenöl

450 g Meeresfrüchte (Shrimps, Calamari, Kamm-Muscheln oder eine Mischung), aufgetaut

300 g Würstchen (frei von Gluten, Milchprodukten und Konservierungsmitteln), in Würfel geschnitten

220 g TK-Erbsen

½ grüne Gemüsepaprika, gewürfelt

½ orangefarbene Gemüsepaprika, entkernt und gewürfelt

½ TL Safran

Meersalz, nach Geschmack

2 Zitronen, geviertelt, zum Anrichten

Nährstoffanalyse pro Portion: Protein (g) 21,7; Fett (g) 7,79; Kohlenhydrate (g) 7,88; B_{12} (µg) 0,84; Eisen (mg) 1,24; Jod (µg) 24,51; Magnesium (mg) 47,72; Kalium (mg) 361,17; Selen (µg) 23,07; Natrium (mg) 648,95

Dieses Paellagericht liefert äußerst leckere Reste, die sich ganz einfach im Ofen in einer feuerfesten Form wieder aufwärmen lassen.

1. Reis, Wasser und Knochenbrühe in einer großen Paellapfanne oder einer großen gusseisernen Pfanne (30–37,5 cm Ø) bei starker Hitze zum Kochen bringen. Dann die Hitze auf niedrige Stufe zurücknehmen und die Paella 18–20 Minuten leise simmern lassen, bis der Reis gar ist. Damit nichts am Boden anhaftet, alle 5–7 Minuten umrühren.

2. Während der Reis kocht, Olivenöl und Meeresfrüchte in einer zweiten Pfanne 5–7 Minuten garen, bis die Meeresfrüchte nicht mehr so durchsichtig erscheinen.

3. Den Ofengrill vorheizen.

4. Falls Sie klein geschnittene Würstchen verwenden, diese zu den Meeresfrüchten geben und 2–3 Minuten mitdünsten, bis sie erwärmt sind

5. Erbsen und Gemüsepaprika in die Pfanne mit den Meeresfrüchten geben und so lange dünsten, bis das Gemüse gar ist.

6. Nun die Meeresfrüchte-Mischung in die Reispfanne geben und alles gut durchmischen.

7. Safran und nach Belieben Salz zufügen (ich nehme etwa 2 TL) und die Zutaten vermengen.

8. Wenn alles gut vermischt ist, die Paellapfanne beziehungsweise die gusseiserne Pfanne in den Ofen schieben und 5–7 Minuten grillen.

9. Mit Zitronenvierteln garniert auf den Tisch bringen.

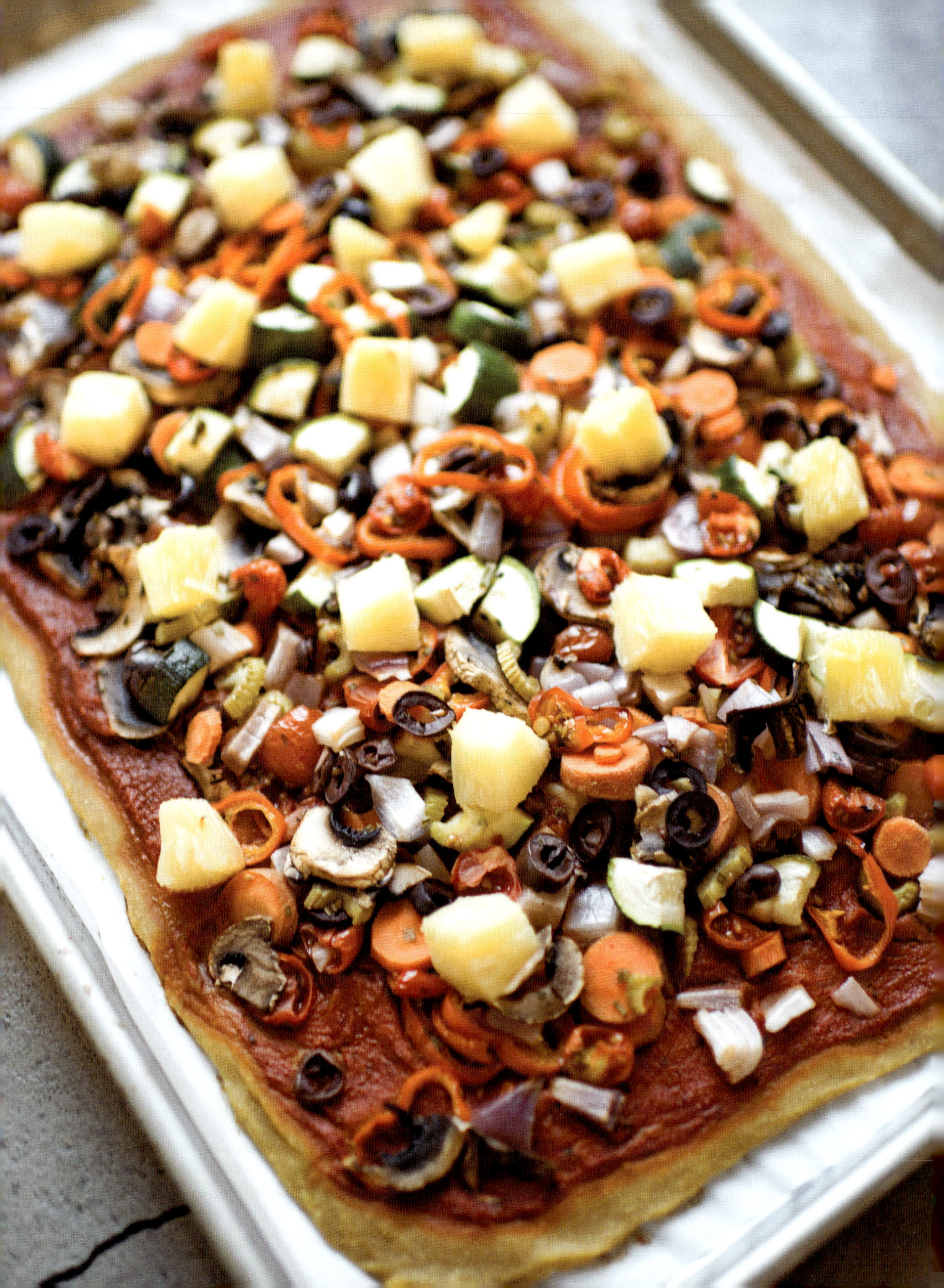

Paläo-Pizza

P PALÄO

Vorbereitungszeit: 15 Minuten

Zubereitungszeit: 20–25 Minuten

Portionen: 6

Hinweis: Diese Pizza ist biegsam; man kann sie wie einen Wrap zusammenrollen!

Mein Mann ist ganz verrückt nach Pizza! Bevor ich begann, mich gluten- und milchfrei zu ernähren, teilten wir uns jeden Freitagabend eine Pizza. Ich nannte ihn damals immer meine »Teenage Mutant Ninja Turtle«. Obwohl er keine Autoimmunkrankheit hat, fühlt er sich als Sportler besser, wenn er sich nach der Paläo-Diät ernährt. Ich habe dieses Paläo-Pizza-Rezept für ihn kreiert. Die Konsistenz des aus Kochbananen bestehenden Bodens ist ein Volltreffer und erinnert an die Deep-Dish-Pizza – die aus Chicago stammt, wo ich aufgewachsen bin. Ich hoffe, Ihnen schmeckt die Paläo-Pizza genauso gut wie uns!

BODEN

4 grüne Kochbananen, geschält und gewürfelt

250 ml Wasser

75 ml Olivenöl nativ extra

3 Knoblauchzehen

1 TL Meersalz oder rosafarbenes Himalayasalz

1 TL Pfeilwurzmehl

1 TL Apfelessig

BELAG

Pasta- oder Tomatensoße (ein im Laden gekauftes Bio-Produkt oder eine hausgemachte Variante, siehe meine Pizza-Soße auf Seite 159)

Belag aus zerkleinertem Gemüse und Obst: Tomaten, Gemüsepaprika, Stangensellerie, schwarze Oliven, rote Zwiebeln, Pilze, Schnittlauch, Zucchini, Möhren, Ananas, Peperoni

Ergänzungen, um den Eiweißgehalt zu erhöhen: Bacon, Schweine-, Rinder- oder Putenhack, Würstchen

1 EL getrockneter Oregano

1. Den Ofen auf 200 °C vorheizen.

2. Alle Zutaten für den Boden in einem Hochgeschwindigkeitsmixer zu einer glatten Konsistenz verarbeiten.

3. Den Pizzateig auf ein mit Backpapier ausgelegtes Backblech oder einen Pizzastein mit Rand geben und so verstreichen, dass der Boden noch knapp 1 cm dick ist.

4. Die Pastasoße mit einem Löffel auf dem Kochbananen-Teig verteilen.

5. Die Pizza gleichmäßig mit zerkleinertem Gemüse/Obst und einer Proteinquelle (falls verwendet) bestreuen.

6. Mit Oregano würzen.

7. 20–25 Minuten im Ofen backen, bis sich der Boden hellbraun gefärbt hat.

Nährstoffanalyse pro Portion: Protein (g) 9,06; Fett (g) 30,19; Kohlenhydrate (g) 10,82; B_{12} (µg) 0,2; Eisen (mg) 1,71; Jod (µg) 0; Magnesium (mg) 46,42; Kalium (mg) 609,43; Selen (µg) 9,2; Natrium (mg) 695,91

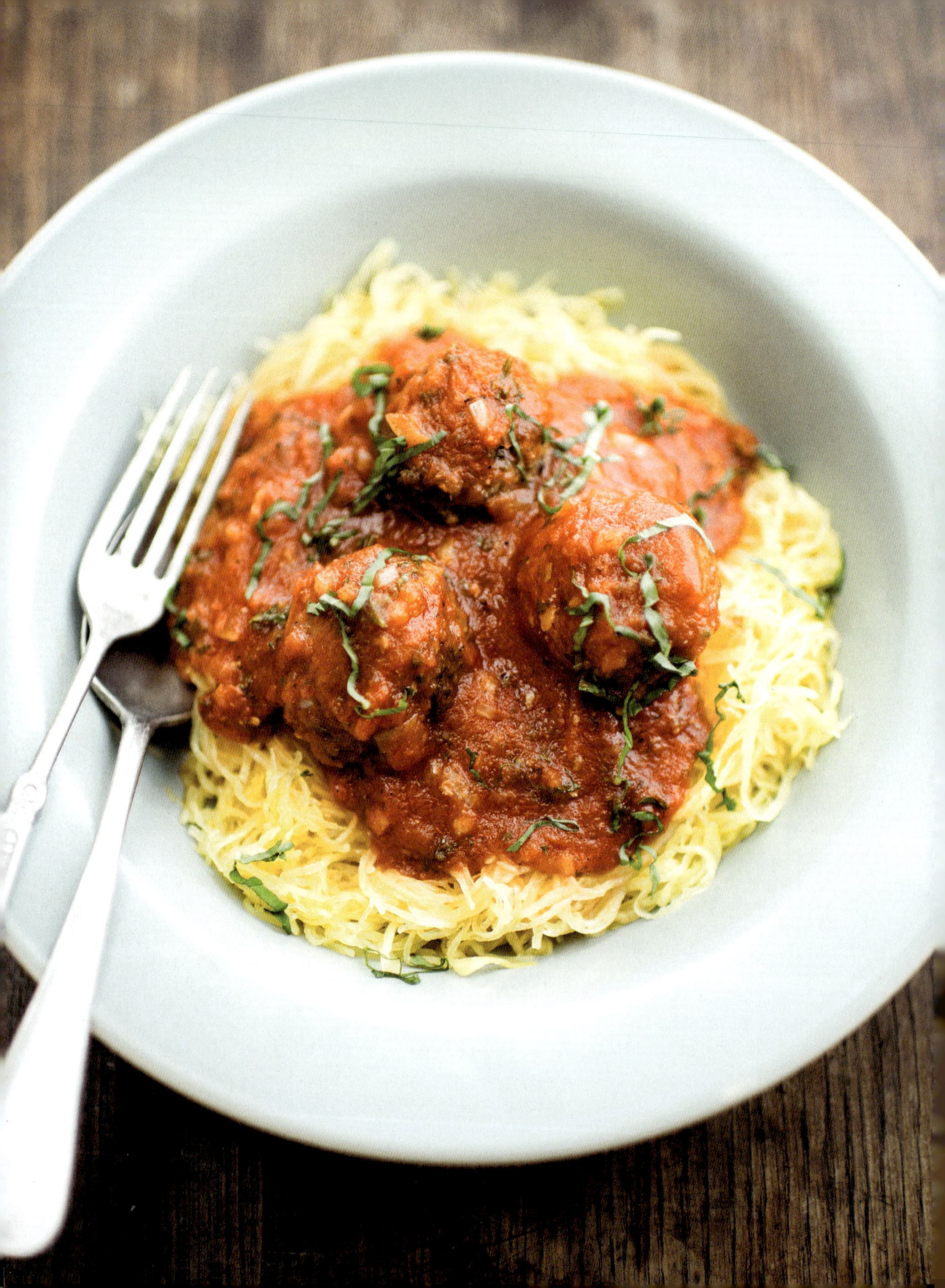

Kürbis-Spaghetti mit Fleischbällchen

PALÄO

Vorbereitungszeit: 10 Minuten

Zubereitungszeit: 1¾ Stunden

1 großer Spaghettikürbis
500 ml Wasser
450 g Rinder- oder Putenhack
1 Ei (optional)
1 TL getrocknetes Basilikum
1 TL Knoblauch, fein gehackt
Meersalz oder rosafarbenes Himalayasalz, nach Geschmack
Schwarzer Pfeffer, nach Geschmack (falls verträglich)
1 Rezept Tomatensoße (Seite 167)
1 EL Olivenöl

Nährstoffanalyse pro Portion: Protein (g) 24,64; Fett (g) 30,29; Kohlenhydrate (g) 9,34; B_{12} (µg) 2,77; Eisen (mg) 3,91; Jod (µg) 6; Magnesium (mg) 63,69; Kalium (mg) 949,49; Selen (µg) 23,3; Natrium (mg) 423,41

1. Den Ofen auf 180 °C vorheizen.

2. Den Spaghettikürbis der Länge nach halbieren, von Kernen und faserigen Bestandteilen befreien und mit den Schnittflächen nach unten in eine halb mit Wasser gefüllte Auflaufform setzen. In den Ofen schieben und 1 Stunde lang backen. (Alternativ 250 ml Wasser in einen elektrischen Dampfkochtopf geben und den Kürbis 7 Minuten garen, dabei die manuelle Einstellung wählen.)

3. Hack, Ei, Basilikum, Knoblauch, Salz und Pfeffer in einer Schüssel gründlich miteinander vermischen. Hackbällchen aus dem Teig formen und in eine Backform setzen.

4. Sobald er gar ist, den Kürbis aus dem Ofen (oder dem Dampfkochtopf) nehmen und leicht abkühlen lassen.

5. Die Hackbällchen in den Ofen schieben und 40 Minuten backen, bis sie gebräunt und durch sind.

6. Die Soße in einer großen Kasserolle erhitzen und die gegarten Hackfleischbällchen in die warme Soße legen.

7. Das Fruchtfleisch mit einem Löffel aus den Kürbishälften kratzen und beiseitestellen.

8. Eine große Pfanne auf niedriger bis mittlerer Stufe erwärmen und das Olivenöl zufügen. Nun das Kürbisfleisch in die Pfanne geben und so lange sautieren, bis es erwärmt ist. Mit Salz und Pfeffer würzen.

9. Den sautierten Spaghettikürbis (als Spaghetti-Ersatz) in eine Servierschüssel geben und die Fleischbällchen mitsamt der Soße darauf anrichten.

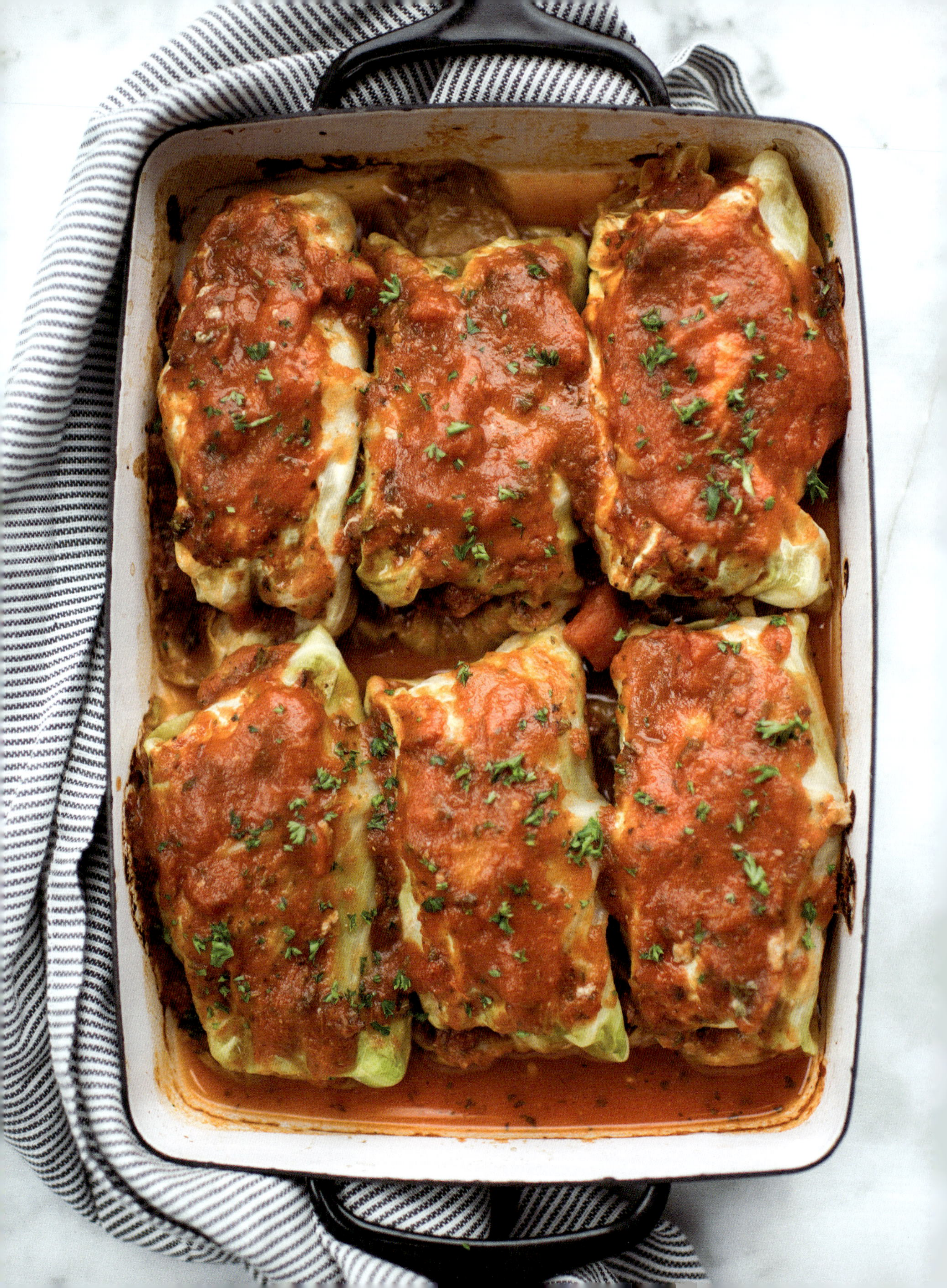

Gołąbki (polnische gefüllte Kohlrouladen)

EINFÜHRUNG

Vorbereitungszeit: 40 Minuten

Zubereitungszeit: 1 Stunde

Portionen: 6

SOSSE

425 ml Tomatensoße (Seite 167)

1,5 l Knochenbrühe (Seite 151)

½ TL getrockneter Oregano

½ TL Paprika (falls verträglich)

1 TL Pfeilwurzstärke

KOHLROULADEN

550 g gekochter Reis

900 g Puten-, Rinder- oder Bisonhack

½ TL Meersalz oder rosafarbenes Himalayasalz

¼ TL schwarzer Pfeffer (falls verträglich)

2 Eier (optional)

1 mittelgroßer Kohlkopf

Dort, wo ich aufwuchs, war dies eine meiner Lieblingsspeisen. In Polen kennt man das Gericht unter dem Namen Gołąbki beziehungsweise »Taube«, denn die aufgerollten Kohlrouladen haben mehr oder weniger die Größe dieser Vögel. Der Legende nach fütterte ein polnischer König vor einer Entscheidungsschlacht seine Armee mit Gołąbki, um ihr die nötige Schlagkraft zu geben. Das traditionelle Rezept setzt auf Reis, Sie können jedoch auch Blumenkohlreis verwenden, um das Gericht paläo-konform zu machen und den Gehalt an entgiftendem Kreuzblütlergemüse zu verdoppeln.

1. Den Ofen auf 180 °C vorheizen.

2. In einem großen Kochtopf die Tomatensoße mit Knochenbrühe, Oregano und Paprika mischen.

3. Den Deckel auflegen, alles zum Aufwallen bringen und 5 Minuten kochen lassen.

4. 1 TL Pfeilwurzstärke zufügen und so lange kochen, bis die Flüssigkeit angedickt hat. Die Soße vom Feuer nehmen und beiseitestellen.

5. Den gekochten Reis mit dem rohen Hack, Salz und Pfeffer mischen.

6. Wenn Sie Eier verwenden, diese als Bindemittel zur Fleisch-Reis-Mischung geben (es funktioniert aber auch ohne Eier).

7. Den Kohl von dem dicken, harten Strunk befreien und den Kohlkopf mit der Schnittfläche nach unten in einen großen Topf mit kochendem Wasser setzen.

8. Etwa 8 Minuten auf niedriger Stufe simmern lassen, bis die Blätter anfangen, weich zu werden.

9. Den Kohl abgießen, leicht abkühlen lassen und dann vorsichtig die Blätter ablösen. Die dicke Mittelrippe jedes Blattes mit einem Messer entfernen.

10. In die Mitte jedes Kohlblattes 2 EL der Fleischfüllung geben. Die Seiten des Blattes über der Füllung einschlagen und das Blatt zu einem kleinen Paket rollen.

11. Diese Arbeitsschritte wiederholen, bis die gesamte Füllung aufgebraucht ist.

12. Die Kohlrouladen mit den eingeschlagenen Rändern nach unten in eine Auflaufform (20 × 32,5 cm) setzen. Die Hälfte der Soße zugießen und 1 Stunde im Ofen backen.

13. Zum Servieren den Rest der (wieder erwärmten) Soße über die Kohlrouladen gießen und das leckere Gericht genießen!

Nährstoffanalyse pro Portion: Protein (g) 43,1; Fett (g) 25,49; Kohlenhydrate (g) 39,74; B_{12} (µg) 3,7; Eisen (mg) 4,66; Jod (µg) 8; Magnesium (mg) 70,46; Kalium (mg) 1194,74; Selen (µg) 33,64; Natrium (mg) 514,69

Gefüllte Portobello-Pilze

P PALÄO

Vorbereitungszeit: 5 Minuten
Zubereitungszeit: 22 Minuten
Portionen: 4

- 4 große Portobello-Pilze, gewaschen
- 2 TL Avocado-Öl oder Kokosöl
- 1 kleine Zwiebel, fein gewürfelt
- 1 Selleriestange, fein gewürfelt
- 2 Knoblauchzehen, gewürfelt
- 4 gute Handvoll (ca. 120 g) Babyspinat, gehackt
- Meersalz oder rosafarbenes Himalayasalz, nach Geschmack
- Schwarzer Pfeffer, nach Geschmack (falls verträglich)
- 250 ml Cashew-Frischkäse (Seite 160)
- 2 EL Balsamico
- 2 EL gehackte Walnüsse (optional)

Nährstoffanalyse pro Portion: Protein (g) 14,01; Fett (g) 24,61; Kohlenhydrate (g) 25; B_{12} (µg) 0; Eisen (mg) 5,47; Jod (µg) 0; Magnesium (mg) 185,5; Kalium (mg) 382,83; Selen (µg) 10,1; Natrium (mg) 256,53

Gefüllte Pilze sind das perfekte Wohlfühlessen, doch leider besteht die Füllung oftmals aus Frischkäse und Semmelbröseln. Meine gefüllten Portobello-Pilze werden mit meinem Cashew-Frischkäse (Seite 160), viel Gemüse und ein paar Walnüssen – sie sorgen für den knackigen Biss – zubereitet. Die Pilzkappen haben eine fleischartige Konsistenz und stecken voller Riboflavin, Niacin und Pantothensäure, alles Vitamine aus dem B-Komplex. Wenn Sie dieses Gericht mit einem schönen knackigen Salat wie meinem Apfel-Möhren-Salat (Seite 309) kombinieren, haben Sie ein perfektes, leichtes Mittagessen.

1. Den Ofen auf 180 °C vorheizen.

2. Die Pilze von den Stielen befreien. Mit einem Löffel die Lamellen aus den Pilzkappen kratzen, um Platz für die Füllung zu schaffen. Die Pilze beiseitestellen.

3. Das Öl in einer mittelgroßen Pfanne auf mittlerer Stufe erhitzen. Zwiebel und Sellerie hineingeben und etwa 5 Minuten andünsten, bis die Zwiebel weich ist.

4. Knoblauch und Spinat in die Pfanne geben und etwa 2 Minuten garen, bis der Spinat zusammenfällt.

5. Die Spinat-Mischung in eine Schüssel geben, mit Salz und Pfeffer würzen und den Frischkäse unterheben.

6. Die Pilzkappen mit der Oberseite nach unten auf ein Backblech setzen und gleichmäßig mit der Spinat-Mischung füllen. Jeden Pilz mit Balsamico beträufeln und mit ½ EL gehackten Walnüssen (falls verwendet) bestreuen.

7. 15 Minuten im Ofen backen.

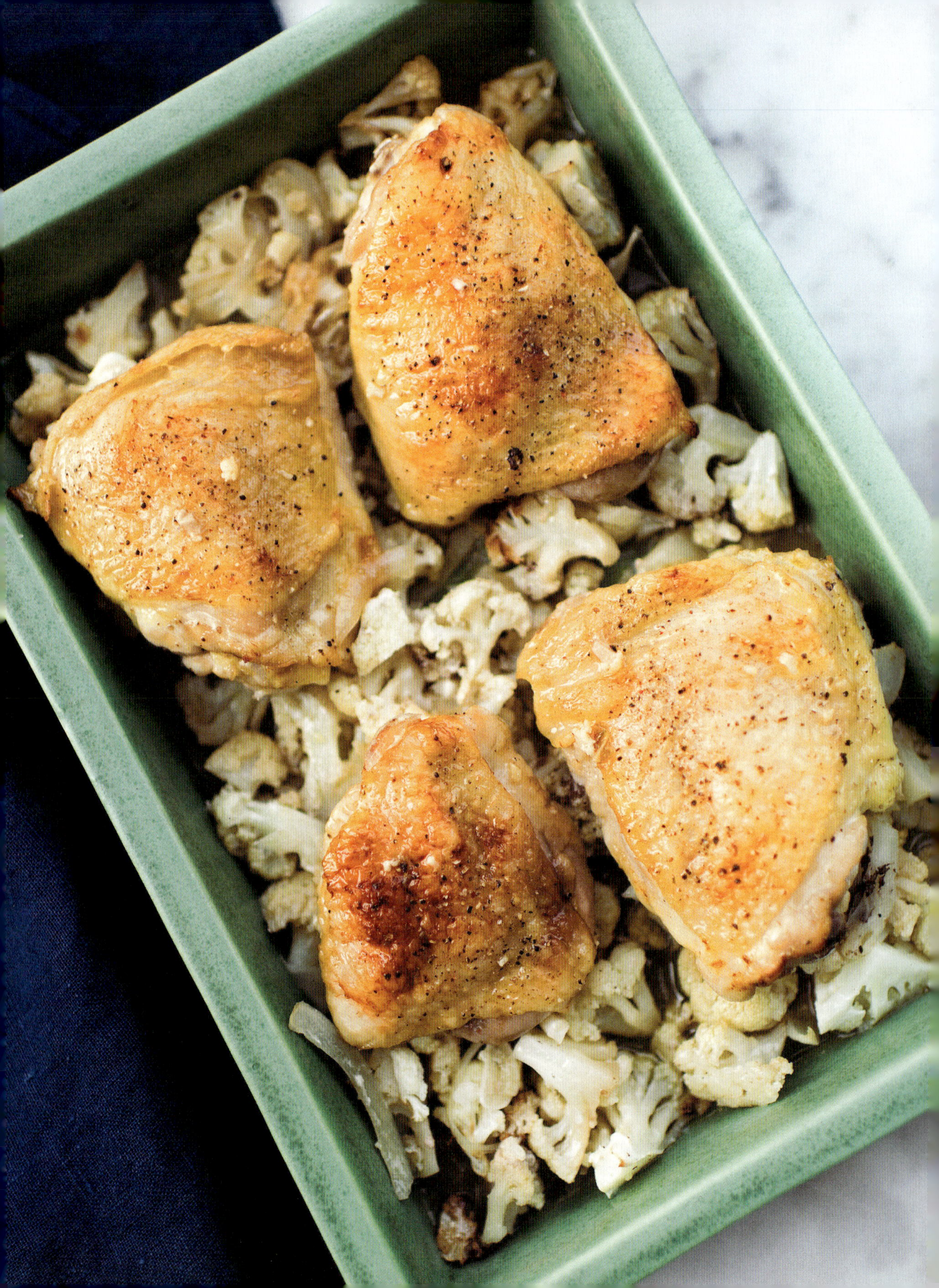

Gebackene Hähnchenschenkel mit Ingwer und Zitrone

A AUTOIMMUN

Vorbereitungszeit: 5 Minuten
Zubereitungszeit: 25 Minuten
Portionen: 4

2 TL Kokosöl, flüssig
1 kleine Zwiebel, gehackt
2 Knoblauchzehen, fein gehackt
1 EL frischer Ingwer, gerieben
60 ml Zitronensaft
2 TL Honig
4 Hähnchenkeulen mit Knochen
1 mittelgroßer Blumenkohl, in Röschen zerteilt
Meersalz oder rosafarbenes Himalayasalz, nach Geschmack
Schwarzer Pfeffer, nach Geschmack (falls verträglich)

Die pikanten gebackenen Hähnchenschenkel mit Ingwer und Zitrone sind reich an Eiweiß und entwickeln einen lebhaften Geschmack, der jeden Gaumen entzücken wird. Blumenkohl, Ingwer und Zitrone tragen dazu bei, Entzündungsprozesse zu reduzieren, unterstützen die Verdauung und stärken das Immunsystem.

1. Den Ofen auf 190 °C vorheizen.

2. In einer kleinen Schüssel Öl, Zwiebel, Knoblauch, Ingwer, Zitronensaft und Honig vermischen.

3. Hähnchenkeulen und Blumenkohl-Röschen in eine große Schüssel geben und mit der Zwiebel-Mischung bedecken. Alles gut miteinander vermischen.

4. Den Boden einer Auflaufform (30 × 30 cm) mit den Blumenkohl-Röschen auslegen. Darauf die Hähnchenkeulen legen, mit der Hautseite nach oben.

5. Die Form abdecken und 15 Minuten im Ofen backen. Dann unbedeckt weitere 10 Minuten im Ofen garen, bis das Hähnchenfleisch durch und der Blumenkohl zart ist.

6. Nach Geschmack mit Salz und Pfeffer würzen. Warm auf den Tisch bringen.

Nährstoffanalyse pro Portion: Protein (g) 14,17; Fett (g) 45,47; Kohlenhydrate (g) 11,38; B_{12} (µg) 0,77; Eisen (mg) 0,94; Jod (µg) 0; Magnesium (mg) 21,02; Kalium (mg) 317,72, Selen (µg) 13,01, Natrium (mg) 272,3

Hack mit Beten, Süßkartoffeln und Kürbis

A AUTOIMMUN

Vorbereitungszeit: 15 Minuten

Zubereitungszeit: 25 Minuten

Portionen: 6

Hack mit Beten, Süßkartoffeln und Kürbis ist ein Familien-Hit, der sogar die Kids begeistert! Der süße, zugleich aber herzhafte Geschmack ist unwiderstehlich. Noch dazu liefert das Gericht viel Eisen, die Beten punkten mit verdauungsförderndem Betain und das Gemüse steuert großzügig Vitamin C bei. In meiner Schwangerschaft war ich ganz verrückt nach diesem Gericht! Sie können es pur servieren, in einer Hülle aus Salatblättern, mit Biskuits (Seite 331) oder mit Zucchini-Brot (Seite 329).

SOSSE

3 Beten

230 g Butternusskürbis, gewürfelt

230 g Süßkartoffeln, gewürfelt

4 Knoblauchzehen

30 g Zwiebeln, gehackt

1 TL getrockneter Oregano

1 TL getrocknetes Basilikum

1 TL Meersalz oder rosafarbenes Himalayasalz

1 EL Zitronensaft

500 ml Knochenbrühe (Seite 151)

FLEISCH

1 EL Kokosöl

450 g Rinderhack

1 EL Knoblauchpulver

1 TL Zwiebelpulver

1 TL Meersalz oder rosafarbenes Himalayasalz

1. Beten, Butternusskürbis, Süßkartoffeln, Knoblauch, Zwiebeln, Oregano, Basilikum, Salz, Zitronensaft und Knochenbrühe in einen elektrischen Dampfkochtopf geben und auf hoher Stufe 15 Minuten garen (manuelle Einstellung). Das gegarte Gemüse anschließend portionsweise in einem Hochgeschwindigkeitsmixer auf hoher Stufe zu einer soßenartigen Konsistenz verarbeiten. Beim Verarbeiten heißer Flüssigkeiten im Mixer Vorsicht walten lassen und darauf achten, dass der Deckel eine Öffnung besitzt, durch die der Dampf entweichen kann.

2. Das Kokosöl in einer Pfanne zerlassen und Hack, Knoblauchpulver, Zwiebelpulver und Salz zufügen.

3. Das Fleisch in etwa 5–10 Minuten gut anbräunen.

4. Das Hack mit der Soße vermengen und auf den Tisch bringen.

Nährstoffanalyse pro Portion: Protein (g) 17,53; Fett (g) 18,75; Kohlenhydrate (g) 18,96; B_{12} (µg) 1,77; Eisen (mg) 2,46; Jod (µg) 0; Magnesium (mg) 50,13; Kalium (mg) 698,42; Selen (µg) 13,33; Natrium (mg) 666,12

Chicken-Burger und Grünkohl-Chips

A AUTOIMMUN

Vorbereitungszeit: 10 Minuten

Zubereitungszeit: 29 Minuten

Portionen: 4

CHIPS

1 Kopf Grünkohl, Rippen entfernt und Blätter zerpflückt

1 EL Avocado-Öl

Meersalz oder rosafarbenes Himalayasalz, nach Geschmack

BURGER

450 g Hähnchenhack

1 TL Meersalz oder rosafarbenes Himalayasalz

½ TL getrocknete Petersilie

½ TL getrockneter Oregano

2 EL Avocado- oder Kokosöl

Nährstoffanalyse pro Portion: Protein (g) 22,65; Fett (g) 13,21; Kohlenhydrate (g) 5,93; B_{12} (µg) 0,64; Eisen (mg) 1,92; Jod (µg) 0; Magnesium (mg) 55,46; Kalium (mg) 921,91; Selen (µg) 12,18; Natrium (mg) 288,67

Hier kommt ein superschnelles Gericht, das einfach, nahrhaft und köstlich zugleich ist: Eiweißreiche Chicken-Burger strotzen vor Geschmack und werden mit knusprigen Grünkohl-Chips kombiniert. Wenn Sie keine Lust haben, diese Chips selbst herzustellen, kaufen Sie sie im Laden – aber prüfen Sie die Zutatenliste kritisch, damit keine Substanzen enthalten sind, auf die Sie empfindlich reagieren.

1. Den Ofen auf 180 °C vorheizen.
2. Die zerpflückten Grünkohlblätter in eine große Schüssel geben und das Öl so lange einmassieren, bis die Blätter weich werden.
3. Nach Geschmack mit Salz würzen.
4. Die Blätter auf Backblechen nebeneinander in nur einer Lage verteilen.
5. 10–15 Minuten im Ofen backen, bis die Grünkohl-Chips knusprig und leicht gebräunt sind.
6. Hähnchenhack, Salz, Petersilie und Oregano zu einem Fleischteig verarbeiten und daraus 8 runde, flache Burger formen – etwa handtellergroß und ca. 2,5 cm dick.
7. Das Öl in einer gusseisernen Pfanne auf mittlerer Stufe erhitzen. Die Burger hineinlegen und von jeder Seite etwa 7 Minuten anbraten, bis das Fleisch durch ist und die Außenseiten leicht gebräunt sind.
8. Mit den Grünkohl-Chips und Beilagen nach Wahl servieren.

Fischpäckchen vom Grill mit Ananas-Salsa und grünen Bohnen

P PALÄO

Vorbereitungszeit: 15 Minuten

Zubereitungszeit: 20 Minuten

Portionen: 4

4 Kabeljaufilets (à 170 g) oder andere feste Weißfischfilets

150 g Ananas, gewürfelt

1 große Tomate, gewürfelt

1 kleine Schalotte, gehackt

4 EL Limettensaft

Meersalz oder rosafarbenes Himalayasalz, nach Geschmack

Schwarzer Pfeffer, nach Geschmack (falls verträglich)

2 EL frischer Koriander, gehackt

500 g grüne Bohnen, geputzt und in 5 cm lange Stücke geschnitten

Die Fischfilets werden in diesem Rezept mit frischer Ananas, Tomate und Limettensaft bedeckt, wodurch eine lebhafte Mischung süßer und säuerlicher Geschmacksnoten entsteht. Vom Grill direkt auf den Teller – einfacher geht es wirklich nicht. Und noch dazu ist dieses Gericht richtig gesund: Die enthaltenen Omega-3-Säuren fördern die Herzgesundheit, die Antioxidantien unterstützen das Immunsystem und eine breite Palette an Vitaminen sowie Ballaststoffe helfen der Verdauung auf die Sprünge. Um den Jodgehalt niedrig zu halten, empfehle ich für dieses Gericht Süßwasserfische.

1. Den Grill auf mittlerer bis hoher Stufe vorheizen.

2. Jedes Fischfilet auf ein Stück Alufolie legen (aus jedem Filet wird ein Päckchen geformt).

3. In einer großen Schüssel Ananas, Tomate, Schalotte, Limettensaft, Salz, Pfeffer und Koriander mischen und mit einem Löffel gleichmäßig auf den Filets verteilen.

4. Jedes Fischfilet mit einem zweiten Stück Alufolie bedecken und die Ränder dicht verschließen.

5. Die Päckchen auf den Grill legen und 15–20 Minuten garen, bis sich der Fisch mit einer Gabel ganz leicht blättrig zerteilen lässt. (Alternativ können Sie die Päckchen auch 15–20 Minuten bei 200 °C im Ofen garen.)

6. Während der Fisch gart, die grünen Bohnen in einen Dämpfeinsatz geben und 8–10 Minuten dämpfen, bis sie weich und strahlend grün sind.

7. Die Fischpäckchen vom Grill nehmen und vorsichtig (der Dampf ist heiß!) öffnen. Den Fisch zum Servieren auf Tellern anrichten und zusammen mit den grünen Bohnen heiß auf den Tisch bringen.

Nährstoffanalyse pro Portion: Protein (g) 28,51; Fett (g) 0,69; Kohlenhydrate (g) 16,14; B_{12} (µg) 0; Eisen (mg) 1,8; Jod (µg) 102; Magnesium (mg) 81,23; Kalium (mg) 898,79; Selen (µg) 0,87; Natrium (mg) 365,34

Italienische Hackfleisch-Pie

Ⓐ AUTOIMMUN

Vorbereitungszeit: 15 Minuten

Zubereitungszeit: 20 Minuten

Portionen: 4

HACKFLEISCHBODEN

1 EL Kokosöl

450 g mageres Rinderhack

1 EL getrockneter Oregano

2 EL frisches Basilikum, gehackt

1 EL frische Petersilie, gehackt

2 Knoblauchzehen, fein gehackt

Meersalz oder rosafarbenes Himalayasalz, nach Geschmack

Schwarzer Pfeffer, nach Geschmack (falls verträglich)

BELAG

10 g Rucolablätter

90 g halbierte Artischockenherzen (Dose)

90 g grüne Oliven, zerkleinert

Wenn Sie Fleisch lieben, wird Ihnen diese Hackfleisch-Pie schmecken! Sie können den Belag jederzeit nach eigenen Vorlieben anpassen. Ich mag die salzig-bitteren Aromen von Rucola, Oliven und Artischockenherzen – und natürlich schätze ich auch, dass sie das Gericht mit wertvollen Ballaststoffen und den Vitaminen C, K und E bereichern.

1. Den Ofen auf 200 °C vorheizen.

2. Eine runde Pie-Form (20 cm Durchmesser) mit Kokosöl ausfetten.

3. Hack, Oregano, Basilikum, Petersilie, Knoblauch, Salz und Pfeffer in einer großen Schüssel gründlich miteinander vermischen.

4. Den Fleischteig gleichmäßig auf dem Boden der gefetteten Pie-Form verteilen und andrücken, dabei das Hack auch an den Rändern hochziehen.

5. 10–15 Minuten im Ofen backen, bis das Fleisch durch ist.

6. Die Form aus dem Ofen nehmen und 5 Minuten abkühlen lassen.

7. Den Rucola über den gebackenen Hackfleischboden streuen und darauf die Artischocken und Oliven geben. Nochmals 7 Minuten im Ofen überbacken.

8. Aufschneiden und warm servieren.

Nährstoffanalyse pro Portion: Protein (g) 6,18; Fett (g) 12,25; Kohlenhydrate (g) 4,91; B_{12} (µg) 0,66; Eisen (mg) 1,39; Jod (µg) 0; Magnesium (mg) 22,69; Kalium (mg) 184,97; Selen (µg) 4,95; Natrium (mg) 417,45

Kotlety (polnische Hähnchenschnitzel)

PALÄO

Vorbereitungszeit: 5 Minuten

Zubereitungszeit: 6–10 Minuten

Portionen: 2

2 Hähnchenbrüste (à 120–170 g), ohne Knochen

1 Ei

25 g Kokosraspel, ungesüßt

25 g Mandelmehl*

2 EL Avocado-Öl

*Mögliche Modifikationen für andere Root-Cause-Diäten: Autoimmun-tauglich wird das Rezept, wenn Sie das Ei weglassen und das Mandelmehl durch Maniokmehl ersetzen.

Während meiner Kindheit in Polen gehörten panierte Hähnchenschnitzel – polnisch Kotlety – zu meinen absoluten Lieblingsgerichten. Ich habe das Rezept modifiziert, um es glutenfrei zu machen, und es ist immer noch genauso lecker, wie ich es in Erinnerung habe! Reichen Sie die Schnitzel mit einer Mischung aus gedämpften Möhren und gedämpftem Brokkoli (etwa 1 Schüssel à 500 ml) und machen Sie das Gemüse mit 2 EL Olivenöl nativ extra und 2 EL Zitronensaft an.

1. Jede Hähnchenbrust mit Backpapier bedecken und so lange mit einem Fleischhammer bearbeiten, bis die Brüste nur noch 1 knappen Zentimeter dick sind.

2. Das Ei aufschlagen und in einem flachen Teller verquirlen.

3. In einem zweiten flachen Teller die Kokosraspel mit dem Mandelmehl mischen.

4. Die Hähnchenbrüste in das verquirlte Ei tauchen, sodass sich beide Seiten damit überziehen. Das Fleisch anschließend in der Kokos-Mandelmehl-Panade wenden.

5. Das Avocado-Öl in einer Pfanne auf mittlerer bis hoher Stufe erhitzen. Die panierten Hähnchenbrüste zufügen und von jeder Seite 3–5 Minuten braten, bis das Fleisch durch ist.

Nährstoffanalyse pro Portion: Protein (g) 32,83; Fett (g) 40,93; Kohlenhydrate (g) 10,43; B_{12} (µg) 0,52; Eisen (mg) 1,79; Jod (µg) 12; Magnesium (mg) 74,75; Kalium (mg) 323,66; Selen (µg) 20,38; Natrium (mg) 109,21

Zitrus-Lachs

Ⓐ AUTOIMMUN

Vorbereitungszeit: 5 Minuten
Zubereitungszeit: 35 Minuten
Portionen: 4

- 4 Lachsfilets (à 120 g)
- 4 EL Dressing für jeden Tag (Seite 154)
- 1 Orange, in Scheiben geschnitten

Lachs ist reich an Omega-3-Fettsäuren und gleichzeitig eine ausgezeichnete Quelle für Eiweiß und Selen. Den besten Nährwert erzielen Sie mit Wildlachs. Wenn Sie ihn mit meinem Dressing für jeden Tag kombinieren und mit Orangenscheiben belegen, bekommen Sie zusätzlich einen Vitamin-C-Stoß!

1. Den Ofen auf 200 °C vorheizen.
2. Die Lachsfilets dicht nebeneinander in eine mit Backpapier ausgekleidete Form legen und mit dem Dressing übergießen.
3. Jedes Filet mit 2 Orangenscheiben bedecken.
4. Den Fisch 35 Minuten im Ofen backen, bis er gar ist.
5. Bevor der Fisch auf Tellern angerichtet wird, leicht auf die Orangenscheiben drücken, damit der Saft austritt und sich auf der Oberfläche der Filets verteilt.

Nährstoffanalyse pro Portion: Protein (g) 23,12; Fett (g) 14,1; Kohlenhydrate (g) 7,01; B_{12} (µg) 3,61; Eisen (mg) 1,49; Jod (µg) 14; Magnesium (mg) 41,12; Kalium (mg) 659,46; Selen (µg) 41,69; Natrium (mg) 51,08

Paläo-Hackbraten

PALÄO

Vorbereitungszeit: 10 Minuten

Zubereitungszeit: 1 Stunde

Portionen: 8

1 TL getrockneter Oregano

1 TL getrocknetes Basilikum

1 TL Meersalz oder rosafarbenes Himalayasalz

1 TL Paprika (falls verträglich)

1 TL gemahlener Kreuzkümmel (falls verträglich)

½ TL schwarzer Pfeffer (falls verträglich)

900 g Schweine-, Puten- oder Rinderhack (oder eine Mischung)

60 g frisches Basilikum, gehackt

60 g frische Petersilie, gehackt

250 ml Tomatensoße (Seite 167)

Mein Paläo-Hackbraten ist ein ganz simples, bei Kindern beliebtes Essen. Einfach alle Zutaten kombinieren, vermischen und im Ofen backen! Wenn Sie dazu zerstampften Blumenkohl reichen, will ganz sicher jeder eine zweite Portion. Ich habe dieses Rezept an einem kalten, regnerischen Tag in Amsterdam kreiert, als es mich dringend nach einem Wohlfühlgericht gelüstete.

1. Den Ofen auf 180 °C vorheizen.
2. Alle Zutaten in einer großen Schüssel mischen.
3. Die Mischung in eine Kastenform geben, verstreichen und 1 Stunde im Ofen backen.

Nährstoffanalyse pro Portion: Protein (g) 20,02; Fett (g) 24,26; Kohlenhydrate (g) 3,75; B_{12} (µg) 0,79; Eisen (mg) 1,95; Jod (µg) 0; Magnesium (mg) 33,87; Kalium (mg) 507,18; Selen (µg) 28,22; Natrium (mg) 429,28

Forelle blau mit Beten

AUTOIMMUN

Vorbereitungszeit: 15 Minuten

Zubereitungszeit: 1 Stunde

Portionen: 4

BETEN

4 große rote Beten, Strunk entfernt

2 große gelbe oder goldene Beten, Strunk entfernt

3 EL Kokosöl, zerlassen

Meersalz oder rosafarbenes Himalayasalz, nach Geschmack

Schwarzer Pfeffer, nach Geschmack (falls verträglich)

FISCH

1,5 l Knochenbrühe (Seite 151)

4 Forellenfilets (à 170 g)

Meersalz oder rosafarbenes Himalayasalz, nach Geschmack

Schwarzer Pfeffer, nach Geschmack (falls verträglich)

Zitronenkeile, zum Garnieren

4 EL gehackte frische Petersilie, zum Garnieren

Nährstoffanalyse pro Portion: Protein (g) 44,29; Fett (g) 22,3; Kohlenhydrate (g) 11,55; B_{12} (µg) 8,51; Eisen (mg) 1,62; Jod (µg) 68,04; Magnesium (mg) 71,99; Kalium (mg) 1345,46; Selen (µg) 31,4; Natrium (mg) 530,96

Forelle blau mit Beten stellt eine gesunde, schmackhafte Alternative zum gängigen Klassiker Fleisch mit Kartoffeln dar. Die Forelle, ein Fisch mit relativ geringem Jodgehalt, wird in darmheilender Knochenbrühe (Seite 151) pochiert und mit folatreichen Beten serviert. In Kombination entsteht so eine wertvolle und überzeugende Mahlzeit, die das Immunsystem unterstützt und das Herz gesund hält. Die Garnitur aus Zitrone und Petersilie sorgt für den peppigen letzten Schliff!

1. Den Ofen auf 200 °C vorheizen.

2. Auf einem großen Schneidbrett jede Bete auf ein Stück Aluminiumfolie setzen. Die Beten mit dem zerlassenen Kokosöl beträufeln und dann fest mit der Alufolie ummanteln.

3. Die eingeschlagenen Beten in eine große Auflaufform setzen und 1 Stunde im Ofen backen.

4. Die Beten aus dem Ofen nehmen und 15 Minuten abkühlen lassen.

5. Die Schale entfernen und die Beten nach Belieben mit Salz und Pfeffer würzen, dann beiseitestellen.

6. Die Brühe in einer großen Pfanne auf mittlerer bis hoher Stufe zum Köcheln bringen.

7. 1 Forellenfilet in die simmernde Flüssigkeit legen und 7–9 Minuten pochieren, bis der Fisch opak erscheint.

8. Das Filet aus der Pfanne nehmen, nach Belieben mit Salz und Pfeffer würzen und warm stellen. Mit den restlichen Filets ebenso verfahren.

9. Die Forellenfilets mit den gerösteten Beten servieren und mit Petersilie und Zitronenkeilen garnieren.

Schweinekoteletts mit Balsamico-Zwiebeln

A AUTOIMMUN

Vorbereitungszeit: 5 Minuten

Zubereitungszeit: 30 Minuten

Portionen: 4

KOTELETTS

700 g Schweinekotelett mit Knochen (etwa 2 große Koteletts)

1 TL getrockneter Rosmarin

Meersalz oder rosafarbenes Himalayasalz, nach Geschmack

Schwarzer Pfeffer, nach Geschmack (falls verträglich)

2 EL Avocado-Öl

ZWIEBELN

1 große Zwiebel, in 0,5 cm dicke Scheiben geschnitten

1 TL getrockneter Oregano

Meersalz oder rosafarbenes Himalayasalz, nach Geschmack

Schwarzer Pfeffer, nach Geschmack (falls verträglich)

2 EL Balsamico

1 TL Ahornsirup

Mit diesen Schweinekoteletts schinden Sie ganz sicher Eindruck bei den Gästen und stehen nicht stundenlang in der Küche! Die mageren, eisenreichen Koteletts werden mit schlichten, antientzündlichen Gewürzen aromatisiert und die Soße bringt viel kräftigen Geschmack ins Spiel. Wenn möglich, kaufen Sie Schweinefleisch aus Weidehaltung – dieses enthält die meisten Nährstoffe.

1. Die Schweinekoteletts mit Rosmarin, Salz und Pfeffer würzen. Eine große gusseiserne Pfanne auf mittlerer Stufe erhitzen.

2. Das Avocado-Öl hineingeben und die Pfanne durchschwenken, sodass sich das Öl gleichmäßig auf dem Boden verteilt. Die Koteletts zufügen und von jeder Seite 12 Minuten braten, bis sie in der Mitte nicht mehr rosa gefärbt sind.

3. Das Fleisch aus der Pfanne nehmen, beiseitestellen und warmhalten.

4. In derselben Pfanne nun die Zwiebel 5–7 Minuten andünsten, bis sie weich ist.

5. Oregano, Salz und Pfeffer zufügen und alles gut verrühren. Balsamico und Ahornsirup in die Pfanne geben und etwa 1 Minute köcheln und andicken lassen.

6. Die Zwiebeln auf den Koteletts anrichten und das Gericht servieren.

Nährstoffanalyse pro Portion: Protein (g) 27,45; Fett (g) 37,89; Kohlenhydrate (g) 8,38; B_{12} (µg) 1,7; Eisen (mg) 1,08; Jod (µg) 11,9; Magnesium (mg) 35,84; Kalium (mg) 528,2; Selen (µg) 15,67; Natrium (mg) 371,95

Pulled Pork mit Kirschen

A AUTOIMMUN

Vorbereitungszeit: 10 Minuten

Zubereitungszeit: 5–6 Stunden auf hoher Stufe oder 10–12 Stunden auf niedriger Stufe im Slow Cooker

Portionen: 8

1400–1800 g Schweinerippchen (ohne Knochen) oder dunkles Hähnchenfleisch

230 g TK-Sauerkirschen, entsteint

6 Knoblauchzehen

125 ml Coconut Aminos

125 ml Apfelessig

250 ml Kirschsaft

5 EL Ahornsirup

Hier wird das Pulled Pork im Slow Cooker perfekt gegart, und zwar in Sauerkirschsaft, der reich an Antioxidantien ist und Entzündungen wirksam bekämpft. Servieren Sie dazu eine Beilage aus gedämpftem Brokkoli beziehungsweise Blumenkohl oder auch einen Salat – und schon haben Sie fast mühelos ein köstliches Gourmet-Essen auf den Tisch gezaubert!

1. Fleisch, Kirschen und Knoblauch in den Slow Cooker legen.

2. In einer Schüssel die Coconut-Aminos-Würzsoße mit Essig, Kirschsaft und Ahornsirup vermischen. Anschließend die Soße über das Fleisch gießen.

3. Den Deckel schließen und auf hoher Stufe 5–6 Stunden oder auf niedriger Stufe 10–12 Stunden im Slow Cooker garen.

Nährstoffanalyse pro Portion: Protein (g) 45,73; Fett (g) 31,83; Kohlenhydrate (g) 19,87; B_{12} (µg) 1,13; Eisen (mg) 1,87; Jod (µg) 0; Magnesium (mg) 50,77; Kalium (mg) 1017,71; Selen (µg) 72,97; Natrium (mg) 418,79

Wachteln mit Trauben

Ⓐ AUTOIMMUN

Vorbereitungszeit: 10 Minuten
Zubereitungszeit: 25–30 Minuten
Portionen: 4

1 EL Kokosöl

4 flach gedrückte Wachteln (oder 4 Hähnchenbrüste ohne Knochen)

125 ml Balsamico (falls verträglich)

160 g rote kernlose Trauben, halbiert

4 Scheiben Bacon, gekocht und gehackt

15 g frische Minze, gehackt

Pate bei diesem Rezept standen meine lebenslange Begeisterung für Wachteln und eine Reise nach Italien, wo ich in einem bezaubernden toskanischen Restaurant ein Gericht bekam, das diesem hier sehr ähnlich war. Wachteln haben einen üppigen, charakteristischen Geschmack, der gut zu herzhaftem Bacon passt und sich mit Minze erfrischend abrunden lässt. Die zusätzlichen Trauben liefern genau die richtige Menge an Süße und fördern gleichzeitig die Herzgesundheit.

1. Das Kokosöl in einer großen Bratpfanne zerlassen. Die flach gedrückten Wachteln darin etwa 15–20 Minuten sautieren, bis beide Seiten gebräunt sind und das Fleisch durch ist. Die Wachteln herausnehmen und beiseitestellen.

2. Balsamico und Trauben in die noch heiße Pfanne geben und 5–10 Minuten leise köcheln lassen, bis die Flüssigkeit auf die Hälfte eingekocht ist.

3. Den Bacon zufügen und die Wachteln wieder in die Pfanne legen. Die Zutaten hin und herwenden, damit sich das Geflügel von allen Seiten mit der Soße überzieht.

4. Auf einer Servierplatte anrichten, mit Minze bestreuen und auf den Tisch bringen.

Nährstoffanalyse pro Portion: Protein (g) 26,68; Fett (g) 31,69; Kohlenhydrate (g) 12,98; B_{12} (µg) 0,66; Eisen (mg) 4,93; Jod (µg) 0; Magnesium (mg) 37,37; Kalium (mg) 427,5; Selen (µg) 25,77; Natrium (mg) 317,9

Gnocchi mit Erbsen und Pancetta

EINFÜHRUNG

Vorbereitungszeit: 20 Minuten
Zubereitungszeit: 20 Minuten
Portionen: 6

Haben Sie keine Angst davor, Ihre eigene glutenfreie Pasta herzustellen! Gnocchi mit Erbsen und Pancetta lassen sich blitzschnell auf den Tisch bringen. Es dauert tatsächlich länger, die Kartoffeln zu dämpfen, als die ganze Mahlzeit zuzubereiten. Meine Gnocchi sind gluten- und milchfrei, enthalten jedoch normale Kartoffeln. Wenn Sie hierauf empfindlich reagieren, nehmen Sie stattdessen einfach weiße Süßkartoffeln.

GNOCCHI

600 g Russet-Kartoffeln (mehlig kochende Kartoffeln), geschält, gedämpft und gestampft (oder weiße Süßkartoffeln)

70 g Pfeilwurzmehl

230 g Süßkartoffelmehl (im Internet und Asia-Laden)

Gesalzenes Wasser

Pfeilwurzmehl für die Arbeitsfläche

SOSSE

2 EL Avocado-Öl

1 kleine Zwiebel, in Scheiben geschnitten

60 g Pancetta oder Bacon, gehackt (nicht gekocht)

1 TL Knoblauch, fein gehackt

1 Rezept Tomatensoße (Seite 167)

40 g grüne Erbsen

2 EL frische Petersilie, fein gehackt

Meersalz oder rosafarbenes Himalayasalz, nach Geschmack

Schwarzer Pfeffer, nach Geschmack (falls verträglich)

Olivenöl, zum Garnieren

1. Die gestampften Kartoffeln in eine große Schüssel geben. Pfeilwurzmehl und Süßkartoffelmehl zufügen und alles von Hand etwa 2 Minuten durcharbeiten, bis sich die Zutaten zu einem Teig verbunden haben und eine klebrige Kugel bilden.

2. Den Teig auf die mit Pfeilwurzmehl bestreute Arbeitsplatte setzen und in 8 gleiche Teile aufteilen.

3. Jede Teigportion zu einer etwa 22,5 cm langen Rolle formen, der Durchmesser beträgt 1,25 cm.

4. Jede Rolle in etwa 1,25–2,5 cm lange Stücke schneiden, die kleinen Kissen gleichen. Die Oberfläche leicht mit einer Gabel eindrücken und die Gnocchi beiseitestellen.

5. Das Avocado-Öl auf mittlerer Stufe in einer großen Kasserolle erhitzen. Zwiebel und Pancetta beziehungsweise Bacon zufügen und etwa 5 Minuten anbraten, bis der Bacon knusprig und die Zwiebeln glasig werden (lassen Sie den Pancetta nicht anbrennen).

6. Den Knoblauch zufügen und 1 Minute mitgaren, dabei darauf achten, dass er nicht verbrennt.

7. Nun Tomatensoße, Erbsen, Petersilie, Salz und Pfeffer zufügen und etwa 10 Minuten köcheln, bis alles gut durcherhitzt ist.

8. Beiseitestellen.

9. Einen Topf mit Salzwasser zum Kochen bringen. Die Gnocchi zufügen und etwa 4 Minuten kochen, bis die Gnocchi an die Oberfläche kommen.

10. Die Gnocchi sofort aus dem Wasser nehmen und auf 4 tiefe Teller verteilen.

11. Die Soße über die Gnocchi geben, alles mit Olivenöl beträufeln und sofort auf den Tisch bringen.

Nährstoffanalyse pro Portion: Protein (g) 8,61; Fett (g) 13,87; Kohlenhydrate (g) 47,17; B_{12} (µg) 0; Eisen (mg) 2,51; Jod (µg) 40,85; Magnesium (mg) 55,39; Kalium (mg) 925,42; Selen (µg) 1,86; Natrium (mg) 615,92

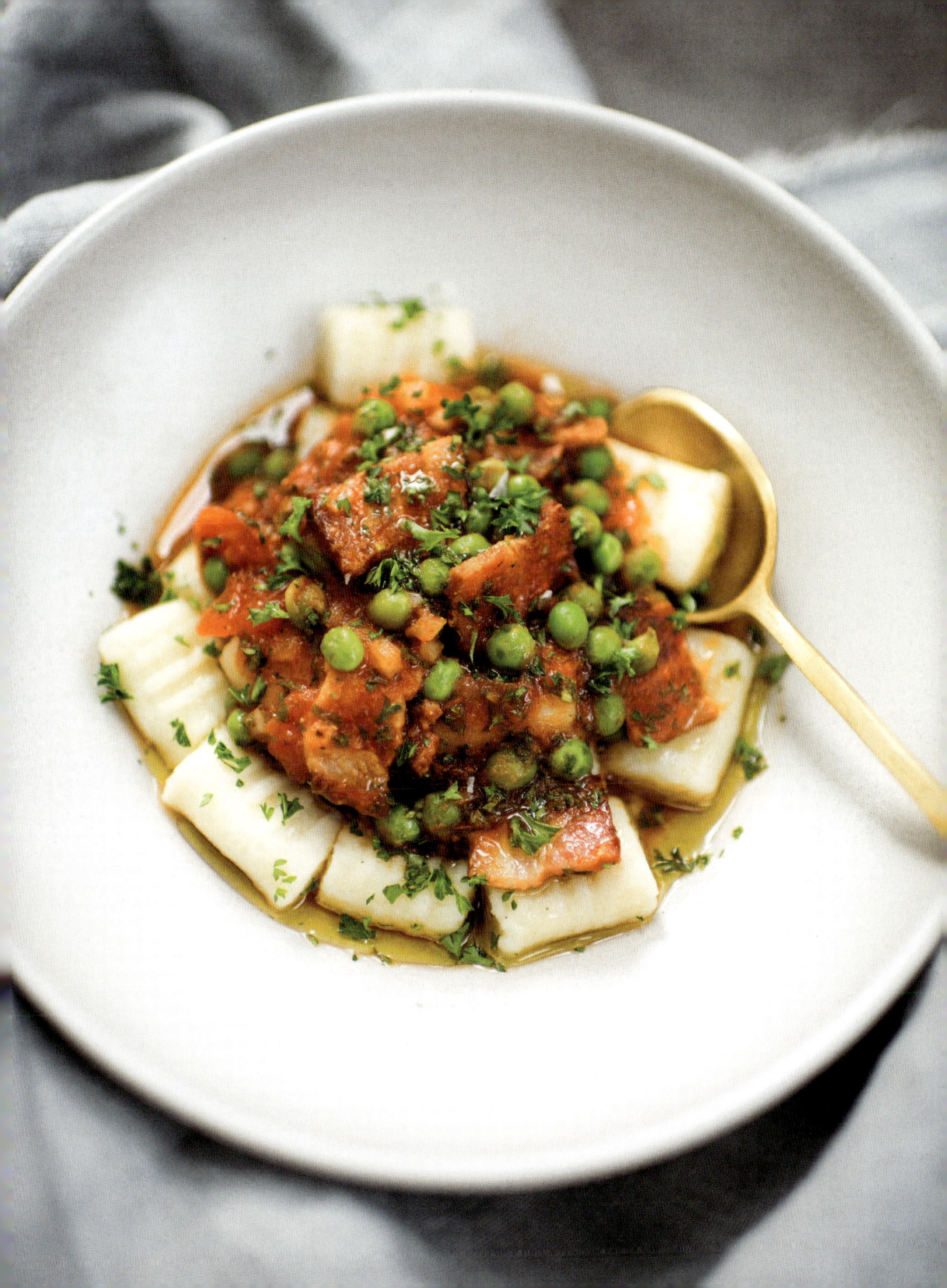

Langsam gegartes Hähnchen

A AUTOIMMUN

Vorbereitungszeit: 20 Minuten

Zubereitungszeit: 6 Stunden im Slow Cooker

Portionen: 4

1 ganzes Hähnchen (1800–2300 g), abgepackte Innereien entfernen

2 EL Kokosöl

2 Knoblauchzehen, fein gehackt

Meersalz oder rosafarbenes Himalayasalz, nach Geschmack

Schwarzer Pfeffer, nach Geschmack (falls verträglich)

2 EL frischer Rosmarin, gehackt

Habe ich schon erwähnt, wie sehr ich meinen Slow Cooker liebe? Während das Hähnchen leise vor sich hin gart und langsam superzart wird, verbreitet sich in der Küche ein köstlicher Duft nach den verwendeten Gewürzen, nämlich Kokosöl, Knoblauch und erdigem Rosmarin. Ein sicheres Zeichen, dass es demnächst etwas Leckeres zu essen gibt!

1. Das Hähnchen auf ein großes Schneidbrett legen.

2. Mit den Fingern die Haut ein wenig vom Fleisch abheben/lösen.

3. Kokosöl, Knoblauch, Salz, Pfeffer und Rosmarin in einer kleinen Schüssel mischen und zu einer Paste verarbeiten.

4. Die Würzpaste unter die Haut des Hähnchens schieben.

5. Das Hähnchen in einen großen Slow Cooker legen. Den Deckel schließen und auf niedriger Stufe 6 Stunden garen, bis das Fleisch vom Knochen fällt.

6. Leicht abkühlen lassen, die Knochen entfernen und servieren.

Nährstoffanalyse pro Portion: Protein (g) 52,01; Fett (g) 8,65; Kohlenhydrate (g) 0,42; B_{12} (µg) 1,63; Eisen (mg) 2,1; Jod (µg) 0; Magnesium (mg) 62,13; Kalium (mg) 867,56; Selen (µg) 0,1; Natrium (mg) 330,89

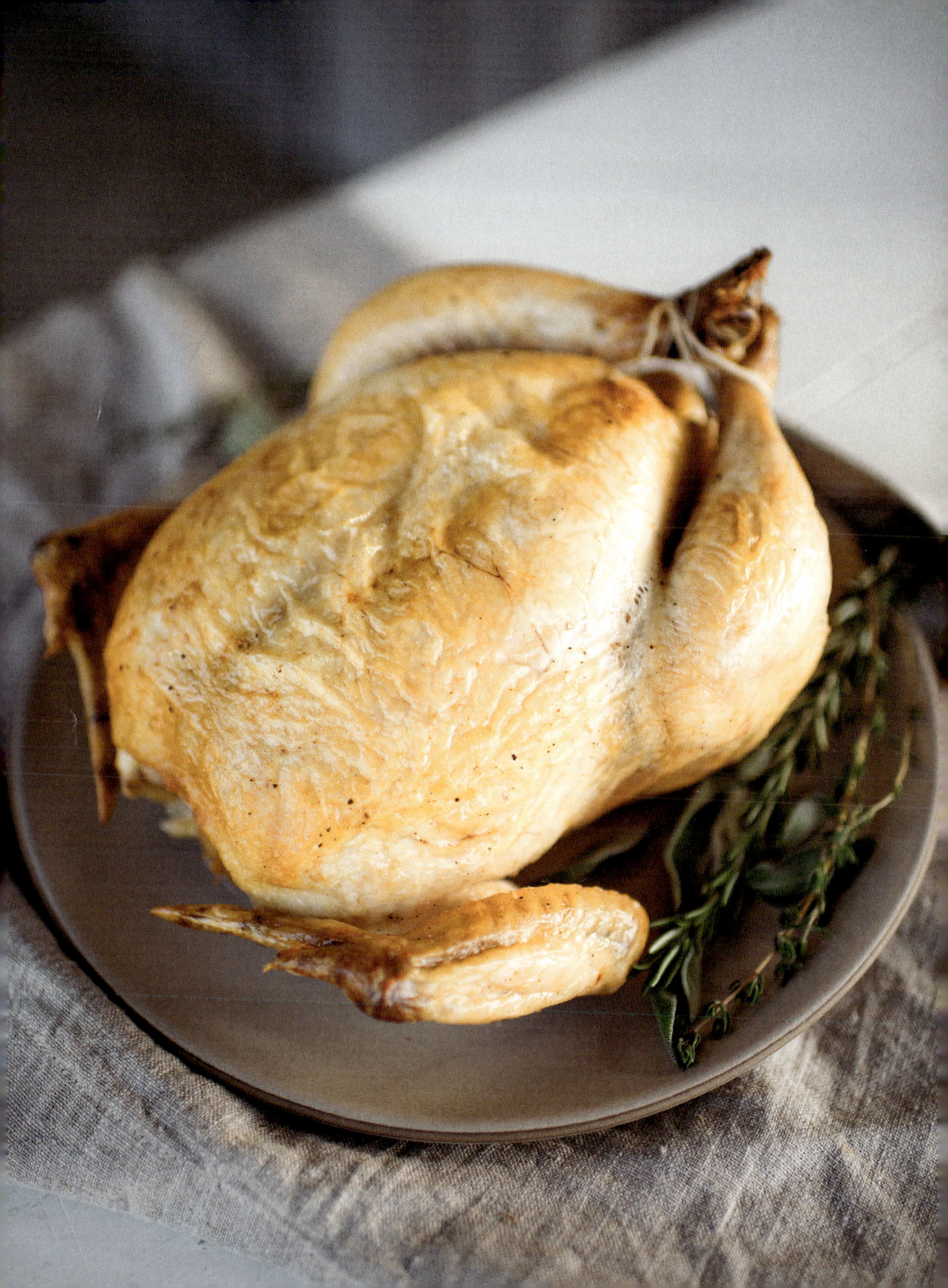

Ingwer-Pfirsich-Schweinefilet

(A) AUTOIMMUN

Vorbereitungszeit: 10 Minuten
Zubereitungszeit: 25 Minuten
Portionen: 6

SCHWEINEFILET

1 EL Kokosöl, zerlassen
1 Schweinefilet (etwa 900 g)
2 TL frischer Rosmarin, fein gehackt
2 TL Knoblauch, fein gehackt
Meersalz oder rosafarbenes Himalayasalz, nach Geschmack
Schwarzer Pfeffer, nach Geschmack (falls verträglich)

SOSSE

125 ml Wasser
400 g Pfirsiche, in Scheiben geschnitten
1 EL Balsamico
1 TL frischer Ingwer, gerieben
1 EL Honig
2 EL vollfette Kokosmilch (Dose)

Beim Ingwer-Pfirsich-Schweinefilet harmonieren Fleisch und Pfirsichsoße perfekt miteinander, doch kann man die Soße auch separat als Beilage reichen. Der Rosmarin bringt eine erdige, frische Note hinein, die Pfirsiche punkten dagegen mit lebhafter Süße.

1. Den Ofen auf 200 °C vorheizen.
2. Das Schweinefilet von allen Seiten mit Kokosöl einreiben und beiseitestellen.
3. Rosmarin und Knoblauch mischen und die Oberseite der Lende damit einreiben.
4. Das Fleisch mit Salz und Pfeffer würzen (falls verträglich) und zugedeckt 15–20 Minuten im Ofen rösten, bis die Temperatur im Inneren 63 °C erreicht hat.
5. Unterdessen das Wasser zum Kochen bringen und die Pfirsiche darin etwa 5 Minuten leise simmern lassen, bis sie weich sind.
6. Essig, Ingwer, Honig und Kokosmilch zufügen, dann die Pfirsich-Mischung vom Feuer nehmen.
7. Die Pfirsich-Mischung in einem Hochgeschwindigkeitsmixer pürieren.
8. Die Lende aufschneiden und mit der Soße servieren.

Nährstoffanalyse pro Portion: Protein (g) 32,44; Fett (g) 8,4; Kohlenhydrate (g) 9,39; B_{12} (µg) 0,77; Eisen (mg) 1,8; Jod (µg) 0; Magnesium (mg) 48,84; Kalium (mg) 732,05; Selen (µg) 47,25; Natrium (mg) 212,14

Auberginen-Lasagne-Stapel

PALÄO

Vorbereitungszeit: 1 Stunde durchziehen lassen, 30 Minuten

Zubereitungszeit: 15 Minuten

Portionen: 6

AUBERGINEN

2 mittelgroße Auberginen, in 3 mm dicke Scheiben geschnitten

Meersalz oder Himalayasalz

50 g Mandelmehl

½ TL Zwiebelpulver

½ TL Knoblauchpulver

½ TL Meersalz oder Himalayasalz

½ TL schwarzer Pfeffer (falls verträglich)

1 EL Avocado-Öl

FÜLLUNG

1 EL Avocado-Öl

4 Pilze, fein gehackt

½ kleine Zwiebel, fein gewürfelt

1 Knoblauchzehe, fein gehackt

1 Handvoll (ca. 30 g) Spinat, gehackt

250 ml Cashew-Frischkäse (Seite 160)

¼ TL Meersalz oder Himalayasalz

¼ TL schwarzer Pfeffer (falls verträglich)

SOSSE

1 Rezept Tomatensoße (Seite 166) oder Sauce bolognese (Seite 167)

Wenn Sie auf der Suche nach einem raffinierten Gericht sind, ist Ihre Mission hiermit beendet. In meinen Auberginen-Lasagne-Stapeln werden die Auberginen-Nudeln von einer saftigen Füllung ummantelt, die aus meinem Cashew-Frischkäse (Seite 160), Spinat und Pilzen besteht. Abgerundet wird die Lasagne mit meiner hausgemachten Tomatensoße (Seite 167). Dieses Rezept erfordert mehr Zeit als die meisten anderen in diesem Kochbuch, doch ich verspreche Ihnen, dass es die Mühe wert ist. Lassen Sie es sich schmecken!

1. Die Auberginenscheiben nebeneinander in nur einer Lage auf Backblechen verteilen und die Oberflächen großzügig mit Salz bestreuen.

2. Die Auberginenscheiben mindestens 1 Stunde durchziehen lassen, um die Feichtigkeit herauszuziehen.

3. Jede Scheibe unter fließend kaltem Wasser abspülen und mit einem sauberen Küchentuch trocken tupfen.

4. Den Ofen auf 200 °C vorheizen.

5. Für die Füllung unterdessen 1 EL Avocado-Öl in einer Pfanne auf mittlerer Stufe erhitzen. Pilze und Zwiebel zufügen und etwa 8 Minuten andünsten, bis die Pilze weich und die Zwiebel glasig ist. Nun gehackten Knoblauch und Spinat in die Pfanne geben und alles noch einmal 1 Minute garen, bis der Knoblauch weich und der Spinat zusammengefallen ist.

6. Die Pfanne vom Feuer nehmen und leicht abkühlen lassen. Die Spinat-Mischung unter den Cashew-Frischkäse ziehen und alles mit Salz und Pfeffer würzen. Beiseitestellen.

7. In einer separaten Schüssel das Mandelmehl mit Zwiebelpulver, Knoblauchpulver und je ½ TL Salz und Pfeffer mischen. 4 EL der Mischung abnehmen und beiseitestellen.

8. Eine große Pfanne auf mittlerer Stufe erwärmen und 1 EL Avocado-Öl hineingeben. Jede Auberginenscheibe kurz in den Mandelmehl-Mix tauchen und dann in der Pfanne von jeder Seite 1 Minute braten, bis sie sich golden gefärbt hat. Falls notwendig, müssen Sie diesen Arbeitsschritt portionsweise ausführen.

9. In einer großen Auflaufform (32,5 × 22,5 cm) 6 Auberginenscheiben nebeneinander auslegen. Auf jede Scheibe 1 EL der Füllung und 1 EL Tomatensoße geben. Nun jeden Stapel mit einer zweiten Auberginenscheibe bedecken. Hierauf folgen wieder jeweils 1 EL Füllung plus 1 EL Soße, dann eine dritte Lage Auberginenscheiben, dann der letzte 1 EL Füllung plus 1 EL Soße pro Scheibe. Den Abschluss bildet eine vierte Auberginenscheibenschicht (jetzt besteht jeder Stapel aus 4 Auberginenscheiben). Abschließend werden die Auberginen-Lasagne-Stapel mit 1 EL Soße gekrönt und mit der beiseite gestellten Panade bestreut.

10. Die Auflaufform abdecken und 15 Minuten im Ofen backen.

Nährstoffanalyse pro Portion: Protein (g) 10,95; Fett (g) 21,46; Kohlenhydrate (g) 30,14; B_{12} (µg) 0; Eisen (mg) 3,74; Jod (µg) 0; Magnesium (mg) 160,64; Kalium (mg) 967,14; Selen (µg) 7,81; Natrium (mg) 341,63

Getrüffeltes Gemüse

A AUTOIMMUN

Vorbereitungszeit: 10 Minuten

Zubereitungszeit: 10 Minuten

Portionen: 4

1 EL Kokosöl

1 Zwiebel, gewürfelt

12 mittelgroße Pilze, zerkleinert

500 g Spargel, fein zerkleinert

500 g grüne Bohnen, fein zerkleinert

1 EL Olivenöl mit Trüffel (bei Verwendung von Trüffelsalz reines Olivenöl nehmen), zum Garnieren

Meersalz, rosafarbenes Himalayasalz oder Trüffelsalz, nach Geschmack

Dieses schnelle und einfache Rezept ist eine leckere Methode, um mehr Gemüse zu essen. Um diese Beilage ein wenig aufzurüschen, greife ich gern zu Trüffelsalz oder Olivenöl mit Trüffel. Trüffel – die Fruchtkörper unterirdisch wachsender Schlauchpilze – werden ihres köstlichen Geschmacks und ihrer Heilkraft wegen gepriesen. Und das Trüffelaroma passt zu fast allen Fleischsorten!

1. Das Kokosöl in einer großen Pfanne auf mittlerer Stufe erhitzen, bis es geschmolzen ist. Nun Zwiebel, Pilze, Spargel und grüne Bohnen zufügen und etwa 7–10 Minuten andünsten, bis sich der Duft zu entfalten beginnt und das Gemüse durch ist.

2. Mit Salz abschmecken und das Olivenöl vorsichtig untermischen.

Nährstoffanalyse pro Portion: Protein (g) 7,33; Fett (g) 7,91; Kohlenhydrate (g) 12,23; B_{12} (µg) 0,02; Eisen (mg) 2,31; Jod (µg) 0; Magnesium (mg) 50,70; Kalium () 746; Selen (µg) 6,97, Natrium (mg) 109,31

Cowboy-Kaviar

EINFÜHRUNG

Vorbereitungszeit: 20 Minuten

Portionen: 6

340 g schwarze Bohnen, gekocht
160 g Tomaten, gehackt
30 g frischer Koriander, gehackt
40 g grüne Gemüsepaprika, zerkleinert
¼ rote Zwiebel, gehackt
½ TL Meersalz oder rosafarbenes Himalayasalz
½ TL Knoblauchpulver
½ TL getrockneter Oregano
½ TL getrocknetes Basilikum
Saft von 1 Limette
2 EL Olivenöl
2 EL Apfelessig

Ich habe die klassische Zubereitung von Southwest Cowboy Caviar für meinen Mann Michael, der in Texas aufwuchs, etwas abgewandelt. Diese vielseitige Beilage eignet sich auch als Hauptgericht und passt hervorragend zu Pulled Pork. Ich koche die Bohnen gern im Dampfdrucktopf. Schwarze Bohnen stecken voller Ballast- und Phytonährstoffe. In Kombination mit Tomaten und Gewürzen entsteht eine unwiderstehliche Kreation.

Alle Zutaten in eine große Schüssel geben und miteinander vermischen.

Nährstoffanalyse pro Portion: Protein (g) 5,63; Fett (g) 4,93; Kohlenhydrate (g) 16,19; B_{12} (µg) 0; Eisen (mg) 1,62; Jod (µg) 2,67; Magnesium (mg) 47,64; Kalium (mg) 333,34; Selen (µg) 0,82; Natrium (mg) 136,2

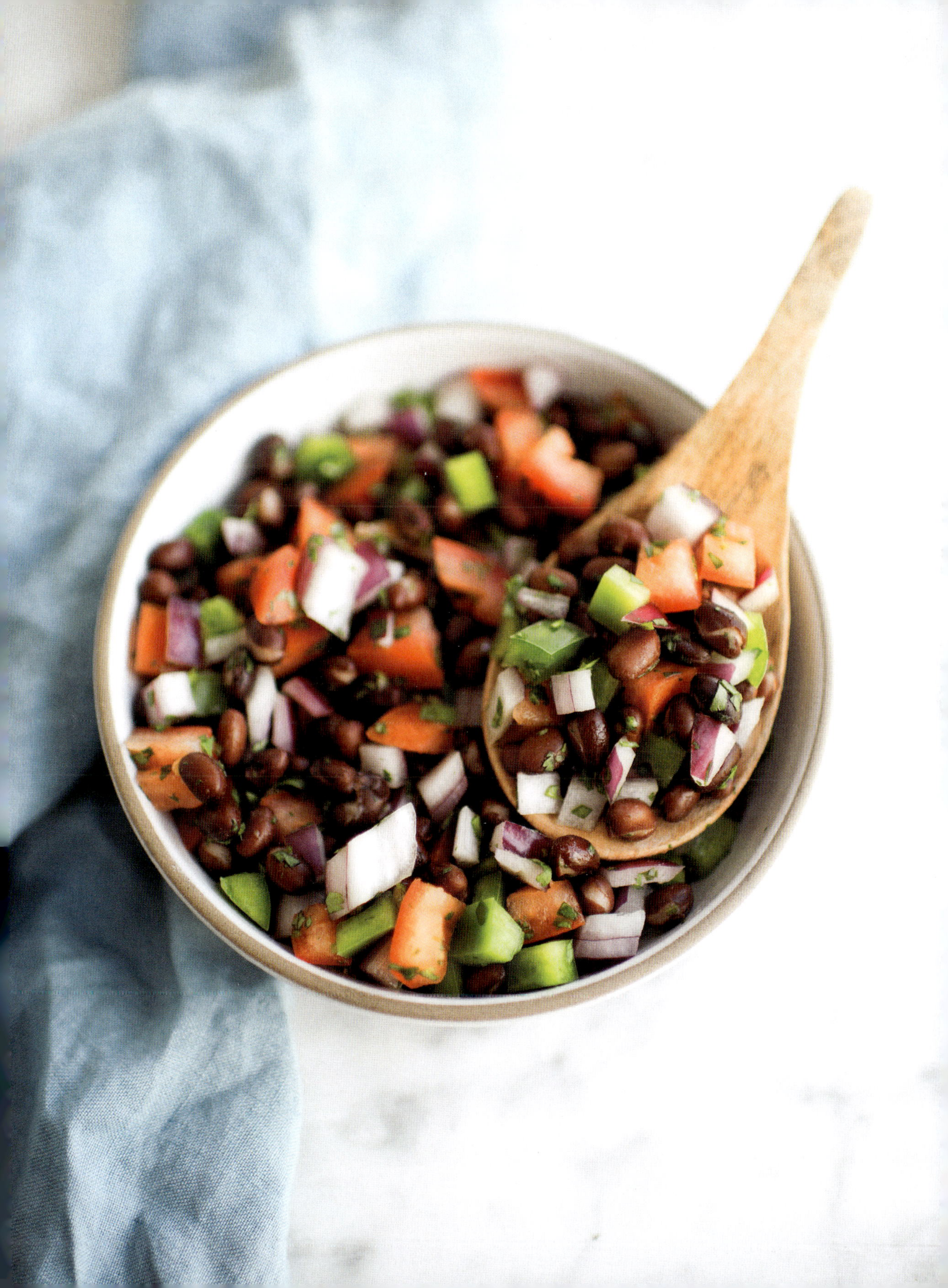

Mit Bacon und Schnittlauch überbackene Kartoffeln

Ⓐ AUTOIMMUN

Vorbereitungszeit: 10 Minuten
Zubereitungszeit: 35 Minuten
Portionen: 6

230 g Bacon, gehackt
2 große Süßkartoffeln, dünn geschnitten
½ kleine Zwiebel, halbiert und dünn geschnitten
2 EL Kokosöl, zerlassen
Meersalz oder rosafarbenes Himalayasalz, nach Geschmack
Schwarzer Pfeffer, nach Geschmack (falls verträglich)
1 TL frischer Thymian, fein gehackt
250 ml vollfette Kokosmilch (Dose)
2 EL gehackter Schnittlauch, zum Garnieren

Nährstoffanalyse pro Portion: Protein (g) 6,57; Fett (g) 29,12; Kohlenhydrate (g) 12,85; B_{12} (µg) 0,19; Eisen (mg) 1,16; Jod (µg) 0; Magnesium (mg) 32,44; Kalium (mg) 351,64; Selen (µg) 10,42; Natrium (mg) 345,68

Es gibt nicht viel, was an den köstlichen Geschmack und den herzhaften Biss von knusprigem Bacon herankommt. Obwohl Bacon als ungesundes Nahrungsmittel gilt, steckt er voller herzgesunder Omega-3-Fettsäuren und ist in vernünftigen Mengen durchaus empfehlenswert. Greifen Sie zu einem Produkt, das frei von Nitraten und Zusatzstoffen ist. Wenn man Zwiebeln, Schnittlauch und Kokosöl mit Süßkartoffeln und Bacon kombiniert, entsteht ein schmackhaftes Gericht, dem man kaum widerstehen kann.

1. Den Ofen auf 190 °C vorheizen.

2. Den Bacon in einer großen Pfanne bei mittlerer Hitze 10 Minuten braten, bis er kross ist.

3. Den Bacon mit einem Schaumlöffel aus der Pfanne nehmen und auf einen mit Küchenpapier ausgelegten Teller legen. Etwas abkühlen lassen.

4. Den Bacon in einer großen Schüssel mit Süßkartoffeln, Zwiebel, Kokosöl, Salz, Pfeffer und Thymian mischen.

5. Den Inhalt der Schüssel in eine Auflaufform (30 × 30 cm) geben.

6. Die Kokosmilch über die Süßkartoffel-Gemüse-Mischung gießen.

7. Die Form abdecken und 25 Minuten im Ofen backen, bis die Süßkartoffeln weich sind.

8. Warm auf den Tisch bringen und mit gehacktem Schnittlauch garnieren.

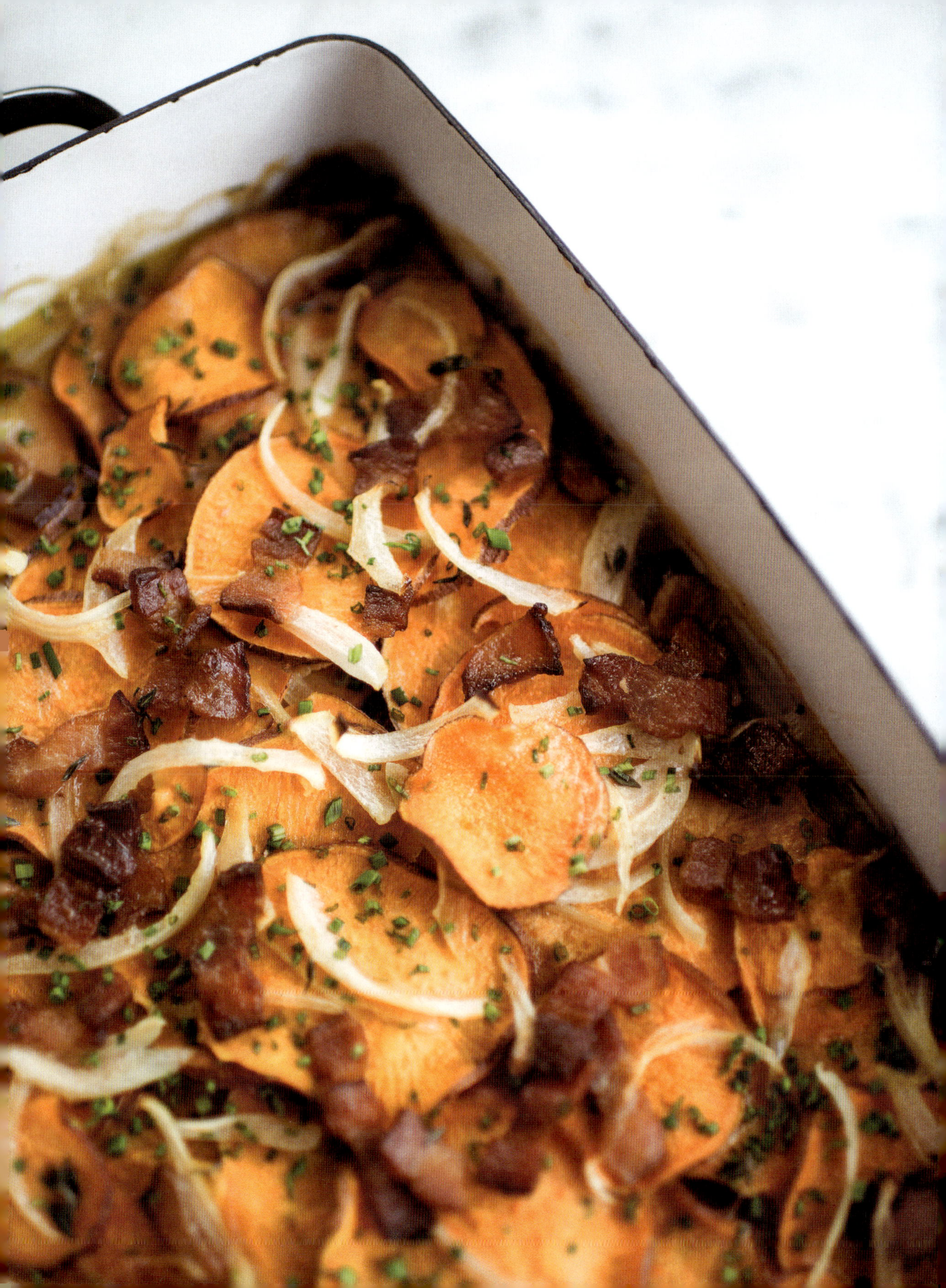

Hähnchen-Frühlingsrollen mit Mandel-Soßen-Dip

EINFÜHRUNG

Vorbereitungszeit: 12 Minuten, plus 10 Minuten zum Anrichten

Portionen: 6

ROLLEN

75 g fein geschnittener Rotkohl, aufgeteilt

3 EL Korianderblätter, aufgeteilt

Heißes Wasser

6 Reispapierblätter

90 g gekochte Reisnudeln, nach Packungsanweisung zubereitet

30 g Möhren, dünn geschnitten

40 g Gurken, in dünne Stäbchen geschnitten

1 Avocado, dünn geschnitten

1 Hähnchenbrust ohne Knochen (ca. 170 g), gekocht und dünn geschnitten

1 Limette, in 6 Keile zerteilt

MANDEL-SOSSEN-DIP

25 g Mandelmus

Saft von ½ Limette

1 TL Coconut Aminos

1 TL Honig

3 EL Wasser

Nährstoffanalyse pro Portion: Protein (g) 6,45; Fett (g) 14,44; Kohlenhydrate (g) 24,9; B_{12} (µg) 0,06; Eisen (mg) 1,29; Jod (µg) 3,78; Magnesium (mg) 45,56; Kalium (mg) 275,29; Selen (µg) 5,32; Natrium (mg) 278,88

Wenn Sie Reispapier verwenden, achten Sie darauf, dass es glutenfrei ist.

1. Zwei Drittel des Rotkohls gleichmäßig auf einer Servierplatte verteilen und mit 1 EL Koriander bestreuen. Die Platte beiseitestellen.

2. Das heiße Wasser in eine flache Schale geben und die Reispapierblätter 10 Sekunden darin einweichen. Das Reispapier sollte danach noch fest, aber biegsam sein.

3. Die Reispapierblätter auf ein sauberes, feuchtes Geschirrtuch legen. ⅙ der Reisnudeln auf dem ersten Reispapierblatt verteilen, dabei das untere Drittel, das zu Ihnen zeigt, frei lassen. Nun die Reisnudeln mit dem verbliebenen Rotkohl und ⅙ der Möhren bedecken. Mit den Gurken, der Avocado, dem Hähnchenfleisch und dem restlichen Koriander ebenso verfahren.

4. Um das Blatt aufzurollen, das freie Drittel über der Gemüsefüllung einschlagen und einmal einrollen. Nun die Ränder einschlagen und das Reispapierblatt weiter aufrollen, bis die Frühlingsrolle fest verschlossen ist und gut zusammenhält. Beiseitestellen.

5. Die nächsten 5 Reispapierblätter ebenso füllen und aufrollen.

6. Für die Soße das Mandelmus in eine kleine Schüssel geben und mit den restlichen Zutaten so lange verquirlen, bis eine glatte, leicht dickliche Soße entstanden ist.

7. Die Frühlingsrollen halbieren und zusammen mit den Limetten-Keilen und dem Mandel-Soßen-Dip auf der vorbereiteten Servierplatte mit dem Rotkohl-Bett anrichten.

Kochbananen-Nachos mit Avocado und Hähnchenbrust

Ⓐ AUTOIMMUN

Vorbereitungszeit: 15 Minuten
Zubereitungszeit: 35 Minuten
Portionen: 4

300 g Kochbananen, in 0,5 cm dicke Scheiben geschnitten

60 ml Olivenöl

Meersalz oder rosafarbenes Himalayasalz, nach Geschmack

Schwarzer Pfeffer, nach Geschmack (falls verträglich)

2 EL Frühlingszwiebeln, gehackt

2 EL Limettensaft

1 große Avocado, geschält, entsteint und zerdrückt

80 g Hähnchenbrust, gekocht und zerpflückt

Nährstoffanalyse pro Portion: Protein (g) 7,12; Fett (g) 8,32; Kohlenhydrate (g) 28,3; B_{12} (µg) 0,57; Eisen (mg) 0,96; Jod (µg) 0; Magnesium (mg) 46,11; Kalium (mg) 650,79; Selen (µg) 5,64; Natrium (mg) 117,03

Wer sagt, dass Sie keine Nachos essen dürfen? Achten Sie nur darauf, dass die Nachos nicht voller Konservierungsstoffe stecken und weder Mais noch andere bei Hashimoto schlecht verträgliche Zutaten enthalten. Essen Sie meine Kochbananen-Nachos zusammen mit meinen Lieblings-Toppings – oder werden Sie kreativ und entwickeln Ihre eigenen Hashimoto-verträglichen Beilagen. Kochbananen sind eine ausgezeichnete Quelle für Ballaststoffe, ferner für die Vitamine A, C und B_6 sowie die Mineralstoffe Magnesium und Kalium.

1. Den Ofen auf 180 °C vorheizen.
2. Zwei Backbleche mit Alufolie oder Backpapier auslegen.
3. In einer mittelgroßen Schüssel die Kochbananen-Scheiben mit dem Öl vermischen. Mit Salz und Pfeffer würzen und erneut durchmengen.
4. Die Kochbananen-Scheiben in nur einer Lage nebeneinander auf den beiden Backblechen anordnen.
5. Etwa 15–17 Minuten im Ofen backen, dann die Kochbananen-Scheiben wenden und die Position der Backbleche wechseln. Nochmals für 15–17 Minuten im Ofen lassen, bis die Kochbananen knusprig sind.
6. Die Kochbananen-Chips aus dem Ofen nehmen und leicht abkühlen lassen. Auf einem großen Teller verteilen.
7. In einer mittelgroßen Schüssel Frühlingszwiebeln, Limettensaft und Avocado vermischen. Nach Belieben mit Salz und Pfeffer würzen.
8. Die Nachos mit der Avocado-Mischung und dem Hähnchenfleisch gekrönt servieren.

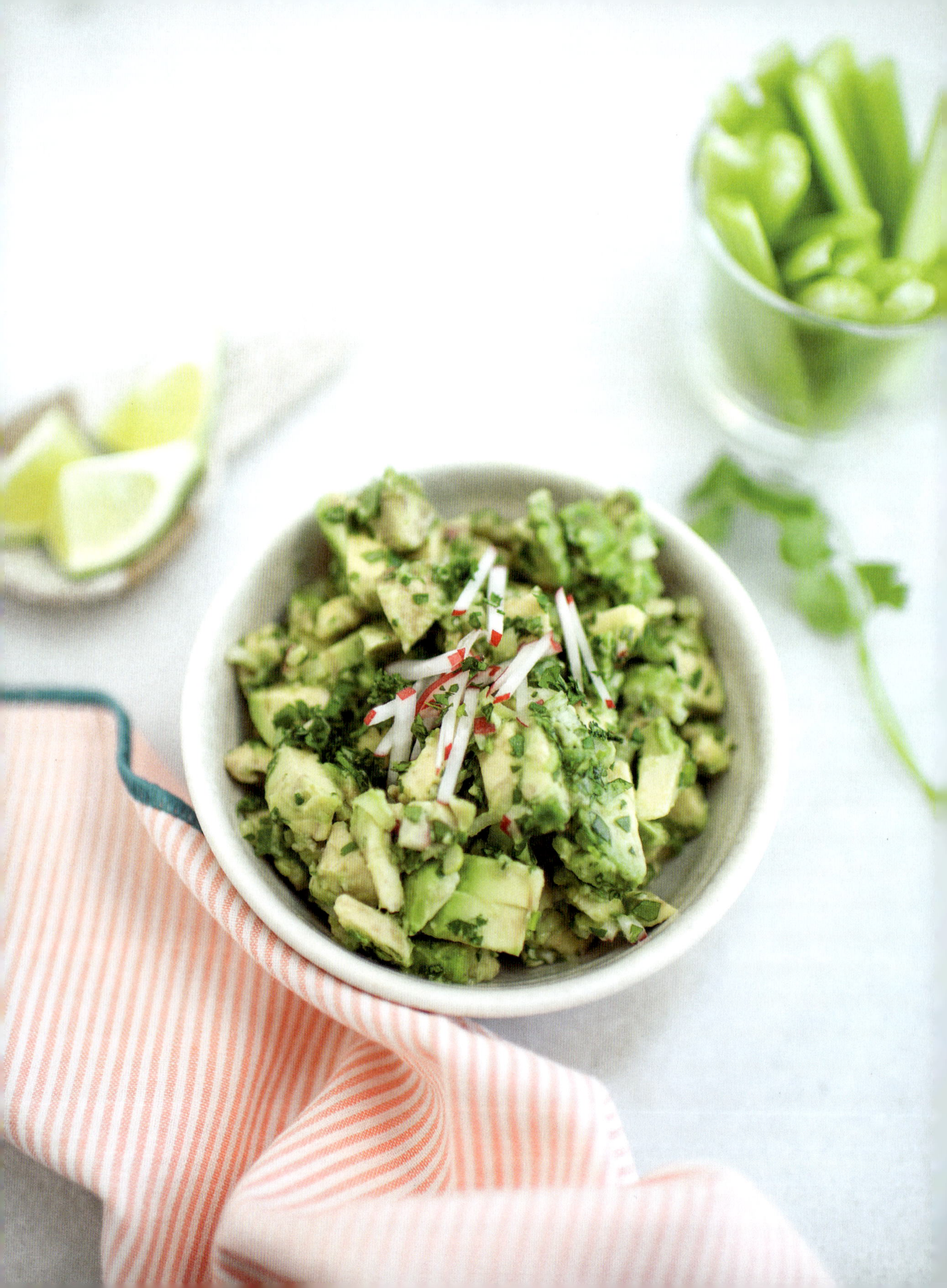

Guacamole mit Koriander und Limette

A AUTOIMMUN

Vorbereitungszeit: 15 Minuten

Portionen: 4

2 große Avocados, geschält, entsteint und in Würfel geschnitten

1 großes Radieschen, gehackt

Meersalz oder rosafarbenes Himalayasalz, nach Geschmack

Schwarzer Pfeffer, nach Geschmack (falls verträglich)

1 EL Lauch, gehackt

2 EL frischer Koriander, gehackt

2 EL Limettensaft

3 große Selleriestangen, in 7,5–10 cm lange Stücke zerteilt

Diese nährstoffreiche Guacamole punktet mit einer glatten Konsistenz und einer delikaten Mischung von frischem, duftendem Koriander und spritziger Limette. Die knackigen Selleriestangen sind der perfekte Ersatz für die traditionellen Chips und sorgen dafür, dass der leckere Geschmack der Guacamole perfekt zur Geltung kommt!

1. In einer großen Schüssel Avocado, Radieschen, Salz, Pfeffer, Lauch, Koriander und Limettensaft mischen.

2. Die Guacamole zusammen mit den Selleriestangen servieren und diese in die Soße dippen.

Nährstoffanalyse pro Portion: Protein (g) 1,66; Fett (g) 10,38; Kohlenhydrate (g) 7,81; B_{12} (µg) 0; Eisen (mg) 0,58; Jod (µg) 0; Magnesium (mg) 24,97; Kalium (mg) 451,7; Selen (µg) 0,46; Natrium (mg) 129,91

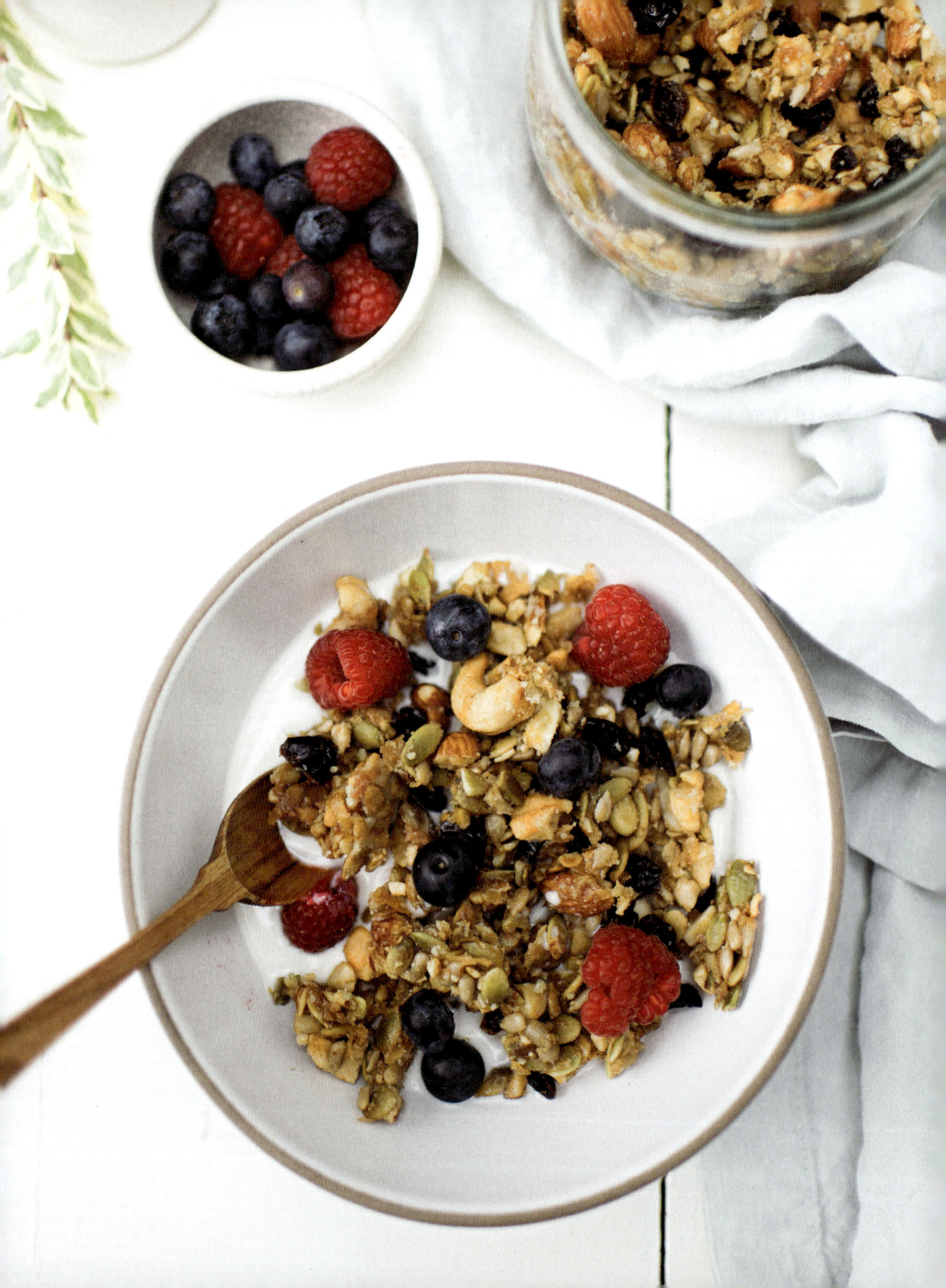

Granola süß-sauer

P PALÄO

Vorbereitungszeit: 10 Minuten
Zubereitungszeit: 45 Minuten
Portionen: 12

130 g Cashewnüsse, ungesalzen
100 g Mandeln, ungesalzen
40 g Kokosflocken, ungesüßt
30 g Kürbiskerne, ungesalzen und geschält
60 ml Kokosöl
1 TL reiner Vanille-Extrakt
4 EL Honig
40 g Sonnenblumenkerne, ungesalzen und geschält
100 g Cranberrys, getrocknet
1 TL Meersalz oder rosafarbenes Himalayasalz
Kokosjoghurt (Seite 147, optional)

Nährstoffanalyse pro Portion: Protein (g) 5,22; Fett (g) 13,04; Kohlenhydrate (g) 22,03; B_{12} (µg) 0; Eisen (mg) 1,67; Jod (µg) 0; Magnesium (mg) 79,39; Kalium (mg) 185,87; Selen (µg) 3,59; Natrium (mg) 143,06

Granola süß-sauer ist ein Mix aus nährstoffreichen Nüssen und Samen sowie immunstärkendem Honig – ein gesunder, einfach herzustellender und zudem paläo-tauglicher Snack. Die getrockneten Cranberrys sind reich an Antioxidantien und bereichern den salzigen Geschmack der Nüsse und Samen mit einem Hauch von Süße. Wer mag, streut Granola süß-sauer über seinen Kokosjoghurt (Seite 147).

1. Den Ofen auf 150 °C vorheizen.
2. Ein Backblech mit Backpapier auslegen.
3. Cashewnüsse, Mandeln, Kokosflocken und Kürbiskerne in einen Mixer geben und so lange durcharbeiten, bis die großen Nüsse zerkleinert sind.
4. Kokosöl, Vanille und Honig in einer mittelgroßen Kasserolle 5 Minuten erhitzen, bis alles zerlassen ist.
5. Die Nuss-Mandel-Mischung aus dem Mixer in die Kasserolle geben, die Sonnenblumenkerne zufügen und so lange umrühren, bis sich die Zutaten verbunden haben.
6. Die Mischung gleichmäßig auf dem vorbereiteten Backblech verteilen und 20 Minuten backen, bis sich die Masse leicht bräunt, dabei einmal durchbewegen.
7. Das Blech aus dem Ofen nehmen und die getrockneten Cranberrys sowie das Salz untermischen.
8. Die Granola-Mischung nun so zusammendrücken, dass eine flache, ebene Oberfläche entsteht.
9. Etwa 15 Minuten abkühlen lassen, dann in Stücke brechen und in einem luftdichten Behälter oder wiederverschließbaren Beutel aufbewahren.

Leberpastete

A AUTOIMMUN

Vorbereitungszeit: 10 Minuten

Zubereitungszeit: 5–7 Minuten

Portionen: 8

Hinweis: Wenn Sie zu diesem Gericht ein Glas heißes Zitronenwasser trinken, unterstützt dies Ihre Verdauung.

- 450 g Rinder, Hühner- oder Schweineleber, in Stücke zerteilt
- 1 Zwiebel, gehackt
- 1 EL Entenfett oder Kokosöl
- 1 EL Kokosfett (aus Kokosmilch)
- 1 Knoblauchzehe, gepresst
- 15 g frisches Basilikum, gehackt
- 4 TL Apfelessig
- Saft von ½ Zitrone
- 1 EL gemahlener Zimt
- Meersalz oder rosafarbenes Himalayasalz, nach Geschmack
- Schwarzer Pfeffer, nach Geschmack (falls verträglich)
- Pickles, zum Garnieren

Hashimoto-Patienten leiden oft unter einem Ferritin-Mangel, was zu persistierenden Symptomen wie Erschöpfung und Haarausfall führen kann. Leber gilt als eine der besten Quellen für Eisen und kann bei der Wiederherstellung gesunder Eisen- und Ferritinspiegel helfen – ist aber bei vielen Menschen alles andere als beliebt. Ich hoffe, dass Sie dieses Rezept für hausgemachte Leberpastete ausprobieren, auch wenn Sie bisher keine Leber mochten. Meine Variante steckt voller anderer kräftiger Aromen, die den üppigen Geschmack der Leber auf angenehme Art ausgleichen.

1. In einer Pfanne Leber und Zwiebel in Entenfett oder Kokosöl etwa 5–7 Minuten anbraten, bis die Leber durch ist.

2. Die Leber-Zwiebel-Mischung zusammen mit Kokosfett, Knoblauch, Basilikum, Essig, Zitronensaft und Zimt in eine Küchenmaschine geben und zu einer glatten Konsistenz verarbeiten. Nach Belieben mit Salz und Pfeffer abschmecken.

3. Die Mischung zu einer Kugel formen und 1 Stunde kalt stellen.

4. Die Leberpastete zum Servieren in eine Schale geben oder in dicke Scheiben schneiden und mit den Pickles garniert auf den Tisch bringen.

Nährstoffanalyse pro Portion: Protein (g) 11,88; Fett (g) 4,35; Kohlenhydrate (g) 4,71; B_{12} (µg) 33,62; Eisen (mg) 2,98; Jod (µg) 0; Magnesium (mg) 13,85; Kalium (mg) 216,66; Selen (µg) 22,67; Natrium (mg) 88,74

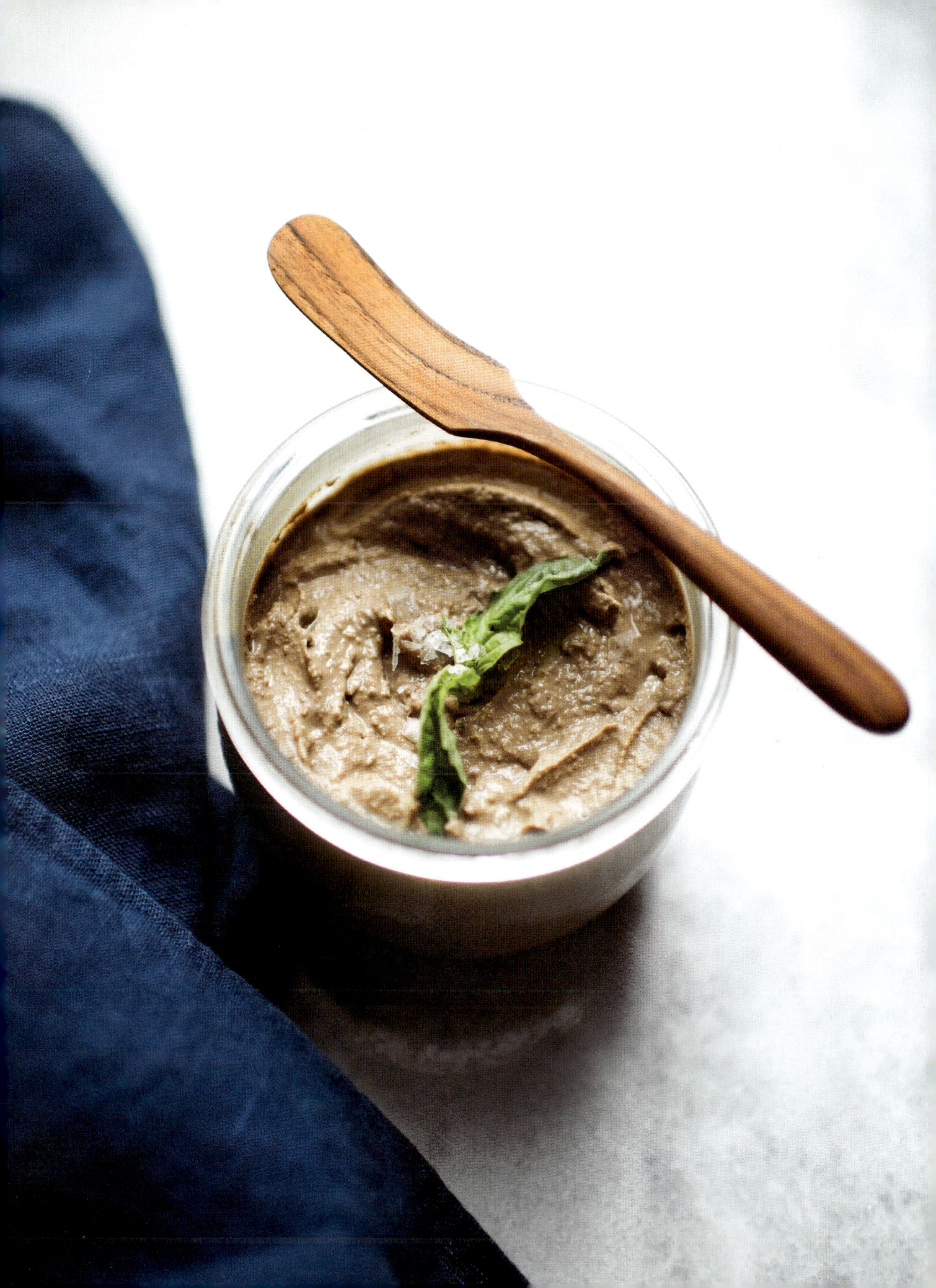

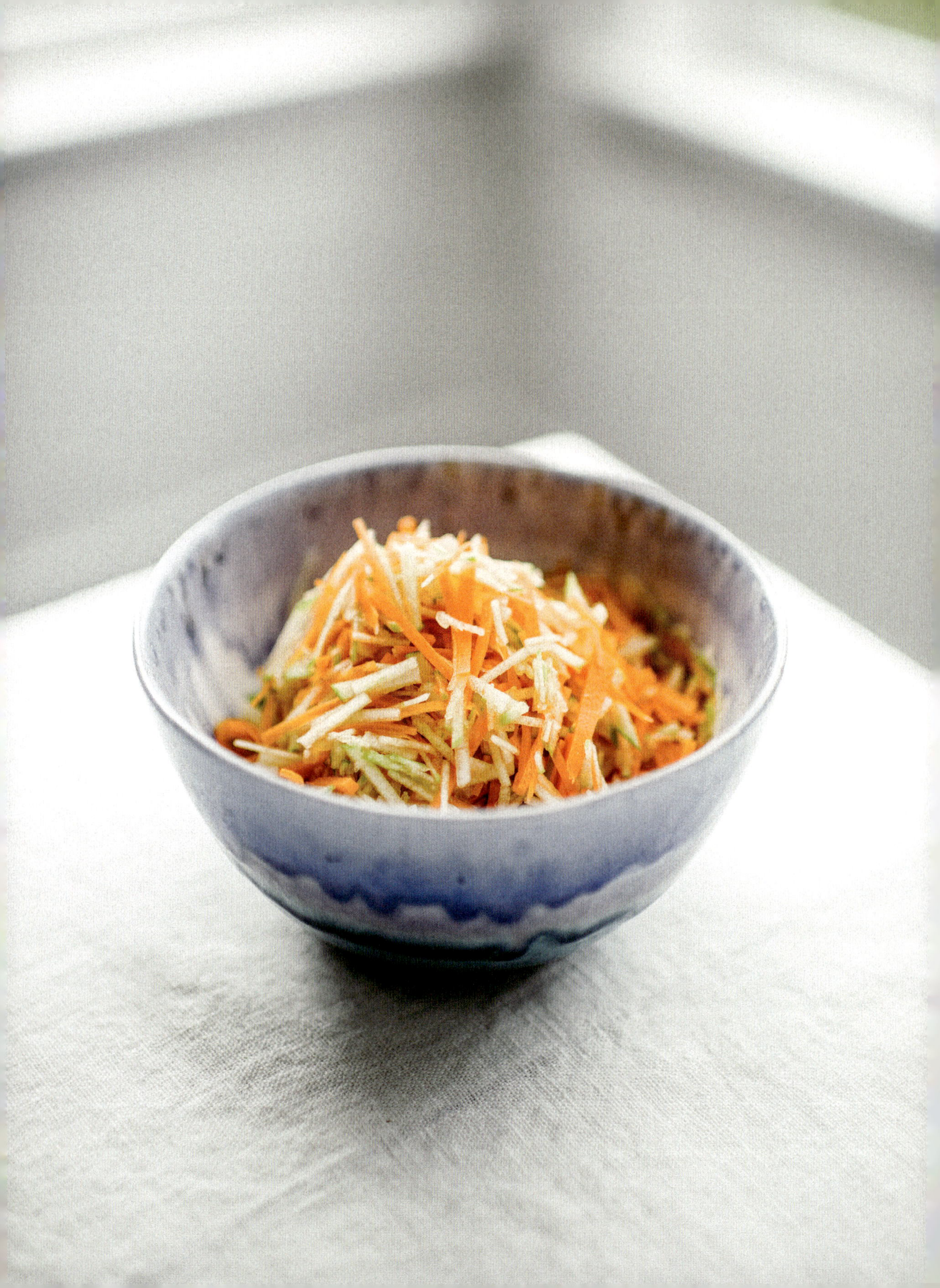

Apfel-Möhren-Salat

Ⓐ AUTOIMMUN

Vorbereitungszeit: 15 Minuten

Portionen: 2

2 mittelgroße grüne Äpfel, geschält und grob zerkleinert

130 g Baby-Möhren

Saft von ½ Zitrone

Bei diesem Gericht handelt es sich um einen traditionellen polnischen Rohkostsalat, Surówka genannt. Apfel-Möhren-Salat zählt zu den einfachsten Rezepten, die es gibt, und ist dabei überraschend erfrischend. Bei Verdauungsproblemen hilft er fantastisch, als Beilage eignet er sich für warme Gerichte und Fleisch. Und nicht zuletzt punktet er, weil Kinder ganz verrückt auf diesen Salat sind!

1. Äpfel, Möhren und Zitronensaft in eine Küchenmaschine geben. Auf hoher Stufe 1–2 Minuten durcharbeiten, bis Möhren und Äpfel fein zerkleinert sind.

2. Bis zum Servieren kühl stellen.

Nährstoffanalyse pro Portion: Protein (g) 1,13; Fett (g) 0,31; Kohlenhydrate (g) 26,99; B_{12} (µg) 0; Eisen (mg) 1,11; Jod (µg) 0; Magnesium (mg) 17,38; Kalium (mg) 402,86; Selen (µg) 1,04; Natrium (mg) 88,6

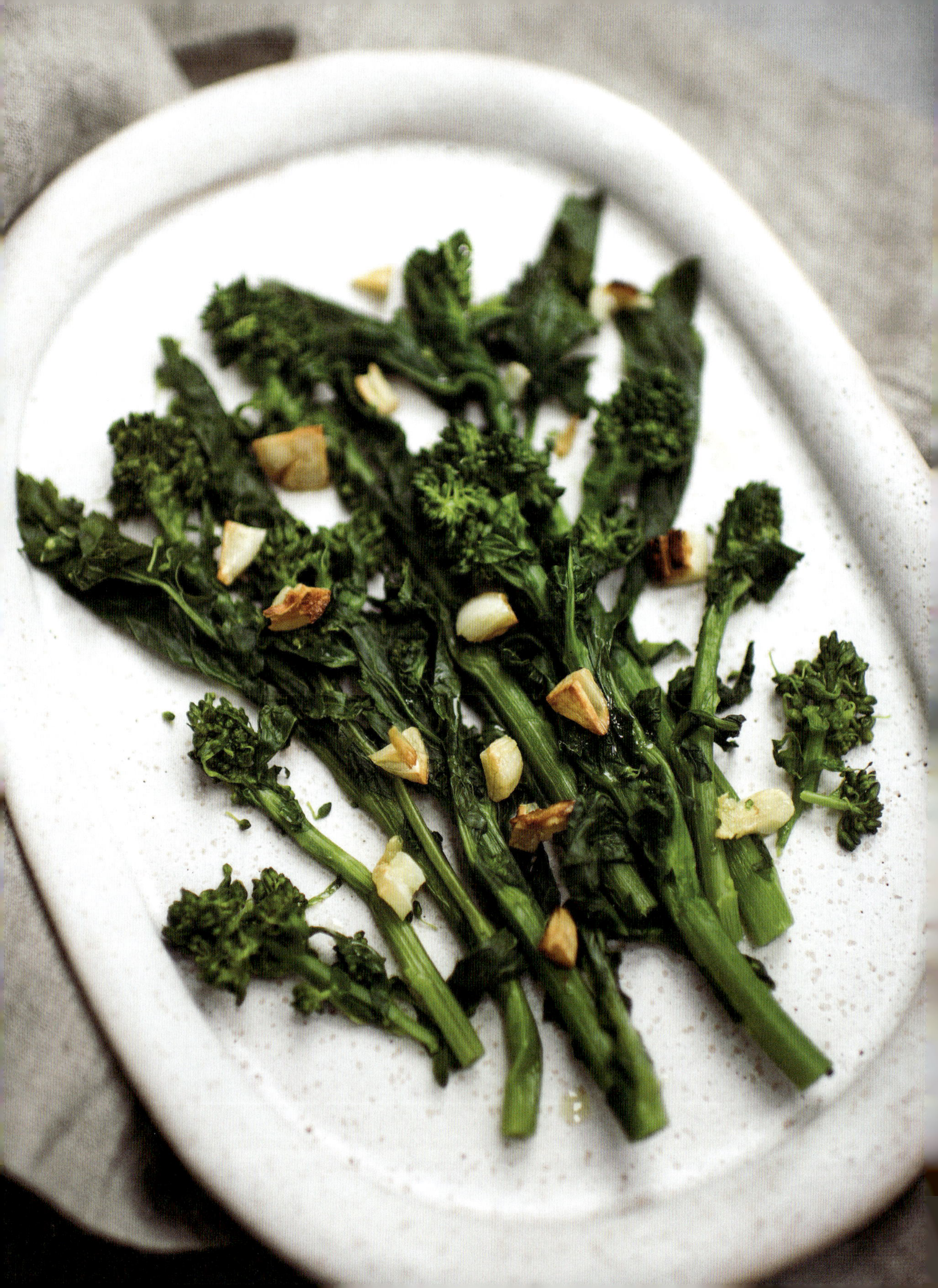

Sautierter Stängelkohl

A AUTOIMMUN

Vorbereitungszeit: 5 Minuten

Zubereitungszeit: 30 Minuten

Portionen: 6

3 Knoblauchzehen

2 Bund Stängelkohl, Enden abgeschnitten, gewaschen

2 EL Olivenöl

Apfelessig oder Zitronenkeile, zum Garnieren (optional)

Meersalz oder rosafarbenes Himalayasalz, nach Geschmack

Schwarzer Pfeffer, nach Geschmack (falls verträglich)

Nährstoffanalyse pro Portion: Protein (g) 1,09; Fett (g) 4,66; Kohlenhydrate (g) 1,39; B_{12} (µg) 0; Eisen (mg) 0,72; Jod (µg) 0; Magnesium (mg) 7,27; Kalium (mg) 67,46; Selen (µg) 0,53; Natrium (mg) 10,68

Stängelkohl, auch als Cime di rapa bekannt, gehört zu den Kreuzblütlern und steckt voller Nährstoffe, darunter Kalzium, Magnesium, Zink und Indol-3-Carbinol, ein sekundärer Pflanzenstoff mit krebsbekämpfenden Eigenschaften. Zudem enthält Stängelkohl Schwefel, wodurch die Entgiftungsprozesse in der Leber unterstützt werden (Apfelessig und Zitronensaft helfen ebenfalls beim Detoxen). Wenn Sie den Knoblauch als Erstes vierteln und 10 Minuten ruhen lassen, erhöht sich sein Gehalt an Allicin, dem Baustein, der für die antiviralen, antibakteriellen und heilenden Kräfte des Knoblauchs verantwortlich ist.

1. Knoblauchzehen vierteln und beiseitestellen.

2. Den Stängelkohl in einem großen Topf mit Dämpfeinsatz etwa 12 Minuten dämpfen, bis das Gemüse weich, zart und leuchtend grün gefärbt ist. Möchten Sie den bitteren Geschmack abmildern, dämpfen Sie den Stängelkohl 20 Minuten.

3. Den Dämpfeinsatz aus dem Topf nehmen und das Gemüse 10 Minuten ruhen lassen, damit überschüssige Feuchtigkeit verdunsten kann.

4. Knoblauch und Olivenöl in eine große Kasserolle geben und auf niedriger bis mittlerer Stufe erhitzen. Den Stängelkohl zugeben und 15 Minuten sautieren.

5. Das Gemüse vom Feuer nehmen und mit Apfelessig oder Zitronensaft beträufeln, damit der Geschmack intensiver wird.

6. Mit Salz und schwarzem Pfeffer würzen und warm auf den Tisch bringen.

Mango-Salsa

Ⓐ AUTOIMMUN

Vorbereitungszeit: 15 Minuten

Zubereitungszeit: 15 Minuten marinieren lassen

Portionen: 6

Hinweis: Möchten Sie den Ingwer geschmacklich abmildern, reiben Sie ihn. Bevorzugen Sie dagegen eine gewisse Schärfe, ist es besser, den Ingwer zu hacken.

60 ml Kokosmilch

Saft von 2 frischen Limetten

200 g Mango, geschält und gewürfelt

110 g Gurke, gewürfelt

2 EL rote Zwiebel, gewürfelt

1 EL frischer Koriander, gehackt

1 TL frischer Ingwer, gerieben oder gehackt

Romanasalatblätter (optional)

Mögliche Modifikationen für andere Root-Cause-Diäten: Wenn Sie der Einführungs- oder Paläodiät folgen, fügen Sie noch 60 g gewürfelte rote Gemüsepaprika hinzu.

Mango-Salsa fand ich schon immer großartig! Als Beilage ist sie erfrischend und das ganze Jahr über eine köstliche Leckerei. Als ich 2011 begann, mich milchfrei zu ernähren, habe ich meine Lieblings-Mango-Salsa einfach mit Kokosmilch anstelle von Milchprodukten zubereitet – und ich muss ehrlich zugeben, dass sie jetzt noch besser schmeckt. Ich esse diese Salsa mindestens einmal pro Monat. Mangos sind wahre Nährstoffbomben, was Vitamin C und Karotinoide angeht, und enthalten viele Ballaststoffe.

1. Kokosmilch und Limettensaft in einer kleinen Schüssel verquirlen.
2. Mango, Gurke, Zwiebel, Koriander und Ingwer in einer mittelgroßen Schüssel gut miteinander vermischen.
3. Die Kokosmilch-Mixtur zur Mango-Gurken-Mischung geben und alles mindestens 15 Minuten durchziehen lassen.
4. Genießen Sie die Salsa zu Hühnchen oder Fisch oder in einem Wrap aus Romanasalatblättern.

Nährstoffanalyse pro Portion: Protein (g) 0,74; Fett (g) 2,55; Kohlenhydrate (g) 6,98; B_{12} (µg) 0; Eisen (mg) 0,32; Jod (µg) 0; Magnesium (mg) 10,94; Kalium (mg) 135,08; Selen (µg) 0,87; Natrium (mg) 3,27

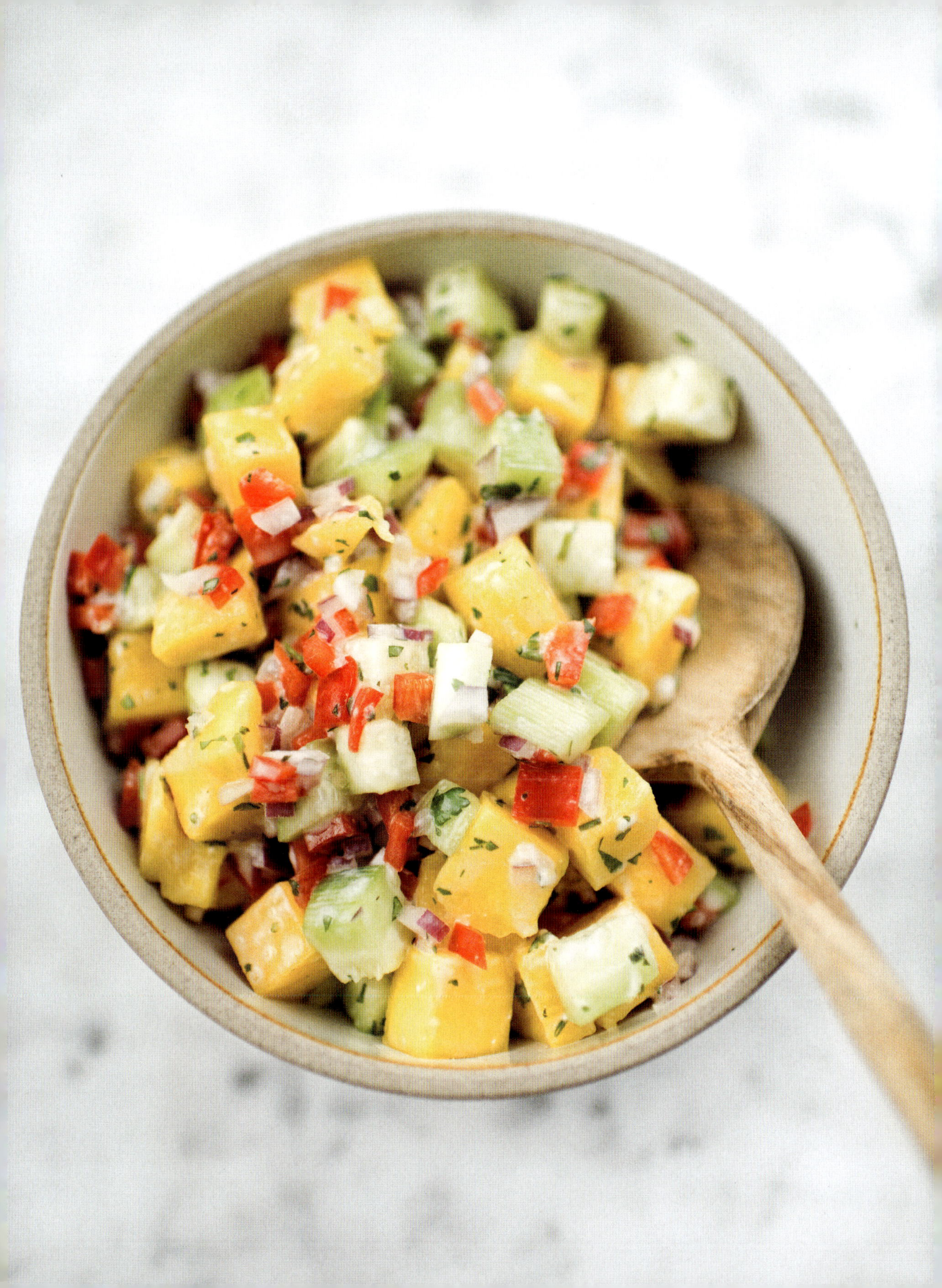

Mizeria (polnischer Gurkensalat)

A AUTOIMMUN

Vorbereitungszeit: 15 Minuten

Portionen: 2

- 4 mittelgroße Gurken, geschält und dünn geschnitten
- 1 EL Dill, fein gehackt
- 75 ml Kokosmilch oder 125 ml reiner Kokosjoghurt (Seite 147)
- 1 EL Apfelessig oder frisch gepresster Zitronensaft
- Meersalz oder rosafarbenes Himalayasalz, nach Geschmack (ich nehme ½ TL)

In Polen wird dieser erfrischende Gurkensalat häufig zu warmen Gerichten gereicht, etwa zu Kotlety (polnische Hähnchenschnitzel, siehe Seite 280) oder verschiedenen Braten. Sie können den Gurkensalat auch abwandeln, indem Sie weitere Zutaten wie beispielsweise Zwiebeln, Paprikaschoten, Zitronensaft, Dill, Schnittlauch, Minze oder Petersilie zufügen.

1. Alle Zutaten in einer großen Schüssel mischen.
2. Bis zur Verwendung kühl stellen.
3. Zu warmen Mahlzeiten servieren.

Nährstoffanalyse pro Portion: Protein (g) 4,26; Fett (g) 3; Kohlenhydrate (g) 27,21; B_{12} (µg) 0,7; Eisen (mg) 2,07; Jod (µg) 0; Magnesium (mg) 118,44; Kalium (mg) 887,01; Selen (µg) 1,81; Natrium (mg) 405,55

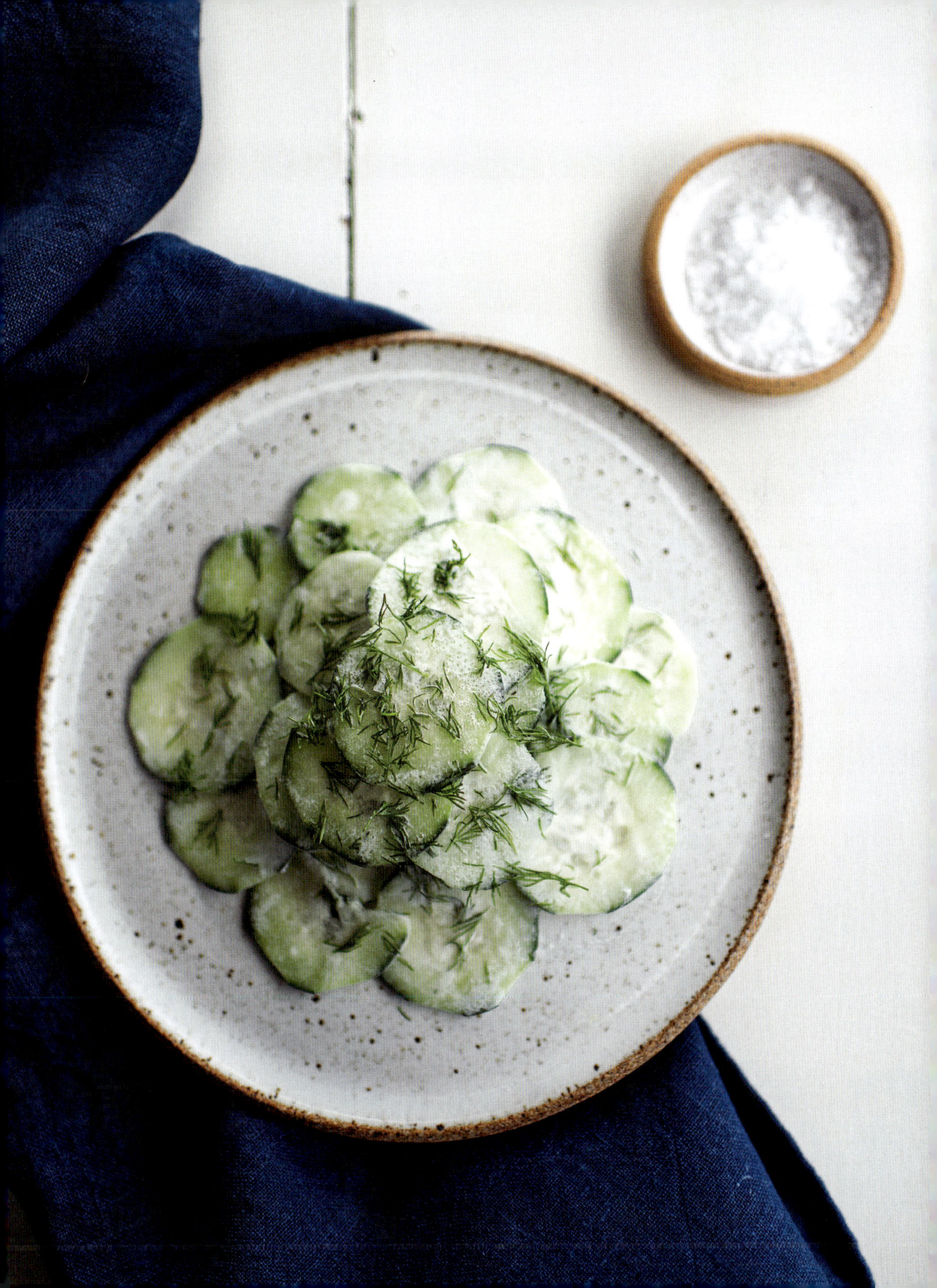

Doppelt gebackene Süßkartoffeln

Ⓐ AUTOIMMUN

Vorbereitungszeit: 5 Minuten

Zubereitungszeit: 1 Stunde, 20 Minuten

Portionen: 8

4 große Süßkartoffeln, längs halbiert

125 ml Kokosmilch

125 ml Kokosjoghurt (Seite 147)

Meersalz oder rosafarbenes Himalayasalz, nach Geschmack

50 g Bacon, gekocht und gehackt

3 EL gehackter Schnittlauch (oder grüne Teile von Frühlingszwiebeln), zum Garnieren

Süßkartoffeln gehören für mich zu den unverzichtbaren stärkehaltigen Beilagen. In diesem Rezept bringt der Kokosjoghurt (Seite 147) sowohl eine cremige Konsistenz als auch eine leichte Schärfe hinein. Der Bacon sorgt für die Menge an Eiweiß, die nötig ist, um die Insulinantwort abzumildern, die der Verzehr der Süßkartoffeln mit sich bringt. Wenn Sie möchten, können Sie die Süßkartoffeln durch Butternusskürbis ersetzen.

1. Den Ofen auf 200 °C vorheizen.

2. Die Süßkartoffeln schrubben und trocknen. 45 Minuten im Ofen backen, bis sie sich leicht mit einer Gabel einstechen lassen.

3. Die gebackenen Süßkartoffeln aus dem Ofen nehmen und das Fleisch mit einem Löffel herauskratzen.

4. Süßkartoffelmasse, Kokosmilch, Kokosjoghurt und Salz in einen Hochgeschwindigkeitsmixer geben und so lange verarbeiten, bis die Zutaten eine lockere, wie aufgeschlagen wirkende Konsistenz zeigen.

5. Die Masse in eine Auflaufform (30 × 30 cm) geben und mit dem Bacon krönen.

6. 15–20 Minuten überbacken.

7. Aus dem Ofen nehmen, leicht abkühlen lassen und mit dem gehackten Schnittlauch bestreuen.

Nährstoffanalyse pro Portion: Protein (g) 3,94; Fett (g) 11,75; Kohlenhydrate (g) 15,62; B_{12} (µg) 0,27; Eisen (mg) 0,86; Jod (µg) 0; Magnesium (mg) 35,35; Kalium (mg) 305; Selen (µg) 5,17; Natrium (mg) 213,45

Sautierter Spaghettikürbis

A AUTOIMMUN

Vorbereitungszeit: 8 Minuten

Zubereitungszeit: 1 Stunde

Portionen: 4

1 Spaghettikürbis

2 EL Olivenöl

½ TL getrocknetes Basilikum

½ TL getrocknete Petersilie

Meersalz oder rosafarbenes Himalayasalz, nach Geschmack

Schwarzer Pfeffer, nach Geschmack (falls verträglich)

Der Spaghettikürbis ist ein ausgesprochen vielseitiges Gemüse. Sie können ihn als Basis für Tomaten- oder andere Soßen verwenden oder auch als Beilage reichen. Auch in Bezug auf seinen Nährstoffgehalt wird der Spaghettikürbis gepriesen, hierzu gehören die essenziellen Mineralstoffe Kalzium, Eisen, Phosphor und Zink. Um dem Kürbis zusätzlichen Geschmack zu verleihen, nehme ich für dieses Rezept Olivenöl.

1. Den Ofen auf 220 °C vorheizen.

2. Den Spaghettikürbis halbieren. Die Kerne und die zähen, holzigen Teile entfernen.

3. Die Kürbishälften mit der Schnittseite nach unten auf ein Backblech setzen und mit Alufolie abdecken. 1 Stunde im Ofen backen, bis sich das Fruchtfleisch leicht mit einer Gabel einstechen lässt.

4. Aus dem Ofen nehmen und abkühlen lassen.

5. Nach dem Abkühlen das Fruchtfleisch mit einem Löffel aus den Kürbishälften herauskratzen.

6. Das Olivenöl in einer Pfanne auf niedriger bis mittlerer Stufe erhitzen. Kürbisfleisch, Basilikum, Petersilie, Salz und Pfeffer zufügen und etwa 2 Minuten sautieren, bis alles durcherhitzt ist.

Nährstoffanalyse pro Portion: Protein (g) 0,68; Fett (g) 7,34; Kohlenhydrate (g) 7,14; B_{12} (µg) 0; Eisen (mg) 0,41; Jod (µg) 0; Magnesium (mg) 12,86; Kalium (mg) 114,9; Selen (µg) 0,32; Natrium (mg) 212,53

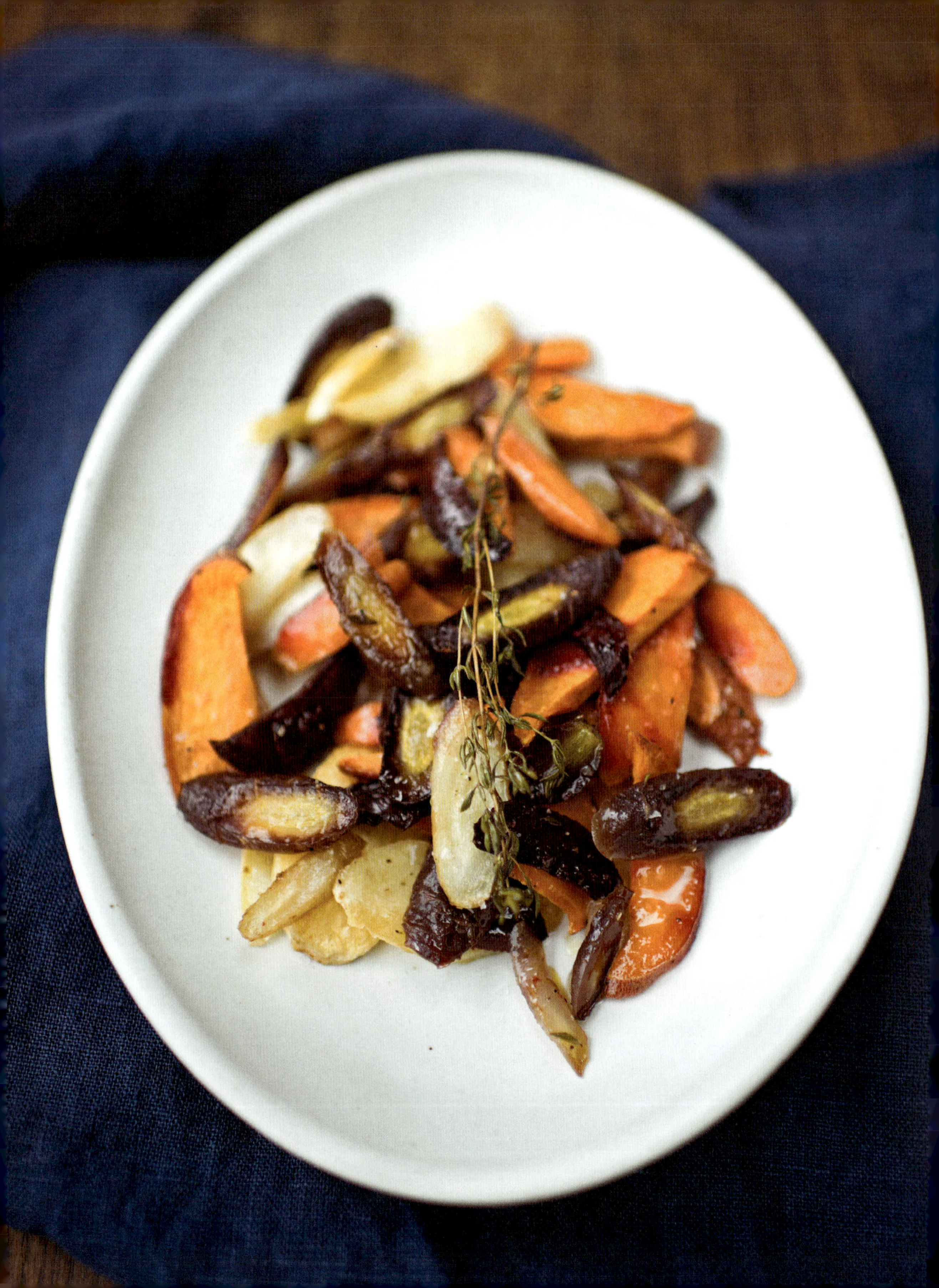

Auflauf mit Wurzelgemüse

A AUTOIMMUN

Vorbereitungszeit: 20 Minuten
Zubereitungszeit: 1 Stunde
Portionen: 6

1 Schüssel (1,25–1,5 l Fassungsvermögen) zerkleinertes Wurzelgemüse (Pastinaken, Rüben, Süßkartoffeln, Daikon-Rettich (Winterrettich), Beten, schwarzer Rettich, Möhren)

1 gewürfelter Apfel (optional)

4 EL Olivenöl, Entenfett oder ein anderes Öl

½ TL getrockneter Thymian

½ TL getrocknetes Basilikum

½ TL Meersalz oder rosafarbenes Himalayasalz

Honig, Ahornsirup oder Olivenöl nativ extra, zum Beträufeln

Kaum etwas eignet sich besser als ein Auflauf mit Wurzelgemüse, um Ihren Alltag mit einem leckeren und gesunden Gericht zu bereichern! Dieser Auflauf sorgt nicht nur für Wohlbefinden und verwöhnende Wärme, sondern ist dank der Vitamine A und C und seines Ballaststoffgehaltes auch noch richtig nahrhaft. Der Auflauf hält sich gut und lässt sich ganz einfach aufwärmen. Am besten bereiten Sie ihn schon am Vortag zu oder essen ihn während Ihrer Arbeitswoche als Beilage zum Lunch.

1. Den Ofen auf 180 °C vorheizen.

2. Wurzelgemüse, Apfel, Öl, Thymian, Basilikum und Salz in einem Schmortopf oder einer Auflaufform (22,5 × 32,5 cm) mischen.

3. Deckel auflegen beziehungsweise Form abdecken und etwa 1 Stunde im Ofen garen, bis das Gemüse weich ist.

4. Das Gemüse mit Honig, Ahornsirup und/oder Olivenöl beträufeln, falls gewünscht.

Nährstoffanalyse pro Portion: Protein (g) 1,4; Fett (g) 9,2; Kohlenhydrate (g) 14,06; B_{12} (µg) 0; Eisen (mg) 0,87; Jod (µg) 0; Magnesium (mg) 23,06; Kalium (mg) 341,55; Selen (µg) 0,87; Natrium (mg) 190,94

Pastinaken-Möhren-Püree

A AUTOIMMUN

Vorbereitungszeit: 5 Minuten
Zubereitungszeit: 30–40 Minuten
Portionen: 4

8 große Möhren
2 große Pastinaken
2 EL Kokosöl
½ TL Meersalz oder rosafarbenes Himalayasalz
60 ml Wasser

Wenn Sie auf der Suche nach einer gesünderen Alternative zu Kartoffelbrei sind, treffen Sie mit dieser Mischung aus Pastinaken und Möhren genau ins Schwarze! Pastinaken-Möhren-Püree schmeckt leicht süß und punktet dank der Pastinaken mit einem leckeren Lakritzaroma.

1. Möhren und Pastinaken schälen und in gleich große Stücke zerteilen.

2. Das Gemüse 15–25 Minuten dämpfen, bis es weich ist. (Das Gemüse alternativ im elektrischen Dampfkochtopf 3 Minuten auf hoher Stufe bei manueller Einstellung dämpfen.)

3. Möhren und Pastinaken zusammen mit Kokosöl, Salz und Wasser in einen Hochgeschwindigkeitsmixer geben. 30 Sekunden durcharbeiten, bis die gewünschte Konsistenz erreicht ist, dabei auf niedriger Stufe beginnen und allmählich auf hohe Stufe hochschalten.

4. Alternativ das Gemüse in einer Schüssel mit dem Kartoffelstampfer zerdrücken.

Nährstoffanalyse pro Portion: Protein (g) 1,64; Fett (g) 7,22; Kohlenhydrate (g) 19,29; B_{12} (µg) 0; Eisen (mg) 0,62; Jod (µg) 0; Magnesium (mg) 26,9; Kalium (mg) 548,95; Selen (µg) 0,88; Natrium (mg) 283,41

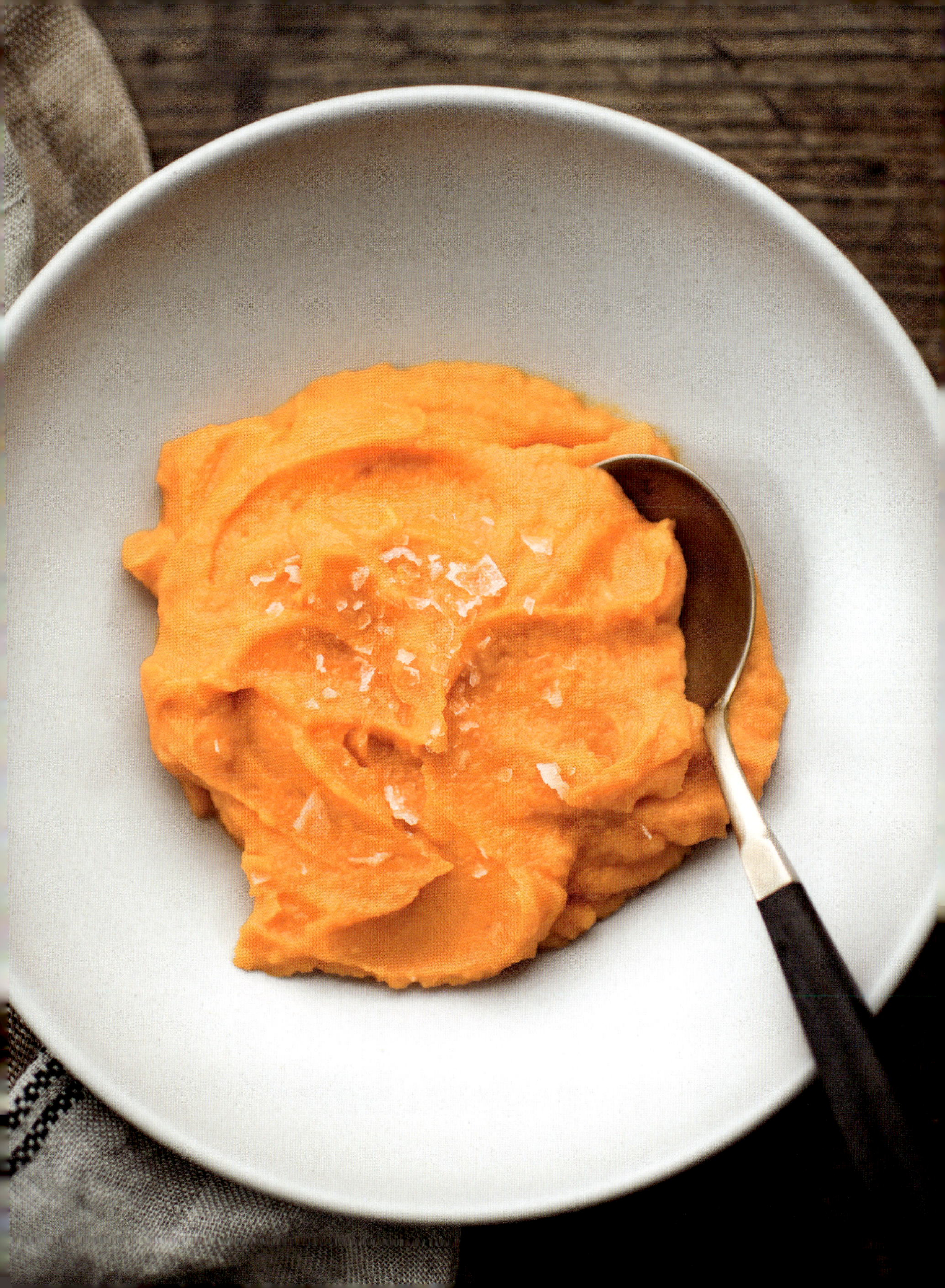

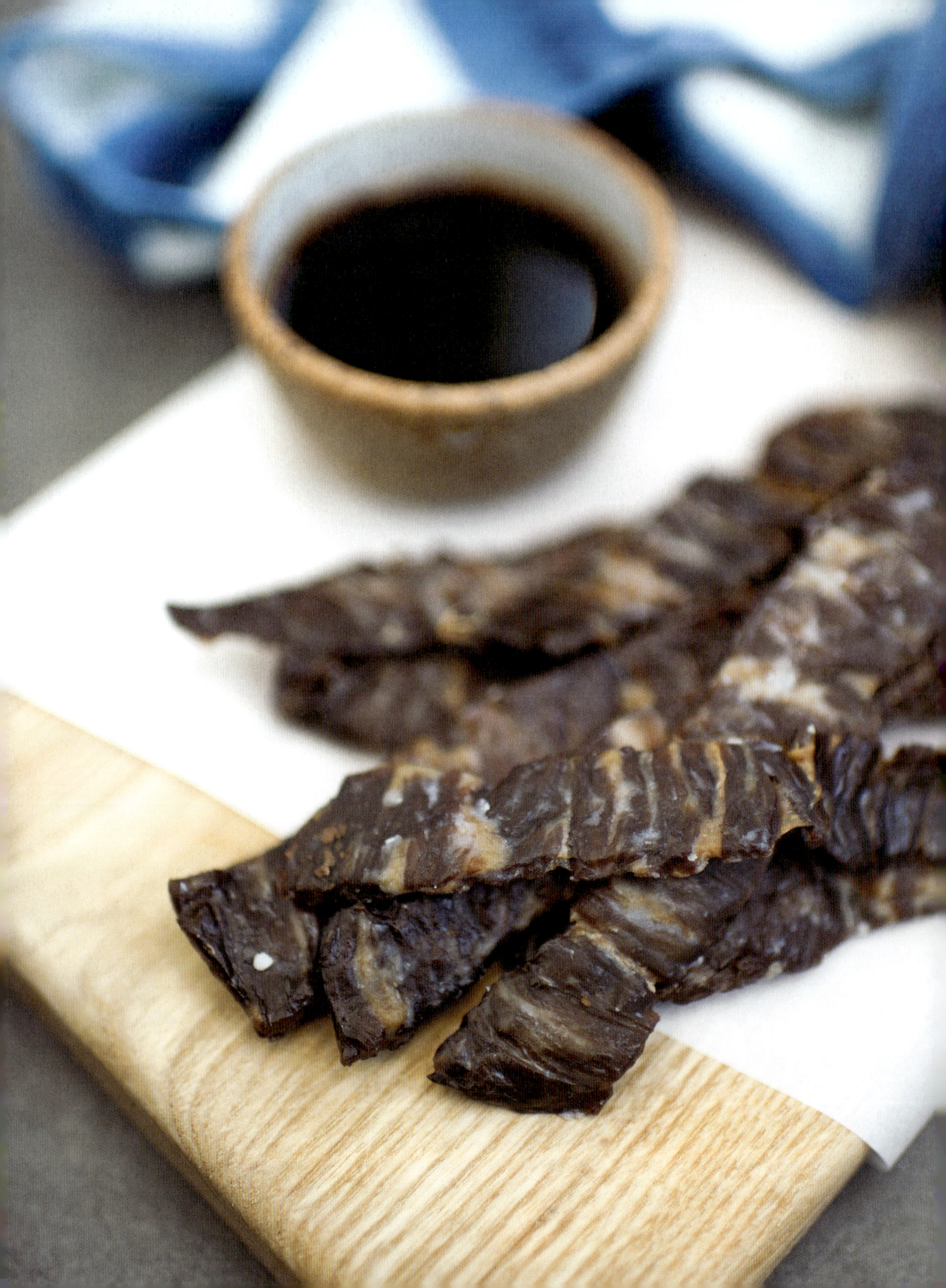

Beef Jerky (Trockenfleisch)

A AUTOIMMUN

Vorbereitungszeit: 2 Stunden, 10 Minuten

Zubereitungszeit: 2 Stunden

Portionen: 6

450 g bestes Rindfleisch (Top-Sirloin-Steak), von unerwünschten Teilen befreit und in dünne Streifen oder Scheiben geschnitten

125 ml Coconut Aminos

1 EL Meersalz oder rosafarbenes Himalayasalz

Mögliche Modifikationen für andere Root-Cause-Diäten: Siehe Variation Thai Beef Jerky (Seite 322).

Hier kommt meine leicht süße Interpretation von Beef Jerky – sie geht auf die Coconut-Aminos-Marinade zurück. Diese gluten- und sojafreie Würzsoße liefert gerade genug Süße, um das im Beef Jerky verwendete Salz auszugleichen. Das eiweißreiche Rindfleisch enthält viel immunstärkendes Zink. Damit sich das Fleisch leichter schneiden lässt, legen Sie es zuvor etwa 30–45 Minuten ins Gefriergerät.

1. Alle Zutaten in einen wiederverschließbaren Plastikbeutel legen und 2 Stunden kühl stellen.
2. Zwei große Backbleche mit Backpapier auslegen und beiseitestellen.
3. Den Ofen auf 90 °C vorheizen.
4. Die Rindfleischstreifen in nur einer Lage nebeneinander auf den Backblechen verteilen, dabei zwischen den einzelnen Stücken ein wenig Platz lassen.
5. Das Fleisch 2 Stunden im Ofen rösten, bis es trocken ist. Die Fleischstreifen dabei nach 1 Stunde wenden.
6. Sofort servieren oder in einem luftdicht verschließbaren Gefäß lagern.

Nährstoffanalyse pro Portion: Protein (g) 20.86; Fett (g) 12.64; Kohlenhydrate (g) 3.78; B_{12} (µg) 2.03; Eisen (mg) 2.28; Jod (µg) 0; Magnesium (mg) 21.16; Kalium (mg) 274.27; Selen (µg) 20.17; Natrium (mg) 1253.97

Variation: Thai Beef Jerky

PALÄO

Vorbereitungszeit: 2 Stunden, 10 Minuten

Zubereitungszeit: 2 Stunden

Portionen: 6

450 g Top-Sirloin-Steak, von unerwünschten Teilen befreit und in dünne Streifen oder Scheiben geschnitten

2 TL Knoblauchpulver

1 TL Meersalz oder rosafarbenes Himalayasalz

250 ml Ananassaft

1 TL Sesamöl

2 EL Coconut Aminos

1. Alle Zutaten in einen wiederverschließbaren Plastikbeutel geben und 2 Stunden kühl stellen.
2. Zwei große Backbleche mit Backpapier auslegen und beiseitestellen.
3. Den Ofen auf 90 °C vorheizen.
4. Die Rindfleischstreifen in nur einer Lage nebeneinander auf den Backblechen verteilen, dabei zwischen den einzelnen Stücken ein wenig Platz lassen.
5. Das Fleisch 2 Stunden im Ofen rösten, bis es trocken ist. Die Fleischstreifen dabei nach 1 Stunde wenden.
6. Sofort servieren oder in einem luftdicht verschließbaren Gefäß lagern.

Nährstoffanalyse pro Portion: Protein (g) 14,65; Fett (g) 12,16; Kohlenhydrate 6,52; B_{12} (µg) 2,19; Eisen (mg) 1,92; Jod (µg) 0; Magnesium (mg) 21,69; Kalium (mg) 288,01; Selen (µg) 14,08; Natrium (mg) 300,52

Puten-Dip mit roter Gemüsepaprika

P PALÄO

Vorbereitungszeit: 10 Minuten
Zubereitungszeit: 40 Minuten
Portionen: 4

130 g Putenhack
1 große Tomate, zerkleinert
2 EL rote Zwiebeln, gehackt
1 große rote Gemüsepaprika, zerkleinert
3 EL Zitronensaft
2 EL frisches Basilikum, gehackt
Meersalz oder rosafarbenes Himalayasalz, nach Geschmack
Schwarzer Pfeffer, nach Geschmack (falls verträglich)
2 EL zerlassenes Kokosöl (zum Fetten der Form)
1 große Gurke, in Scheiben geschnitten (zum Dippen)

Diese saftige Kombination aus Putenhack, süßer Gemüsepaprika, Zwiebeln und Kräutern ergibt einen pikanten Dip, der sich super für Snacks und Partys eignet. Mein Puten-Dip mit roter Gemüsepaprika enthält nicht nur Eiweiß (wichtig für die Reparatur von Körpergeweben), sondern auch jede Menge Antioxidantien und immunstärkende Vitamine. Reichen Sie ihn zusammen mit toxinabbauenden Gurkenscheiben als leckeren Snack.

1. Den Ofen auf 180 °C vorheizen.
2. Putenhack, Tomate, Zwiebel, Gemüsepaprika, Zitronensaft, Basilikum, Salz und Pfeffer in einer großen Schüssel gut miteinander vermischen.
3. Die Mischung in eine gefettete Auflaufform (30 × 30 cm) oder gusseiserne Pfanne (25–30 cm Ø) geben.
4. 40 Minuten im Ofen backen, bis alles gar ist und leise blubbert.
5. Die Hack-Gemüse-Mischung aus dem Ofen nehmen, leicht abkühlen lassen und in einem Mixer oder einer Küchenmaschine verarbeiten, bis sie die Konsistenz eines Dips angenommen hat.
6. Warm oder zimmerwarm servieren und dazu Gurkenscheiben zum Dippen reichen.

Nährstoffanalyse pro Portion: Protein (g) 16,82; Fett (g) 5,18; Kohlenhydrate (g) 6,55; B_{12} (µg) 1,82; Eisen (mg) 1,08; Jod (µg) 0; Magnesium (mg) 29,17; Kalium (mg) 447,08; Selen (µg) 4,49; Natrium (mg) 149,42

Mandel-Dattel-Riegel

P PALÄO

Vorbereitungszeit: 7 Minuten
Zubereitungszeit: 15 Minuten
Portionen: 8

125 g Mandelmus
40 g ungesalzene Mandeln, gehackt
30 g ungesüßte Kokosflocken
4 große Eier, verquirlt
40 g ungesalzene Sonnenblumenkerne, geschält
8 große Datteln, entsteint und gehackt
Meersalz oder rosafarbenes Himalayasalz, nach Geschmack
2 EL zerlassenes Kokosöl (zum Fetten der Form)

Mandel-Dattel-Riegel eignen sich super fürs Frühstück, da sie voller Nährstoffe stecken, die den Blutzuckerspiegel stabilisieren – der perfekte Start in den Tag! Der knackige, salzige Biss der Mandeln und Sonnenblumenkerne passt hervorragend zur natürlichen Süße der ballaststoffreichen Datteln. So entsteht ein gesunder, leicht zuzubereitender Snack, den sicherlich Ihre ganze Familie lieben wird. Im Kühlschrank halten sich die Riegel bis zu einer Woche.

1. Den Ofen auf 180 °C vorheizen.
2. Alle Zutaten in eine Küchenmaschine geben und so lange durcharbeiten, bis die Mischung klebrig wird und zusammenhält.
3. Die Mischung in eine gefettete Auflaufform (30 × 30 cm) streichen.
4. 15 Minuten im Ofen backen, bis sich die Oberfläche goldbraun gefärbt hat und ein in die Mitte gestochener Holzspieß sauber wieder herauskommt.
5. Die Form aus dem Ofen nehmen und abkühlen lassen.
6. In Stücke schneiden und servieren.

Nährstoffanalyse pro Portion: Protein (g) 8,72; Fett (g) 15,95; Kohlenhydrate (g) 23,46; B_{12} (µg) 0,22; Eisen (mg) 1,57; Jod (µg) 12; Magnesium (mg) 79,6; Kalium (mg) 350,24; Selen (µg) 11,23; Natrium (mg) 86,25

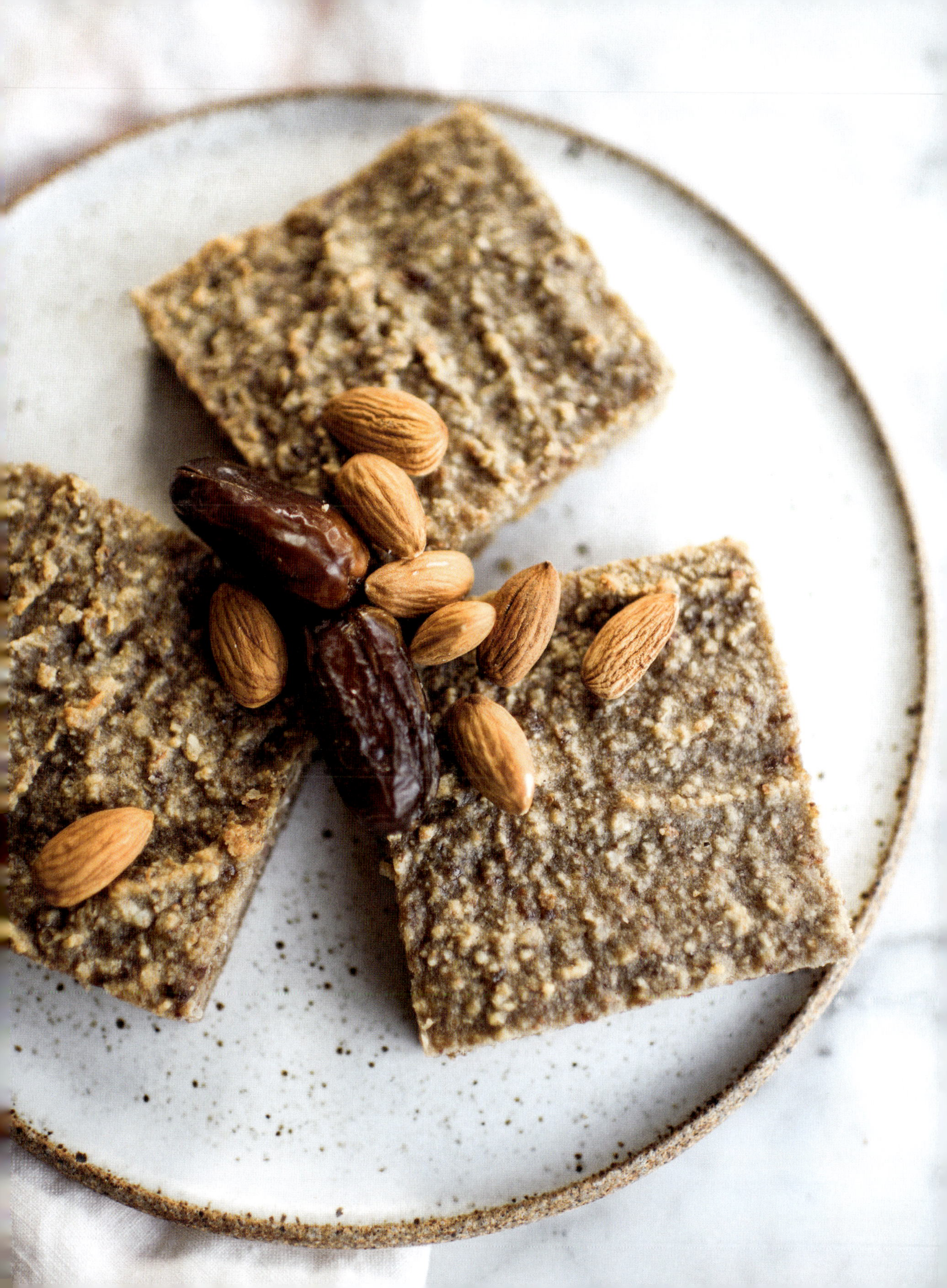

Möhren-Fritten

A AUTOIMMUN

Vorbereitungszeit: 15 Minuten
Zubereitungszeit: 30 Minuten
Portionen: 4

1 TL Meersalz oder rosafarbenes Himalayasalz, nach Geschmack
Schwarzer Pfeffer, nach Geschmack (falls verträglich)
½ TL Knoblauchpulver
½ TL getrockneter Thymian
12 mittelgroße Möhren, in 10 cm lange und 1,25 cm dicke Stücke geschnitten
1½ EL Kokosöl, flüssig

Sind Sie auf der Suche nach der perfekten Beilage oder dem perfekten Snack? Sie sind fündig geworden! Bei der Kombination von Möhren, Knoblauch und Thymian läuft einem das Wasser im Mund zusammen. Dieses schmackhafte Gericht strotzt vor Nährstoffen, die das Immunsystem auf Trab bringen, die Herzgesundheit fördern und das Krebsrisiko reduzieren.

1. Den Ofen auf 200 °C vorheizen.
2. Ein großes Backblech mit Backpapier auslegen und beiseitestellen.
3. Salz, Pfeffer, Knoblauchpulver und Thymian in einer kleinen Schüssel mischen.
4. Möhren und Öl in einer großen Schüssel gut miteinander vermengen, damit sich die Möhren gleichmäßig mit dem Öl überziehen. Die Gewürzmischung über die Möhren streuen und alles nochmals gut durchmischen.
5. Die Möhren gleichmäßig auf dem vorbereiteten Backblech verteilen.
6. 25–30 Minuten im Ofen rösten, bis die Möhren etwas weicher und zart geworden sind. Nach der Hälfte der Garzeit die Möhren einmal wenden.
7. Ein paar Minuten abkühlen lassen und warm servieren.

Nährstoffanalyse pro Portion: Protein (g) 1,23; Fett (g) 3,7; Kohlenhydrate (g) 12,14; B_{12} (µg) 0; Eisen (mg) 0,41; Jod (µg) 0; Magnesium (mg) 15,3; Kalium (mg) 398,3; Selen (µg) 0,24; Natrium (mg) 344,5

Zucchini-Brot

PALÄO

Vorbereitungszeit: 10 Minuten
Zubereitungszeit: 45–60 Minuten
Portionen: 8

- 240 g Zucchini, fein zerkleinert
- 4 Eier
- 4 EL Ahornsirup
- 50 g ungehärtetes Pflanzenfett auf Palmöl-Basis
- 1 TL Vanille
- 125 ml Kokosmilch
- 60 g Kokosmehl
- 60 g Maniokmehl
- ½ TL Natron
- ½ TL Backpulver (ohne Maisstärke)
- 1 TL Meersalz oder rosafarbenes Himalayasalz
- ½ TL gemahlener Zimt
- 2 EL zerlassenes Kokosöl (zum Fetten der Kastenform)

Dieses paläo-konforme Zucchini-Brot ist eine köstliche Wahl, wenn Sie auf der Suche nach einer Beilage oder etwas Leckerem fürs Frühstück sind. Es eignet sich auch bestens für ein Sandwich, das beispielsweise mit »Hack mit Beeten, Süßkartoffeln und Kürbis« (Seite 276) oder »Ahornsirup-Hackfleisch-Muffins« (Seite 249) zubereitet wird. Alternativ können Sie das Brot mit reifen Bananen oder Kürbispüree variieren oder Zucchini-Muffins herstellen: Dazu die Mischung einfach in Muffin-Förmchen füllen und die Backzeit auf die Hälfte verkürzen.

1. Den Ofen auf 190 °C vorheizen.
2. Alle Zutaten in einem Standmixer durcharbeiten.
3. Die Mischung in eine gefettete Kastenform (12,5 × 22,5 cm) geben und 45–55 Minuten backen, bis die Oberfläche gebräunt ist und ein in die Mitte gestochener Holzspieß sauber wieder herauskommt.
4. Vor dem Aufschneiden vollständig auskühlen lassen.

Nährstoffanalyse pro Portion: Protein (g) 5,67; Fett (g) 6,97; Kohlenhydrate (g) 37,08; B_{12} (µg) 0,22; Eisen (mg) 1,18; Jod (µg) 12; Magnesium (mg) 28,77; Kalium (mg) 367,12; Selen (µg) 9,16; Natrium (mg) 323,75

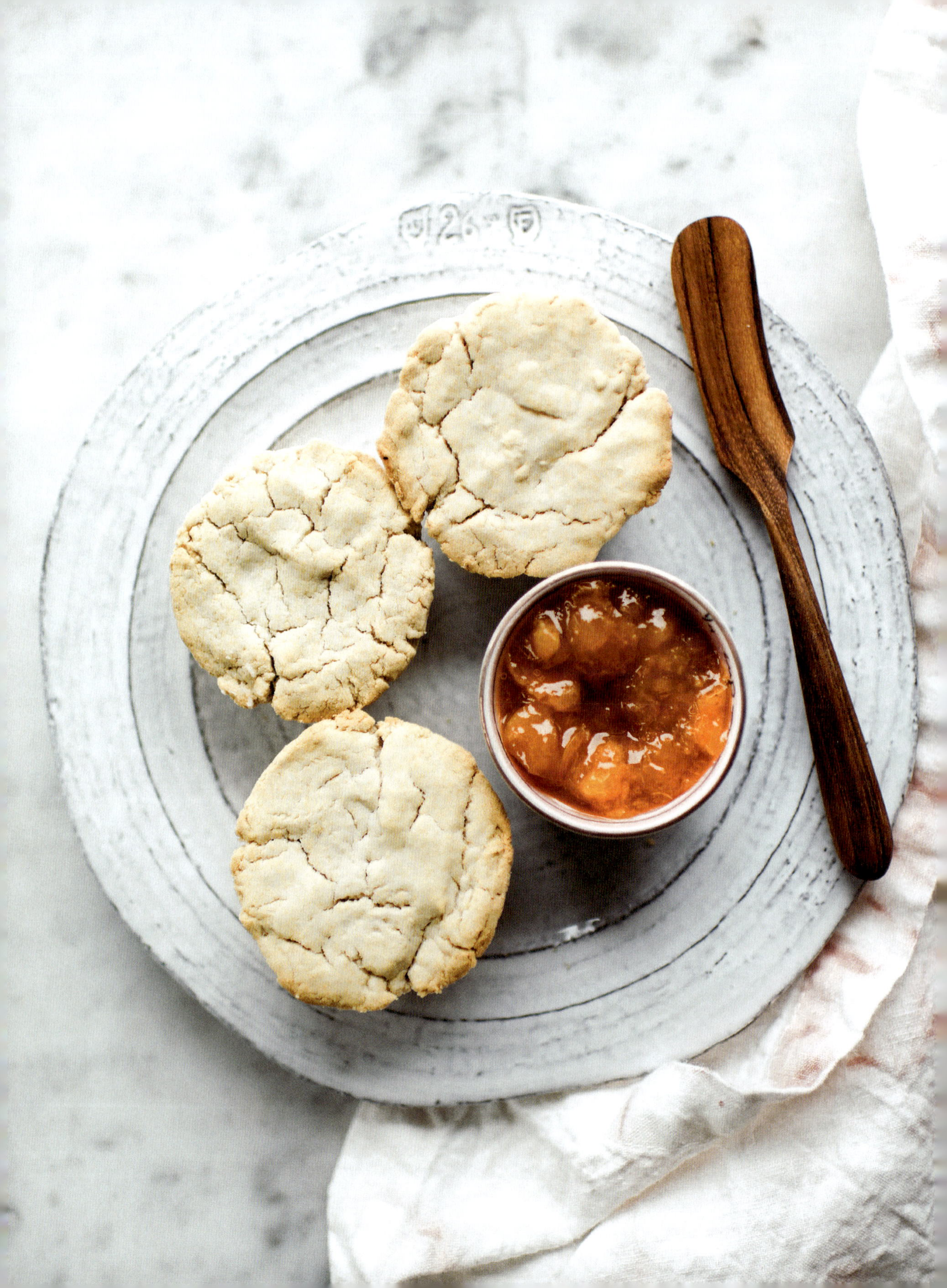

Biskuits

A AUTOIMMUN

Vorbereitungszeit: 20 Minuten
Zubereitungszeit: 8–10 Minuten
Portionen: 8

- 240 g Maniokmehl
- ¼ TL Meersalz oder rosafarbenes Himalayasalz
- 1 EL Backpulver (ohne Maisstärke)
- 50 g ungehärtetes Pflanzenfett auf Palmöl-Basis
- 1 EL Ahornsirup
- 250–375 ml Kokosmilch

Diese autoimmun-konforme Gebäck ist einfach herzustellen und passt als Beilage zu vielen Gerichten. Dank des Palmfetts hat es genau die richtige blättrige Konsistenz.

1. Den Ofen auf 230 °C vorheizen.
2. Die ersten 5 Zutaten in einen Standmixer geben und so lange durcharbeiten, bis alles gut vermischt ist.
3. Die Kokosmilch in 2–3 Portionen von je 125 ml zugeben und so lange mixen, bis eine glatte, teigartige Konsistenz erreicht ist.
4. Den Teig auf 8 Muffinförmchen verteilen.
5. 8–10 Minuten im Ofen backen, bis die Muffins leicht gebräunt sind.

Nährstoffanalyse pro Portion: Protein (g) 1,34; Fett (g) 11,3; Kohlenhydrate (g) 28,15; B_{12} (µg) 0; Eisen (mg) 0,59; Jod (µg) 0; Magnesium (mg) 21,97; Kalium (mg) 238,13; Selen (µg) 1,7; Natrium (mg) 158,38

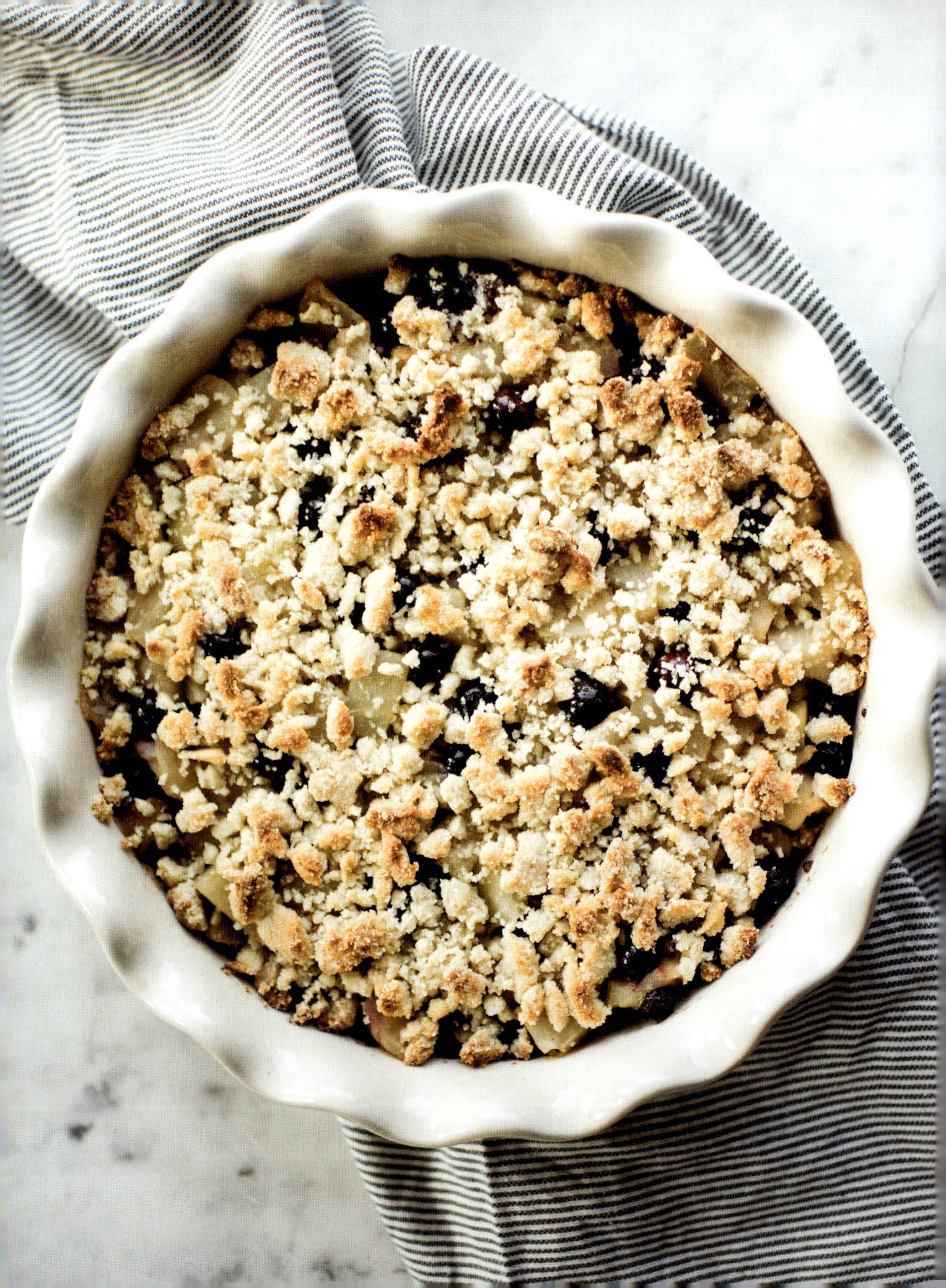

Apfel-Blaubeer-Streuselkuchen

PALÄO

Vorbereitungszeit: 10 Minuten

Zubereitungszeit: 35–45 Minuten

Portionen: 10

BODEN

290 g Mandelmehl, aufgeteilt

125 ml zerlassenes Kokosöl

4 EL Honig

1 TL Vanille-Extrakt

FÜLLUNG

6 Schöpfkellen (à 125 ml) gedünstete Apfelstücke und -scheiben (siehe Stückiges Apfelmus, Seite 162. Die gekochten Äpfel nicht zerstampfen, sondern ohne Flüssigkeit zur Pie geben)

160 g frische Blaubeeren

Nährstoffanalyse pro Portion: Protein (g) 6,4; Fett (g) 25,12; Kohlenhydrate (g) 16,81; B_{12} (µg) 0; Eisen (mg) 1,19; Jod (µg) 0,59; Magnesium (mg) 81,03; Kalium (mg) 283,16; Selen (µg) 1,19; Natrium (mg) 1,22

Dieser Apfel-Blaubeer-Streuselkuchen ist glutenfrei, milchfrei, paläo-konform, eiweißhaltig und zu 100 Prozent lecker! Genießen Sie ihn!

1. Den Ofen auf 180 °C vorheizen.

2. ⅔ des Mandelmehls, Kokosöl, Honig und Vanille-Extrakt in einen Standmixer geben und zu einer glatten Konsistenz verarbeiten.

3. Ein Viertel der Mischung aus dem Mixer nehmen und beiseitestellen. Nun das restliche Drittel des Mandelmehls in den Standmixer geben. Alles von Hand oder auf niedriger Stufe so lange verrühren, bis ein krümeliger Teig entstanden ist.

4. Den Boden und die Ränder einer Pie-Form (22,5 cm Ø) mit dem Teig auskleiden, dabei den Teig gut andrücken.

5. Die Pie 10 Minuten im Ofen backen, bis Boden und Ränder leicht gebraunt sind.

6. Die Form anschließend aus dem Ofen nehmen und die Pie 5 Minuten ruhen lassen.

7. Äpfel und Blaubeeren vorsichtig mischen und auf den Boden der Pie geben.

8. Nun den restlichen (beiseitegestellten) Teig auf die Füllung krümeln und die Pie 35–45 Minuten backen, bis die Blaubeeren weich und die Streusel an der Oberfläche goldbraun gefärbt sind.

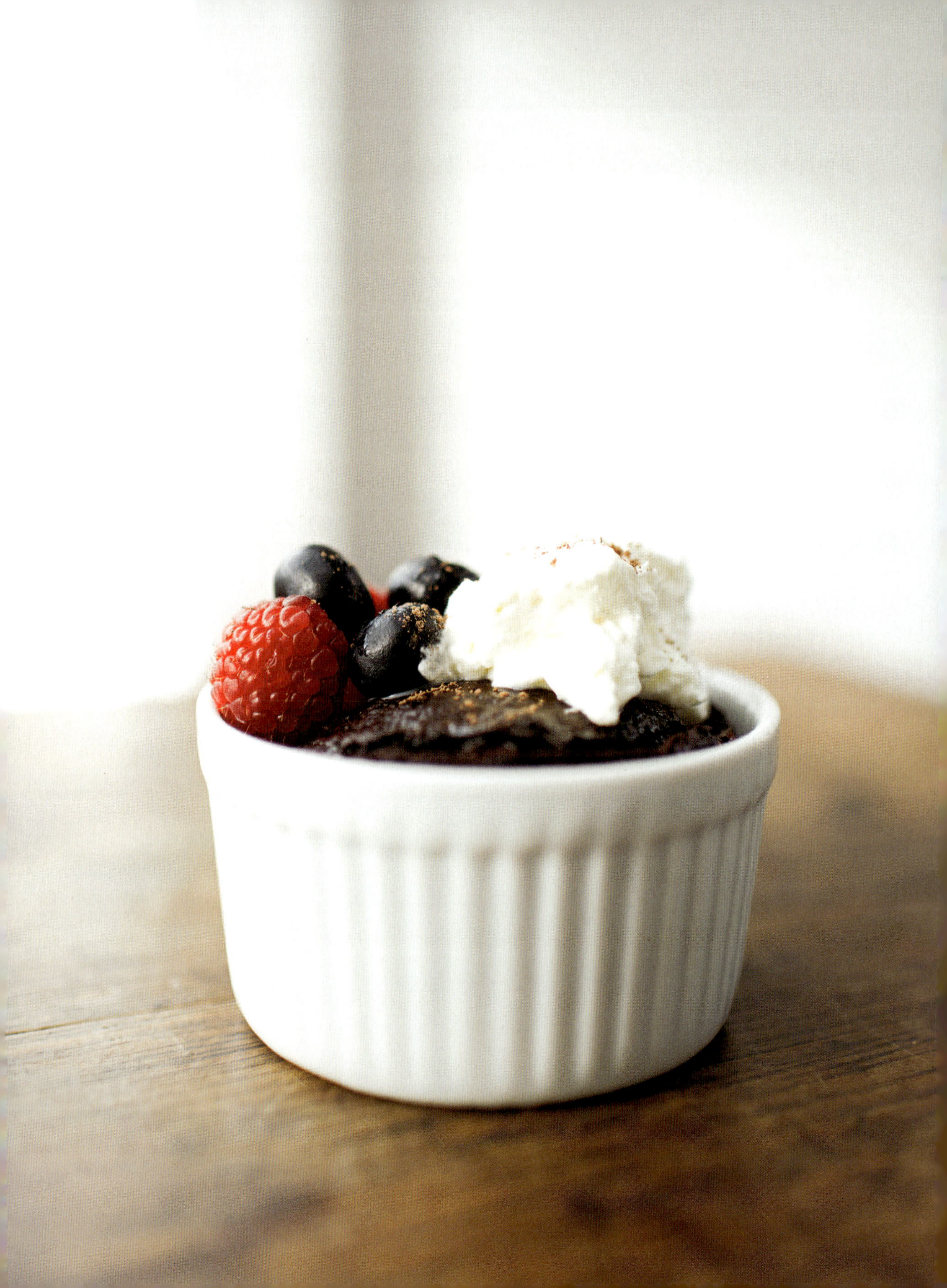

Johannisbrot-Lava-Küchlein

Ⓐ AUTOIMMUN

Vorbereitungszeit: 15 Minuten

Zubereitungszeit: 30 Minuten

Portionen: 6

Schokolade steht leider nicht auf dem Speisezettel der Autoimmundiät – für diesen köstlichen Nachtisch nehmen wir leckeres Johannisbrotkernmehl. Reichen Sie die Küchlein mit Beeren!

4 EL Kokosöl, zerlassen, aufgeteilt
240 g TK-Blaubeeren, aufgetaut
100 g Johannisbrotkernmehl, ungesüßt
8 EL Ahornsirup
2 TL Weinstein
1 TL Natron
1 Prise Meersalz oder rosafarbenes Himalayasalz, nach Geschmack
2 EL Gelatine
4 EL kochendes Wasser
60 ml heißes Wasser
6 EL Kokoscreme oder aufgeschlagene Kokoscreme (optional)

Nährstoffanalyse pro Portion: Protein (g) 2,79; Fett (g) 9,28; Kohlenhydrate (g) 20,63; B_{12} (µg) 0; Eisen (mg) 0,1; Jod (µg) 0; Magnesium (mg) 14,85; Kalium (mg) 368,12; Selen (µg) 1,83; Natrium (mg) 223,59

1. Den Ofen auf 180 °C vorheizen.

2. Sechs Förmchen (à 115 ml) mit 2 EL zerlassenem Kokosöl fetten.

3. Die restlichen 2 EL Kokosöl zusammen mit Blaubeeren, Johannisbrotkernmehl, Ahornsirup, Weinstein, Natron und Salz in eine Küchenmaschine oder einen Mixer geben und zu einer glatten Konsistenz verarbeiten.

4. Gelatine und kochendes Wasser in einer kleinen Schüssel kräftig mit dem Schneebesen verquirlen, bis die Gelatine aufgelöst ist.

5. Die Gelatine in die Küchenmaschine oder den Mixer mit den anderen Zutaten geben und alles so lange durcharbeiten, bis sich die Zutaten gut miteinander verbunden haben.

6. Das heiße Wasser (60 ml) zugießen und kurz durchmixen.

7. Die Mischung mit einem Löffel in die vorbereiteten Förmchen füllen.

8. Im Ofen 30 Minuten backen, bis sich auf der Oberfläche der Küchlein eine leichte Kruste gebildet hat.

9 Die Küchlein etwas abkühlen lassen, aber noch warm auf den Tisch bringen.

10. Optional: Krönen Sie jedes Küchlein mit 1 EL Kokoscreme oder aufgeschlagener Kokoscreme.

Avocado-Schokoladen-Pudding

PALÄO

Vorbereitungszeit: 15 Minuten

Portionen: 4

350 ml Kokosmilch

*4 EL Rootcology Pal3o-Protein

1 Avocado

*1 EL Kakaopulver

1 EL Ahornsirup, nach Geschmack

*Mögliche Modifikationen für andere Root-Cause-Diäten: Dieses Rezept wird autoimmun-konform, wenn Sie das Kakaopulver durch Johannisbrot und das Rootcology-Protein durch AI Paleo-Protein ersetzen.

Desserts! Manchmal steht uns einfach der Sinn nach einer süßen Leckerei, doch in den frühen Stadien unseres Weges zurück zur Gesundheit können Blutzuckerschwankungen zu Stimmungswechseln und Energieeinbrüchen führen und unsere Nebennieren unter Stress setzen. Wenn Sie die Wirkung des Zuckers austricksen möchten, kombinieren Sie Schokolade mit guten Fetten und Eiweiß – im Fall des Avocado-Schokoladen-Puddings sind dies die Kokosmilch und das Rootcology-Proteinpulver. Ich esse diesen Pudding liebend gern mit einem Topping aus frischen Beeren oder Kokosspänen!

1. Alle Zutaten in einen Hochgeschwindigkeitsmixer geben und zu einer glatten Konsistenz verarbeiten.
2. Bis zum Servieren kühl stellen.

Nährstoffanalyse pro Portion: Protein (g) 7,88; Fett (g) 23,66; Kohlenhydrate (g) 6,05; B_{12} (µg) 0; Eisen (mg) 3,19; Jod (µg) 0; Magnesium (mg) 55,41; Kalium (mg) 376,47; Selen (µg) 0,33; Natrium (mg) 51,47

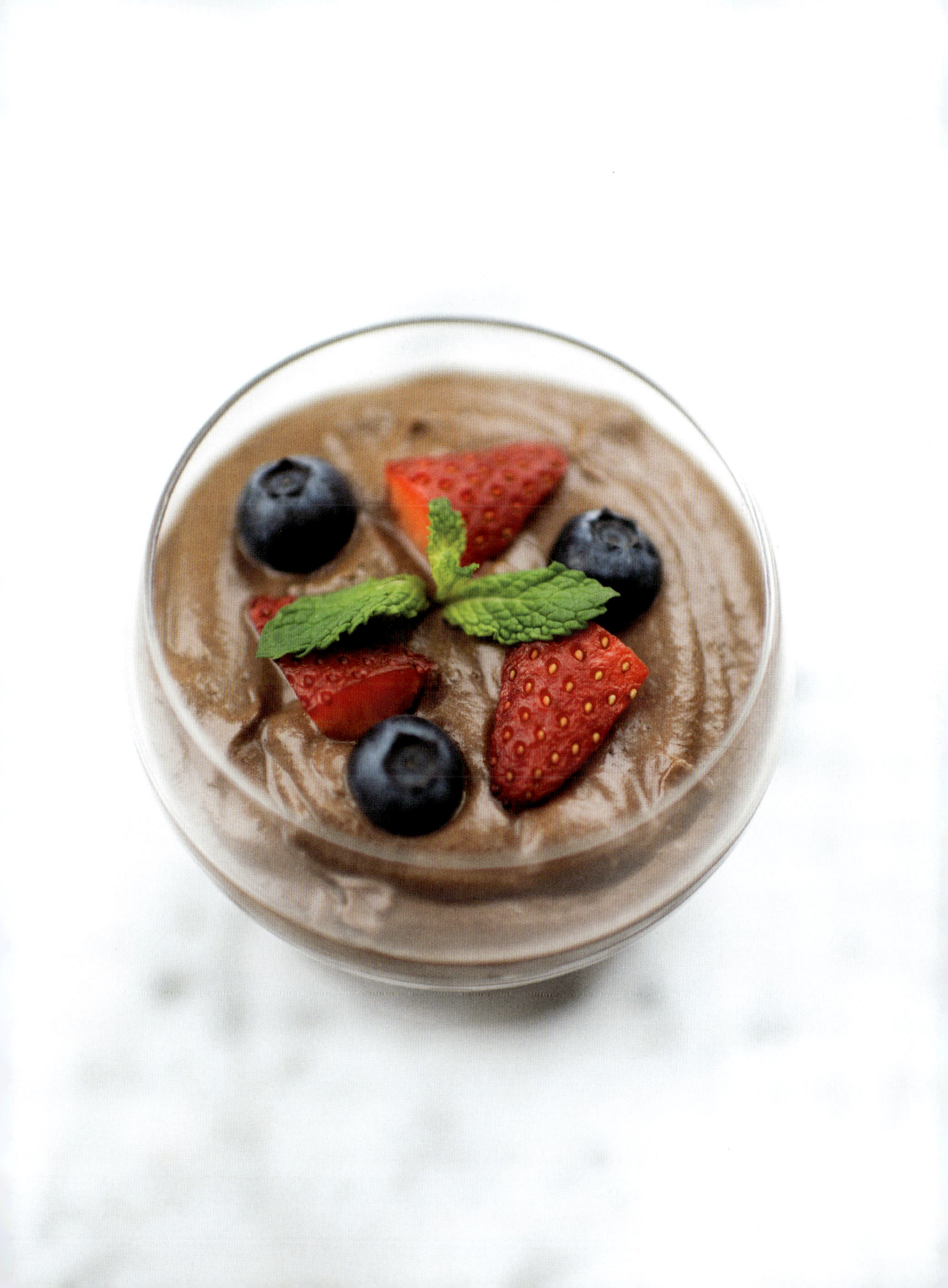

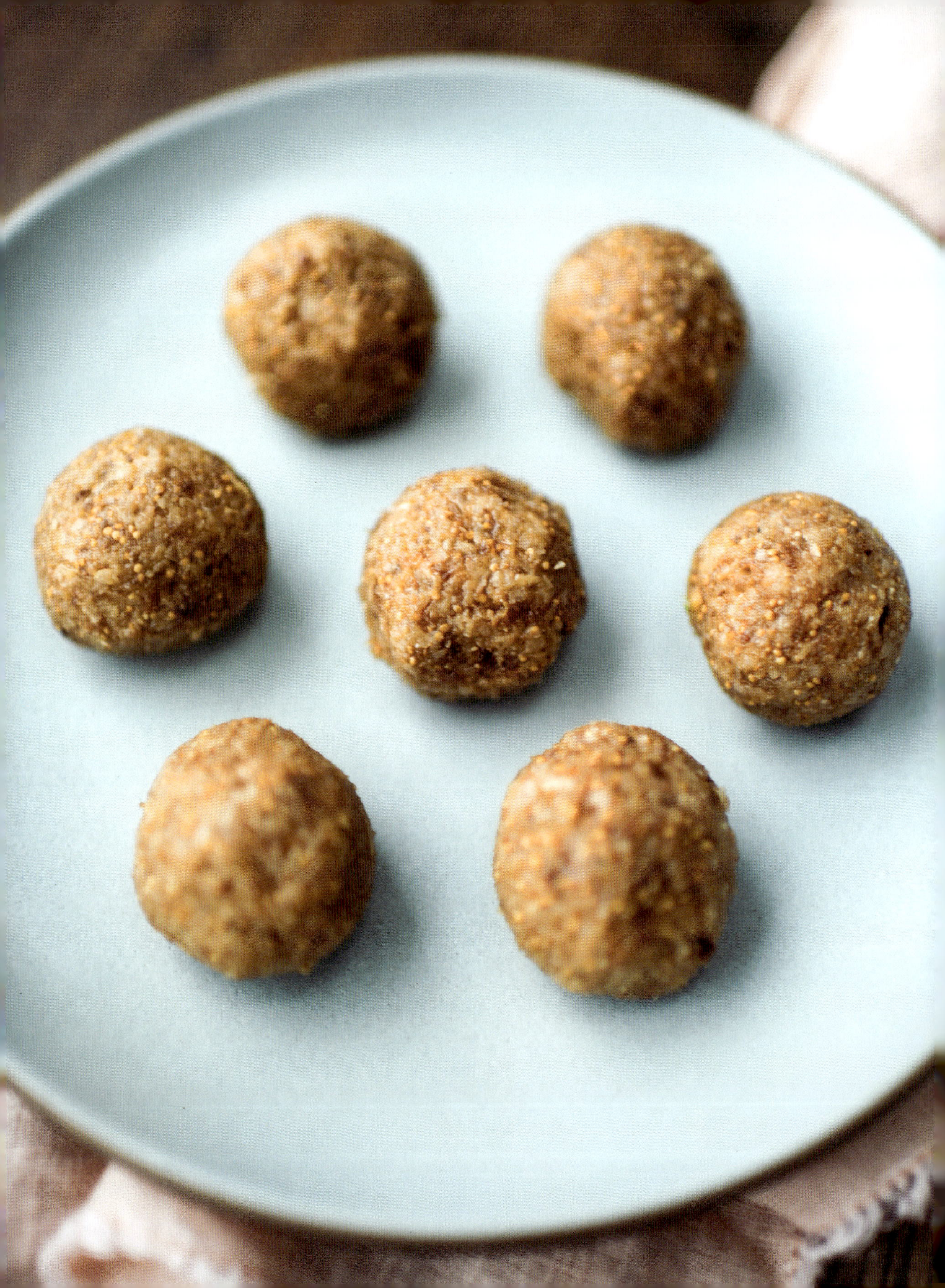

Kokos-Feigen-Energiekugeln

A AUTOIMMUN

Vorbereitungszeit: 20 Minuten

Zubereitungszeit: 30 Minuten Kühlzeit

Portionen: 10

30 getrocknete türkische Feigen, ungesüßt

180 g ungesüßte Kokosraspel, aufgeteilt

75 ml Kokosöl, zerlassen

¼ TL gemahlener Zimt

Meersalz oder rosafarbenes Himalayasalz, nach Geschmack

Wenn uns unsere Ernährung zur Heilung verhelfen soll, ist es mitunter schwierig, eine Leckerei zu finden, die zu der jeweiligen Diät passt und unsere Geschmacksknospen verwöhnt. Im Laden gekaufte glutenfreie und paläo-konforme Snacks sind nicht immer geeignet, da sie mitunter Nüsse enthalten, die nicht mit der Autoimmundiät kompatibel sind. Daher freue ich mich wirklich darüber, dass die Kokos-Feigen-Energiekugeln hier eine Punktlandung hinlegen. Zudem enthalten sie viele Ballaststoffe, sind reich an Eisen und schmecken sogar Kindern! Trotzdem ist Vorsicht geboten: Ich bereite die Energiekugeln oft für meinen Bruder Robert zu – und er schwört, dass sie süchtig machen. Wenn Sie Lust haben, das Rezept zu variieren, nehmen Sie einfach Datteln anstelle von Feigen.

1. Ein großes Backblech mit Backpapier auslegen und auf die Seite stellen.

2. Feigen, ¾ der Kokosraspel, Kokosöl, Zimt und Salz in eine Küchenmaschine oder einen Mixer geben und so lange durcharbeiten, bis eine gleichmäßige Konsistenz erzielt ist. Die Mixtur erinnert jetzt an braunen Zucker.

3. Den Teig zu runden Bällchen von 2,5 cm Durchmesser formen, pro Bällchen benötigt man etwa 1 EL Teig. Die Kugeln anschließend in den restlichen Kokosraspeln rollen, damit sie davon ummantelt werden.

4. 30 Minuten kühl stellen, dann servieren.

Nährstoffanalyse pro Portion: Protein (g) 1,62; Fett (g) 12,95; Kohlenhydrate (g) 2,48; B_{12} (µg) 0; Eisen (mg) 1,25; Jod (µg) 1,36; Magnesium (mg) 26,25; Kalium (mg) 319,16; Selen (µg) 1,62; Natrium (mg) 46,97

Paläo-Bananen-Mandel-Muffins

PALÄO

Vorbereitungszeit: 10 Minuten

Zubereitungszeit: 45–60 Minuten

Portionen: 12

120 g Mandelmehl
2 TL Backpulver
¼ TL Natron
1 TL gemahlener Zimt
125 ml ungesüßtes Apfelmus (siehe Stückiges Apfelmus, Seite 162)
2 Eier*
3 reife Bananen, zerdrückt

OPTIONALE ERGÄNZUNGEN

50 g Kokosspäne, ungesüßt
80 g Blaubeeren
60 g Walnüsse
30 g Mohnsamen
1 EL ungesüßtes Kakaopulver plus 4 EL Honig

*Mögliche Modifikationen für andere Root-Cause-Diäten: Wenn Sie lieber auf Eier verzichten möchten, ersetzen Sie jedes Ei durch 1 EL Apfelessig.

Nährstoffanalyse pro Portion: Protein (g) 3,47; Fett (g) 5,84; Kohlenhydrate (g) 10,27; B_{12} (µg) 0,07; Eisen (mg) 0,67; Jod (µg) 4,75; Magnesium (mg) 36,05; Kalium (mg) 196,41; Selen (µg) 3,29; Natrium (mg) 83,06

Paläo-Bananen-Mandel-Muffins sind lecker und zudem gluten- und zuckerfrei. Sie tragen zur Stabilisierung des Blutzuckers bei und liefern gleichzeitig eine schmackhafte Dosis Antioxidantien. Wenn Sie Kokosspäne und Walnüsse zufügen, wird daraus ein perfektes Kinderfrühstück – das enthaltene Fett wird nur langsam verbrannt, wodurch die Kids in der Schule den gesamten Vormittag über bestens mit Energie versorgt sind. Inspiriert wurde dieses Rezept von der Speziellen Kohlenhydrat-Diät (Specific Carbohydrate Diet).

1. Den Ofen auf 180 °C vorheizen.
2. Ein Muffinblech mit zwölf Mulden mit Papierförmchen auskleiden.
3. Mandelmehl, Backpulver, Natron und Zimt in einer mittelgroßen Schüssel gut miteinander vermischen.
4. In die Mitte der Mischung eine Mulde drücken und das Apfelmus, die Eier und die zerdrückten Bananen hineingeben. Die feuchten mit den trockenen Zutaten vermischen, bis sich alles zu einem homogenen Teig verbunden hat.
5. Die optionalen Zutaten zufügen (falls gewünscht).
6. Den Teig gleichmäßig auf die 12 mit Papier ausgekleideten Muffinmulden verteilen.
7. 45–60 Minuten im Ofen backen, bis die Oberfläche der Muffins leicht gebräunt ist und ein in die Mitte gestochener Holzspieß sauber wieder herauskommt. (Alternativ eine Kastenform (12,5 × 22,5 cm) mit Kokosöl fetten und den Teig einfüllen. 1 Stunde backen, bis die Oberfläche gebräunt ist und ein in die Mitte gestochener Holzspieß sauber wieder herauskommt.)

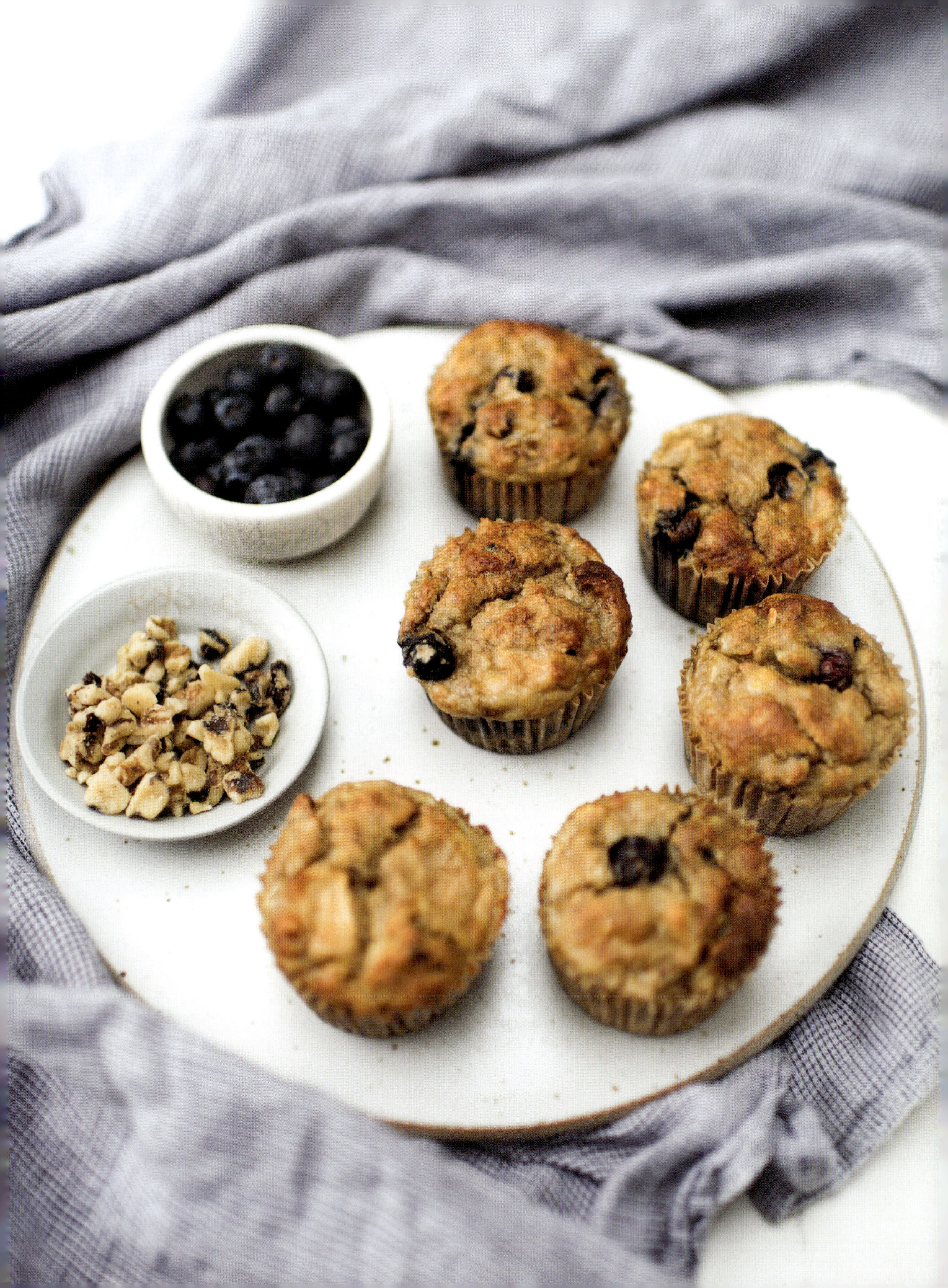

Kirsch-Beeren-Gelatine-Snacks

Ⓐ AUTOIMMUN

Vorbereitungszeit: 5 Minuten

Zubereitungszeit: 15 Minuten, 2 Stunden Kühlzeit

Portionen: 6

1 l Sauerkirschsaft, aufgeteilt

4 EL Gelatine

160 g Erdbeeren, zerkleinert

Nährstoffanalyse pro Portion: Protein (g) 5,52; Fett (g) 0,71; Kohlenhydrate (g) 1,84; B_{12} (µg) 0; Eisen (mg) 0,15; Jod (µg) 2,13; Magnesium (mg) 4,15; Kalium (mg) 37,45; Selen (µg) 1,94; Natrium (mg) 9,39

Gelatine ist eine hervorragende Quelle für darmheilendes Glycin. Genau wie das verwandte Kollagen beugt Gelatine Falten vor und hilft bei Gelenkschmerzen. Mit nur wenigen einfachen Zutaten können Sie Ihre eigenen Gelatine-Snacks und -Desserts herstellen. Ich verteile Gelatine-Desserts gern auf viele kleine Behälter, um während der ganzen Woche leckere Snacks und Desserts griffbereit zu haben. Steht ein Fest an, bereite ich mein Gelatine-Dessert in einer großen Schüssel zu.

Kirsch-Beeren-Gelatine-Snacks kombinieren die Heilkraft der Gelatine mit Sauerkirschsaft, der wegen seiner antientzündlichen und schmerzlindernden Eigenschaften geschätzt wird. Zudem sind Erdbeeren enthalten, die reich an Antioxidantien sind und zusätzlich Entzündungen entgegenwirken. Was den Kirschsaft angeht, empfehle ich ein Produkt auf der Grundlage reifer ganzer Kirschen (kein Konzentrat).

1. 500 ml kalten Kirschsaft in ein Glasgefäß gießen.
2. Die Gelatine zu dem kalten Saft hinzufügen, alles gut verrühren und 1 Stunde ruhen lassen.
3. Die restlichen 500 ml Kirschsaft in einer kleinen Kasserolle auf niedriger bis mittlerer Stufe 5 Minuten erhitzen.
4. Den heißen Saft langsam in die Gelatine-Mischung gießen. Dabei alles so lange mit dem Schneebesen aufschlagen, bis sich die Zutaten vollständig verbunden haben.
5. Nun die zerkleinerten Erdbeeren zufügen.
6. Die Mischung in eine Auflaufform (2 l Fassungsvermögen) umfüllen und 2 Stunden in den Kühlschrank stellen.
7. In Stücke der gewünschten Größe schneiden und servieren.

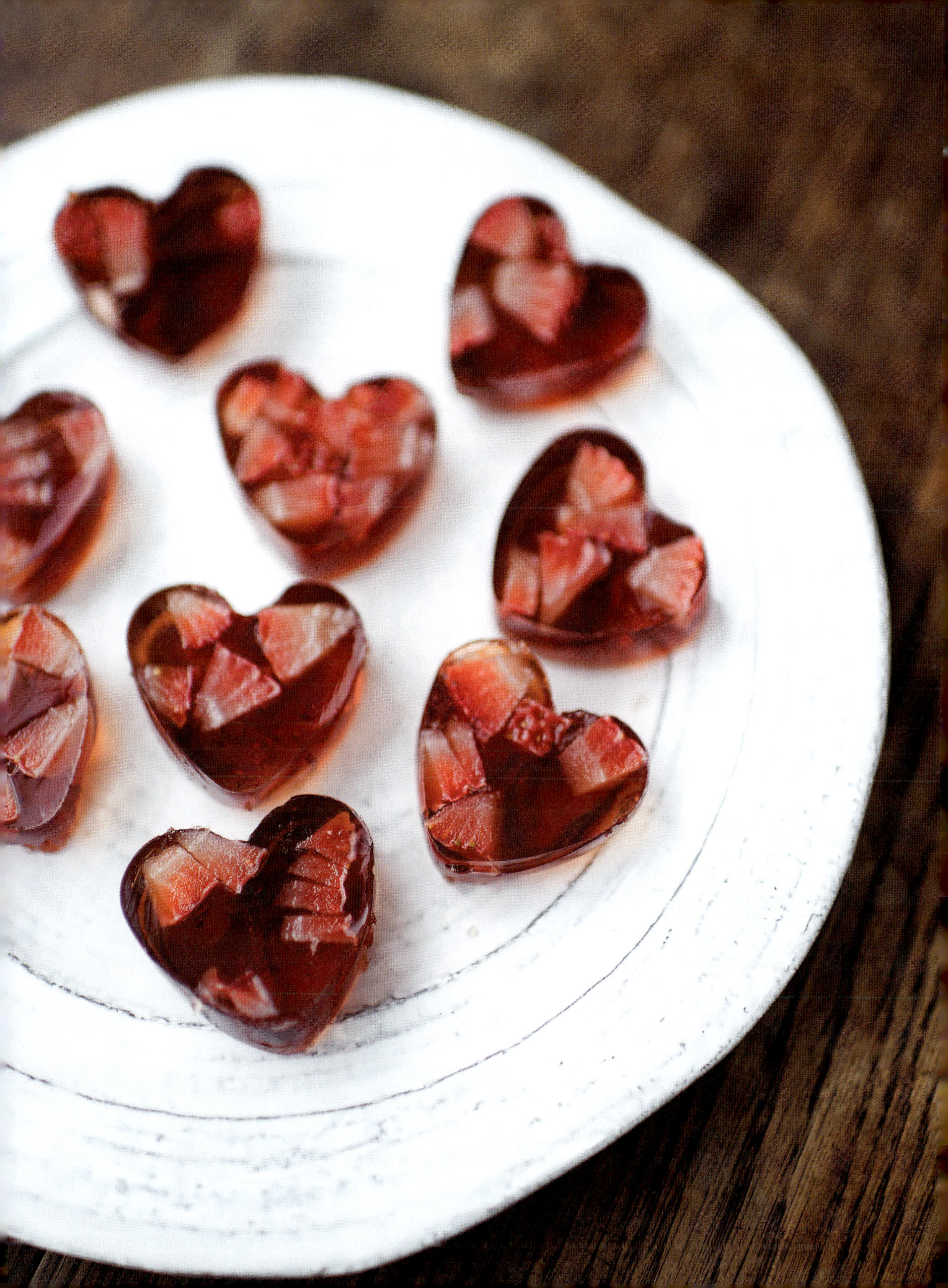

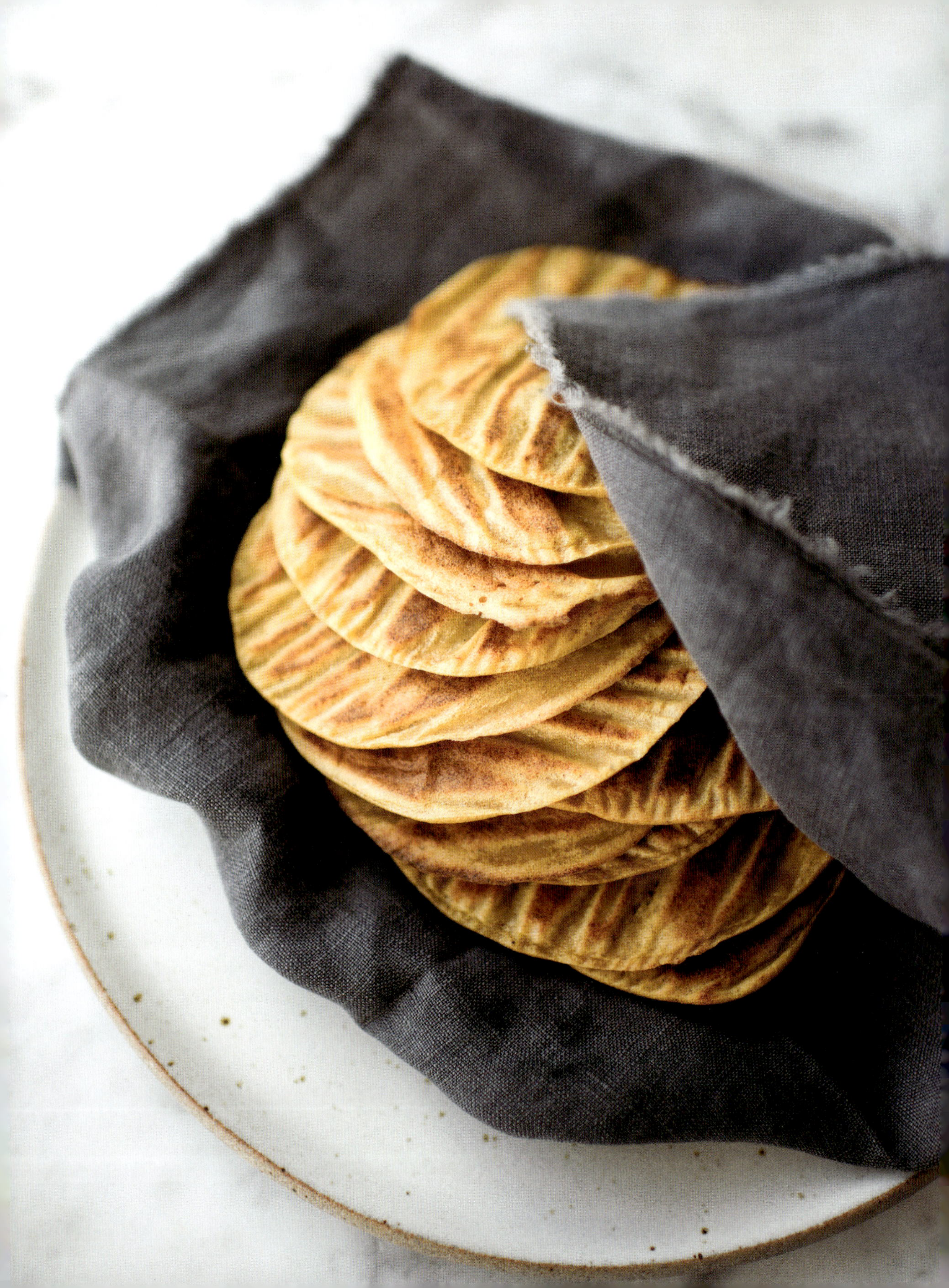

Kochbananen-Crêpes

PALÄO

Vorbereitungszeit: 15 Minuten
Zubereitungszeit: 15 Minuten
Portionen: 4

3 reife Kochbananen (weich und schwarz gefärbt)
4 EL Kokosöl
1 TL Tapiokastärke
½ EL Balsamico
60 ml Wasser
½ EL Zitronensaft
1 Ei
Aufgeschlagene Kokoscreme (optional)

Nährstoffanalyse pro Portion: Protein (g) 3,34; Fett (g) 15,29; Kohlenhydrate (g) 43,93; B_{12} (µg) 0,11; Eisen (mg) 1,05; Jod (µg) 6; Magnesium (mg) 51,53; Kalium (mg) 691,39; Selen (µg) 5,85; Natrium (mg) 23,6

Crêpes sind sehr dünne Pfannkuchen, die in der Regel aus Weizenmehl hergestellt werden. Für diese leckeren, paläo-konformen Kochbananen-Crêpes nehme ich stattdessen Tapiokastärke und pürierte Kochbananen (anstelle der Tapiokastärke können Sie auch Maniokmehl verwenden). Ein außergewöhnliches Dessert entsteht, wenn Sie die Crêpes mit einem Topping aus frischen Beeren, die voller Antioxidantien stecken, und aufgeschlagener Kokoscreme anrichten. Alternativ können Sie ein pikantes Mittagessen zaubern, indem Sie die Crêpes mit zerpflücktem gekochten Schweinefleisch und Avocados reichen.

1. Den Ofen auf 200 °C vorheizen.
2. Zwei Backbleche mit Backpapier auskleiden und beiseitestellen.
3. Alle Zutaten (bis auf die Kokoscreme) in einen Hochgeschwindigkeitsmixer geben und zu einer glatten Konsistenz verarbeiten.
4. Pro Crêpe 4–5 EL Teig auf das Backpapier setzen. Je nachdem wie groß die Kochbananen sind, reicht der Teig für 4–6 Crêpes.
5. 15 Minuten im Ofen backen.
6. Entweder pur und heiß auf den Tisch bringen oder – für Süßmäuler – mit frischen Beeren und aufgeschlagener Kokoscreme servieren. (Geben Sie hierfür 250 ml gehaltvolle Kokosmilch oder Kokoscreme zusammen mit 1 TL Vanille und 1 EL Ahornsirup in einen Mixer. Verarbeiten Sie alles 30 Sekunden lang auf hoher Stufe, bis eine lockere, schaumige Konsistenz entstanden ist.)

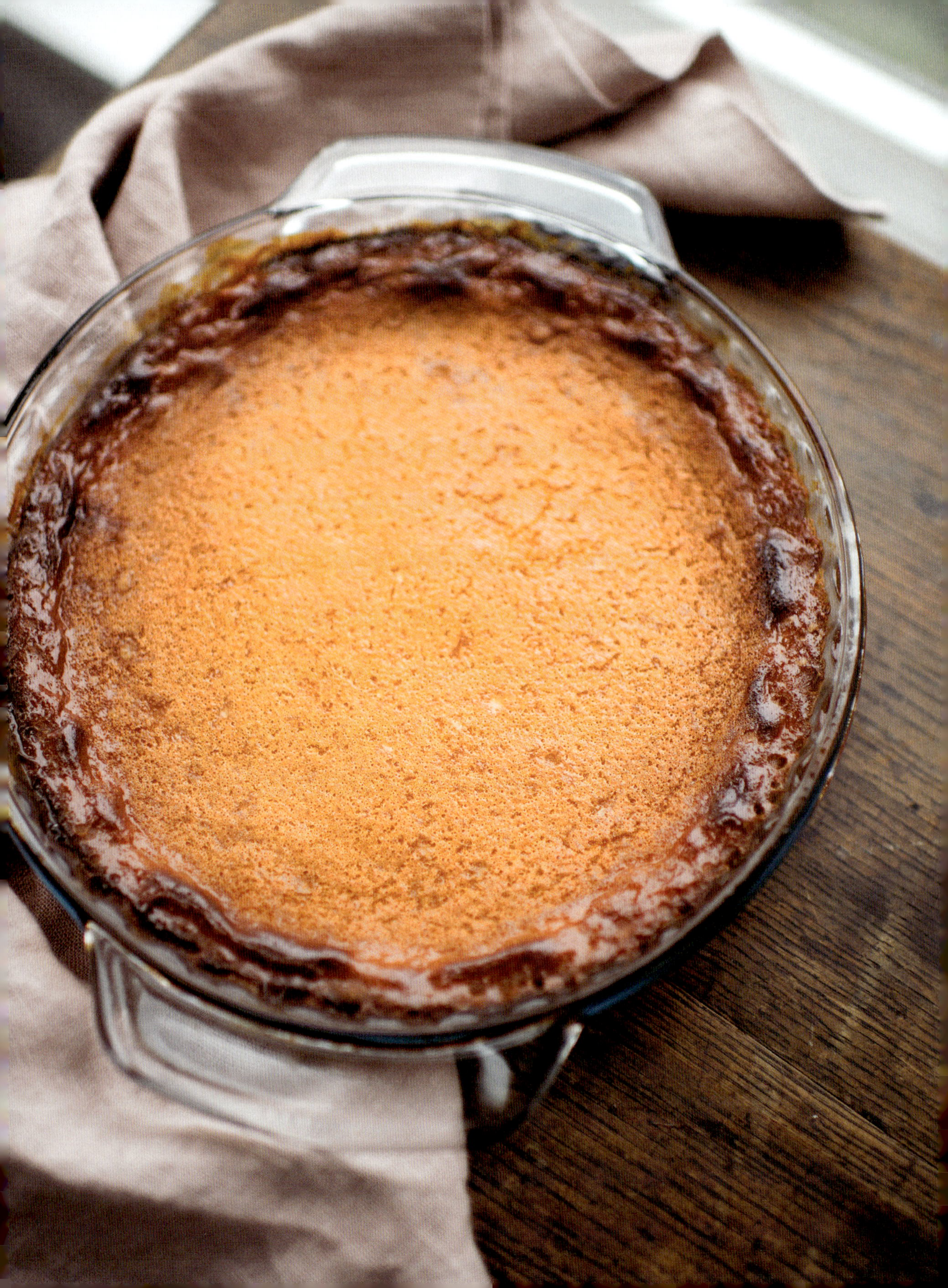

Kürbiskuchen

P PALÄO

Vorbereitungszeit: 10 Minuten

Zubereitungszeit: 60–70 Minuten

Portionen: 8

Kokosöl

1 Dose (à 425 g) Kürbispüree

180 g Honig oder 80 g pürierte Datteln

3 Eier

300 ml Kokosmilch

2 EL Kürbiskuchen-Gewürz

¼ TL Meersalz oder rosafarbenes Himalayasalz

Aufgeschlagene Kokoscreme (optional), zum Garnieren

Nährstoffanalyse pro Portion: Protein (g) 3,94; Fett (g) 11,32; Kohlenhydrate (g) 24,7; B_{12} (µg) 0,167; Eisen (mg) 2,02; Jod (µg) 9; Magnesium (mg) 30,51; Kalium (mg) 253,37; Selen (µg) 8,58; Natrium (mg) 85,16

Dieser Kürbiskuchen ist so genial, dass Sie nicht einmal die Kruste vermissen werden! Er schmeckt intensiv nach Kürbiskuchen-Gewürz und lässt sich sehr gut aufschneiden. Da das Kürbiskuchen-Gewürz – es enthält in der Regel Zimt, Ingwer, Nelken et cetera – Körper und Seele wärmt, eignet sich der Kuchen perfekt für kühle Herbsttage. Garnieren Sie ihn mit aufgeschlagener Kokoscreme. Dieses Rezept ist super im Herbst, aber auch in jeder anderen Jahreszeit!

1. Den Ofen auf 180 °C vorheizen.
2. Eine runde Backform (22,5 cm Durchmesser) mit Kokosöl ausfetten.
3. Kürbispüree, Honig beziehungsweise Datteln, Eier, Kokosmilch, Kürbiskuchen-Gewürz und Salz in einer großen Schüssel gut miteinander vermischen.
4. Den Teig in die vorbereitete Form füllen.
5. 1 Stunde im Ofen backen. Danach die Form rütteln und kontrollieren, ob sich die Mitte der Pie noch bewegt. Ist dies der Fall, nochmals 10 Minuten backen und erneut kontrollieren.
6. Vor dem Servieren komplett abkühlen lassen.
7. Optional: Mit aufgeschlagener Kokoscreme garnieren. (Geben Sie hierfür 250 ml gehaltvolle Kokosmilch oder Kokoscreme zusammen mit 1 TL Vanille und 1 EL Ahornsirup in einen Hochgeschwindigkeitsmixer. Verarbeiten Sie alles 30 Sekunden lang auf hoher Stufe, bis eine lockere, schaumige Konsistenz entstanden ist.)

Süßkartoffel-Pistazien-Pudding

P PALÄO

Vorbereitungszeit: 5 Minuten

Zubereitungszeit: 2 Stunden Kühlzeit

Portionen: 6

2 Schöpfkellen (à 125 ml) Süßkartoffelpüree, frisch oder aus der Dose

500 ml ungesüßte Mandelmilch oder alternativ Nussmilch

55 g Chiasamen

70 g Pistazien, gehackt

4 EL Honig

Meersalz oder rosafarbenes Himalayasalz, nach Geschmack

Süßkartoffel-Pistazien-Pudding ist ein gesundes Dessert, das dank der Chiasamen voller Ballaststoffe steckt. Die Süßkartoffeln und der Honig bringen Süße hinein – und was könnte leckerer sein, als Gemüse in Form eines süß schmeckenden Nachtisches zu sich zu nehmen!

1. Alle Zutaten in einer großen Schüssel gründlich miteinander vermischen.

2. Die Schüssel abdecken und mindestens 2 Stunden kühl stellen, bis sich der Pudding gesetzt hat. Alternativ die Pudding-Mischung in 6 kleine Dessertschalen geben und in den Kühlschrank stellen, bis sich alles gesetzt hat.

3. Gekühlt servieren.

Nährstoffanalyse pro Portion: Protein (g) 8,6; Fett (g) 10,2; Kohlenhydrate (g) 30,28; B_{12} (µg) 0; Eisen (mg) 2,27; Jod (µg) 0; Magnesium (mg) 22,88; Kalium (mg) 310,39; Selen (µg) 1,17; Natrium (mg) 107,54

Gebackene Kokos-Bananen

A AUTOIMMUN

Vorbereitungszeit: 10 Minuten

Zubereitungszeit: 25 Minuten

Portionen: 4

50 g Kokosraspel, ungesüßt
3 EL Kokosöl, zerlassen
Saft von ½ Zitrone
2 TL Ahornsirup
½ TL reiner Vanille-Extrakt
½ TL AI-Kürbiskuchen-Gewürz (Seite 111)*
¼ TL Piment (falls verträglich)
¼ TL gemahlene Nelken
Meersalz oder rosafarbenes Himalayasalz, nach Geschmack
3 nicht zu reife Bananen, geschält und in Scheiben geschnitten

*Mögliche Modifikationen für andere Root-Cause-Diäten: Wenn Sie im Laden gekauftes Kürbiskuchen-Gewürz verwenden, ist das Rezept noch immer paläo-tauglich, aber nicht mehr autoimmun-konform.

Nährstoffanalyse pro Portion: Protein (g) 1,27; Fett (g) 12,08; Kohlenhydrate (g) 26,68; B_{12} (µg) 0; Eisen (mg) 0,34; Jod (µg) 2,25; Magnesium (mg) 25,05; Kalium (mg) 325,09; Selen (µg) 0,92; Natrium (mg) 1,8

In den 1930er-Jahren glaubte man, an Zöliakie erkrankte Kinder mithilfe von Bananen heilen zu können. Dr. Sydney Haas empfahl Hunderten von Kindern mit Zöliakiesymptomen eine spezielle Diät, der zufolge man pro Tag bis zu sieben Bananen essen sollte. Diese Diät, später von Elaine Gottschall als Spezielle Kohlenhydrat-Diät (Specific Carbohydrate Diet) bezeichnet, verzichtete auch weitgehend auf Stärke und zeigte bei den betroffenen Kindern solche Erfolge, dass viele von ihnen später wieder zur amerikanischen Standarddiät übergehen konnten, ohne irgendwelche Verdauungsbeschwerden zu zeigen.

Leider wissen wir inzwischen, dass Bananen nicht in der Lage sind, Zöliakie oder Glutensensitivität zu kurieren, aber dennoch zählen sie zu den stärkehaltigen Lebensmitteln, die von Menschen mit Verdauungsproblemen oft recht gut vertragen werden. Auf den Magen-Darm-Trakt können sie eine heilende Wirkung ausüben. Auch punkten Bananen mit einer angenehmen Süße, von der die gebackenen Kokos-Bananen profitieren – gönnen Sie sich dieses wirklich köstliche Dessert!

1. Den Ofen auf 180 °C vorheizen.
2. Kokosraspel, Kokosöl, Zitronensaft, Ahornsirup, Vanille-Extrakt, Kürbiskuchen-Gewürz, Piment, Nelken und Salz in einer kleinen Schüssel vermischen.
3. Die Bananenscheiben in einer kleinen Backform verteilen und mit der Kokos-Mischung bedecken.
4. 25 Minuten im Ofen backen, bis sich die Oberfläche leicht goldbraun gefärbt hat.
5. Warm servieren.

Cremiger Erdbeertraum

A AUTOIMMUN

Vorbereitungszeit: 7 Minuten

Portionen: 2

170 g Erdbeeren, zimmerwarm

250 ml Kokosjoghurt (Seite 147) oder Kokosmilch

1 Dosierlöffel Rootcology AI Paleo-Protein

Saft von ½ Zitrone

Bis zu 2 EL Ahornsirup, nach Geschmack (optional)*

*Mögliche Modifikationen für andere Root-Cause-Diäten: Wenn Sie der Paläodiät folgen, können Sie mit dem Rootcology Paleo-Protein (Vanille) Süße hineinbringen.

Während meiner Kindheit in Polen gab es im Sommer immer Erdbeeren, die mit saurer Sahne zerdrückt und mit Zucker bestreut wurden. Wenn die Erdbeeren reif waren, bereitete mein Vater diese Köstlichkeit oft für mich zu. Ein paar Monate, nachdem ich begonnen hatte, mich gluten- und milchfrei zu ernähren, besuchte ich gerade meine Eltern, als mein Vater frische Erdbeeren mit nach Hause brachte. Ich war wild entschlossen, daraus eine gesündere Version meiner früheren Lieblingsspeise herzustellen, und zwar genauso lecker wie das Original – und mit dem cremigen Erdbeertraum ist mir dies gelungen! Meine Variante enthält Proteinpulver, das dabei hilft, den aus den Erdbeeren stammenden Zucker auszubalancieren.

1. Die Erdbeeren in eine Rührschüssel geben und mit einer Gabel oder einem Kartoffelstampfer zerdrücken.
2. Kokosjoghurt (Seite 147) oder Kokosmilch zufügen und gut verrühren.
3. Das Rootcology-Proteinpulver einstreuen und alles gut durchmischen.
4. Zitronensaft und (optional) ein Süßungsmittel zugeben und nochmals durchrühren.
5. Alternativ alle Zutaten in einen Hochgeschwindigkeitsmixer geben und durchmixen, dann wird die Konsistenz noch glatter.

Nährstoffanalyse pro Portion: Protein (g) 14,43; Fett (g) 5,32; Kohlenhydrate (g) 32,76; B_{12} (µg) 1,40; Eisen (mg) 1,41; Jod (µg) 9,61; Magnesium (mg) 98,85; Kalium (mg) 220,96; Selen (µg) 0,56; Natrium (mg) 97,12

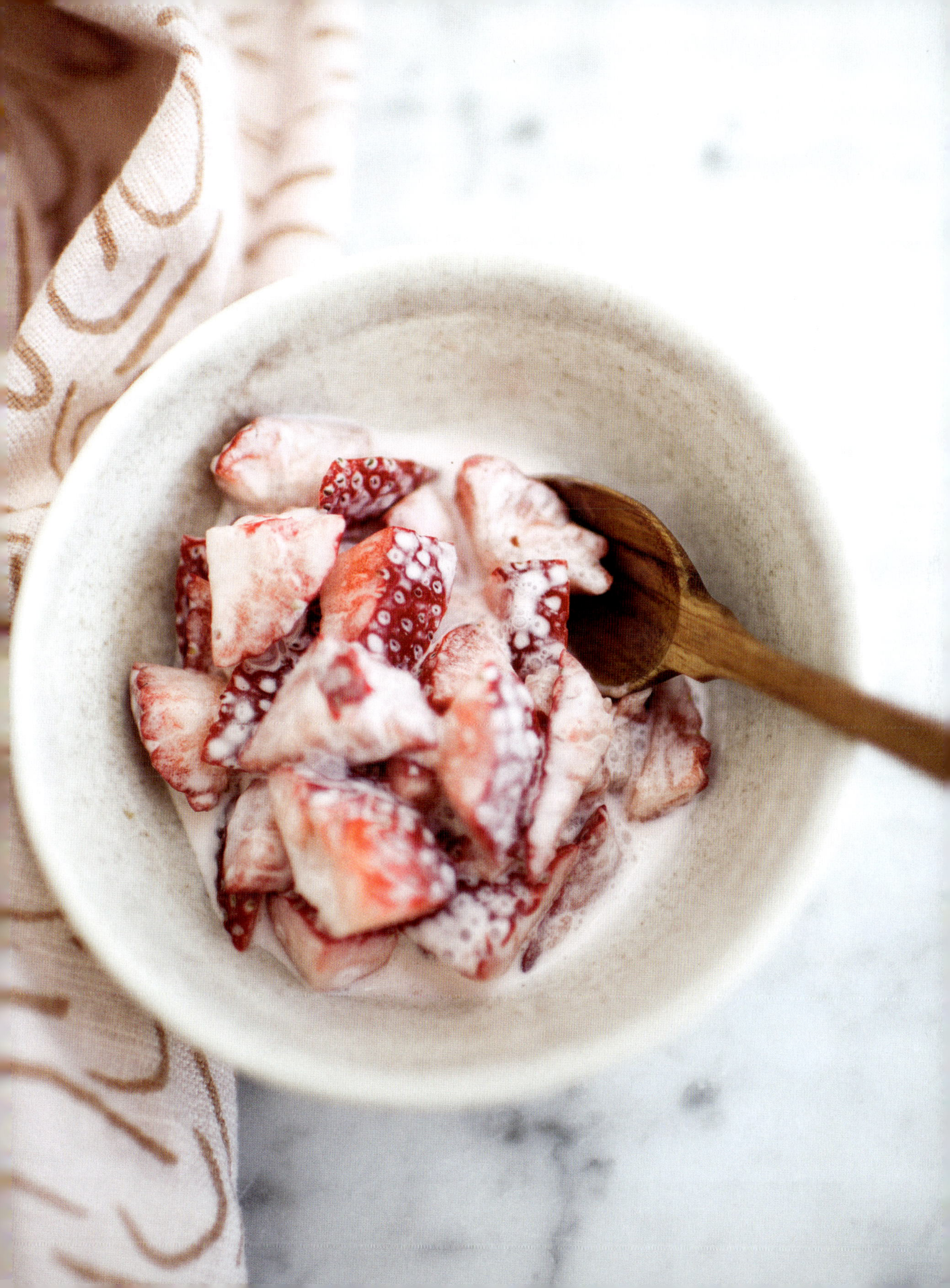

Waffeln

EINFÜHRUNG

Vorbereitungszeit: 10 Minuten zum Mixen

Zubereitungszeit: 5 Minuten

Portionen: 1

**Hinweis: Die im Rezept angegebene Teigmenge reicht für 1 große Waffel.
Möchten Sie mehr Waffeln backen, erhöhen Sie einfach die Menge der Zutaten. Der Teig sollte innerhalb einer Stunde aufgebraucht werden, sonst wird er zu fest – überlegen Sie also vorher, welche Teigmenge Sie zubereiten.**

60 g Kichererbsenmehl

60 g Maniokmehl

1 Ei

1 TL Vanille-Extrakt

1 TL Ahornsirup (optional)

Bis zu 500 ml Kokosmilch

4 EL Olivenöl, zerlassenes Kokosöl oder reines Öl zum Sprayen

Nährstoffanalyse pro Portion: Protein (g) 7,8; Fett (g) 44,5; Kohlenhydrate (g) 30,49; B_{12} (µg) 0,11; Eisen (mg) 3,19; Jod (µg) 6; Magnesium (mg) 53,82; Kalium (mg) 434,05; Selen (µg) 11,54; Natrium (mg) 43,51

Meine Waffeln enthalten weniger Kohlenhydrate und mehr Eiweiß und Ballaststoffe, was sich positiv auf den Blutzuckerspiegel auswirkt. Ich mag meine Waffeln gern pikant mit einer Beilage aus Bacon oder Wurst. Lecker sind sie aber auch mit reinem Ahornsirup, frischen Erdbeeren, aufgeschlagener Kokoscreme, stückigem Apfelmus oder eingemachtem Obst. Wenn Sie das Kichererbsenmehl weglassen und das Maniokmehl verdoppeln, werden die Waffeln paläo-konform. Durch den Verzicht auf das Kichererbsenmehl sinkt jedoch der Gehalt an Eiweiß und Ballaststoffen.

1. Das Waffeleisen vorheizen.

2. Kichererbsenmehl, Maniokmehl, Ei, Vanille-Extrakt und Ahornsirup (optional) in die Schüssel eines Standmixers geben. 125 ml Kokosmilch zufügen und alles 2–4 Minuten durchmixen.

3. Weiter Kokosmilch in Mengen von jeweils 125 ml zugießen. Nach jeder Kokosmilchgabe den Teig 1–2 Minuten durcharbeiten, bis er eine glatte, leicht flüssige Konsistenz hat.

4. Das Waffeleisen mithilfe eines Silikonpinsels mit dem Öl fetten. Gelegentlich findet man Kokos- oder Olivenöl auch in Sprayflaschen, schauen Sie sich vor dem Kauf jedoch die Zutatenliste an.

5. Den Waffelteig in das gefettete heiße Waffeleisen geben und den Deckel schließen. Die Waffel 5 Minuten backen, bis sie sich golden gefärbt hat.

6. Die Waffel mit einer Küchenzange aus dem Waffeleisen nehmen und mit Ahornsirup, Beeren, aufgeschlagener Kokoscreme, stückigem Apfelmus und/oder eingemachtem Obst servieren – und vergessen Sie die Protein-Beilage nicht!

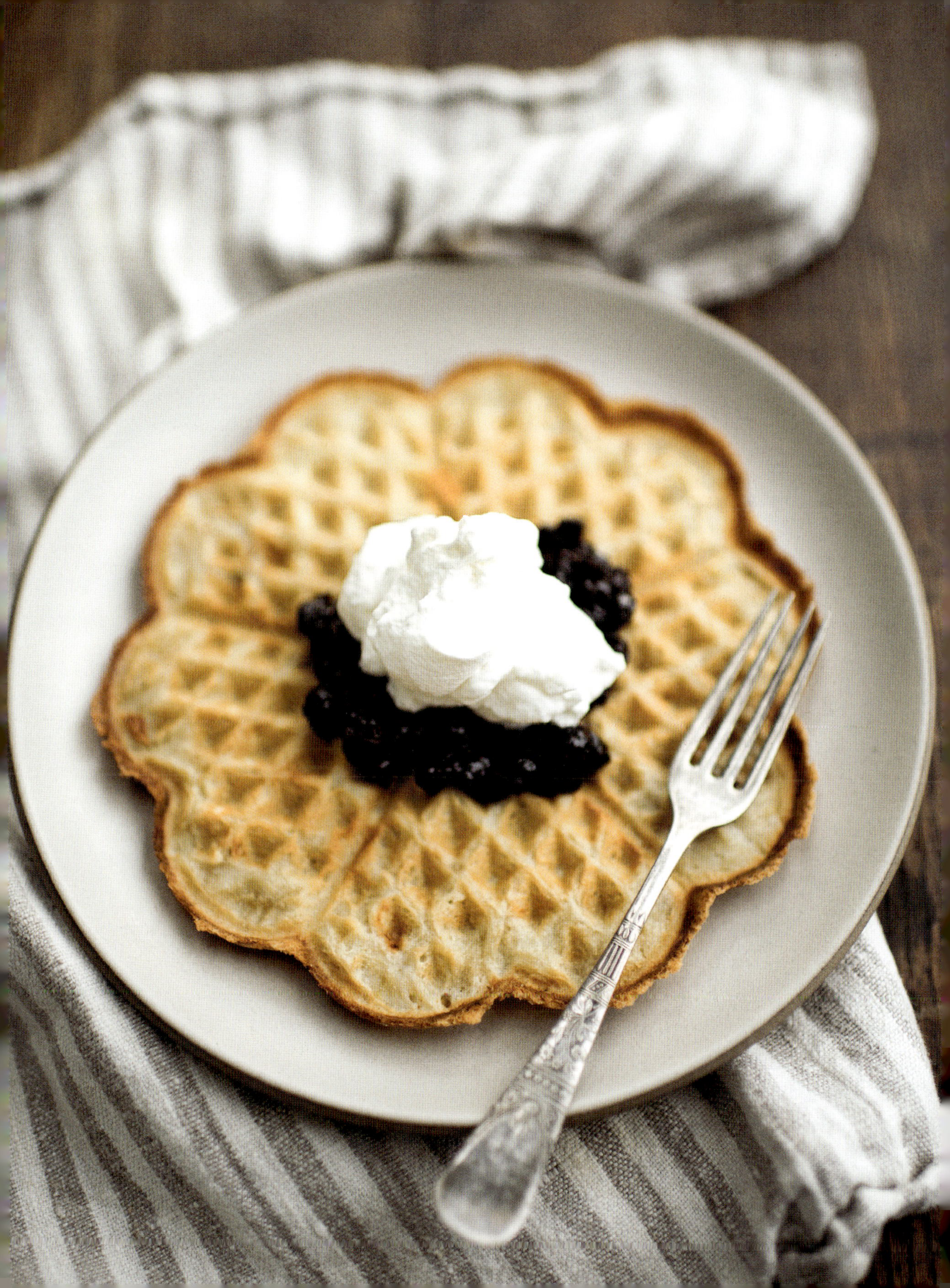

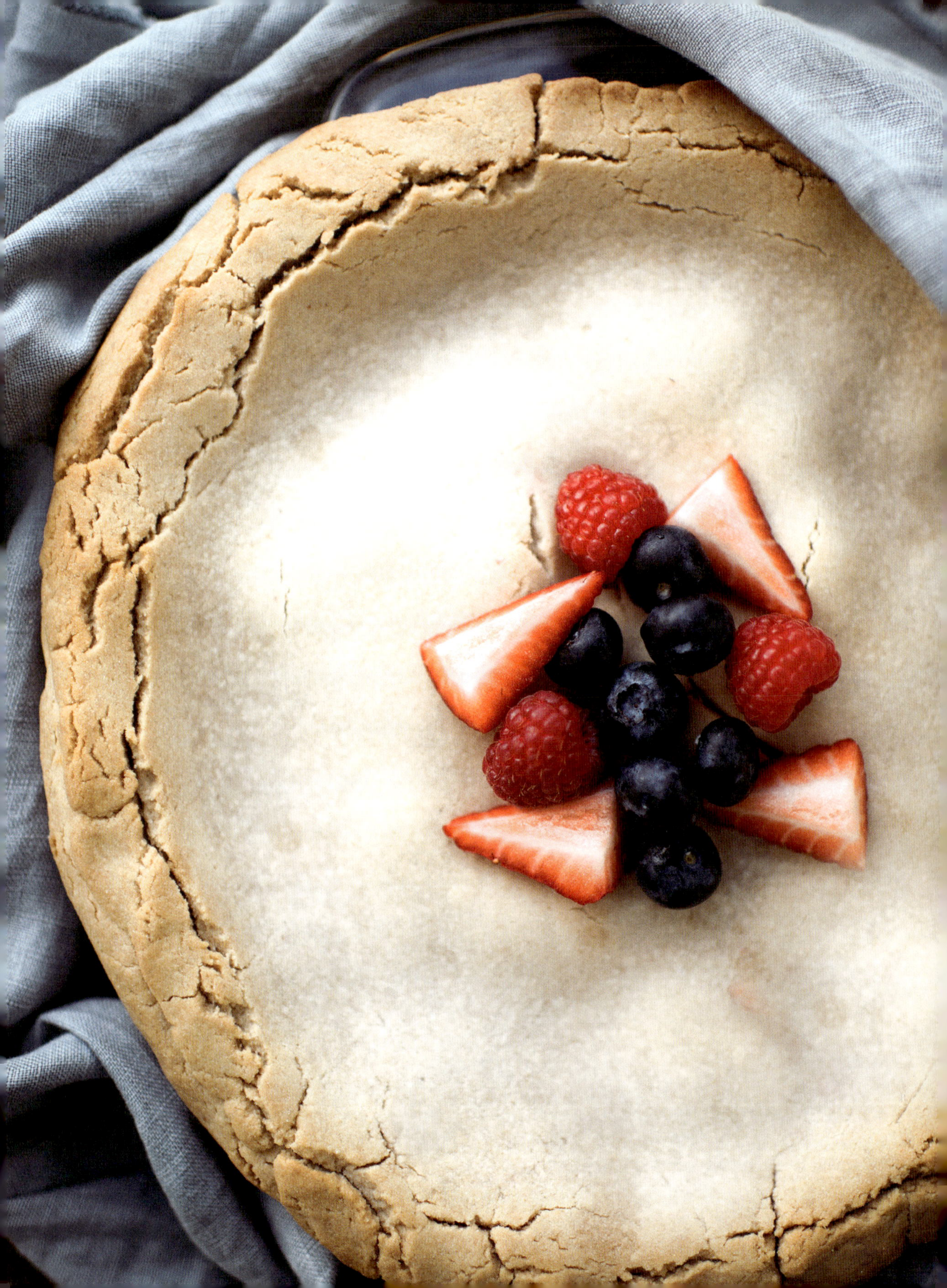

AI-Beeren-Kuchen

AUTOIMMUN

Vorbereitungszeit: 30 Minuten

Zubereitungszeit: 15–20 Minuten

Portionen: 10

BODEN UND KRUSTE

360 g Maniokmehl

1 TL Meersalz oder rosafarbenes Himalayasalz

1 TL Natron

1 EL Vanille

125 ml Ahornsirup

250 g ungehärtetes Palmfett

FÜLLUNG

800 g gemischte Beeren (halbierte Erdbeeren, Blaubeeren, Brombeeren und Himbeeren)

4 EL Ahornsirup (optional)

Nährstoffanalyse pro Portion: Protein (g) 1,81; Fett (g) 29.49; Kohlenhydrate (g) 54.72; B_{12} (µg) 0; Eisen (mg) 0,59; Jod (µg) 1,6; Magnesium (mg) 32,71; Kalium (mg) 367,62; Selen (µg) 0,91; Natrium (mg) 299,53

Das Geheimnis dieser leckeren Textur besteht in dem ungehärteten Palmfett, das beim paläo-gerechten Backen anstelle von Butter verwendet werden kann. Die appetitliche hellbraune Färbung geht auf den Ahornsirup zurück. Maniokmehl ist bei dieser Art von Gebäck eine perfekte glutenfreie Alternative!

1. Den Ofen auf 200 °C vorheizen.

2. Maniokmehl, Salz und Natron in einem Standmixer vermischen.

3. Vanille und Ahornsirup zufügen und alles so lange durchmixen, bis eine krümelige Konsistenz entstanden ist.

4. Das Palmfett in Portionen von jeweils 5 EL zufügen, bis der Teig eine geschmeidige Beschaffenheit zeigt.

5. Den Teig in drei gleiche Teile aufteilen. Zwei Teile sind für den Boden beziehungsweise die Ränder und ein Teil für die Kruste der Pie bestimmt.

6. Den Teig in Dritteln mit einer Teigrolle ausrollen.

7. Mit dem ersten Drittel den Boden einer runden Pie-Form (22,5 cm Durchmesser) auslegen und den Teig leicht andrücken. Mit dem zweiten Teigdrittel werden die Ränder der Form ausgekleidet.

8. Die Beeren mit dem Ahornsirup beträufeln und auf dem Boden der Pie verteilen.

9. Das letzte ausgerollte Teigdrittel als Kruste auf die Beeren legen.

10. Den Beerenkuchen 15–20 Minuten im Ofen backen, bis die Früchte durchgegart sind und sich die Kruste leicht gebräunt hat.

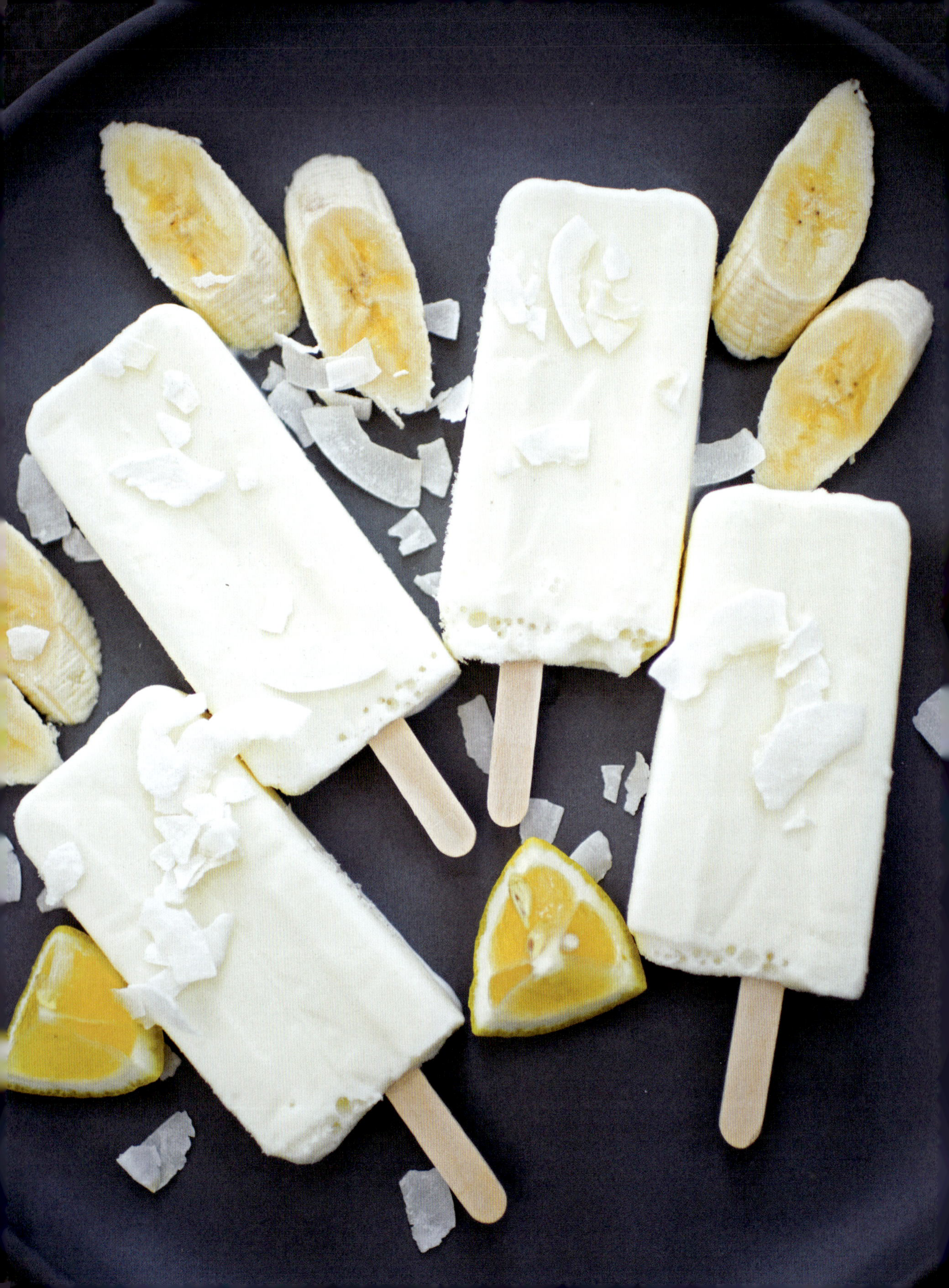

Cremige Zitronen-Bananen-Eis-Pops

PALÄO

Vorbereitungszeit: 5 Minuten

Zubereitungszeit: 4 Stunden Gefrierzeit

Portionen: 6

1 große Banane

150 ml Kokosmilch

1 Dosierlöffel Rootcology AI Paleo-Protein

Saft von 2 Zitronen

Was gibt es an heißen Sommertagen Besseres als ein leckeres Eis am Stiel? Und zwar ein Eis, das Ihre Verdauung unterstützt und den Blutzuckerspiegel in Balance hält! Cremige Zitronen-Bananen-Eis-Pops sind nicht nur lecker, sondern enthalten verdauungsfördernden Zitronensaft sowie gute Fette und Proteine, die ein Absinken des Blutzuckers verhindern. Ich habe dieses Rezept entwickelt, als ich mit meinem Sohn Dimitry schwanger und auf der Suche nach einem süßen, aber gesunden Snack war. Um den Geschmack zu variieren, können Sie das Eis auch zusätzlich mit Erdbeeren oder Blaubeeren zubereiten. Sie werden es lieben, genau wie Ihre ganze Familie!

1. Alle Zutaten in einen Hochgeschwindigkeitsmixer geben und zu einer glatten Konsistenz verarbeiten.

2. Die Mischung in Stieleisformen (oder eine Eiswürfelschale, Stiele nicht vergessen) füllen und mindestens 4 Stunden beziehungsweise über Nacht durchfrieren lassen.

3. Um das Eis aus den Formen zu lösen, füllen Sie einen Behälter entsprechender Größe mit heißem Wasser. Tauchen Sie die Stieleisformen für 30 Sekunden ein – jetzt sollte das Eis problemlos herausflutschen!

4. Sofort essen oder in Wachspapier einschlagen und ins Gefriergerät legen.

Nährstoffanalyse pro Portion: Protein (g) 4,63; Fett (g) 9,77; Kohlenhydrate (g) 6,76; B_{12} (µg) 0; Eisen (mg) 0,71; Jod (µg) 0,5; Magnesium (mg) 20,11; Kalium (mg) 176,21; Selen (µg) 2,67; Natrium (mg) 31,22

Danksagung

Dieses Buch ist ein echtes Gemeinschaftswerk! Ich danke den wundervollen Menschen in meinem Umfeld, die mir geholfen haben, diesen Gesundheitsratgeber zu schreiben, von ganzem Herzen.

Meiner Familie: Michael – ich bin so glücklich, dich als Seelenverwandten an meiner Seite zu haben und ich freue mich darauf, mit dir zu wachsen. Danke dafür, dass du meine Träume teilst, an mich glaubst und natürlich am meisten dafür, dass du mich liebst. Du bist meine ganze Welt!

Meiner Mutter Marta – ich kann dir gar nicht genug danken! Danke dafür, dass du mit deinem kleinen Hund mit in unser Haus gezogen bist, dich um unsere Familie gekümmert und mir geholfen hast, dieses Kochbuch fertigzustellen, als ich zu schwanger, zu müde und zu wackelig war, um selbst zu kochen!

Meinem Vater Adam – danke für all deine Unterstützung und für dein immer ehrliches Feedback zu jedem einzelnen Rezept!

Meinem wunderbaren Schwager und meiner großartigen Schwägerin, Robert und Amanda Nowosadzki – danke dafür, dass wir in eurer fantastischen Küche fotografieren durften und ihr mich davon abgebracht habt, meinen Schwangerschaftsbauch auf dem Buchcover hinter einem Braten zu verstecken!

Meinem Sohn Dimitry dafür, dass er mich zu den meisten Süßspeisen und eisenreichen Gerichten in diesem Kochbuch inspiriert.

Meinem Hund Boomer dafür, dass er immer an meiner Seite war und beim Testkochen stets alle Krümel vernichtet und alle Teller abgeschleckt hat.

Meinen lieben Boulder Sisters: Leanne Ely, meiner geschätzten Freundin, fabelhaften Köchin und Gastgeberin, die mich immer wieder inspiriert hat – danke dafür, dass du mir so großzügig einige deiner eigenen Gesundheitsrezepte verraten hast, die in diesem Kochbuch zu Familien-Favoriten geworden sind!

Magdalena Wszelaki, meiner polnischen Schwester und phänomenalen Kochbuchautorin – danke für deine Tipps und Hinweise zur Veröffentlichung dieses Kochbuches und deine stetige Ermutigung während des Entstehungsprozesses.

Debbie Steinbock, meiner liebenswerten Freundin, die sich ebenso für Ernährungsfragen begeistert wie ich: Danke für deine konstante Inspiration, Unterstützung und die netten Gespräche.

Mary Sullivan, unserer talentierten Küchenchefin – danke für das Ausprobieren der Rezepte und die Kreation von einigen köstlichen neuen Gerichten! Du bist wirklich ein Juwel!

Meinem pharmazeutischen Schilddrüsen-Kompetenzteam: Stephanie DuFour, unserer wundervollen Ernährungswissenschaftlerin – danke dafür, dass du so unermüdlich Rezepte und Ernährungspläne ausprobiert und entwickelt und die Nährstoffanalysen teilweise unter unglaublichem Zeitdruck durchgeführt hat – immer mit einem Lächeln auf den Lippen!

Brittany Moore, unserer Projektmanager-Ninja – du bist eine großartige, supertüchtige und talentierte Persönlichkeit! Danke dafür, dass du alle Projekte, ob groß oder klein, mit solcher Lockerheit, Courage und Entschlossenheit in Angriff genommen hast!

Tina Chan, unserer Content-Redakteurin – danke für deine Wortgewandtheit und die netten Rezeptnamen!

Katie Stehura, unserer Betriebsleiter-Ninja – du bist eine Macherin, auf die man zählen kann; wir sind so dankbar für deinen Einsatz und deinen Scharfsinn!

Whitey Guerin, unserer liebenswerten Assistentin – danke dafür, dass du uns geholfen hast, den Überblick zu behalten!

Anna Amorim und Robin Baker – danke, dass ihr euch so sehr um die Belange unserer Leser und Patienten gekümmert und daraus Erkenntnisse für dieses Kochbuch gezogen habt.

Mary Agnes Antonopoulos, Christin Eastman, und Courtney Kenney – danke für eure Begeisterung und Sachkenntnis!

Laurie Roman – ein Dank an unsere COO (Chief Operating Officer) für strategischen Weitblick, Mitarbeiterführung und Vorschläge.

Meinem Publikationsteam: Celeste Fine und John Maas – ich bin so glücklich, euch beide mit eurer ungeheuren Energie als Literaturagenten zu haben. Danke für eure konstante Unterstützung, Fürsprache und euren Glauben an meine Vision!

Dem ganzen Rock-Star-Team bei HarperOne, insbesondere Gideon Weil, Julia Kent, Sydney Rogers, Melinda Mullin, Laina Adler und Lisa Zuniga – danke für eure Beratung, euer Vertrauen und eure Kooperation.

Charlotte DuPont, unserer talentierten und liebenswerten Fotografin – danke, dass du unsere Rezepte so perfekt in Szene gesetzt hast!

Meinen Mitstreitern und Ratgebern in Sachen Schilddrüse, funktioneller Medizin, Gesundheit und meinen Paläo-Freunden: JJ Virgin für die ständige Unterstützung, Ermutigung, Inspiration, Beratung und Mentorenschaft. Sarah Ballantyne, Mickey Trescott, Robb Wolf, Carrie Vitt, Diane Sanfilippo, Michele Tam, Carol Lovett und Sophie Van Tiggelen danke ich dafür, dass sie mit ihren leckeren Kochbüchern den Weg zur Heilung mithilfe unserer Nahrung gewiesen haben! Alan Christianson, Andrea Nakayama, Hashimoto's 411, Dana Trentini, Stacey Robbins, Danna Bowman, Mary Shomon, Christa Orecchio, Carter Black, Katie Wells, Pedram Shojai, Datis Kharrazian, Shannon Garrett, Eric Osansky, Kelly Brogan, James Maskell, Kirk Gair, Michelle Corey, Donna Gates, Dave Asprey, Nik Hedberg, Steve Wright, Trudy Scott, Jolene Brighten, Amy Medling, Brian Mowll, Robyn Openshaw, Kellyann Petrucci, Trevor Cates, Tom Malterre, Emily Rosen, Mark David, Mariza Snyder, Amber Spears, Karl Krummenacher, Tom O'Bryan, Kevin Gianni, Chris Kresser, Ben Lynch, Mark Hyman, der gesamten Fakultät des Institute of Functional Medicine und vielen anderen – danke für alles, was ihr tut, um das Konzept der Selbstheilung voranzubringen. Ich bin stolz darauf, ein Teil dieser Bewegung zu sein!

Meinen Patienten und Lesern – ich danke euch dafür, meine besten Lehrer und meine beste Inspirationsquelle zu sein. Ich bin so stolz darauf, euch bei eurem Weg zurück zur Gesundheit unterstützen zu dürfen, und jede Erfolgsgeschichte treibt mir noch immer Tränen der Rührung in die Augen. Ihr schafft das!

Referenzen

KAPITEL 2

Messina G., Esposito T., Lobaccaro J. et al. Effects of low-carbohydrate diet therapy in overweight subject with autoimmune thyroiditis: possible synergism with ChREBP. Drug Des Devel Ther. 2016; Volume 10:2939-2946. doi:10.2147/dddt.s106440.

Xu J., Liu X., Yang X., Guo H., Zhao L., Sun X. Supplemental selenium alleviates the toxic effects of excessive iodine on thyroid. Biol Trace Elem Res. 2010; 141(1-3):110-118. doi:10.1007/s12011-010-8728-8.

Tonstad S., Nathan E., Oda K., Fraser G. Vegan diets and hypothyroidism. Nutrients. 2013;5(11): 4642-4652. doi:10.3390/nu5114642.

Eleftheriou P., Kynigopoulos S., Giovou A. et al. Prevalence of anti-neu5Gc antibodies in patients with hypothyroidism. Biomed Res Int. 2014;2014:1-9. doi:10.1155/2014/963230.

Small G., Siddarth P., Li Z. et al. Memory and Brain Amyloid and Tau Effects of a Bioavailable Form of Curcumin in Non-Demented Adults: A Double-Blind, Placebo-Controlled 18-Month Trial. The American Journal of Geriatric Psychiatry. 2018;26(3):266-277. doi:10.1016/j.jagp.2017.10.010.

Krysiak R., Szkróbka W., Okopien´ B. The effect of vitamin D on thyroid autoimmunity in levothyroxine-treated women with Hashimoto's thyroid-itis and normal vitamin D status. Experimental and Clinical Endocrinology & Diabetes. 2017;125(04):229-233. doi:10.1055/s-0042-123038.

Tamer G., Arik S., Tamer I., Coksert D. Relative vitamin D insufficiency in Hashimoto's thyroiditis. Thyroid. 2011;21(8):891-896. doi:10.1089/thy.2009.0200.

Ucan B., Sahin M., Sayki Arslan M. et al. Vitamin D treatment in patients with Hashimoto's thyroiditis may decrease the develop ment of hypothyroidism. International Journal for Vitamin and Nutrition Research. 2016;86(1-2):9-17. doi:10.1024/0300-9831/a000269.

Baker H., Meawed T. Relevance of 25 (OH) vitamin D deficiency on Hashimoto's thyroiditis. Egyptian Journal of Immunology. 2017;24(2):53-62.

KAPITEL 3

Collins J., Robinson C., Danhof H. et al. Dietary trehalose enhances virulence of epidemic Clostridium difficile. Nature. 2018;553(7688):291-294. doi:10.1038/nature25178.

Kyantchakhadze R. Wobenzym in the complex treatment of autoimmune thyroiditis. International Journal on Immunorehabilitation. 2002;4(1):114 [Czech abstract, Russian abstract, Research and Therapeutic Center of Rheumatology (Tbilisi, Gruzia), VIII. International Congress on Immunorehabilitation: Allergy, Immunology, and Global Network, April 21–24, 2002, Cannes, France.]

KAPITEL 4

Baran'ski M., S'rednicka-Tober D., Volakakis N. et al. Higher antioxidant and lower cadmium concentrations and lower incidence of pesticide residues in organically grown crops: a systematic literature review and meta-analyses. British Journal of Nutrition. 2014;112(05):794-811. doi:10.1017/s0007114514001366.

Benzie I., Wachtel-Galor S. Herbal Medicine. 2nd ed. Boca Raton: Taylor & Francis; 2011.

Lee B., Yang A., Kim M., McCurdy S., Boisvert W. Natural sea salt consumption confers protection against hypertension and kidney damage in Dahl salt-sensitive rats. Food Nutr Res. 2016;61(1):1264713. doi:10.1080/16546628.2017.1264713.

Benzie I., Wachtel-Galor S. Herbal Medicine. 2nd ed. Boca Raton: Taylor & Francis; 2011: Chapter 2, Antioxidants in Herbs and Spices: Roles in Oxidative Stress and Redox Signaling.

Rao P., Gan S. Cinnamon: A multifaceted medicinal plant. Evidence-Based Complementary and Alter-native Medicine. 2014; 2014:1-12. doi:10.1155/2014/642942

Sharma R. Cardamom comfort. Dent Res J. (Isfahan). 2012;9(2):237. doi:10.4103/1735-3327.95243.

Šrednicka-Tober D., Baran'ski M., Seal C. et al. Higher PUFA and n-3 PUFA, conjugated linoleic acid, tocopherol and iron, but lower iodine and selenium concentrations in organic milk: a systematic literature review and meta- and redundancy analyses. British Journal of Nutrition. 2016;115(06):1043-1060. doi:10.1017/s0007114516000349.

Register

A

B

G

H

T

V

W

Z